优生优育临床诊疗技术及母婴保健丛书

妇儿麻醉诊疗手册

主　审　刘恒意　陶为科

主　编　余　凌　陈　林　李　娜

副主编　万珍珍　乐呈进　沈　婵　徐　恒
　　　　刘　华　吴裕超　钟　良　程　静

编　者　（以姓氏笔画为序）

卜文豪　万珍珍　王　欣　王力甚
王书安　王在平　文　刚　占乐云
乐呈进　乐林莉　冯刚才　朱贤林
向　强　刘　华　刘红超　刘菊英
严荣荣　李　娜　李熊刚　杨隆秋
吴裕超　吴耀华　但家朋　余　凌
余　慧　辛乃幸　汪威廉　沈　婵
张　鲲　陈　林　周　倩　郝泉水
钟　良　夏　瑞　徐　恒　高　杰
唐　丽　黄维勤　康春燕　韩东吉
程　静　曾文静　谢　涛　魏　凯

华中科技大学出版社
http://press.hust.edu.cn
中国·武汉

内 容 简 介

全书分上、下两篇,论述产科麻醉和儿科麻醉方面的问题。由于术中合并的非手术疾病会影响围手术期患者的生命安全,所以本书增加了手术麻醉患者各种合并疾病的诊疗原则,包括流行病学、病理生理、临床表现、诊断和治疗等。

本书读者对象为各级医疗机构中的临床麻醉医生,力图为临床一线的麻醉医生提供更为系统和方便的参考,达到"阅后能用"的目的。

图书在版编目(CIP)数据

妇儿麻醉诊疗手册/余凌,陈林,李娜主编.—武汉:华中科技大学出版社,2022.10
(优生优育临床诊疗技术及母婴保健丛书)
ISBN 978-7-5680-8880-0

Ⅰ.①妇…　Ⅱ.①余…　②陈…　③李…　Ⅲ.①产科外科手术-麻醉学-手册　②儿科学-麻醉学-手册
Ⅳ.①R719-62　②R726.14-62

中国版本图书馆 CIP 数据核字(2022)第 211731 号

妇儿麻醉诊疗手册　　　　　　　　　　　　　　　　余凌　陈林　李娜　主编
Fu'er Mazui Zhenliao Shouce

策划编辑:居　颖
责任编辑:孙基寿
封面设计:廖亚萍
责任校对:刘　竣
责任监印:周治超
出版发行:华中科技大学出版社(中国·武汉)　　　电话:(027)81321913
　　　　　武汉市东湖新技术开发区华工科技园　　　邮编:430223
录　　排:华中科技大学惠友文印中心
印　　刷:武汉开心印印刷有限公司
开　　本:787mm×1092mm　1/16
印　　张:23
字　　数:603 千字
版　　次:2022 年 10 月第 1 版第 1 次印刷
定　　价:108.00 元

主审简介

刘恒意　医学博士、教授，现任美国德雷塞尔大学附属哈内曼大学医院临床麻醉学教授、心脏麻醉主任、科研副主任。

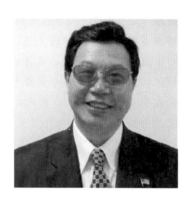

陶为科　教授，现任美国达拉斯得克萨斯大学西南医学中心麻醉和疼痛管理科副教授、产科麻醉部主任、产科麻醉培训部主任。

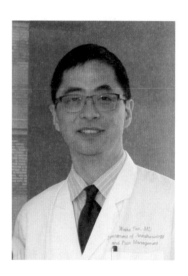

主编简介

余凌 主任医师,从事临床麻醉工作近 40 年。1990—2000 年任荆州市中心医院麻醉科主任、副主任;2000—2018 年任湖北省妇幼保健院麻醉科主任。现任武汉市麻醉学会常委和湖北省妇幼健康联盟妇儿麻醉与镇痛专科联盟主任委员。带领的团队每年完成手术麻醉量 20000 余例、分娩镇痛 10000 余例。在新生儿胸腔镜手术麻醉、新生儿纤维支气管镜诊疗麻醉、新生儿容量管理、婴幼儿循环和呼吸介入诊疗麻醉和产科镇痛方面开展了许多国内和省内首创的临床工作。主编麻醉学专著 3 本、主持科研 5 项、发表医学论文 20 余篇。

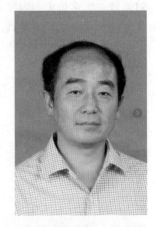

陈林 医学博士,主任医师,硕士生导师。现任湖北省妇幼保健院麻醉科副主任。中国妇幼保健协会麻醉学组委员,中国整形美容协会麻醉与镇静镇痛分会委员,中国心胸血管麻醉学会人工智能麻醉学分会委员,湖北省医学会麻醉学分会常委,湖北省妇幼健康联盟妇儿麻醉与镇痛专科联盟常务副主任委员。在国内外杂志发表论文多篇,擅长妇产科和儿科急危重手术镇静、镇痛和麻醉。

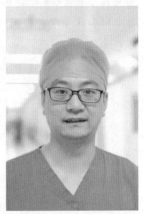

李娜 女,医学博士,副主任医师,硕士生导师。现任湖北省妇幼保健院手术麻醉科副主任、光谷院区手术麻醉科负责人,湖北省妇幼健康联盟妇儿麻醉与镇痛专科联盟副主任委员,武汉市医学会医疗鉴定专家,武汉中青年医学骨干人才。

近年来主持及参与国家、省部级科研项目 8 项,发表论文 10 余篇,其中在《Clinical Infectious Diseases》《Journal of Clinical Anesthesia》等影响因子较高的 SCI 期刊发表论文 5 篇,主编中英文专著 4 部。

主要研究方向为妇儿麻醉、麻醉与器官保护,擅长妇儿麻醉与围手术期管理,尤其对小儿舒适化医疗的应用及推广有深入研究。

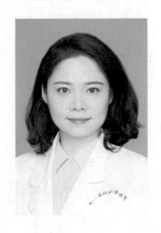

序

Xu

医学各个专业领域都在飞速发展。麻醉和围手术期管理中的新技术和改良技艺不断进步，麻醉安全和麻醉质量不断提升，为手术学科日新月异的发展起到了保驾护航的作用。

麻醉医生在围手术期管理过程中的重要作用怎么强调都不为过。促进手术后康复和舒适化医疗的开展，必须通过手术科室医生共同协作才能够充分实现，而麻醉医生是这个团队的核心。

随着我国三孩政策的放开以及优生优育的需求，高龄产妇、妊娠合并全身性疾病患者、新生儿和小儿重症患者大量增加。妇儿手术和相关诊疗，无论是大城市的三甲教学医院还是基层的乡镇卫生院都可进行，这给麻醉安全和质量带来了极大挑战。

对于大多数麻醉医生而言，介绍产科麻醉和儿科麻醉的书籍并不少见，但对于年轻麻醉医生来讲，简单易懂的麻醉书籍似乎并不多。本书由湖北省妇幼保健院麻醉科主任余凌主任医师组织编写，本书是一批具有丰富临床经验、长期在临床一线从事妇儿麻醉医生的共同结晶。本书内容包括产科和儿科基础生理，以及各种诊疗的麻醉技术和方法。

可以预见，本书将成为从事产科诊疗麻醉医生手中颇具价值的参考书籍。

华中科技大学同济医学院附属同济医院教授、主任医师、博士生导师，麻醉学研究所所长
世界麻醉医师学会联盟（WFSA）理事、德国麻醉与危重医学协会"荣誉会士"
中华医学会理事、中华医学会武汉分会副会长

前言
Qianyan

根据《中国妇幼健康事业发展报告（2019）》提供的资料，1990—2018 年期间，全国孕产妇死亡率下降了 79.4%；1991—2018 年期间，新生儿、婴儿和 5 岁以下儿童死亡率分别下降了 88.2%、87.8% 和 86.2%。这是一个了不起的进步，体现了中国医疗卫生事业的巨大成就。不可忽视的是，从事妇儿麻醉的医生在妇女儿童的健康和生命安全的保障方面做了大量工作。

麻醉医生的工作不仅是完成常规麻醉与镇痛，还要保障围手术期患者生命安全和处理患者合并的各系统疾病，特别是在危重患者的抢救与复苏方面，麻醉医生往往起着更为关键的作用。针对这一特点，我们在本书的编写过程中增加了手术麻醉患者合并其他非手术疾病的诊疗内容，包括流行病学、病理生理、临床表现、诊断和治疗原则等。这种合并症的诊疗主要是参考最新的专科指南和专家共识，以期使麻醉医生在处理其他专科问题时有一个原则范围内的依据。

目前，麻醉学内的分科没有内、外科等其他专业那样详细，麻醉学中各亚专业建设还有待完善。此书的一个目的是力图为妇儿麻醉专科的建设和行业标准的制定做一些尝试性工作。基层医疗机构承担了相当一部分妇儿麻醉的工作，此书的出版对提高基层医疗水平、完善分级诊疗制度和满足妇女儿童的医疗需求具有积极意义。

参与本书编审工作的同仁，除了国内外资深专家外，还有长期在临床一线工作的各专科和综合医院麻醉医生。专科医院麻醉医生处理普通病例较多、经验更丰富，综合医院麻醉医生对合并的非手术疾病的治疗更有经验，国外学者参与能提供最新国际进展，三者结合能更好地将参考性更强的内容提供给读者。我们力图使本书成为一本"阅后能用"的书籍。在此，我们对大家的辛勤工作表示感谢。特别是对田玉科教授、刘恒意教授和陶为科教授全面、长期、无条件的关心与帮助表示衷心感谢。由于医学科技发展迅猛及编者团队水平有限，本书难免存在缺陷与不足之处，敬请大家批评指正。

目录
Mulu

下篇　儿科麻醉与镇痛

上篇
产科麻醉与镇痛

第一章
产科麻醉相关神经解剖与药理

产妇剖宫产或经阴道分娩主要选择椎管内麻醉与镇痛。因此,有必要了解相关的神经解剖和神经药理。

第一节　神　经　解　剖

一、分娩感觉的传入神经通路

(一) 周围神经

1. 传导通路

(1) 第一产程(即从宫缩开始到宫颈口完全打开)的疼痛是由于子宫收缩和宫颈扩张引起的,它与内脏疼痛相似,具有痉挛性、弥漫性和剧烈性的特点。疼痛随腰交感神经(内脏神经)传导,在 T_{10} 和 L_1 之间进入脊髓(图 1-1)。

(2) 第二产程(从宫颈口开全到胎儿娩出)的疼痛主要是由于会阴部扩张引起的,疼痛随阴部神经(躯体神经)传导,从 S_2 至 S_4 进入脊髓。由于骶神经在传导过程中的突触分支较少,且传导速度较快,第二产程的疼痛具有局限性和剧烈性。产妇疼痛定位在会阴部而不是腹部。这种更明确的定位使产妇能够感知"推"力,并知道如何增加腹内压使胎儿娩出。

(3) 内脏感觉神经纤维和躯体感觉神经纤维均来自位于脊神经节的假单极神经元,其中枢突(central process)组成后根进入脊髓,周围突(peripheral process)则分布于内脏(如子宫、会阴等)感受器。

2. 神经分类

(1) 第一产程的神经传导以 C 类纤维为主,这些神经纤维传导速度相当慢。其突触传导不是点对点的

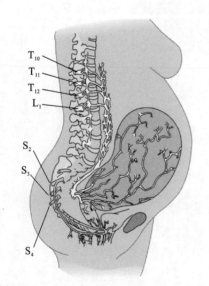

图 1-1　与分娩相关的外周神经传导通路

传导,而是广泛分支,不仅在入髓区有多个突触联系,而且在进入脊髓的平面的上下也有一个或两个平面的联系。这种弥漫性分支导致第一产程的感觉是非局限性的剧烈疼痛。

（2）进入第二产程后,较大的 A 类神经纤维占主导地位。这些神经纤维直径明显增大,髓鞘化程度更高,分支少且传导速度也更快。

（3）第一产程的疼痛可以延缓到第二产程,有时这种疼痛会被胎头下降引起的会阴扩张的疼痛所掩盖。如果产程进展迅速,在第一产程时也能明显地感受到第二产程的疼痛。

（二）中枢神经

分娩时的感觉经周围神经传入脊髓后,首先在脊髓灰质的 Rexed 层（图 1-2）发生突触联系。

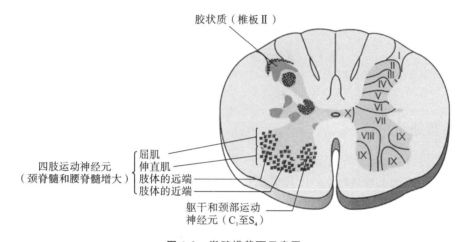

图 1-2 脊髓横截面示意图

灰质 Rexed 椎板与分娩感觉相关的大多数初级传入神经元最初在第二至第五椎板之间存在突触。椎板 Ⅱ 又称胶状质,是大多数传入神经纤维在 T_{10} 至 L_1（即第一产程）进入的主要突触部位。腹侧椎板主要与运动神经元相关。

（1）Rexed 层:Rexed 发现猫的脊髓灰质在横切面上是有层次的,根据细胞构成由后向前分成 9 层和 1 个区,其后发现其他高等动物有类似相同的分层现象。灰质后角相当于 Ⅰ～Ⅳ 层（Ⅰ层相当于边缘层,Ⅱ层相当于胶状质,Ⅲ～Ⅳ层相当于后角固有核）,Ⅳ～Ⅵ层相当于后角基部（Ⅵ层仅限于两个膨大节段）,Ⅶ层相当于中间带,Ⅷ～Ⅸ层相当于前角（Ⅷ层含中间神经元,Ⅸ层为前角运动核）,Ⅹ区相当于灰质连合。

（2）与分娩相关的感觉传入,在第一至第五层是最为重要的。

（3）在 T_{10} 至 L_1 节段,进入脊髓后的初级神经元位于椎板 Ⅱ 层内。初级神经元分支广泛,不仅在入髓区有突触联系,而且在高出或者低于脊髓的一到两个平面也有突触联系。

（4）进入脊髓后的第二级神经元位于椎板 Ⅴ 层内。椎板 Ⅴ 层内的神经元又称广动力范围（wide dynamic range,WDR）神经元。WDR 神经元不仅接收大量的来自脊髓同一水平的传入信息,也接受邻近水平的神经元的传入信息。这些传入信息可能来自初级神经元,也可能来自"中间神经元"。WDR 神经元对传入信息进行初始处理后,向中枢发放动作电位（图1-3）。

（5）经 WDR 神经元处理后的信息投射到脊髓对侧腹侧白质,然后通过脊髓丘脑束上行至头部。下一级突触连接位于丘脑。位于丘脑的神经元最后投射到主要感觉皮层,使产妇感受到子宫收缩和疼痛。

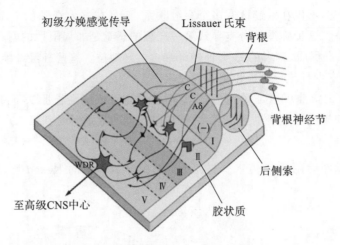

图 1-3　脊髓后角神经根入髓区横截面图

WDR 神经元位于灰质的深层,接受来自许多其他神经元的突触联系,并向中央投射。背外侧索携带一条下行通路。初级传入神经元可经 Lissauer 氏束发出分支至进入上下脊髓水平。中间神经元在椎板和灰质之间投射。

二、下行通路

除上述上行传入通路外,中枢神经系统内的下行通路在伤害性信息的处理中也起着积极作用(图 1-4)。这些下行通路产生于感觉皮层,向尾端投射到中脑,与导水管周围灰质的神经元形成突触联系,可能存在多种兴奋性和抑制性突触联系。这些神经元依次投射到髓质和延髓吻侧腹侧核。核内有神经元通过背侧索向脊髓投射,在脊髓灰质内形成突触。

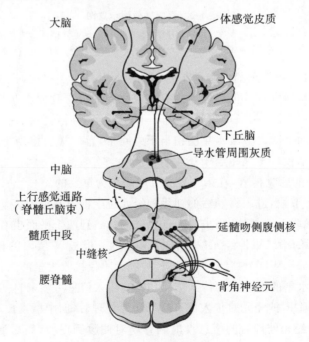

图 1-4　下行抑制通路

来自下行抑制通路的神经元向尾端投射,在中脑导水管周围灰质中形成突触。在到达脊髓背角灰质之前,还有一个突触。

目前尚不清楚究竟是什么激活了这条下行通路，但这条通路是有效的。动物研究表明，电刺激导水管周围灰质和延髓吻侧腹侧核不仅能发挥镇痛作用，而且还能抑制传入（上行）椎板Ⅴ相关 WDR 神经元的输入信息。

第二节 神 经 药 理

一、局部麻醉药

（一）分子结构

（1）除可卡因之外，所有局部麻醉药（简称局麻药）的两端各有一个芳香环和一个胺基（—NH$_2$）基团。中间由一个长短不一、成分各异的烃链连接。中间的烃链是局麻药分类的基础，按组成成分，局麻药被分为酯类（可被假性胆碱酯酶水解）局麻药和酰胺类（通过肝脏微粒体代谢）局麻药。

（2）芳香环和烃链均为非极性基团，但是胺基基团能可逆结合一个游离的质子（H$^+$）来获得正电荷，并使局麻药分子带有极性（图 1-5）。因此，局麻药表现为弱碱性。

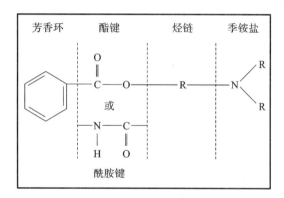

图 1-5 局麻药的分子结构

所有局麻药的一端都有一个芳香环，中间有烃链连接，另一端有胺基，中间连接可以是酯键（—COO—）或酰胺键（—CO—NH—）。

（3）可逆性质子化趋势是局麻药的一个物理学特性，可以用离解常数 pK$_a$ 来描述。当局麻药溶于水时，pK$_a$ 是极性和非极性形式各占 50％时的 pH。

（4）降低 pH（增加游离 H$^+$ 浓度）会增加带电或极性状态的分子比例；升高 pH（降低游离 H$^+$ 浓度）产生相反的作用。

（5）局麻药分子的极性化比例对麻醉效果有影响。

（二）作用部位

（1）钠离子通道：一种蛋白质通道。局麻药与神经细胞膜上的钠离子通道以可逆的方式结合，改变离子通透性，降低神经元的兴奋性。极性、质子化形式的局麻药分子能够与通道结合，抑制神经细胞的兴奋性。

（2）脂质屏障：局麻药要到达作用部位，至少要通过两个非极性屏障，分别为神经细胞脂质膜和神经外膜。非极性形式的局麻药更容易弥散穿过非极性的脂质膜。然而，所有临床使

用的局麻药的 pK_a 均高于生理 pH 7.4；在体内，局麻药的平衡向极性化的方向偏移，减缓了脂质膜的渗透作用。如果升高 pH 可以使平衡向非极性状态偏移，就能缩短起效时间和增强麻醉效果。这是硬膜外局麻药中加入碳酸氢盐后，能加快起效速度和增强麻醉效果的理化基础。

（3）双性作用：局麻药同时具有极性和非极性的成分。极性成分有利于阻滞细胞膜上的钠离子通道，而非极性成分则有利于穿透各种脂质膜（图 1-6）。

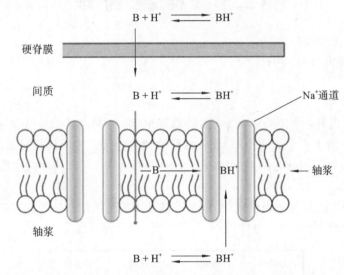

图 1-6　硬膜外腔局麻药的作用途径

"B"代表非极性状态的局麻药分子（即布比卡因），"BH^+"代表极性状态的局麻药分子。

（三）临床应用

（1）传统观念认为神经元直径越小、髓鞘化程度越低，对局麻药就越敏感。最近的一些体外研究对这种传统认识提出了质疑。临床上已明确证实，低浓度局麻药能有效阻滞分娩感觉神经的传导。

（2）第一产程的感觉神经主要是 C 类神经纤维，很容易被极低浓度的局麻药阻断。

（3）第二产程支配会阴部神经纤维，主要是 A 类神经纤维，通常需要更高浓度的局部麻醉药才能有效阻滞。

（4）虽然有浓度差别，但常规浓度的局麻药都能很容易地阻滞上述两种神经，并且对下肢和盆底肌肉组织的大运动神经纤维的影响很小。

（5）由于骨盆肌肉收缩可以辅助胎头下降和旋转，所以保持骨盆肌肉的张力有利于产程进展。与宫缩相关的"压力"感觉主要通过较大的 A_β 纤维传递。A_β 纤维对局麻药的敏感性相对较低，这种差异性阻滞是"运动和感觉分离"的原因。

二、其他辅助药物

（一）神经递质（图 1-7）

椎管内的辅助药物可能有特定的受体。

（1）谷氨酸：一级传入神经元 C 纤维和二级神经元之间传导的主要递质是一种兴奋性氨基酸，有可能是谷氨酸。谷氨酸主要作用于突触后膜上的非 NMDA 受体（N-甲基-D-天冬氨酸受体）。

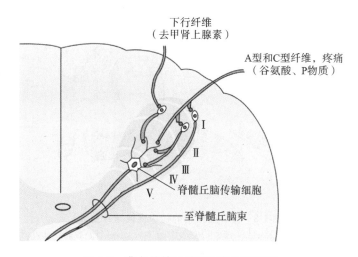

图 1-7 背角的神经递质下行抑制通路

背角下行抑制神经释放去甲肾上腺素,主要作用于灰质局部投射神经元。这些神经元又作用于上行脊髓丘脑束,释放抑制性的乙酰胆碱。初级传入神经元释放的神经递质包括谷氨酸和 P 物质。Reprinted from Seminars in Anesthesia, Perioperative Medicine and Pain, Vol. 19 Issue no. 1, Palmer C, Neuroanatomy and Neuropharmacology: An Obstetric Anesthesia Perspective, pp. 10-17, Copyright(2000), with permission from Elsevier.

(2)去甲肾上腺素:对 α_2 肾上腺素受体有特异性。去甲肾上腺素通过下行抑制通路释放,终止于脊髓背侧灰质。

(3)P 物质:主要作用于神经激肽受体。去甲肾上腺素也可能起到增强突触后反应的作用。

(4)乙酰胆碱:在下行抑制通路中也很重要。毒蕈碱型(胆碱能)受体存在于脊髓背角的灰质中。脊髓释放去甲肾上腺素产生镇痛的同时,也增加了乙酰胆碱(Ach)的浓度。有证据表明,乙酰胆碱最可能由中间神经元释放,作用于初级传导通路中的次级或高阶(WDR)神经元。

(二)阿片类止痛药

几乎所有的阿片类药都是镇痛药。

1. 作用部位 与局麻药一样,阿片类止痛药也通过特异性受体发挥其作用。人类中枢神经系统中至少有 3 种阿片受体:μ、κ 和 δ。在脊髓胶状质(椎板Ⅱ)和中脑水管周围灰质发现高浓度的 μ 受体。

(1)许多与分娩有关的初级传入纤维的初始突触发生在胶状质(椎板Ⅱ)中,特别是在第一产程。

(2)阿片受体集中分布于 C 纤维的末梢,而非 A_δ 神经元(图 1-8)。

(3)也有少量阿片受体存在于突触后二级神经元的表面。

(4)约 75% 的阿片受体位于突触前。

(5)在突触前,阿片受体刺激抑制神经递质的释放。在突触后,刺激阿片受体可降低突触后膜的兴奋性。

(6)分娩镇痛时,椎管内使用阿片类止痛药在第一产程效果更好。其中在第一产程中 C 类神经纤维占主要地位。尽管在第二产程并非完全无效,但对 A_δ 受体缺乏突触前抑制作用(A_δ 神经纤维是第二产程的主要传入神经纤维),这显著降低了第二产程时阿片类止痛药的疗

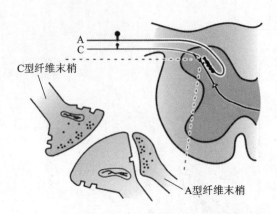

C型纤维末梢

A型纤维末梢

图 1-8　传导通路中的初级突触阿片受体

传导通路中的初级突触阿片受体(神经细胞膜上的方形凹陷)位于突触前 C 类神经纤维和突触后膜上,但不位于突触前 A$_\delta$受体上。Seminars in Anesthesia,Perioperative Medicine and Pain,Vol. 19 Issue no. 1,Palmer C,Neuroanatomy and Neuropharmacology:An Obstetric Anesthesia Perspective,pp. 10-17,Copyright(2000),with permission from Elsevier.

效。中脑中央管周围灰质具有非常高浓度的阿片受体,是下行抑制通路的重要突触连接部位。在动物体内,中脑注射吗啡等阿片类止痛药可显著抑制脊髓伤害性反应。

2. 临床应用

(1) 经硬膜外或鞘内注射时,几乎所有的阿片类止痛药都能发挥非常显著的镇痛作用。

(2) 阿片类药通常与局麻药联合使用,并可显著增强镇痛作用。

(3) 当剂量超过镇痛所需的上限时,通常只会增加副作用的发生率。

(4) 阿片类止痛药的使用通常受作用持续时间、起效速度和效价差异的影响(表 1-1)。

表 1-1　椎管内阿片类止痛药的比较

阿片类止痛药	脂 溶 性	起 效 速 度	持 续 时 间
吗啡	低	慢	长
芬太尼	高	快	短
舒芬太尼	极高	非常快	非常短
哌替啶	中等	适中	适中

(5) 阿片类止痛药的持续时间通常与脂溶性成反比,高脂溶性阿片类止痛药的作用时间往往较短。

(6) 起效速度通常与脂溶性成正比,与水溶性成反比。

(三) α$_2$ 肾上腺素能激动剂:肾上腺素

1. 作用机制　传统认为延长镇痛作用的原因是肾上腺素的局部血管收缩作用减缓了局麻药的吸收。另一种更合理的解释是肾上腺素能够激活传入神经元中的 α$_2$ 肾上腺素能受体。

(1) 下行抑制通路终止于背侧灰质的椎板Ⅱ,即胶状质。

(2) 去甲肾上腺素受体分别位于初级传入神经元和第二级神经元的突触前膜和突触后膜。

(3) 下行神经元释放的去甲肾上腺素抑制初级神经元的传导。

(4) 虽然在背根神经节细胞上有大量的 α$_2$ 激动剂结合(提示突触前作用),但抑制作用发生在胶状质内,表明存在突触后作用。

（5）其机理是选择性地抑制了椎板 V 中的 WDR 神经元的 C 纤维和 A_δ 纤维、A_β 纤维的活性。

2. 临床应用

（1）在鞘内和硬膜外局麻药中加入肾上腺素，可延长作用时间和增强作用效果。

（2）研究表明，极小剂量的肾上腺素能够增强鞘内局麻药的作用。

（3）经硬膜外腔与局麻药联合使用时，肾上腺素剂量较大时（通常 5 $\mu g/mL$ 或更小），可能收缩血管的作用更大。

（4）肾上腺素与短效局麻药合用时作用最为明显。

（四）其他 α_2 肾上腺素能激动剂：可乐定

（1）在其他 α_2 肾上腺素能药物中，仅对可乐定进行了系统研究，并使用于人类分娩镇痛。

（2）与肾上腺素一样，可乐定可产生显著的镇痛作用。可乐定的副作用呈剂量相关性，有血压下降、心率减慢和镇静等作用。

（3）虽然鞘内和硬膜外可乐定的分娩镇痛效果非常明显，但这些副作用使其至今为止都没有得到广泛的临床应用。目前不推荐产科临床常规使用。

（五）抗胆碱能药

新斯的明是迄今唯一作为人类椎管内分娩镇痛药进行系统研究的抗胆碱酯酶药。据推测，新斯的明在下行抑制通路中发挥作用，能抑制乙酰胆碱的分解。与可乐定一样，因为其副作用无法被接受，因此目前尚未作为镇痛剂广泛使用。

即使与极低剂量的阿片类止痛药和局麻药同时使用，也已经证明新斯的明的恶心和呕吐的发生率是不可接受的。目前尚不清楚其他的抗胆碱酯酶药是否最终会被证明具有较少的副作用，以及能否安全用于人体。

（文刚　魏凯　余凌）

第二章
分 娩 镇 痛

随着现代医学的发展和观念的改变,分娩镇痛技术已被社会广泛接受。麻醉医生进驻产房,开展分娩镇痛,能够消除疼痛、保障母子安全、降低剖宫产率和提高产妇满意度。

第一节　硬膜外分娩镇痛

一、硬膜外分娩镇痛的评估

（一）优点

连续硬膜外分娩镇痛效果好、维持时间长、对胎儿无明显影响,中转剖宫产时不需要重新实施麻醉操作,安全有效,是目前最理想的分娩镇痛方法。

（二）要求

硬膜外分娩镇痛是一项专业性很强的工作,需要麻醉医生和麻醉护士完成麻醉操作并对母子进行监护。麻醉医生和麻醉护士 24 小时进驻产房开展分娩镇痛,既解除了产妇的痛苦,又保障了母子安全和提高了患者的满意度。

（三）适应证

产妇自愿,并经产科医生评估可进行阴道分娩试产者。

（四）禁忌证

（1）产妇拒绝。

（2）经产科医生评估不可进行阴道分娩者。

（3）有椎管内阻滞禁忌。

椎管内分娩镇痛的绝对禁忌证非常少见,但有一些相对禁忌证(表 2-1)。当遇到相对禁忌证时,必须根据患者具体情况,比较区域麻醉的利与弊,进行选择。

表 2-1 区域麻醉禁忌证

禁忌程度	绝 对	相 对
具体情况	患者拒绝或不能配合 穿刺部位局部感染 感染性休克 严重凝血障碍 未纠正的低血容量	轻度凝血障碍 母亲罹患严重的心脏病如艾森曼格综合征或主动脉狭窄 神经系统疾病(如脊柱裂) 严重胎儿窘迫

二、分娩镇痛前准备

分娩镇痛前准备与椎管内麻醉相似。

(一)设备及物品

(1)麻醉机,多功能监护仪。

(2)气道管理用品:包括喉镜、气管导管、口咽通气管、喉罩、困难气道器具等。

(3)吸痰器、吸痰管、负压吸引器。

(4)供氧设备:包括中心供氧、氧气瓶、面罩。

(5)椎管内镇痛穿刺包、镇痛泵。

(6)胎心监护仪、新生儿抢救复苏设备。

(7)加压加热输血设备、加热毯。

(8)急救车:包括抢救物品及药品。

(二)药品

局麻药(利多卡因、罗哌卡因、布比卡因、氯普鲁卡因等)、阿片类药(芬太尼、舒芬太尼等)、配制药品的生理盐水、急救类药品(肾上腺素、脂肪乳剂等)、消毒液。抢救设备及麻醉药品由专人负责维护和补充,定期检查并做好登记。

(三)场地要求

2021版的《中国椎管内分娩镇痛专家共识》指出,硬膜外分娩镇痛的场地要求是"具有完善消毒条件的独立操作空间,按照院内感染控制制度进行监测与管理"。实际上,根据《医院消毒卫生标准 GB 15982—2012》中相关要求(表 2-2),Ⅱ类以上环境(产房标准)就可以满足此要求。

表 2-2 医院各类环境空气、物体表面菌落总数卫生标准

环 境 类 别		空气平均菌落数 Cfu/皿(平板暴露法)	物体表面平均菌落数 Cfu/cm²
Ⅰ类环境	洁净手术部;其他洁净场所非洁净手术部(室);产房;导管室;	≤4.0(30分钟)	≤5.0
Ⅱ类环境	血液病区、烧伤病区等保护性隔离病区;重症监护室;新生儿室等	≤4.0(15分钟)	≤5.0
Ⅲ类环境	母婴同室;消毒供应中心的检查包装区、灭菌区、无菌物品存放区;血液透析中心(室);普通住院病区等	≤4.0(5分钟)	≤10.0

续表

环境类别	空气平均菌落数	物体表面平均菌落数
	Cfu/皿(平板暴露法)	Cfu/cm²
Ⅳ类环境 普通门(急)诊及其检查、治疗室;感染性疾病科门诊和病区	≤4.0(5分钟)	≤10.0

(四)产妇准备

(1)产妇进入产房后可饮用高能量无渣饮料,避免摄入固体食物。

(2)签署分娩镇痛同意书。

(3)开放静脉通路。

(4)其他必要步骤如下:血小板和凝血功能等实验室检查,穿刺前输注500~1000 mL的不含糖平衡盐溶液并提前准备好处理低血压、子痫和心搏骤停的复苏药品和器械。

三、硬膜外分娩镇痛的方法

(一)规范操作

按规范操作。

(二)镇痛期间的监测

(1)生命体征和胎心监测:镇痛期间全程监测并记录产妇生命体征血氧饱和度及胎心。椎管内分娩镇痛在首次注药(包括试验剂量)后应每隔2~5分钟监测产妇生命体征,直至首次负荷量注入后20分钟;期间处理暴发痛后如给予追加剂量,应每隔5~10分钟监测一次直至30分钟;分娩镇痛结束后继续观察产妇生命体征2小时,无异常情况后返回病房。

(2)宫缩疼痛监测和运动阻滞监测:镇痛期间以视觉模拟评分(VAS)评估宫缩疼痛,VAS评分≤3为镇痛有效;必要时评估产妇运动阻滞情况(改良Bromage评分)。

(三)合理用药

分娩镇痛时硬膜外常用药物浓度及剂量如表2-3所示。

表2-3　分娩镇痛时硬膜外常用药物浓度及剂量

药　　物	首剂量/(mL/次)	维持量/(mL/h)	自控量/(mL/次)
0.08%~0.2%罗哌卡因 内含芬太尼1.5~3 μg/mL 或 舒芬太尼0.2~0.4 μg/mL	6~15	6~15	8~10
0.05%~0.125%布比卡因 内含量芬太尼1.5~3 μg/mL 或 舒芬太尼0.2~0.4 μg/mL	6~15	6~15	8~10

(四)试验剂量

(1)硬膜外腔穿刺成功后,回抽导管,观察是否有回血或脑脊液(CSF)外流。

(2)使用试验剂量的目的是早期发现硬膜外导管误入蛛网膜下腔或血管,防止产生全身中毒反应和全脊麻。在给予试验剂量时应注意:①在宫缩间隙期给予含肾上腺素的试验剂量,避开宫缩疼痛引起的心率加速;②给予试验剂量 5 分钟后评估运动阻滞,排除硬膜外导管误入蛛网膜下腔。

(3) 表 2-4 提供了几种硬膜外试验剂量。其中,常用的是单次剂量。双重试验剂量是单次剂量的替代方案,可以避免假阳性反应,特别适合于高风险的急诊患者。

表 2-4 硬膜外试验剂量

方 法	药 物
单次剂量	1.5%利多卡因 45 mg+肾上腺素 15 μg(3 mL);2%氯普鲁卡因 60 mg+肾上腺素 15 μg(3 mL);0.25%布比卡因 7.5 mg+肾上腺素 15 μg(3 mL)
双重剂量	2%利多卡因 40 mg(2 mL)鞘内试验后 3～5 分钟,如果阴性,再用 2%利多卡因 100 mg(5 mL)进行静脉试验
其他	异丙肾上腺素 5 mg、芬太尼 100 μg、多普勒检测空气 1～2 mL

(4) 利多卡因的主要优点是起效快,全身毒性反应小。导管放置到位后,可在 7～10 分钟内产生良好的镇痛效果。当使用双重试验剂量时,2%利多卡因 2 mL(40 mg)作为鞘内试验(intrathecal test,IT)剂量,5 分钟后给予 5 mL(100 mg)剂量是排除导管误入血管的静脉试验。

(5) 负荷量中所含局麻药和阿片类药较少,即使误入血管或蛛网膜下腔也不易引起严重的心血管抑制,同时顾虑椎管内注射肾上腺素的风险,很多麻醉医生也直接将负荷量作为试验量使用。

(6) 误入蛛网膜下腔:在试验剂量 5 分钟内出现明显的运动阻滞和疼痛完全缓解,提示误入蛛网膜下腔。如果发生这种情况,可以取出导管并换一个间隙重新穿刺,或者留置在原位,改做连续腰麻醉镇痛。

(7) 误入血管:如果发现误入血管,则以 1 cm 为单位递增量退出导管,同时轻轻抽吸,直至没有回血。如果导管残留硬膜外腔内的深度超过 3 cm,仍有 90%以上的病例可成功实现有效镇痛。如果小于 3 cm,则应拔出导管,重新穿刺。

(五) 维持剂量

(1) 维持剂量是在给予试验剂量无阳性反应后,逐渐追加给予的局麻药,以完成向上达到 T_{10} 至 T_8 的感觉阻滞。

(2) 无论是否给予试验剂量,首剂局麻药用量需要达到 10～15 mL(含阿片类药)。

(3) 给予双重试验剂量时,追加 2%利多卡因 3 mL(总量 200 mg)后就能产生满意的镇痛效果。

(六) 硬膜外导管的调整

(1) 穿刺间隙:通常选择最容易触诊的间隙,一般在 $L_{2\sim3}$ 或 $L_{3\sim4}$。

(2) 硬膜外导管插入:一般导管插入硬膜外腔的深度为 5～6 cm。插入的导管超过 6 cm 会增加静脉穿破的风险;插入导管深度不足 5 cm 时,容易发生脱落,特别是肥胖患者。

(3) 导管调整的原因:硬膜外分娩镇痛时,部分产妇镇痛不全。镇痛不全的原因很多,局麻药的不均匀分布是原因之一。

①导管在置入过程中可能偏离中线,导致局麻药在硬膜外间隙内的分布不均匀。

②硬膜外间隙内隔膜妨碍了局麻药的均匀分布。

③空气负压试验,可能会产生气泡,阻碍局麻药的扩散。

④有椎管内手术或麻醉史,产生瘢痕粘连,从而妨碍了局麻药的扩散。

(4)处理:如果给予试验剂量15分钟后仍有疼痛,部分退出硬膜外导管,仅留3～4 cm在硬膜外间隙内,并追加局麻药。如果5分钟内有任何不适,拔出导管,重新穿刺。

四、并发症

硬膜外镇痛相关并发症和副作用见表2-5。背部疼痛常有自限性,口服止痛药和步行后可以缓解。交感神经阻滞可导致低血压,减少子宫动脉血流量和胎儿氧合而导致胎儿心动过缓。对于硬膜外镇痛后的低血压或胎儿心动过缓应及时治疗,可以将子宫向左移位,扩容和静脉注射麻黄素5～10 mg或苯肾上腺素50～100 μg。

表2-5　硬膜外镇痛相关并发症和副作用

并发症或副作用	发 生 率
腰痛	75%～90%
镇痛不全	15%～25%
低血压	随剂量变化
运动阻滞	随剂量变化
尿潴留	随剂量变化
需要更换导管	8%～10%
胎儿心动过缓	8%
误入血管	1%～6%
硬脊膜穿破	1%～2%
硬脊膜穿刺后头痛	1%
蛛网膜下腔置管	<1%
硬膜下置管	罕见(1/1000)
高位椎管内阻滞	罕见(1/10000)
永久性神经损伤	极罕见(<1/10000)
硬膜外血肿	极罕见(<1/100000)
硬膜外脓肿	极罕见(<1/10000)
死亡	极罕见(<1/100000)

五、局麻药

(一)常用局麻药

1. 布比卡因　在美国,布比卡因是分娩镇痛最常用的局麻药。

(1)使用低浓度时,主要阻滞感觉神经。

(2)蛋白质结合率高,不易透过胎盘。

(3)给予单纯0.25%布比卡因或0.125%布比卡因(含阿片)10～15 mL时,起效时间为10～15分钟,维持时间为60分钟。

(4) 分娩镇痛中,以 10~15 mL/h 的速度持续输注 0.04%~0.125% 的低浓度布比卡因,副作用小。

2. 罗哌卡因和左旋布比卡因 布比卡因、左旋布比卡因和罗哌卡因同属于相同的哌卡因家族,都是结构类似物。罗哌卡因有一个三碳侧链,而布比卡因和左旋布比卡因有四碳侧链。

布比卡因是右旋体和左旋体各占 50% 的外消旋体。罗哌卡因和左旋布比卡因是纯的左旋异构体。右旋异构体与心脏钠通道的结合比左旋异构体更紧密,因此具有更强的心脏毒性。

在相同浓度下,罗哌卡因产生的运动阻滞比布比卡因或左旋布比卡因轻;但在低浓度时,如分娩镇痛中,这三种药物在镇痛效果和全身毒性反应方面差异并不明显。

3. 利多卡因 1%~2% 利多卡因 10~15 mL 在 10~15 分钟产生镇痛作用,持续约 45 分钟。用 8.4% 碳酸氢钠(1 mg/10 mL)碱化局麻药,可缩短起效时间至 3~6 分钟。利多卡因通常用于试验剂量、启动分娩镇痛、治疗暴发痛、器械助产或剖宫产的麻醉。与布比卡因相比,其运动阻滞更加明显,更易透过胎盘,因此一般并不将其用于分娩镇痛的维持。

4. 氯普鲁卡因 2% 氯普鲁卡因 10~15 mL 可在 3~6 分钟内产生镇痛作用,持续约 30 分钟。

3% 氯普鲁卡因非常适合用于器械助产或手术麻醉。其起效迅速,作用持续时间短,产生较为完全的感觉和运动阻滞,具有较好的安全性。它由血浆酯酶代谢,血浆半衰期约为 30 秒,是毒性最小的局麻药。假性胆碱酯酶异常的患者应避免使用氯普鲁卡因。

缺点:鞘内用药时,可能与神经损伤有关。有些患者,可产生短暂背痛。当与阿片类药一起注入硬膜外腔时,阿片类药的镇痛效果和持续时间不太稳定。氯普鲁卡因可降低芬太尼和吗啡的镇痛作用,其确切的机制尚不清楚,一般也不具有临床意义。

氯普鲁卡因引起的局部神经毒性作用与溶液的 pH 和使用防腐剂(焦亚硫酸钠)有关。不含防腐剂的氯普鲁卡因制剂已经上市,其 pH 从 3.0 增加到 7.0,没有进一步的神经毒性报道。尽管如此,在硬膜外穿刺针意外穿破硬脊膜时,还是应该避免使用氯普鲁卡因。

氯普鲁卡因引起的背痛与防腐剂(结合钙离子)引起的局部肌肉低钙血症有关。患者在大剂量(超过 50 mL)硬膜外注射氯普鲁卡因后出现严重的背部肌肉痉挛,通常在硬膜外镇痛起效后消失。

权衡风险与效益之比时,一般认为氯普鲁卡因的益处明显大于这些罕见并发症的风险。

(二) 局麻药对产妇的影响

常用剂量的局麻药对子宫或脐动脉血流无不良影响。非离子化的局麻药分子能自由地通过胎盘。由于胎儿血液 pH 低于母亲,更多的局麻药以非离子化的形式经胎盘进入胎儿循环后发生解离而不能回到母体,这一现象称为"离子捕获"。

六、阿片类药

阿片类药通过作用于脊髓和脑内的阿片受体产生镇痛作用。

在分娩早期,阿片类药镇痛效果好,但在分娩后期效果较差。

由于阿片类药单独使用时,不能达到完全的镇痛效果,它们常与局麻药联合使用。

(一) 脂溶性阿片类药

1. 联合用药 硬膜外分娩镇痛常联合使用的脂溶性阿片类药为芬太尼(2~4 μg/mL)和舒芬太尼(0.3~0.5 μg/mL)。芬太尼和舒芬太尼在等效剂量下产生的副作用相似。

（1）瘙痒是最常见的副作用（60%～100%的发生率），但很少需要治疗。如有必要，可以用 5 mg 纳布啡拮抗。

（2）发生率较低的副作用：恶心、尿潴留、烦躁不安和呼吸抑制。

（3）脂溶性阿片类药与"早期呼吸抑制"有关，常在给药后 30 分钟内出现。这可能是由于中枢神经系统的快速吸收和脑内分布所致。重复给药后可能更容易发生。

（4）所有副作用，包括呼吸抑制，都可以用纳洛酮拮抗（从 40 μg 开始增量输注到起效为止）。

2. 芬太尼

（1）芬太尼 2 μg/mL（与 0.0625%～0.125% 的布比卡因联合使用）用于分娩镇痛时，可减少 25%～30% 的局麻药用量。

（2）分娩镇痛：经硬膜外腔注射 20 μg/h 的芬太尼和经静脉注射芬太尼相比，更能降低产妇布比卡因的用量。

（3）术后镇痛：芬太尼硬膜外注射和静脉注射相比，几乎没有优势。

①芬太尼的需要量、血药浓度、镇痛效果及副作用相似。

②治疗术后疼痛需要相对大剂量的芬太尼（大于 100 μg/h）。

③经硬膜外腔使用上述较大剂量芬太尼时，可被全身吸收，作用于脊髓和脊髓上阿片受体。

（二）水溶性阿片类药

（1）吗啡和哌替啶早已用于产科，但远不如脂溶性阿片类药常见。椎管内注射吗啡镇痛起效缓慢（长达 1 小时）。硬膜外吗啡与双相呼吸抑制有关。

（2）早期呼吸抑制可能是由于循环的快速吸收所致，发生在给药后 1 小时内。晚期呼吸抑制发生在给药后 6～18 小时，继发于吗啡经脑脊液向头端的扩散所导致的呼吸中枢抑制。

（3）哌替啶：神经阻滞时，哌替啶具有局麻药和阿片类止痛药特性，但缺乏临床数据。

第二节　腰硬联合（CSE）镇痛

一、优点

（1）起效快。

①腰硬联合镇痛的起效时间为 2～5 分钟，硬膜外镇痛的起效时间为 10～15 分钟。

②硬膜外镇痛的骶尾部起效时间明显慢于蛛网膜下腔镇痛；在持续输注给药时，硬膜外镇痛可能需要几小时或多次追加局麻药后，才能产生骶部镇痛的效果。对于第一产程晚期才开始镇痛或产程进展较快的产妇来说，脊髓镇痛的效果有明显优势。

③Cappiello 等描述了用细腰麻针穿刺硬脊膜后，蛛网膜下腔不给药，然后经硬膜外腔注入局麻药和阿片类药。这种方法比没有进行腰麻针穿刺更容易产生骶部麻醉作用。可能是麻醉药物经硬脊膜穿刺孔漏入了蛛网膜下腔。

（2）脊髓镇痛时，单独注入阿片类药，在分娩早期就能达到有效镇痛的效果，排除了与局麻药联合使用时可能发生的运动阻滞和低血压的风险。

（3）提高了硬膜外镇痛的成功率。中转剖宫产时，单纯硬膜外麻醉的失败率比腰硬联合高 5 倍。

（4）细针穿刺硬脊膜，不增加镇痛后头痛的发生率。

（5）腰硬联合镇痛的镇痛维持时间与单纯硬膜外镇痛相似。腰硬联合镇痛（布比卡因/芬太尼）的作用时间为 90～120 分钟，如果使用硬膜外自控镇痛（PCEA），可在腰硬联合镇痛用药后约 45 分钟开始硬膜外持续用药。

二、缺点

（1）感染：虽然实际发生率很低，但也是一个潜在的风险。

（2）与硬膜外相比，蛛网膜下腔注入阿片类药后，瘙痒的发生率高一些。

（3）镇痛开始 1～2 小时后，还不能确认硬膜外导管的位置是否到位。中转剖宫产时，有时只能选择全身麻醉，不适合困难气道的产妇。

（4）早期有胎儿心动过缓与腰硬联合镇痛相关的报道。可能原因如下：镇痛起效迅速，导致产妇体内肾上腺素急剧减少，子宫张力增加和胎儿心率变化；或镇痛后宫颈扩张和变软导致胎头下降过快刺激胎头，兴奋迷走神经所致。然而，临床研究表明腰硬联合镇痛时，胎儿心动过缓的发生率和硬膜外镇痛相似，约为 10%。胎儿心动过缓一般为自限性的，通常只持续数分钟。如有必要，将子宫推向左侧位，给氧和维持产妇血压正常。

三、方法

具体方法按规范操作。合理用药见表 2-6。

表 2-6　腰硬联合镇痛用药

药　名	硬膜外镇痛	脊髓镇痛
布比卡因	0.0625%～0.125%	1.25～2.5 mg
罗哌卡因	0.08%～0.2%	2.0～3.5 mg
左旋布比卡因	0.0625%～0.125%	2.0～3.5 mg
芬太尼	50～100 μg	15～25 μg
舒芬太尼	5～10 μg	1.5～5 μg

第三节　疼痛加重的处理

分娩过程中会出现暴发性疼痛或需要器械助产，应及时处理。

一、分娩过程中暴发性疼痛的处理

（1）硬膜外追加 0.125%～0.25% 布比卡因 5～10 mL，芬太尼 25 μg。

（2）如无效，给予 2% 利多卡因 5～10 mL，芬太尼 25 μg。

（3）如果不适持续存在，退出部分硬膜外导管（残留 3～4 cm）后，再次注入局麻药。

（4）会阴侧切时的麻醉：硬膜外腔注入 2% 利多卡因或 2% 氯普鲁卡因 5～15 mL。

二、器械助产(产钳或胎头吸引)的麻醉

(1) 指征：产妇严重疲劳、合并心血管或神经系统疾病、胎儿窘迫、旋转停滞和胎位异常。

(2) 方式：根据胎头与阴道口和坐骨棘的关系，器械助产分为出口产钳、低位产钳、中位产钳或高位产钳。

(3) 麻醉要求(表2-7)：麻醉处理因使用的产钳类型而异。一般情况下，胎位较高和胎头旋转不良的产妇，需要产科医生更用力进行助产，这也会增加胎儿和母体并发症的风险，以及麻醉要求。分娩镇痛的低浓度局麻药难以满足器械助产的需求。

表 2-7　器械助产局麻药使用

试　剂	会阴麻醉(坐位) 百分比/(%)	出口产钳 百分比/(%)	中位产钳 百分比/(%)	初始容量* /mL
利多卡因	2	2	2	10～15
氯普鲁卡因	2	2	3	10～15
布比卡因	0.25	0.25～0.5	0.5	10～15

注：* 容量应根据个体患者的要求进行调整。达 T_{10} 感觉阻滞适用于阴道分娩或低危辅助阴道分娩，达 T_6 感觉和运动阻滞适用于中位产钳试产。

① 出口产钳或低位产钳阻滞平面需达 T_{10} 水平。

② 中位产钳与头部旋转阻滞平面需达 T_6 水平。

③ 中位产钳试产可能导致胎儿心动过缓，需要急诊剖宫产术。

④ 最好在手术室(而不是在产房)进行中位产钳试产，以便随时行剖宫产术。

⑤ 3%氯普鲁卡因 15～20 mL 可产生足够的麻醉强度用于产钳试验；对于下腹部切口，需要紧急剖宫产。

⑥ 胎头吸引助产的麻醉要求与低位产钳和出口产钳相似。

第四节　镇痛效果的提高

在保证患者安全的情况下，最大限度地提高镇痛效果是硬膜外分娩镇痛的主要目标。

一、腰硬联合镇痛

腰硬联合镇痛起效比硬膜外镇痛快，不仅可以节省时间，还可以提高效率。

对紧急剖宫产的患者使用腰硬联合镇痛风险较低。腰麻后可以进行硬膜外给药。但若2次穿刺未获得满意镇痛(6～7分钟)，则转为硬膜外镇痛。

二、硬膜外导管选择

与单孔硬膜外导管相比，多孔硬膜外导管减少了镇痛不足的发生率。强化柔软型硬膜外导管可减少误入血管的发生率。将多孔导管插入硬膜外间隙 5～6 cm，可降低血管置管和导管移位的风险。

如果首次给药后15分钟镇痛效果不佳，应按如下方法处理。

（1）部分拔出导管，使 3～4 cm 留在硬膜外间隙，给予额外的局麻药。

（2）增加局麻药容量和浓度。

（3）如果患者感到不适，取出导管并更换（考虑使用腰硬联合镇痛）。

三、辅助阿片类药

2 μg/mL 芬太尼加入局麻药用于分娩镇痛可使局麻药用量减少 25％～30％，从而降低药物的副作用，减少工作量。

四、连续硬膜外自控镇痛（PCEA）

（1）PCEA 可降低镇痛药需求，并减少运动阻滞发生。

（2）使用持续背景输注给药可明显减少麻醉医生的干预（暴发性疼痛）。

（3）所需的补充剂量绝大多数由患者自行控制。

（4）推荐的 PCEA 基础输注速率为 6～12 mL/h，输注量为 5～6 mL，推注时间控制在 8～12 分钟，每小时的给药剂量限制在 20～30 mL。

（5）目前，脉冲间隙输注自控镇痛泵已经用于临床。与持续输注相比，间歇性输注降低了运动阻滞的发生率，改善了镇痛效果，减少了补救镇痛次数。

第五节　硬膜外镇痛与产程进展

一、总产程及产程分期的定义

分娩全过程即总产程，是指从规律宫缩开始至胎儿、胎盘娩出的全过程，临床上分为如下三个产程。

（一）第一产程

第一产程（first stage of labor）又称宫颈扩张期，是指从规律宫缩开始至宫颈口开全（10 cm）的时期。第一产程又分为潜伏期和活跃期。

（1）潜伏期：宫口扩张的缓慢阶段，初产妇一般不超过 20 小时，经产妇不超过 14 小时。

（2）活跃期：宫口扩张加速阶段，可在宫口开至 4～5 cm 即进入活跃期，最迟至 6 cm 才进入活跃期，直至宫口开全（10 cm）。此期宫口扩张速度应达到 0.5 cm/h。

（二）第二产程

第二产程（second stage of labor）又称胎儿娩出期，是指从宫口开全至胎儿娩出的时期。

（1）未实施硬膜外分娩镇痛者：初产妇最长不超过 3 小时，经产妇不超过 2 小时。

（2）硬膜外分娩镇痛者：初产妇最长不超过 4 小时，经产妇不超过 3 小时。

（三）第三产程

第三产程（third stage of labor）又称胎盘娩出期，是指从胎儿娩出至胎盘娩出的时期，一般为 5～15 分钟，不超过 30 分钟。

二、分娩决定因素

(一)产力

(1)子宫收缩:包括节律性收缩、对称性收缩、缩复性收缩三种。每当子宫收缩时,子宫体部肌纤维缩短变宽,间歇期虽松弛,但不能完全恢复到原来长度,经过反复收缩,肌纤维越来越短,这种现象称为缩复作用(retraction)。缩复作用使宫腔容积逐渐缩小,迫使胎先露部下降,宫颈管消失及宫口扩张。

(2)腹壁肌及膈肌收缩力(简称腹压):第二产程时娩出胎儿的重要力量,约占此时胎儿娩出产力的50%。

(3)肛提肌收缩力:有协助胎先露部在骨盆腔进行内旋转的作用。当胎头枕部位于耻骨弓下时,能协助胎头仰伸娩出。当胎盘娩出至阴道时,肛提肌收缩力有助于胎盘娩出。

(二)产道

产道是胎儿娩出的通道,包括骨产道和软产道两部分。

(三)胎儿

胎儿因素包括胎头各径线及囟门和胎位。

(四)社会心理因素

分娩虽属生理过程,但对产妇确实可产生心理上的应激。产妇的社会心理因素可引起机体产生一系列变化从而影响产力,因而,也是决定分娩的重要因素之一。对分娩疼痛的恐惧和紧张可导致宫缩乏力、宫口扩张缓慢、胎头下降受阻、产程延长,甚至可导致胎儿窘迫、产后出血等。所以,在分娩过程中,应该给产妇心理支持,使产妇掌握分娩时必要的呼吸和躯体放松技术。

三、硬膜外镇痛对产程的影响

硬膜外镇痛可缩短第一产程,延长第二产程,对总产程影响不大,均在正常范围内。

(一)对产力的影响

(1)硬膜外镇痛通过阻滞内脏神经而抑制弗格森反射,降低产时缩宫素的分泌,从而导致宫缩乏力。临床上可通过输注缩宫素而拮抗这种作用。

(2)硬膜外镇痛可阻滞躯体神经,抑制腹壁肌和肛提肌收缩力至第二产程进展延迟和影响胎儿内旋转。

(3)硬膜外分娩镇痛效果好,能够消除产妇的痛苦和恐惧及紧张心理,促进子宫协调收缩和产程进展,减少心血管并发症。

(二)对产道的影响

硬膜外镇痛可降低软产道的阻力,有利于产程进展。

第六节　其他方法镇痛

一、一般情况

(1)人们对于分娩镇痛的认识存在差异。尽管硬膜外镇痛是最有效的,但由于个体差异,每个人的体验不尽相同。临床上确实有15％的产妇在分娩时痛感不强烈。

（2）在全球范围内，许多产妇无法享受硬膜外镇痛或任何形式的药物缓解疼痛服务。

（3）发达国家的许多产妇在没有硬膜外麻醉的情况下，其产程管理得很好，但大多数人要求提供一些缓解疼痛的方法。

（4）在中国，有条件的医院，70％～90％的产妇会选择硬膜外镇痛。

（5）非硬膜外麻醉方法的普及程度因文化、地理区域和当地影响因素而异。例如：印度使用氯胺酮；英国和澳大利亚采用一氧化二氮吸入；而欧洲大部分地区采用肌内注射阿片类止痛药（图2-1）。

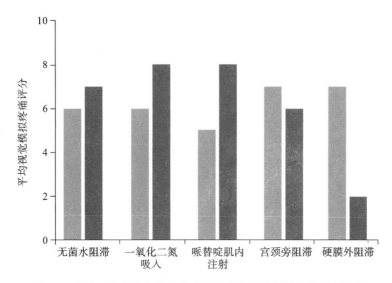

图2-1　在第一产程中各种镇痛方法处理前后的视觉模拟疼痛评分

二、一氧化二氮(笑气)吸入

1880年，一氧化二氮被用于分娩镇痛，在制造成用于自控型空气混合型Minnitt设备后变得很流行，随后安桃乐气体（一种50∶50的笑气和氧气的混合物）出现。

由于一氧化二氮的血气溶解度低，所以起效快，失效也快。在每次宫缩时，产妇通过面罩吸入笑气镇痛。

（1）浓度：一氧化二氮浓度为30％～70％时可为10％～40％的产妇提供适度的镇痛效果。

（2）副作用：嗜睡，意识降低和偶尔恶心。

（3）风险：头晕，过度通气引起的低碳酸血症和手足抽搐，以及过度镇静后的呼吸抑制。阿片类药镇痛后的产妇或肥胖产妇更易发生呼吸抑制。

（4）环境污染：有研究者监测使用笑气后，产房大气污染水平达到推荐值的3～12倍，这引起了产房工作人员的担忧。

（5）其他吸入类麻醉药：吸入各种达到亚催眠浓度的吸入麻醉药（如0.25％异氟烷或1％～4.5％的氟烷和50％的一氧化二氮和氧气）可达到中度的镇痛效果。由于给药方式的问题，这种镇痛技术并不受欢迎。

三、间歇全身阿片类药镇痛

产科医生常单次肌内注射或静脉注射阿片类药(吗啡或哌替啶)用于分娩镇痛。

(1) 阿片类止痛药导致胃排空延迟。

(2) 哌替啶和吗啡的分子量小、脂溶性强,能够快速穿过胎盘,抑制胎儿心率变异。

(3) 即使是单次给予阿片类止痛药也可引起新生儿呼吸抑制,产前 1～3 小时内给予派替啶镇痛时,新生儿呼吸抑制作用最明显(图 2-2);在肌内注射给药后 2～3 小时达到最大值。

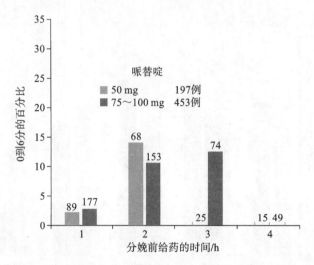

图 2-2　新生儿低 Apgar 评分与分娩前肌内注射哌替啶的时间相关的百分比

the American Journal of Obstetrics and Gynecology(美国妇产科杂志), Vol. 89, Shnider SM and Moya F, Effects of meperidine on the newborn infant(派替啶对新生儿的影响), pg. 1011, Copyright Elsevier(1964).

(4) 与成人相比,新生儿对哌替啶的消除半衰期更长,为 13～23 小时;对其活性代谢产物去甲哌替啶的消除半衰期可长达 60 小时,可抑制新生儿吸吮行为 4 天。

(5) 阿片类止痛药分娩镇痛的效果不佳,只有 25%～40% 的女性报告可从中获益。大多数女性报告疼痛评分没有降低或略微降低。阿片类止痛药通常也会引起意识混乱、抑制和恶心,降低了产妇满意度。

四、氯胺酮镇痛

因为该药物价格便宜,有些国家(如印度)使用氯胺酮实施全身镇痛。

首剂:静脉注射 0.25 mg/kg 氯胺酮后,以 250 μg/(kg・h)速度静脉或皮下注射维持镇痛,可减少分娩疼痛评分。静脉注射小剂量氯胺酮可在产程末期或分娩时产生 3～5 分钟的镇痛效果,其副作用为记忆缺失和误吸。

五、患者自控静脉镇痛(PCIA)

(一) 芬太尼

芬太尼自控静脉注射能产生适度的镇痛,但总剂量大于 600 μg 可能会导致新生儿呼吸抑制,出生时需要用纳洛酮拮抗。

（二）瑞芬太尼

（1）尽管在分娩期间是按照说明书使用，但在许多国家，包括中国，瑞芬太尼已经用于持续静脉分娩镇痛。

（2）给药 2～3 分钟内达到峰值效应。

（3）瑞芬太尼被组织和血浆胆碱酯酶代谢，时量相关半衰期仅 3 分钟。

（4）经胎盘快速转移，但在胎儿体内迅速代谢；分娩后新生儿很少因瑞芬太尼而受到影响。

（5）有嗜睡和低氧血症的风险，约 15％产妇需要辅助给氧。在快速推注极少量药物后，可能导致严重的呼吸抑制、肌肉僵硬和严重的低氧血症，镇痛时，需要一对一监护。

（6）方法：背景输注＋自控镇痛，持续输注 $0.025～0.1\ \mu g/(kg \cdot min)$，单次用量为 $0.25\ \mu g/kg$。为了防止呼吸抑制，有些医院取消了患者自控给药，仅保留持续输注，镇痛效果由医护人员调节。

六、多模式镇痛

虽然硬膜外镇痛是目前效果最好的，但是，任何方法都有缺点。因此，不反对多模式分娩镇痛。

非药物镇痛种类繁多，包括导乐、呼吸法、音乐、水浴和神经刺激等。本质上说，这些方法更多的是一种服务。虽然，其镇痛效果有限，但也能提高产妇的满意度。无论选择哪种镇痛方式，都可使分娩成为一种积极的体验。

（陈林　高杰）

第三章
剖宫产麻醉

根据中国国家卫生和健康委员会发布的《中国妇幼健康事业发展报告(2019年)》,2018年全国剖宫产率为36.7%。全球各地区的剖宫产率(2012年统计)见图3-1。

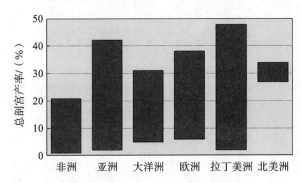

图 3-1　世界各地剖宫产率调查或报告

数据来自:Gibbons L,Belizan JM,Lauer JA,et al. Inequities in the use of cesarean section deliveries in the world. Am J Obstet Gynecol 2012;206;331. e1-19.

第一节　麻醉前评估与准备

一、麻醉前评估

麻醉前评估病史,进行体格检查,检测血小板计数。血小板计数参考值见《中国成人血小板减少症诊疗专家共识》(2020版)(表3-1)。

表 3-1　侵袭性操作血小板计数的参考阈值

操 作 类 型	血小板计数参考值
超声引导技术行中心静脉插入	$>20 \times 10^9 / L$
腰椎穿刺	$\geqslant 40 \times 10^9 / L$
硬膜外导管移除或插入	$\geqslant 80 \times 10^9 / L$
大手术	$>50 \times 10^9 / L$

续表

操　作　类　型	血小板计数参考值
脑部、眼睛手术	$>100×10^9/L$
多发伤、颅脑外伤或自发性颅内出血	$\geqslant100×10^9/L$
经皮肝脏活检	$>50×10^9/L$
经皮肾脏活检	$\geqslant100×10^9/L$
牙科手术	$(30\sim50)×10^9/L$

注:资料来源于《中国成人血小板减少症诊疗专家共识》(2020版)。

二、麻醉前准备

(一)签署麻醉同意书

与患者或家属签署麻醉同意书。

(二)血栓用药的调整

美国临床发现椎管内血肿导致的瘫痪与低分子肝素的使用有关。因此,在围麻醉期有必要对此类用药的方案进行调整。美国区域麻醉与疼痛医学学会(ASRA)也发布了相关应用指南,第四版指南摘要见表3-2。

表3-2　ASRA接受血栓预防治疗患者椎管内麻醉的循证指南

药物	椎管内穿刺或置管			拔出导管		备　注
	穿刺前需停药时间	穿刺后恢复用药时间	留置导管	拔管前需停药时间	拔管后恢复用药时间	
抗血小板药						
阿司匹林	对以上操作均安全					
非甾体抗炎药	以上操作均安全,但需要注意同时使用的其他抗凝药物					
氯吡格雷	5~7天	氯吡格雷或替氯地平恢复用药后导管应留置1~2天				
替氯地平	10天	立即		立即		
普拉格雷	7~10天	如果给予负荷剂量:6小时	避免留置导管		如果给予负荷剂量:6小时	
替格瑞洛	5~7天					
双嘧达莫	24小时	6小时	避免留置导管		6小时	
普通肝素						
静脉输注	4~6小时,并确认凝血功能正常	1小时	安全	4~6小时,并确认凝血功能正常	1小时	如果用药超过4天,穿刺或拔除导管前应检查血小板计数

续表

药物	椎管内穿刺或置管			拔出导管		备注
	穿刺前需停药时间	穿刺后恢复用药时间	留置导管	拔管前需停药时间	拔管后恢复用药时间	
皮下注射						
小剂量预防	4~6小时,并确认凝血功能正常	1小时	安全	4~6小时,并确认凝血功能正常	1小时	5000 U 皮下注射,2~3次/天
大剂量预防	12小时,并确认凝血功能正常		安全性尚未确定			7500 U 皮下注射,2次/天,或不超过20000 U/天
治疗	24小时,并确认凝血功能正常		避免留置导管			皮下注射:单次剂量>10000 U 或每天剂量>20000 U
低分子肝素						
每日一次预防剂量	12小时	12小时	安全	12小时	4小时	如果用药超过4天,穿刺或拔出导管前应检查血小板计数
每日二次预防剂量	12小时	12小时	避免留置导管	4小时		
治疗	24小时	24~72小时	避免留置导管			
口服抗凝药						
香豆素类	理想是5天,并且INR*<1.5	不必延迟	每日监测INR和检查感觉或运动功能	INR<1.5	不必延迟	
阿哌沙班	72小时	6小时	避免留置导管		6小时	

注:* 国际标准化比值。

（三）备血

（1）无合并疾病的健康产妇,不需要做血型-交叉配血试验,但要做血型检查。

（2）有出血风险的产妇,可预先做好输血准备。若为可疑性胎盘植入,术前应在手术室准备 1~2 U 的浓缩红细胞。术前可选择放置血管内球囊阻塞导管。

（四）预防误吸

1. 禁食

（1）流质饮食：健康产妇术前 2 小时禁饮。

（2）固体食物：术前禁食 6～8 小时。

2. 抗酸剂、H_2 受体拮抗剂和甲氧氯普胺 口服非粒子性抗酸药（0.3 mol/L 枸橼酸钠，pH 8.4）可以使胃内平均 pH 高于 6 超过 1 小时，并且不影响胃容积。H_2 受体拮抗剂（雷尼替丁、法莫替丁）、质子泵抑制剂（奥美拉唑）和甲氧氯普胺可降低胃酸分泌量及胃容量。此类药物需要 30～40 分钟起效。

第二节　麻醉方法的选择

产科麻醉的选择受多种因素的影响，包括产妇、胎儿、产科因素、手术的紧迫性和手术持续的时间。

一、蛛网膜下腔麻醉

蛛网膜下腔麻醉的优点是起效快、镇痛和肌肉松弛效果好、用药量小、并发症少。缺点是作用时间受限。为避免脊髓损伤，蛛网膜下腔麻醉穿刺点常选择 L_{3-4} 间隙或更低位置。

（一）麻醉药

常用麻醉药见表 3-3。

表 3-3　蛛网膜下腔麻醉常用药品剂量及作用时间

药　　物	剂　　量	持续时间/分钟
局麻药		
布比卡因	7.5～15 mg	60～120
左布比卡因	7.5～15 mg	60～120
罗哌卡因	15～25 mg	60～120
阿片类药		
芬太尼	10～25 μg	180～240
舒芬太尼	2.5～5 μg	180～240

注：局麻药的持续时间是从麻醉平面固定到消失两个神经节段的时间，阿片类药的持续时间是镇痛时间。

孕妇对局麻药更敏感，可能原因：①孕期脑脊液容量减小；②孕妇仰卧位时，重比重麻醉药更易向头侧扩散；③孕激素导致神经纤维对局麻药的敏感性增加。

（二）辅助药物

蛛网膜下腔麻醉时辅助用药可提高麻醉质量，延长术后镇痛时间，减少局麻药用量和副作用。最常用的辅助药包括阿片类药、葡萄糖和肾上腺素。

1. 阿片类药 可以提高孕产妇的满意度，增强局麻药的阻滞效果，延长作用时间，减少术中恶心和呕吐的发生率。研究发现，鞘内注射局麻药时，复合 10～25 μg 的芬太尼可显著减少剖宫产术中恶心和呕吐的发生率。

2. 葡萄糖 女性的脑脊液密度低于男性,在孕期和产后进一步下降,但仍明显高于局麻药和阿片类药。因此,一些医院将局麻药与葡萄糖溶液混合配成重比重溶液用于蛛网膜下腔麻醉,便于麻醉平面的调控。

3. 肾上腺素 局麻药混合 α 肾上腺素受体激动剂(如肾上腺素),可以增强麻醉效果和延长作用时间,有利于术后镇痛。研究发现,与单独使用布比卡因相比,鞘内注射重比重布比卡因混合肾上腺素 $0.1 \sim 0.2$ mg,作用时间可延长 15%。

二、硬膜外麻醉

剖宫产硬膜外麻醉的优点:起效慢,严重性低血压的发生率低,方便硬膜外术后镇痛。缺点:硬膜外导管位置不确定,用药量大。与脊髓麻醉相比,起效慢、效果不全、运动阻滞差、局麻药全身及局部中毒反应发生率高。

(一)局麻药

剖宫产硬膜外麻醉最常用的局麻药是 2% 利多卡因加肾上腺素,利多卡因浓度低于 2% 或不加用肾上腺素时,效果并不理想(表 3-4)。

表 3-4 硬膜外腔常用药物的剂量及作用时间

药　　物	剂　　量	持续时间/分钟
局麻药		
2%利多卡因＋肾上腺素 5 μg/mL	$300 \sim 500$ mg	$75 \sim 100$
3%氯普鲁卡因	$450 \sim 750$ mg	$40 \sim 50$
0.5%布比卡因	$75 \sim 125$ mg	$120 \sim 180$
0.5%罗哌卡因	$75 \sim 125$ mg	$120 \sim 180$
阿片类药		
芬太尼	$50 \sim 100$ μg	$120 \sim 240$
舒芬太尼	$10 \sim 20$ μg	$120 \sim 240$
吗啡	$3 \sim 4$ mg	$720 \sim 1440$

局麻药的剂量和容量影响麻醉效果,硬膜外注药在指导浓度下的常用容积为 $15 \sim 25$ mL。

在上述局麻药中,3% 的氯普鲁卡因起效最快,作用时间最短,即使药物意外入血,中毒反应也没有同类药严重,因此它成为急诊剖宫产术行硬膜外麻醉的首选局麻药。但是,快速起效易引起低血压反应,应注意维持循环稳定。

(二)辅助药物

硬膜外麻醉中使用辅助药物可以提高和延长麻醉效果,减少对运动神经的阻滞。

1. 阿片类药 硬膜外注射芬太尼 $50 \sim 100$ μg 或舒芬太尼 $10 \sim 20$ μg,可提高镇痛效果、延长作用时间、抑制术后疼痛和提高产妇的满意度,且对新生儿无明显不良影响。舒芬太尼硬膜外注射的镇痛作用强度约为芬太尼的 5 倍,但在等效剂量时,两者的起效速度、镇痛效果和镇痛持续时间无明显差异。

吗啡作用时间长,适合硬膜外术后镇痛。但是硬膜外吗啡术后镇痛,有发生延迟性呼吸抑制的报道(图 3-2)。硬膜外吗啡剂量超过 3.7 mg 后,镇痛效果无明显增加。因此,术后镇痛时,硬膜外吗啡的剂量应控制在 3 mg 以下,并注意监测呼吸功能。

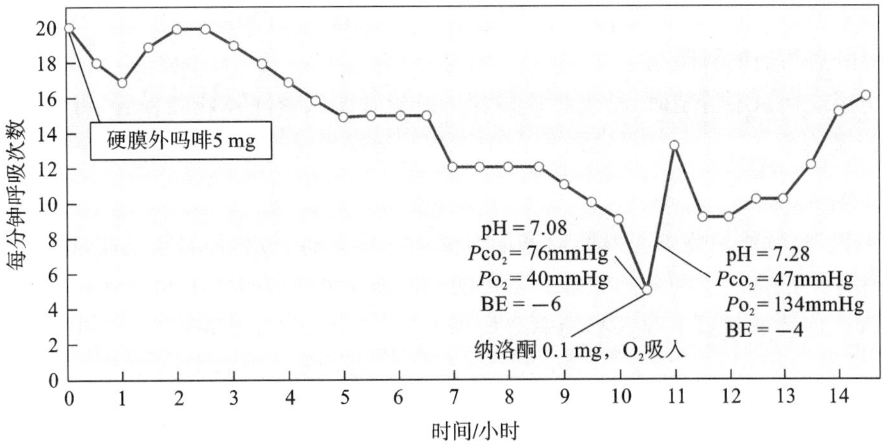

图 3-2　硬膜外单次注射 5 mg 吗啡后 10.5 小时,发生延迟性呼吸抑制

2. 肾上腺素　可以降低局麻药的吸收量,增强麻醉效果,延长作用时间和减少局麻药的全身毒性反应。肾上腺素的常用浓度为 2.5 μg/mL 或 5 μg/mL,推荐即配即用。

三、腰硬联合麻醉

腰硬联合麻醉(CSE)的优点:起效快、镇痛效好、作用时间长、用药量小,毒性反应低等,是剖宫产麻醉的首选。

剖宫产行 CSE 常用的局麻药剂量及作用时间如前所述。研究发现,为了降低麻醉后低血压的发生率,CSE 时可先经蛛网膜下腔给予低剂量布比卡因 7.5～10 mg,后通过硬膜外导管追加局麻药,使麻醉平面达到 T_4,这一方法尤其适用于有严重心脏病等基础疾病的高危产妇。

硬膜外容量扩展(extradural volume ectension,EVE)也是 CSE 的一种方法:腰麻小剂量用药后,经硬膜外导管注入生理盐水,可以减少蛛网膜下腔局麻药用量,增加腰麻阻滞平面和缩短下肢运动阻滞时间。EVE 的效果与初始剂量、比重、间隔时间、硬膜外腔容量等因素相关。

CSE 的缺点:硬膜外导管位置不确定和麻醉后低血压的发生率增加。Yun 等研究发现,椎管内穿刺时,与侧卧位相比,坐位 CSE 麻醉操作后低血压更严重、更持久,并与体位改变的时间显著相关。

四、连续蛛网膜下腔麻醉

(一)定义

连续蛛网膜下腔麻醉是通过向蛛网膜下腔置入导管,间断注射小剂量局麻药或镇痛药物,产生和维持脊髓麻醉的方法。

(二)优点

(1)技术操作简单,以脑脊液回流确定导管位置确切,便于调节麻醉平面。

(2)小剂量间断给局麻药降低了对呼吸和循环系统的干扰,尤其适用于严重高血压的患者。

(3)肌肉松弛作用完善。

（4）神经毒性作用小。

（三）缺点

（1）麻醉后头痛的风险高。

（2）交接或标识不清楚时，易误将蛛网膜下腔导管误认作硬膜外腔导管，可能发生局麻药过量和全脊髓麻醉。

（四）应用

总的来说，连续蛛网膜下腔麻醉对产妇血流动力学影响小，麻醉起效迅速，作用完善，尤其适用于高危产妇剖宫产术和分娩镇痛。常用的局麻药是 0.5％布比卡因。阿片类药单次注射可提高剖宫产连续蛛网膜下腔麻醉的麻醉效果。

第三节　椎管内麻醉失败的处理

一、定义

椎管内麻醉失败是指椎管内麻醉的阻滞平面、程度和持续时间无法满足手术需要，其原因包括解剖异常、技术欠佳和手术因素等。

二、预防

减少椎管内麻醉失败的方法如下。

（1）熟练掌握操作技术。

（2）把握辅助性药物（如阿片类药）的使用时机。

（3）及时更换麻醉方法。

三、处理

椎管内麻醉失败后，应考虑以下问题：母子情况是否稳定；手术进程如何；是否具备更改麻醉方式的条件，如孕妇气道评估、禁食时间等；麻醉医生的经验。

（1）紧急剖宫产：可改为全身麻醉。

（2）择期剖宫产：在时间允许的前提下，调整用药或重新穿刺。

（3）静脉辅助阿片类药（芬太尼）、镇静药（咪达唑仑）或吸入一氧化二氮都有助于减轻疼痛，但可能导致新生儿呼吸抑制、产妇深度镇静、意识消失等，因此在胎儿娩出前须谨慎使用。产科医生可在切口处辅助给予局部浸润麻醉。

第四节　椎管内麻醉并发症的处理

一、低血压

低血压是椎管内麻醉常见的并发症，长时间低血压可引起胎盘血流灌注减少，导致新生儿缺氧、酸中毒、呼吸抑制、脏器损伤等。同时,严重的低血压导致产妇中枢神经系统缺血缺氧、意识丧失、反流误吸、呼吸暂停,甚至心脏停搏。

人体交感神经中枢分布于 T_1 至 L_2 水平,而支配心脏的副交感神经直接随迷走神经进入大脑。因此,椎管内麻醉主要抑制交感神经。

（一）预防

剖宫产时,椎管内麻醉（特别是脊髓麻醉）引起的低血压的防治方法很多,主要包括扩充容量和使用血管活性药。最快速有效的方法是子宫左倾。

（二）治疗

血管活性药的应用原则是可靠、精准、简单,同时对产妇和胎儿无不良影响。

1. 麻黄碱 40多年前,基于在妊娠母羊和其他妊娠动物中的研究,α和β受体激动剂麻黄碱在保护和恢复子宫血流方面的作用明显大于其他药物,是治疗妊娠期低血压的首选药物。现代动物学研究也证实了麻黄碱的药理机制,因其对股动脉的收缩作用大于脐动脉,在升高产妇血压的同时可发挥保护胎盘血液循环的作用。

2. 去氧肾上腺素 临床指南认为,去氧肾上腺素和麻黄碱的升压效果相似。使用血管加压药的目的是维持母体和胎儿的血流动力学稳定。麻黄碱的常用剂量是 5～10 mg,去氧肾上腺素的常用剂量是 50～100 μg,或 25～50 $\mu g/min$ 持续泵注。

二、局麻药全身毒性反应

（一）原因

局麻药全身毒性反应的原因是局麻药误入血管、局麻药过量或局麻药吸收速度过快导致的血液浓度过高。由于蛛网膜下腔麻醉所使用的局麻药用量相对较小,所以该并发症多见于硬膜外麻醉。

（二）临床表现

（1）中枢神经系统毒性反应表现为初期的兴奋相和终末的抑制相,最初表现为不安、焦虑、激动、感觉异常、耳鸣、眩晕和口周麻木,进而出现面肌痉挛和全身抽搐,最终发展为严重的中枢神经系统抑制、反应迟钝、昏迷和呼吸停止。局麻药中毒的中枢神经系统症状有时并不特异或十分轻微,甚至仅出现心血管系统毒性反应,而无明确的神经系统前驱症状。

（2）心血管系统毒性反应的初期表现为心动过速和血压升高,之后由于局麻药的直接抑制作用,引起心肌收缩功能下降、渐进性低血压、心动过缓、室性心律失常（室性心动过速、尖端扭转型室性心动过速）,甚至心搏骤停。

（三）危险因素

（1）产妇因素:既往有心脏病史,尤其是缺血性心脏病、心室传导阻滞、心排血量减少等;肝功能异常、低氧血症、酸中毒。

（2）药物因素:局麻药注射速度和药品的毒性作用（心脏毒性作用从高到低依次为:丁卡因＞布比卡因＞左旋布比卡因＞罗哌卡因＞利多卡因＞普鲁卡因）。

（四）预防

为了将局麻药全身毒性反应的风险降到最低,临床医生应严格遵守局麻药临床使用常规。

（1）麻醉前吸氧,积极纠正低氧血症和酸中毒。

（2）注药前回抽、小剂量分次给药、注入试验剂量、采用最低有效浓度及最低有效剂量。

（3）在无禁忌证情况下，在局麻药中添加肾上腺素（5 μg/mL 或更低），有助于评估局麻药是否误入血管，并减少局麻药的吸收。

（4）当需要使用大剂量高浓度的长效局麻药时，应选择对心脏毒性小的。

（5）加强监测：对注射大剂量局麻药的患者应进行言语交流和观察，时刻警惕可能出现的精神、神经症状以及心血管功能的改变，以便早期发现局麻药中毒的症状和体征。研究发现，局麻药毒性反应可迟发至注射后 30 分钟后发生。

（五）治疗

早期发现、早期治疗是成功救治的关键。

（1）保证呼吸道通畅，给氧，必要时气管内插管以控制呼吸。

（2）抑制惊厥：首选苯二氮䓬类药物，在控制呼吸的条件下使用肌松药。血流动力学不稳定者禁用丙泊酚。

（3）一旦确诊局麻药中毒，立即静脉输注脂肪乳拮抗。推荐剂量：20%脂肪乳剂单次静脉注射 1.5 mL/kg，注射时间超过 1 分钟，然后以 0.25 mL/(kg·min) 的速度持续静脉输注。顽固性心血管抑制者可重复单次静脉注射 1～2 次，持续输注的速度可增加至 0.5 mL/(kg·min)。循环功能稳定后继续输注至少 10 分钟。建议最初 30 分钟内脂肪乳的使用剂量上限为 10 mL/kg。不能用丙泊酚代替脂肪乳进行脂质治疗。

（4）控制心律失常：与其他原因引起的心搏骤停不同，对局麻药引起的心搏骤停进行治疗时，应减少肾上腺素用量（小于 1 μg/kg），避免使用血管加压素、钙通道阻断药、β受体阻断药。

（5）当出现严重血流动力学功能障碍时，应尽早准备体外循环，作为脂质治疗无效的补救措施。

（6）延长局麻药全身毒性反应的监测时间（超过 12 小时）。局麻药的心血管抑制作用持续时间较长，脂质治疗作用消失后有可能再次发生心血管抑制。

三、高平面麻醉

椎管内麻醉平面过高可导致产妇出现呼吸困难及心血管系统并发症，如心动过缓和低血压。临床判断麻醉平面过高的一种简单方法是让产妇握紧拳头，握力减弱提示有高位胸神经和颈神经运动阻滞。

（1）椎管内麻醉后应严密监测麻醉平面，早期发现，早期治疗。

（2）产妇一旦发生呼吸困难，先应排除高平面阻滞的可能。椎管内麻醉后出现的呼吸困难多与呼吸肌麻痹、深感觉消失有关。如患者能够正常说话、握手有力，证明麻醉平面在颈段以下，膈肌功能尚未受累，此时无需特殊处理，吸氧即可。

（3）产妇出现呼吸困难伴低氧血症、高碳酸血症时，应采用面罩辅助通气，必要时气管插管、机械通气。

四、全脊髓麻醉

全脊髓麻醉多由硬膜外麻醉药误入蛛网膜下腔所致。大剂量的局麻药注入蛛网膜下腔后迅速出现广泛的感觉神经和运动神经阻滞。典型的临床表现为注药后迅速（5 分钟内）出现意识不清，双瞳孔扩大固定、呼吸停止、肌肉松弛、低血压、心动过缓，甚至出现室性心律失常或心搏骤停。

（一）预防

（1）硬膜外麻醉时规范操作，确保局麻药注入硬膜外腔；注药前回抽，确认无脑脊液回流，缓慢注射及反复回抽。

（2）硬膜外麻醉使用试验剂量，试验剂量不应超过蛛网膜下腔阻滞用量（利多卡因蛛网膜下腔麻醉的最高限量为 60 mg，相当于 2% 利多卡因 3 mL），并且观察 5 分钟以上。

（3）若发生硬脊膜穿破，建议改用其他麻醉方法。如继续使用硬膜外阻滞，应严密监测并建议硬膜外隙少量分次给药。

（二）治疗

（1）气管插管，控制呼吸。

（2）快速扩容和使用血管活性药以维持循环稳定。

（3）如发生心搏骤停，应立即施行心肺复苏。

（4）严密监测直至神经阻滞症状消失。

第五节　全身麻醉

全身麻醉具有诱导迅速、呼吸得到有效控制、低血压发生率低的优点，可作为急迫剖宫产麻醉的首选或平诊剖宫产麻醉的备选。妊娠期的生理变化，如肥胖、气道水肿、饱胃，使得产妇气管插管的风险较高。因此，麻醉前应认真评估气道并做好应急准备。

一、准备

所有拟行剖宫产术的产妇都可认为是饱胃患者，应最大限度地降低反流、误吸所导致的肺损伤。

处理：麻醉诱导前 30～60 分钟，静脉注射甲氧氯普胺 10 mg 或雷尼替丁 50 mg，可以有效地减少胃容量、降低胃液 pH。术前 30 分钟内给予 30 mL 枸橼酸钠可以中和胃酸，起效快，适宜于紧急剖宫产。

麻醉诱导前，产妇子宫左倾位。常规监护，给氧去氮以增加氧储备和低氧的耐受力。在消毒巾铺好之后，开始麻醉诱导，尽量减少胎儿接触麻醉药物的时间。

二、诱导

（一）静脉麻醉药

1. 丙泊酚　起效快，苏醒快，产妇恶心、呕吐的发生率低，可有效防治产妇术中知晓（又称麻醉觉醒）的发生，是剖宫产全身麻醉最常用的诱导药物。为了避免新生儿抑制，麻醉诱导的推荐剂量为 2～2.5 mg/kg。维持量为 6 mg/(kg·h) 持续输注。

2. 氯胺酮　具有镇痛、镇静、顺行性遗忘作用，对产妇的呼吸抑制轻，常作为椎管内麻醉效果不理想时的补充用药。氯胺酮具有拟交感兴奋作用，是低血压和哮喘急性发作期紧急剖宫产全身麻醉理想的诱导用药。静脉注射氯胺酮 1 mg/kg（诱导剂量），在麻醉诱导后的瞬间，尤其是气管插管时可引起产妇血压升高，多用于出血性低血压患者，对于高血压产妇（如子痫前期）应避免使用。氯胺酮可快速通过胎盘，诱导剂量小于 1 mg/kg 不会引起新生儿抑制。

氯胺酮可导致产妇出现术后谵妄,限制了其在剖宫产全身麻醉中作为常规诱导药物的应用,常需要加用苯二氮䓬类药物来减轻这一副作用。

3. 依托咪酯 一种起效快、苏醒快、对呼吸和心血管系统影响小的静脉麻醉药,是血流动力学不稳定或不能耐受血流动力学波动(如严重心脏病)产妇的理想用药。依托咪酯的推荐诱导剂量是 $0.2 \sim 0.3$ mg/kg。依托咪酯可快速通过胎盘,0.3 mg/kg 的诱导剂量对新生儿的酸碱平衡、呼吸功能、神经行为等无显著影响。

(二)肌肉松弛药

肌肉松弛药(简称肌松药)有利于气管插管,可为手术提供暴露视野,其脂溶性低,不易透过胎盘,因此是剖宫产快速全身麻醉诱导的常规用药。

1. 琥珀胆碱 去极化肌松药,推荐剂量为 $1 \sim 1.5$ mg/kg,给药后 45 秒可满足插管条件。琥珀胆碱的解离性和水溶性高,不易透过胎盘。

2. 罗库溴铵 目前临床最常用的非去极化肌松药之一,起效快,1 mg/kg 的罗库溴铵可提供有效的气管插管条件,对新生儿 Apgar 评分、酸碱平衡、自主呼吸和神经行为评分无不良影响。对有恶性高热、强直性肌营养不良、痉挛性截瘫等琥珀胆碱禁忌证的产妇,罗库溴铵是全身麻醉快速诱导有效的替代药物。

三、麻醉维持

麻醉维持的目的如下:
(1)保障产妇和胎儿氧供;
(2)维持适当的麻醉深度,保证产妇舒适,无体动和术中知晓的发生;
(3)对产后子宫收缩的影响较小;
(4)降低对新生儿的不良影响。
常用于麻醉维持的药物如下。

(一)卤族吸入麻醉药

卤族吸入麻醉药是剖宫产全身麻醉最常用的维持用药,对产妇神经系统和心血管系统的抑制作用具有剂量依赖性,可使血压下降,胎盘血流量减少。妊娠期间,挥发性卤化剂的最低肺泡浓度(mini alveolar concentration,MAC)降低了 25%~40%,1~1.5 MAC 的吸入麻醉药可减弱子宫收缩,增加产后出血。临床工作中,在胎儿娩出前,吸入性麻醉药物推荐维持在 1 MAC,胎儿娩出后可降至 0.5~0.75 MAC。胎儿娩出后,使用苯二氮䓬类药物以防止术中知晓的发生。

(二)阿片类药

阿片类药,尤其是高脂溶性阿片类药(如芬太尼、舒芬太尼)易透过胎盘,为了避免它对新生儿的抑制作用,推荐胎儿娩出后用药。阿片类药可为产妇气管插管和手术操作时提供稳定的血流动力学状态。对于心脏病、精神疾病及高血压或子痫前期的产妇应酌情使用。

四、恢复

产妇清醒后,推荐半卧位,当保护性气道反射恢复、对口头指令有反应时可以酌情拔管。美国麻醉医师协会(ASA)麻醉后护理指南建议,在苏醒期间定期评估产妇的气道开放程度、呼吸频率及脉搏氧饱和度,对低氧血症的发生做到早发现、早治疗。如存在反复插管、出血量多、子宫切除等情况,应考虑延迟拔管或转入 ICU 继续监测。

第六节 全身麻醉并发症的处理

一、困难气道和气管插管失败

剖宫产行全身麻醉时,产妇、胎儿、手术和环境因素均会增加气管插管的困难。产妇口腔和咽部软组织黏膜水肿在产时加重,使气管插管失败率增高。产程中功能残气量下降、需氧量增加,均可使产妇呼吸暂停时血氧饱和度下降加速,肥胖产妇更加显著。推荐的防治方法如下。

(1) 应选择较小管径的气管导管(6.5 mm 或 7.0 mm),使用有弹性的管芯可以提高首次插管的成功率。反复插管会引起软组织损伤和气道水肿,应将气管内插管尝试次数限制在 2 次以下,反复失败后改喉罩通气并及时呼叫上级医生帮助。

(2) 术前评估存在困难气道时,应做好如下准备。

① 试行清醒插管。

② 准备视频喉镜、纤维支气管镜和喉罩等困难插管的备选器材。喉罩在防止胃内容物反流误吸方面效果差,但是可作为气管插管失败时的抢救设备使用。喉罩的种类日益增多,产科手术室应将其作为常备的紧急气道管理装置。

③ 恢复自主呼吸:当气道控制欠佳、气道水肿、气道出血等情况出现时,往往提示产妇病情不稳定,若继续行全身麻醉,可能导致病情恶化,此时唤醒产妇不失为一种好的选择。

二、术中知晓

(一) 危险因素

(1) 术前未用镇静药。

(2) 有意维持相对浅的麻醉。

(3) 使用了肌松药。

(4) 因产妇低血压或血容量不足减少了麻醉药剂量。

(5) 椎管内麻醉失败后转为全身麻醉。

(6) 错误地将术中心动过速归因为交感神经兴奋,导致麻醉过浅。

(二) 防治

(1) 胎儿娩出前时间较长者,增加静脉麻醉药用量或者进行吸入维持。

(2) 呼气末挥发性麻醉药物浓度>0.8 MAC。

(3) 在胎儿娩出后给予阿片类和苯二氮䓬类药物,以减少术中知晓的发生。

(4) 静脉反复注射硫喷妥钠、氯胺酮或者两者混合使用,可有效降低术中知晓的发生率。静脉注射 0.075 mg/kg 的咪达唑仑,可以使产妇产生 30～60 分钟的顺行性遗忘。

(5) 8 mg/(kg·h)丙泊酚持续输注的同时,复合吸入 67%的一氧化二氮也可使产妇产生效果满意的遗忘作用。

(乐呈进　刘红超)

第四章
剖宫产术后镇痛

第一节 概 述

一、剖宫产术后镇痛的必要性

随着我国三孩政策的全面放开,产科患者增多,高龄高危产妇也越来越多,随之而来的剖宫产率也居高不下。完善的术后镇痛,对产妇术后快速康复、促进母婴身心健康无疑起着重要的作用。

二、剖宫产术后疼痛的机制

剖宫产术后疼痛的发生机制是多方面的,包括手术切口炎性因子引起的疼痛、手术过程中牵拉疼痛的后遗效应、应用缩宫素类药物后出现的子宫收缩痛、胃肠胀气等引起的腹胀、心理情绪反应及其他身心疾病。

三、术后疼痛对产妇的影响

(1) 增快心率、升高血压、收缩血管、降低冠脉血供、增加心脏负荷和心肌耗氧量。

(2) 导致呼吸浅快、通气量下降、咳嗽受限,易致术后肺部感染。

(3) 引起交感神经系统兴奋,使胃肠蠕动功能恢复延迟,同时使尿道及膀胱动力减弱,导致尿潴留。

(4) 影响术后乳汁分泌及新生儿哺乳,同时对产妇的睡眠及心理影响也不容忽视。

四、剖宫产术后镇痛方式及常用药物

(1) 目前剖宫产术后镇痛方式主要包括口服药物、患者自控镇痛(PCA)、单次蛛网膜下腔给药、超声引导下腰方肌及腹横肌阻滞、切口内注入局麻药等。常用的镇痛药物包括非甾体抗炎药、阿片类药、局麻药、曲马多及相关辅助用药。

(2) 完善的术后镇痛对于孕妇产后病理生理及心理的恢复有着极为重要的作用,这也是麻醉医生在围产期管理的重点。

五、患者的知情同意

每种术后镇痛方法都有优缺点,而且有的方法还是侵入性操作或者自费项目,可能对患者带来严重不良影响,因此,在进行镇痛治疗前,有必要告知患者各种方法的利弊,由其选择,并理解由此带来的风险。

一般在术前访视时,由麻醉医生向患者及其家属交代术后镇痛方法及相关风险等,包括费用问题。由患者根据自身情况,自行选择,如涉及侵入性操作或者自费项目,还需要患者本人或委托人签署知情同意书。如果镇痛效果欠佳,还应告知可能的补救方法及补救药物。

第二节　硬膜外阿片类药的应用

一、阿片类药的分类

阿片类药是麻醉科常用的镇痛药物,根据对阿片受体的不同作用分为不同类型(表4-1)。

表 4-1　阿片类药的种类

类　别	代表性药物
阿片受体激动剂	吗啡、哌替定、芬太尼、舒芬太尼、瑞芬太尼
阿片受体激动-拮抗剂(以激动为主)	喷他佐辛、丁丙诺啡、布托啡诺、纳布啡
阿片受体激动-拮抗剂(以拮抗为主)	烯丙吗啡
阿片受体拮抗剂	纳洛酮、纳曲酮、纳美芬

二、硬膜外阿片类药的作用机制

(一) 作用机制

硬膜外联合使用局麻药和阿片类药,可产生良好的镇痛效果,是产科术后常用的镇痛方法。其作用机制如下。

(1) 进入脊髓直接作用于神经根。

(2) 在硬膜外腔被吸收进入血液循环,与中枢神经系统的阿片受体结合。

(3) 经硬膜外吸收到脑脊液,与脊髓背角的阿片受体结合,抑制脊髓突触前神经递质的释放,影响伤害性刺激的传入而发挥作用,并随脑脊液向头端扩散至脑干及其以上部位的受体,通过激活下行抑制性通路减少疼痛信号的转导。

(4) 与硬膜外脂肪结合。

(二) 时间

椎管内单次给予阿片类药,阿片类药的脂溶性是决定其脊髓利用度的主要因素。亲水性的阿片类药吗啡与氢吗啡酮不易透过亲脂性的脊膜,在脑脊液中滞留时间长,因而镇痛起效较慢,作用持续时间长,可达 6 小时以上;亲脂性阿片类药如芬太尼类,在硬膜外给药很快与硬膜外脂肪结合,鞘内给药很快被清除出脑脊液,因而椎管内给药后起效迅速,一般 5~10 分钟起效,但作用持续时间短、镇痛范围窄。

（三）效果

阿片类药用于硬膜外置管持续镇痛效果优于全身应用效果,但穿刺部位、镇痛药种类及用量、实施镇痛时机与持续时间都可能影响镇痛质量。子宫下段剖宫产手术以 L_{2-3}、L_{3-4} 穿刺点为佳。研究认为,硬膜外镇痛时吗啡最适剂量为 4 mg。目前,联合应用局麻药与阿片类药的镇痛效果更好,可改善运动性镇痛,减少局麻药的用量,减轻对感觉的阻滞。

（四）不良反应及防治措施

实施镇痛后应按时随访患者,了解镇痛效果、导管位置及用药情况,同时还要评估患者出现的并发症情况并采取相应措施处理,并根据患者实际情况和需要,随时改变用药方案。

不良反应主要有瘙痒、恶心呕吐、呼吸抑制和尿潴留等。

（1）瘙痒:阿片类药硬膜外用药最常见的不良反应,发生率几乎达到 100%,可以静脉注射抗组胺药物苯海拉明(12.5～25 mg)、小剂量纳洛酮(0.04～0.2 mg)及纳布啡(5 mg)缓解。

（2）恶心呕吐:发生率为 10%～30%,静脉注射 3 mg 昂丹司琼或 5～10 mg 纳布啡可以有效治疗恶心呕吐。

（3）呼吸抑制:可发生在用药后早期或晚期,发生率低于 0.25%,需要静脉给予 0.2～0.4 mg 纳洛酮进行拮抗,应同时鼻导管吸氧,甚至机械通气维持氧合。鉴于硬膜外应用阿片类药存在呼吸抑制的风险,应用吗啡后 24 小时内尤其应该加强对患者的呼吸监测,一旦出现呼吸抑制,应该及时通知医生处理。

（4）尿潴留:也是硬膜外镇痛的常见问题,可以给予热敷或留置导尿管。有报道称联合使用酚苄明和新斯的明对尿潴留有效。

三、硬膜外应用的镇痛药物

（1）布托啡诺:起效快、维持时间短,但瘙痒发生率低。

（2）纳布啡:镇痛持续 1～3 小时,但嗜睡发生率高达 50%。

（3）吗啡缓释剂:2004 年美国 FDA 批准上市,推荐剂量为 10 mg,作用持续 48 小时。

（4）肾上腺素:与其他镇痛药联合用于硬膜外镇痛,可延长镇痛时间、降低不良反应发生率。

（5）可乐定:用于硬膜外镇痛可以增强鞘内吗啡镇痛效果,由于作用时间短,最好持续泵注。

第三节　鞘内阿片类药的应用

一、鞘内用药

蛛网膜下腔给药镇痛一般以阿片类药和局麻药为主。可采用单次注射给药,也可以放置导管连续给药。有报道称单次鞘内给药镇痛效果优于连续硬膜外镇痛。常用的阿片类药有吗啡、芬太尼和舒芬太尼。

二、禁忌证

蛛网膜下腔镇痛的禁忌证包括患者拒绝接受、穿刺部位有感染、显著的血容量不足、局麻药过敏、患者过于紧张而无法配合穿刺、严重贫血、高血压、出血性休克、凝血功能障碍以及中枢神经系统病变。正处于抗凝阶段的患者,穿刺也有一定的风险。皮下注射小剂量普通肝素6～8小时内、低分子肝素(LMWH)12～24小时内不宜实施穿刺镇痛;血小板减少以及服用抗血小板药物者发生蛛网膜下腔血肿的风险均增高,实施穿刺镇痛需谨慎。

三、常用鞘内镇痛药物推荐剂量

1. 吗啡 由于绝大部分剖宫产手术采用腰麻,因此,术后鞘内镇痛也在逐步增多。小剂量吗啡鞘内注射可为剖宫产手术后产妇提供优良的镇痛效果。一般 0.1～0.2 mg 吗啡鞘内注射可以提供 18～20 h 有效镇痛作用,但随着吗啡剂量增加,其镇痛作用并没有增强,相反不良反应会增多。

2. 芬太尼 常用于剖宫产手术后镇痛。研究显示,6.25 μg 芬太尼鞘内注射可将布比卡因鞘内注射镇痛时间由 71.8 分钟延长至 192 分钟,但增加芬太尼剂量并不能延长其镇痛时间。一般单次鞘内注射芬太尼 10～20 μg,其镇痛维持时间 3～4 小时。由于芬太尼鞘内注射起效快、吗啡作用持续时间长,所以两者常联合应用于术后单次鞘内镇痛。

3. 舒芬太尼 10 μg 舒芬太尼鞘内注射可以达到与芬太尼相似的镇痛效果,但同样存在镇痛持续时间偏短的不足。

4. 丁丙诺啡 0.045 mg 丁丙诺啡鞘内注射可延长布比卡因腰麻术后镇痛时间至术后 6～7 小时,优点为瘙痒发生率较低。

5. 美沙酮 即使剂量高达 20 mg,也难以产生长时间的镇痛效果。

6. 羟吗啡酮 鞘内应用可以产生长达约 16 小时的镇痛效果。

7. 氢吗啡酮 有研究认为,氢吗啡酮鞘内注射在剖宫产术后镇痛比吗啡起效快、镇痛效果好、副作用更少。为减少不良反应,确保母婴安全,鞘内注射氢吗啡酮建议选择 40 μg(较低有效剂量)。对于氢吗啡酮的最佳用药量还有待进一步研究。

8. 肾上腺素 肾上腺素混合局麻药鞘内注射可以延长局麻药的镇痛时间,但不能增强吗啡鞘内镇痛时间及镇痛效果。

四、不良反应

蛛网膜下腔应用阿片类药可引起与硬膜外用药相同的不良反应。

(1) 皮肤瘙痒:鞘内注射吗啡后 40%～80% 患者出现皮肤瘙痒,且存在剂量相关性。使用其他阿片类药,也会出现皮肤瘙痒,但发生率较低。静脉注射纳洛酮或小剂量纳布啡(5 mg)可以治疗皮肤瘙痒。

(2) 恶心呕吐:由于鞘内注射药物剂量很少,术后恶心呕吐发生率较低。

(3) 呼吸抑制:鞘内注射吗啡后出现有临床意义的呼吸抑制并不常见,但仍需关注,必要时需要吸氧处理或给予拮抗剂。

关于鞘内用阿片类药在母乳中的水平及对新生儿的喂养问题,有研究表明低剂量阿片类药镇痛对新生儿哺乳是没有影响的。在临床应用中,还需根据自身情况来权衡。

第四节 连续鞘内镇痛

如果产妇是在连续腰麻下进行剖宫产手术,则可以保留在蛛网膜下腔放置的导管,用于术后镇痛,这是一种非常有效的术后镇痛方法。

一、优点

(1) 通过滴定,可以将适量的镇痛药物通过导管注入蛛网膜下腔,迅速减轻患者疼痛。

(2) 单次注入镇痛药可以迅速有效地抑制术后暴发性疼痛。

(3) 必要时,可以通过导管注入局麻药施行腰麻,用于再次手术。

二、不足

(1) 在大多数医院没有连续蛛网膜下腔阻滞的导管。

(2) 有较高的术后头痛发生率。

(3) 一般来说,高脂溶性的阿片类药,起效快,作用时间短,是最佳的鞘内镇痛药。但是,当持续鞘内输注芬太尼或舒芬太尼等阿片类药时,应该密切监护产妇的脉搏血氧饱和度,以防止呼吸抑制等意外情况发生。

(4) 鞘内持续泵注 5 $\mu g/h$ 或更低剂量的舒芬太尼,可以为大多数剖宫产手术后产妇提供有效的术后镇痛。

(5) 鞘内持续泵注 1.5 mg/h 布比卡因复合 15 $\mu g/h$ 芬太尼也可以用于剖宫产手术后镇痛,但运动功能阻滞程度高于单独使用舒芬太尼(表 4-2)。

表 4-2 鞘内持续输注治疗用于剖宫产术后镇痛

药　　物	起　始　量	维　持　量	备　　注
舒芬太尼	5 μg	5~7.5 $\mu g/h$	配制为 1 $\mu g/mL$ 的舒芬太尼进行泵注
布比卡因＋芬太尼	2.5 mg 布比卡因＋25 μg 芬太尼	1.5 mg/h 布比卡因＋15 $\mu g/h$ 芬太尼	混合输注[a] 为 0.5 mg/mL 布比卡因＋5 $\mu g/mL$ 芬太尼,以 3 mL/h 泵注

注:[a],从 50 mL 生理盐水中抽出 15 mL,再加入 5 mL 0.5%布比卡因和 5 mL 芬太尼(大多数商业输注药袋实际装药量较多,上述这些数值为近似值)。

第五节　外周神经阻滞术后镇痛

外周神经阻滞一直被应用于剖宫产手术后镇痛,但效果不一。

一、腹股沟神经阻滞

(1) 对施行横切口的剖宫产产妇,采用 10 mL 0.5%布比卡因进行双侧腹股沟神经阻滞后,产妇术后镇痛药使用量略低于未进行腹股沟神经阻滞的患者。

(2) 腹股沟神经阻滞联合鞘内注射 0.15 mg 吗啡用于剖宫产术后镇痛,其术后镇痛药的需求量与没有施行神经阻滞的患者没有差别。

(3) 近年来,在超声引导下将导管置入腹横肌平面(腹横肌与腹内斜肌之间),持续输注局麻药,同时口服布洛芬,发现患者术后吗啡需求量明显减少。

(4) 对于施行全身麻醉或者无法施行椎管内麻醉的产妇,进行腹股沟神经阻滞对于术后镇痛还是很有必要的。

二、腹横肌平面阻滞

支配腹前壁的感觉神经分布在腹横肌与腹内斜肌之间,在 Petit 三角通过阻力消失法,可以将局麻药注入这个平面,阻滞支配腹前壁的感觉神经,达到镇痛效果(图 4-1)。

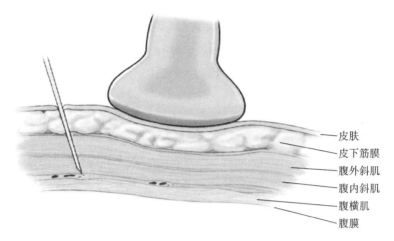

皮肤
皮下筋膜
腹外斜肌
腹内斜肌
腹横肌
腹膜

图 4-1 超声引导下腹横肌平面阻滞示意图

作为多模式镇痛策略(包括口服对乙酰氨基酚、直肠用布洛芬、自控静脉麻醉及神经阻滞)的一部分,进行腹横肌平面阻滞(每侧 0.75% 罗哌卡因 1.5 mg/kg)的剖宫产产妇术后吗啡使用量显著低于未进行阻滞的患者,但对于绝大多数患者来说,其镇痛作用只能持续到术后 12 小时。近年来,有研究者认为,将地塞米松、右美托咪定等作为佐剂加入局麻药中,用于腹横肌平面阻滞,可以适当延长其镇痛时间。也有研究者将导管置入双侧腹横肌平面,持续输注局麻药用于术后镇痛,以获取长时间的镇痛。

三、持续切口输注局麻药

将低浓度长效局麻药如 0.2% 罗哌卡因通过特制导管持续输注到剖宫产手术腹部切口内,同样可以产生长时间满意的术后镇痛效果,且没有阿片类药的一些不良反应。

第六节 患者自控镇痛

一、基本知识

(一)定义

患者自控镇痛(patient controlled analgesia,PCA)是指患者通过使用医护人员预先设置好的镇痛药物输注装置,自主管理疼痛,达到个体化术后镇痛目的的技术。临床上常用的镇痛药物输注装置是镇痛泵,它能够根据设定的时间来匀速推进镇痛药物,使机体内部药物浓度稳定,达到缓解疼痛的目的。临床上常用于手术后镇痛。

(二)PCA 常见药物

(1)阿片类镇痛药:阿片类药又称阿片类镇痛药,包括芬太尼、舒芬太尼、地佐辛、布托啡诺、纳布啡等。地佐辛、布托啡诺、纳布啡等常与芬太尼或舒芬太尼联合应用于剖宫产术后镇痛。

（2）非阿片类镇痛药：曲马多为人工合成的镇痛药物，依赖性小，镇痛作用强，常与芬太尼或舒芬太尼联合应用于剖宫产术后镇痛。

（3）非甾体镇痛药：氟比洛芬酯、酮咯酸氨丁三醇、帕瑞昔布为常见的非甾体镇痛药，镇痛强度中等，起效迅速，作用时间长，常与芬太尼或舒芬太尼等阿片类镇痛药联合应用于剖宫产术后静脉镇痛。

（4）其他镇痛药：右美托咪定是高选择性 α_2 受体激动剂，具有镇静、镇痛、抗焦虑及抗交感作用。研究表明，低剂量右美托咪定复合阿片类药术后静脉 PCA 可为剖宫产术后患者提供良好的镇痛效果。

（5）局麻药：包括对氨基苯甲酸酯类（如普鲁卡因）、酰胺类（如布比卡因）、氨基醚类及氨基酮类（达克罗宁）。临床上，布比卡因或罗哌卡因复合阿片类镇痛药常用于剖宫产手术后硬膜外麻醉自控镇痛。

此外，为预防或减轻术后恶心呕吐，往往需要联合使用 5-HT$_3$ 受体拮抗剂如昂丹司琼等，加入镇痛泵中持续泵注。

二、PCA 参数设置

（1）负荷剂量（loading dose）：术后立即给予镇痛药的剂量。

（2）持续剂量（continuous dose）或背景剂量（background dose）：术后持续输注的剂量，以使镇痛作用达到稳定效果。

（3）单次注射剂量（bolus dose）：用于补救术后镇痛不足时注射的剂量，一般相当于镇痛药物日剂量的 $\frac{1}{15}\sim\frac{1}{10}$。

（4）锁定时间（lockout time）：保证在给予第一次冲击剂量达到最大作用后，才能给予第二次剂量，避免药物中毒。有的镇痛泵还设定 1 小时限量（如吗啡 10～12 mg）、4 小时限量等。

三、常用 PCA 方式

目前，剖宫产手术后使用最多的 PCA 方式是静脉 PCA（PCIA）和硬膜外 PCA（PCEA）。

（一）PCIA

1. PCIA 配方　种类众多，主要以阿片类镇痛药＋非甾体镇痛药为主，辅助止吐药物（表4-3）。

表 4-3　推荐的 PCIA 配方

药　物	每次负荷剂量	单次注射剂量	锁定时间	持续输注
吗啡	1～3 mg	1～2 mg	10～15 分钟	0～1 mg/h
芬太尼	10～30 μg	10～30 μg	5～10 分钟	0～10 μg/h
舒芬太尼	2～4 μg	2～4 μg	5～10 分钟	1～2 μg/h
羟考酮	1～3 mg	1～2 mg	5～10 分钟	0～1 mg/h
布托啡诺	0.25～1 mg	0.2～0.5 mg	10～15 分钟	0.1～0.2 mg/h
曲马多	1.5～3 mg/kg	20～30 mg	6～10 分钟	10～15 mg/h
地佐辛	2～5 mg	1～3 mg	10～15 分钟	30～50 mg/48h

续表

药 物	每次负荷剂量	单次注射剂量	锁 定 时 间	持 续 输 注
氟比洛芬酯	25～75 mg	50 mg	—	200～250 mg/24h
氢吗啡酮	0.1～0.3 mg	0.2～0.4 mg	6～10 分钟	0～0.4 mg/h
纳布啡	1～3 mg	1 mg	10～20 分钟	0～3 mg/h

注:上述负荷量必须缓慢(超过 1 分钟)注入。

2. PCIA 优缺点 优点是起效快,范围广,对全身镇痛作用强,是现在使用最多的术后自控镇痛方式;缺点是呼吸抑制、嗜睡、恶心呕吐、皮肤瘙痒等。

(二) PCEA

PCEA 是将药物(表 4-4)注射到硬膜外腔,通过直接阻滞脊神经根而使神经所支配区域产生暂时性麻痹,抑制疼痛传导,达到镇痛效果。具体步骤如下:先选择 L_{2-3} 和 L_{3-4} 间隙进行硬膜外穿刺置管,注入少量局麻药,并严密观察 5 分钟,确认药物没有误入血管和蛛网膜下腔后,再次经导管注入足量局麻药(一般选择罗哌卡因)以达到神经阻滞作用,控制平面于 T_8-S_5 后再连接镇痛泵,给予维持量。

表 4-4 推荐的 PCEA

局 麻 药	阿片类药	PCEA 方案
罗哌卡因 0.1%～0.2% 布比卡因 0.1%～0.15% 左旋布比卡因 0.1%～0.2% 氯普鲁卡因 0.8%～1.4%	舒芬太尼 0.3～0.6 μg/mL 芬太尼 2～4 μg/mL 吗啡 20～40 μg/mL 布托啡诺 0.04～0.6 mg/mL	首次剂量6～10 mL,维持剂量4～6 mL/h,冲击剂量 2～4 mL,锁定时间 20～30 分钟,最大剂量 12 mL/h

注:舒芬太尼 0.3～0.6 μg/mL 与 0.0625%～0.125%罗哌卡因或 0.05%～0.1%布比卡因外周神经阻滞能达到镇痛而对运动功能影响轻的目的,较适合于分娩镇痛。

1. 优点

(1) 镇痛效果确切,降低剖宫产率,对术后出血量及新生儿无明显影响。

(2) 减少患者应激反应。

(3) 相比 PICA,对全身影响更小。

2. 缺点

(1) 局麻药浓度高、剂量大,可延长产程、增加剖宫产率、出现胎儿宫内窘迫等情况。

(2) 硬膜外麻醉会产生低血压、心动过缓和尿潴留等问题。

(3) 若导管意外脱落,将会导致镇痛失败。

目前公认的最佳剖宫产术后镇痛方法是硬膜外低浓度的局麻药复合阿片类镇痛药。相比阿片类镇痛药 PCIA,PCEA 可以显著减少阿片类镇痛药的使用剂量。而 PCA 联合椎管内单次使用吗啡则是剖宫产术后另外一种非常有效的镇痛方法。除了局麻药、阿片类镇痛药外,可乐定、肾上腺素及新斯的明也被应用于 PCEA。

第七节　非甾体抗炎药

非甾体抗炎药(NSAIDs)是临床上广泛使用的镇痛药,与阿片类药联合使用,可以显著减少阿片类药的使用剂量,增强镇痛效果。但非甾体抗炎药对某些患者镇痛效果可能不佳,应选择其他替代药物。

一、作用机制

作用机制多样,主要包括以下几种。
(1) 抑制前列腺素的生成。
(2) 抑制淋巴细胞的活化及 T 淋巴细胞的分化,减少对传入神经末梢的刺激。
(3) 作用于伤害性感受器,阻止致痛物质的形成和释放。

二、分类

一种是按化学结构式分类,另一种是按作用位点分类(表 4-5)。

表 4-5　非甾体抗炎药分类表

化学结构分类	非选择性 COX 抑制剂	选择性 COX-2 抑制剂
水杨酸类	阿司匹林	
吡唑酮类	保泰松	
芳基烷酸类	吲哚美辛、舒林酸、阿西美辛、布洛芬、双氯芬酸钠、萘普生、氟比洛芬酯	依托度酸
甲酸类(灭酸类)	甲芬那酸、甲氯芬那酸	
昔康类	吡罗昔康	美洛昔康
乙酰苯胺类	对乙酰氨基酚	
非酸性类	萘丁美酮	尼美舒利
昔布类		塞来昔布、罗非昔布、帕瑞昔布

三、临床常用非甾体抗炎药

(一)对乙酰氨基酚

对乙酰氨基酚又名扑热息痛,是临床上常用于解热镇痛的口服药物。其抗炎作用弱,可缓解轻中度疼痛。肝肾功能不全者慎用。

(二)布洛芬

口服药物,用于解热镇痛,由于孕期使用布洛芬可能对女性胎儿生殖功能有影响,故临床上不推荐孕妇及哺乳期妇女使用布洛芬。

(三)氟比洛芬酯

氟比洛芬酯全名为氟比洛芬酯脂微球注射液,临床上又名凯纷,是一种新型非甾体镇痛药物。它具有靶向镇痛作用,进入机体后,从脂微球中释放出氟比洛芬酯,在羧基酯酶作用下迅速水解生成氟比洛芬,能够选择性地聚集在受损组织周围,减轻术后组织损伤和炎症反应,加速术后康复。其抗炎作用为乙酰水杨酸的 250 倍,镇痛作用为乙酰水杨酸的 50 倍。该药物可口服,最大剂量不超过 300 mg/d,静脉注射每次 50 mg,每 5 小时后可追加一次。副作用较少,常用于术后急性镇痛治疗。

（四）酮咯酸氨丁三醇

酮咯酸氨丁三醇是一种非选择性环氧化酶抑制剂,其镇痛效果强,持续时间长。该药常用于各种手术后急性疼痛的治疗,与阿片类药联用可产生协同作用,可降低阿片类药的剂量,减少阿片类药使用过多引起的呼吸抑制等不良反应的发生率。

（五）帕瑞昔布钠

帕瑞昔布钠是伐地昔布的酰胺前体化合物,选择性作用于环氧合酶-2,抑制前列腺素的生成,主要用于术后中重度疼痛。

（占乐云）

第五章
妊娠期非产科
手术的麻醉

第一节　辅助生殖技术的麻醉

　　辅助生殖技术(ART)包括刺激卵巢排卵、取卵体外受精、胚胎移植、配子输卵管内移植及合子输卵管内移植。这些操作需要在宫腔镜和腹腔镜下完成,每一种操作都需要麻醉辅助。

　　辅助生殖技术的孕妇多胎妊娠和异位妊娠的发病率更高,风险性也高于单胎妊娠。随着高龄产妇辅助生殖成功率的增加,妊娠合并症的发生率也增加,早产的概率也增加。

一、辅助生殖技术

　　(1)激素刺激和卵细胞提取:用激素法进行刺激治疗时,每个周期可产生多个卵细胞,需要在超声引导下经阴道提取。

　　(2)体外受精:取卵成功后,卵细胞体外孵化并受精。

　　(3)胚胎移植:成功受精的卵细胞经过宫颈途径输送到输卵管或宫腔。

　　(4)配子输卵管内移植(GIFT):提取并检查卵细胞成熟度。待成熟后,通过腹腔镜将卵细胞和经洗涤后供体精子一起直接注入远端输卵管,然后在体内受精。

　　(5)合子输卵管内移植(ZIFT):卵细胞被提取并受精。受精卵通过腹腔镜植入到输卵管远端部位。

　　注:卵巢过度刺激综合征是卵泡刺激素(FSH)和人类更年期促性腺激素治疗的结果。该综合征表现为腹水、胸水、血液浓缩、少尿、血栓事件的发生等。

二、麻醉管理

　　掌握辅助生殖技术时机很重要。术前规范禁食,避免延误时机而增加情绪压力。

　　辅助生殖麻醉应尽可能少干扰卵母细胞受精和胚胎植入。虽然麻醉药物的影响尚无定论,但血流动力学稳定是基本要求。

　　(1)经阴道取卵通常是在静脉麻醉下进行的,但因为操作精细,需要尽量避免运动。因此常选择深静脉麻醉。也可选择脊髓麻醉,以减少全身麻醉药对卵细胞的影响。

（2）经宫颈提取胚胎常不需要镇痛。

（3）腹腔镜手术用于胚胎移植时,诱导阶段采用静脉麻醉,维持阶段采用吸入麻醉合并肌肉松弛药物。

第二节　早、中期妊娠的麻醉

妊娠期非剖宫产手术的发生率为 $1\%\sim2\%$。妊娠早、中期的手术种类包括宫颈缝合、死胎取出、急性阑尾炎手术、胆囊炎手术、卵巢囊肿手术和相关神经外科手术等。

人流主要发生在孕 13 周之前,占所有孕妇的 $15\%\sim20\%$。多数需要在全身麻醉下完成。

妊娠期所有手术都需要注意胎儿保护,关注药物对胎儿的直接和间接的影响,并维持循环系统稳定,保障胎儿有效灌注。

一、麻醉原则

（1）流行病学资料显示:妊娠期手术治疗可增加流产、早产或低出生体重儿的发生率。但是麻醉药或麻醉操作不会对此产生影响。其他影响因素包括母亲原发病、手术种类(生殖道如宫颈缝合、腹部或骨盆手术后更易流产)。

（2）麻醉药的致畸作用。美国妇产科学会和美国麻醉师协会曾联合声明:目前妊娠期使用的任何种类和任何剂量的麻醉药均未显示对人体有任何致畸作用。常用的麻醉用药如咪达唑仑、阿片类药(如静脉用芬太尼或瑞芬太尼)、异丙酚和吸入麻醉药是相对安全的。

（3）小于 16 周的孕妇,发生误吸的风险与非妊娠期妇女无明显差异。

（4）妊娠 20 周后(当多胎妊娠时可能发生更早),会发生主动脉和下腔静脉的压迫综合征。

（5）麻醉对胎儿的影响一直是首要考虑因素,只要有可能,择期手术应推迟到妊娠晚期完成(尽管从未在人类身上证明药物对胎儿器官生长发育有致畸作用)。胎心监测和其他母体监测一样,需要一定的专业知识才能读懂。所以麻醉医生也要掌握相关知识。

（6）胎儿宫内死亡后,凝血性疾病会随着时间的推移而加重,但是,通常不会在 3～4 周内发展成临床相关疾病。

（7）妊娠期的麻醉原则如下,手术流程见图 5-1。

① 与外科医生沟通手术的紧迫性。

② 推迟择期手术至晚期妊娠,尽量将非择期手术推到 22～24 周之后。

③ 在评估风险时,考虑孕期变化和胎儿影像检查的危险因素。

④ 避免使用可能对胎儿有危害的药物。

⑤ 避免使用刺激子宫收缩的药物。

⑥ 保持正常的怀孕生理状态。

⑦ 最好持续胎儿术中监测。

⑧ 首选椎管内麻醉。

⑨ 提供有效的术后镇痛。

二、清宫术

清宫术是早期人工流产最常采用的方法。清宫术虽然不用开刀,但也是一种妇科手术,一

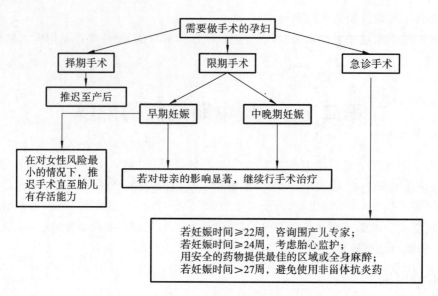

图 5-1　妊娠期手术流程

定要在严密消毒的情况下进行。手术分为两个步骤进行：第一步，先把子宫颈扩张到足够大小；第二步，用刮匙伸到子宫腔内，把胚胎刮下来。怀孕的时间愈久，胎儿也就愈大，这时需要把子宫颈扩张到最大限度才能刮出胎儿，所以刮子宫也就更加困难了，同时，怀孕时间愈长，子宫就会变得愈来愈软，手术时穿破子宫的机会自然也会增多。

（1）首选全身麻醉。

（2）术前使用过引产药（如前列腺素 E_2）的产妇可出现盆腔疼痛、恶心和发热。

（3）抗焦虑药有利于缓解产妇的紧张情绪。

（4）由于交感神经兴奋和心排血量增加，静脉麻醉的代谢加快和用药量增加。

（5）尽管大多数情况下选择喉罩（LMA）通气，但是，有误吸风险的产妇也应做好气管插管的准备。

（6）保留自主呼吸。

（7）阿片类药的使用因人而异，但往往选择最小剂量，因为术后疼痛时间短。

第三节　晚期妊娠的麻醉

晚期妊娠需要保护胎儿，首选椎管内麻醉。

一、脊髓麻醉

局麻药用量减少 30%；积极防治低血压的发生；15 mg 罗哌卡因＋10～20 μg 芬太尼，可以满足手术需要和术后镇痛的需求。

二、腹腔镜手术的麻醉

孕妇腔镜手术的创伤和恢复优于开腹手术，预后良好。虽然在许多孕妇中很安全，但术中建立二氧化碳气腹后，仍有一些患者会出现轻度的生理紊乱，如低氧血症、高碳酸血症和低血压,需要管理。这些变化与非孕妇女相似。

（1）麻醉诱导后心排血量增加。

（2）当建立气腹时，由于全身血管阻力增加，导致心排血量降低。需要增加每分通气量来维持呼气末二氧化碳的正常。

（3）腹内压增高可导致胎盘血流量减少，一般情况下胎儿都能很好地耐受。但是，偶尔在母体氧合和血压良好的情况下，也会出现严重的胎儿心动过缓。

（4）术中控制腹压在最低水平。增加通气量，维持母亲动脉血二氧化碳分压在 30～32 mmHg 之间。

（5）尽可能保护胎儿，免受辐射影响。

（6）保持母体氧合正常或者更高。

（7）防止术后血栓栓塞。

第四节　妊娠期的药理

常用麻醉镇痛药物使用方法和注意事项见表 5-1。

目前没有证据显示麻醉药有致畸作用。但是，许多麻醉药没有做过对妊娠影响的临床试验。因此，在妊娠期使用这些药具有挑战性和争议。具体使用方法如下。

（1）单次剂量的苯二氮䓬类药物在怀孕期间使用是安全的。

（2）氯胺酮增加子宫张力，并可能减少子宫胎盘血流量。但是，这一作用在妊娠晚期递减，因此氯胺酮用于妊娠晚期的剖宫产全身麻醉是安全的。

（3）丙泊酚在妊娠早期和晚期被广泛使用，目前没有出现问题的报道。该药在涉及胚胎移植的生殖技术中也得到了广泛的应用，对受精率和妊娠率没有明显的影响。在一些国家，其说明书提出了"怀孕期间不应使用"的警告，这导致了超说明书用药的问题。

（4）硫喷妥钠是安全的。

（5）吸入麻醉药可抑制宫缩，对胎儿无直接危害。

（6）一氧化二氮的安全性尚不清楚，但很容易被排泄出。一氧化二氮在给药几个小时后抑制蛋氨酸合酶，导致同型半胱氨酸浓度升高，胸腺嘧啶合成减少，这对脱氧核糖核酸（DNA）的形成和细胞分裂有潜在的影响。妊娠早期直接暴露在高浓度一氧化二氮环境中似乎与流产有关，但是，有完善气体排污系统时，是安全的。

（7）神经肌肉阻滞剂不易通过胎盘。

（8）暂时性使用血管活性药物如 β 受体阻滞剂和硝酸甘油（甘油三硝酸酯 GTN）及常用的镇痛药物是安全的。

（9）对乙酰氨基酚（扑热息痛）、阿片类药和局麻药被认为是安全的。阿片类药曲马多有可逆的不利影响，但没有致畸的证据。

（10）非甾体抗炎药与怀孕早期的自发性流产，怀孕后期的胎儿肾毒性、坏死性小肠结肠炎，新生儿颅内出血及胎儿未成熟前过早关闭动脉导管所致肺动脉高压有关，特别是孕 32 周之后。最好应避免在孕期 27 周之后使用该类药物。

（11）关于环氧化酶-2 特异性抑制剂（昔布类）和加巴喷丁类药物（加巴喷丁和普瑞巴林），没有强有力的证据推荐使用，没有具体的相关报道。

（12）帕雷昔布和塞来昔布在母乳喂养期间短期服用是安全的。

表 5-1　妊娠期间相关的麻醉镇痛药物

药物或药物类型	使用方法和注意事项
非甾体抗炎药	流行病学研究发现非甾体抗炎药与流产相关，早期妊娠最好避免使用；妊娠 27 周后避免使用，妊娠 32 周后禁忌使用，因为有潜在的胎儿影响（坏死性小肠结肠炎，肾损害，动脉导管过早闭合，新生儿颅内出血）
咪达唑仑、安定、替马西泮等苯二氮䓬类药物	早期妊娠者长期使用苯二氮䓬类药物可导致腭裂；短期使用（如围手术期）或单次剂量使用是安全的
一氧化二氮	短时间（2 小时以内）使用是安全的；尽量避免使用

第五节　放射暴露

怀孕早期的放射暴露有以下可能的风险。

（1）胚胎损伤和植入失败。

（2）早期妊娠（孕 2～8 周）放射暴露后可导致先天畸形或胚胎死亡。

（3）中晚期妊娠放射暴露后的可能后果：胎儿死亡、生长受限和肿瘤发生率增加。

孕妇放射检查时胎儿放射暴露剂量评估如表 5-2 所示。

表 5-2　受铅裙保护的胎儿放射暴露剂量的评估

成像部位	暴露剂量/(mrad/mGy)
头部和颈椎	0.02
胸部 X 射线	2/0.01
骨盆 X 射线	350/20
静脉肾盂造影	500
头部 CT	50
胸部 CT	1000
腹部 CT	3000/25

注：mrad＝millirads；mGy＝milliGray。

第六节　胎儿手术的麻醉

有些胎儿畸形如果不及时纠正，产后不能生存。因此，需要提前完成胎儿手术治疗。随着技术的进步，胎儿畸形的早期诊断率不断提高，胎儿手术也越来越多。然而，胎儿手术有许多社会、伦理、法律、技术和经济等多方面的问题，其开展受到一定条件的限制。

一、手术方法

（1）胎儿内镜微创手术。

(2) 直视宫内手术。

(3) 产时宫外治疗(EXIT)的手术。

二、适应证

(1) 阻塞性尿路疾病。

(2) 先天性膈疝。

(3) 先天性囊性腺瘤样畸形。

(4) 骶尾部畸胎瘤。

(5) 脊髓脊膜膨出。

(6) 单绒毛膜双胞胎并发症(双胎输血综合征)。

(7) 先天性心脏病。

(8) 先天性胸水。

(9) 胎儿乳糜胸。

(10) 胎儿心律失常。

三、注意事项

(1) 术中保持子宫完全松弛,确保胎盘循环供给。

(2) 术毕严密缝合子宫,以防止术后羊水流失。

四、麻醉的影响

微创内镜手术以部位局部麻醉或椎管内麻醉为主;但开放性宫内手术通常需要选择全身麻醉和保持子宫松弛。麻醉目标管理同妊娠期非产科手术,即注意孕妇安全,避免致畸药物,预防和发现早产,此外还需考虑胎儿因素,包括胎儿监护和胎儿麻醉与镇痛。

五、胎儿腔镜手术的麻醉原则

(1) 常规禁食。

(2) 选择局部麻醉,同时给予母亲和胎儿镇静(静脉注射瑞芬太尼、咪达唑仑)。

(3) 必要时,直接经脐静脉或肌内注射神经肌肉阻滞剂和止痛药。

(4) 椎管内麻醉更能满足手术要求。

六、开放胎儿手术的麻醉原则

(1) 常规禁食,子宫左倾位。

(2) 辅助使用椎管内麻醉(方便术后镇痛)。

(3) 快速诱导全身麻醉。

(4) 吸入麻醉维持(有利于子宫松弛,维持胎儿血供)。

(5) 子宫切口用 U 形钉止血。

(6) 外科医生直视下胎儿肌内注射麻醉药和肌松药。

(7) 静脉输注子宫平滑肌松弛药(硝酸甘油或硫酸镁)。

(8) 术后 2～3 天应密切监测胎心率和子宫活动。有子宫破裂事件发生时需要紧急剖宫产。

七、产时宫外治疗(EXIT)的手术的麻醉原则

（1）术前常规禁食，术中子宫左倾位。

（2）辅助使用椎管内麻醉以备术后镇痛。

（3）快速诱导全身麻醉。

（4）以高浓度吸入维持麻醉，抑制子宫收缩。

（5）子宫切口使用 U 形钉止血。

（6）胎儿处理：胎儿肌内注射麻醉药；先娩出胎儿的头和肩，完成胎儿气管插管并开始胎儿手术；当胎儿手术完成后结扎脐带，停用子宫松弛药避免宫缩乏力和防止产后出血。

（7）中等胎儿手术，可选择椎管内麻醉，应用大剂量静脉硝酸甘油(100～500 mg)松弛子宫。

（辛乃幸　沈婵）

第六章
妊娠期高血压疾病

第一节　概　　述

一、流行病学

妊娠期高血压疾病(hypertensive disorders of pregnancy，HDP)，是妊娠与血压升高并存的一组疾病。我国的发病率为5‰～12‰，多发生在妊娠20周以后至产后12周内，临床上主要表现为水肿、高血压、蛋白尿三大症状，重度患者伴有头痛、眼花甚至抽搐、昏迷。本病严重威胁母婴健康，是孕产妇和新生儿死亡的主要原因。

二、分类

2020年中国《妊娠期高血压疾病诊治指南》将HDP分类为妊娠期高血压、子痫前期-子痫、妊娠合并慢性高血压、慢性高血压并发子痫前期和子痫。尽管它们的病理生理机制存在差异，但由于临床表现相似往往难以诊断。

（一）妊娠期高血压

最常见，发生率为5‰。妊娠期高血压主要表现为妊娠20周后出现血压升高，不伴有蛋白尿，于产后12周恢复正常。

（二）子痫前期-子痫

妊娠20周后首次出现高血压和蛋白尿，美国国家高血压教育计划协作委员会建议，即使没有蛋白尿，若出现下述任意不良情况即可诊断为子痫前期：①持续性上腹部或右上腹疼痛；②持续性神经系统症状；③胎儿生长发育受限；④血小板减少或血清肌酐升高。子痫前期孕妇若出现抽搐则诊断为子痫。

（三）妊娠合并慢性高血压

孕前收缩压≥140 mmHg和(或)舒张压≥90 mmHg或者高血压持续到产后不能恢复。1/5～1/4慢性高血压发展成为子痫前期，即使没有发展成为子痫前期，妊娠合并慢性高血压也是引起母子不良预后的危险因素之一。

（四）慢性高血压并发子痫前期

慢性高血压并发子痫前期是指妊娠之前有慢性高血压,妊娠后发展成为子痫前期。

（五）子痫

子痫是在子痫前期基础上发生的不能用其他原因解释的抽搐。子痫可以发生在产前、产时、产后等不同时间,不典型的子痫还可发生于妊娠 20 周以前。子痫仍然是世界范围内的构成孕产妇生命威胁的常见疾病,在发达国家,子痫发病率平均为 1/2000,子痫患者死亡率为 1%。

第二节　子痫前期

子痫前期是妊娠期特有的疾病,以内皮细胞损伤为特点,伴有母体并发症包括胎盘早剥、肺水肿、急性肾功能衰竭、肝衰竭、休克以及新生儿并发症(早产、胎儿生长受限(Felal Growth Restriction,FGR)、缺氧性神经损伤以及围生期死亡)。

一、病因学

子痫前期的具体发生机制尚不明确,终止妊娠是唯一有效的治疗措施。

二、病理生理

病程分为两个阶段。

（一）无症状第一阶段

妊娠早期,螺旋动脉(子宫动脉供应胎盘的终末分支)的重塑性受损,但无全身反应。

（1）正常妊娠:胚胎来源的滋养细胞侵入母体螺旋动脉的蜕膜和肌层部分,替代内皮,引起血管平滑肌和内弹力膜的重塑(图 6-1)。螺旋动脉的腔内直径增加 4 倍,形成抵达绒毛膜间隙的低抵抗性血管通路。重塑后的动脉对血管活性物质无反应。这些母体血管的改变确保了有足够的血流营养胎儿及供给胎盘生长。

（2）子痫前期:子痫前期的孕妇,滋养细胞侵入不完全,仅有蜕膜部分发生改变,肌层的螺旋动脉没有被侵入和重塑,其管径小,具有收缩性,对血管舒缩刺激具有高反应性。可导致胎盘灌注程度降低、梗死和变薄,易引起胎儿生长受限。此期无全身反应。

（二）有症状第二阶段

一些孕妇,随着狭窄的血管不能满足胎盘胎儿生长需要,胎盘缺血进一步加重。由无症状的第一阶段绒毛膜间隙灌注减少发展到有症状的第二阶段。该阶段以抗血管生成因子从绒毛膜间隙释放入母体循环为特征,这些因子引起广泛的母体内皮功能失调和严重的系统性炎症反应。

在无子痫前期情况时,健康的内皮细胞可阻止血小板和循环抗凝物质激活、缓冲升压物质和维持管腔内血流。这些正常功能在子痫前期中被打乱,最终发生高血压和蛋白尿,使其他系统性疾病(如 HELLP 综合征、子痫、器官损伤)的危险性增加,这些变化常发生在妊娠 20 周以后。

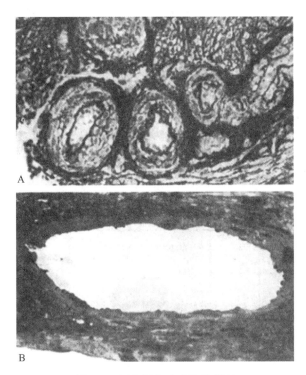

图 6-1　子宫螺旋动脉的横截面

注：A.非妊娠女性子宫内膜和子宫基层的连接处；B.正常妊娠晚期女性子宫肌层和蜕膜的连接处。

三、对母子影响

不是所有胎盘灌注受损的妊娠期女性都会进展为子痫前期。某些胎儿生长受限的孕产妇也会出现子宫血管重塑失败，还有约 1/3 早产者，因为病因消失，并没有子痫前期临床表现。

妊娠期高血压疾病基本的病理生理变化是全身小动脉痉挛和水钠潴留。

（一）全身小动脉痉挛

可能由于升压系统和降压系统平衡失调，血管壁对某些升压物质（如血管紧张素Ⅱ）的反应性增强，从而使全身小动脉，特别是直径 200 μm 以下的小动脉发生痉挛，导致各器官供血不足，外周阻力增高，产生高血压等一系列症状和体征。

（1）子宫血管痉挛，胎盘供血不足，绒毛退行性变、出血、坏死、梗死等，导致胎盘提前老化，功能不全。病变进行缓慢时，可致胎儿宫内生长发育迟缓（IUGR），病变急剧时，可致胎死宫内，严重时胎盘后小血管破裂，导致胎盘早剥。

（2）脑部血管痉挛，脑组织缺氧、水肿，严重时出血，出现头昏、头痛、恶心、呕吐，重者抽搐、昏迷、脑疝形成而致死亡。

（3）心脏血管痉挛，心肌缺血、间质水肿、点状出血及坏死，加上血液黏稠度增加，外周阻力增加，心脏负担加重，可导致左心衰竭，继而发生肺水肿。

（4）肾脏血管痉挛，肾血流量减少，组织缺氧，血管壁通透性增加，血浆从肾小球漏出，出现蛋白尿及管型。肾小球毛细血管痉挛，肾小球内皮细胞肿胀，发生血管内凝血，纤维蛋白沉着，肾小球滤过率减少，出现尿少，严重者出现肾功能衰竭。

（5）肝脏缺血，肝细胞线粒体内所含的谷丙转氨酶释放，可致血清谷丙转氨酶升高，出现黄疸,表明病情严重。肝脏主要病变为门静脉周围有局限性出血,继而纤维素性血栓形成,严重者肝实质缺血坏死、肝包膜下出血。

(6)眼底小动脉痉挛、缺血、水肿,严重时渗出、出血,甚至视网膜剥离,出现眼花、视物模糊,甚至失明。

(二)水钠潴留

可能由于肾小球滤过率减少,肾小管对钠的重吸收增加,钠离子潴留于细胞外而引起水肿。肾上腺皮质激素、抗利尿激素分泌增加,也可能是水钠潴留的另一个原因。由于水钠潴留,组织水肿,体重异常增加。

(三)HELLP 综合征

HELLP 综合征是指在子痫前期基础上出现溶血、肌酐酶升高、血小板减少,可能是由子痫前期发展而来。但是 HELLP 综合征和子痫前期之间的区别尚存争议,因为它们可能有着完全不同的病理生理机制。

HELLP 综合征多发生在妊娠的中后期,在产前发病者占 69%,产后发病者占 31%,患者平均年龄为 25 岁,经产妇 HELLP 综合征发生率高于初产妇。其临床症状不典型,表现为多样化,主要临床表现:不适感(90%),右上腹部疼痛(65%),恶心、呕吐(36%),头痛(31%),视觉异常(10%),出血(9%)及黄疸(5%)等。HELLP 综合征严重的并发症是由于凝血因子、血流动力学和肝肾功能的严重紊乱所致。有报道:HELLP 综合征的并发症中发生 DIC(21%)、胎盘早剥(16%)、急性肾功能衰竭(8%)、腹水(8%)、肺水肿(6%)、肝被膜下血肿(1%)、胸水(1%),常常是高母婴病死率的主要原因;因胎盘供血供氧不足,胎盘功能减退,可导致胎儿生长受限、死胎、死产、早产,围生儿死亡率明显增高。诊断标准见表6-1。

表 6-1　HELLP 综合征诊断标准

标　　准	实验室指标
血管内溶血	血清总胆红素≥20.5 μmol/L,血清结合珠蛋白<250 mg/L
肝酶升高	谷草转氨酶≥70 IU/L,乳酸脱氢酶>600 IU/L
血小板减少	血小板计数<100×10^9/L

四、内科疾病和产科因素

(1)肥胖:子痫前期的一个重要危险因素,子痫前期的风险随着体重指数(BMI)的增加而增加。体重指数每增加 5~7 kg/m^2,发生子痫前期的风险增加 2 倍,肥胖与胰岛素抵抗(子痫前期的另一危险因素)密切相关。随着全球范围内肥胖发生率的增加,子痫前期的发生率也随之增加。

(2)慢性高血压:孕妇发生子痫前期的风险增加。2012 年一项研究发现,原发性高血压患者发生子痫前期的风险增加 10 倍,继发性高血压使子痫前期风险增加 12 倍,慢性高血压及相关的糖尿病、肾脏疾病、胶原血管病都可增加患病风险。高龄孕妇,随着年龄增长,慢性高血压的影响增加。

(3)糖尿病与子痫前期的发展有关,一项研究中,糖尿病妊娠组中孕妇子痫前期的发病率为 9.9%,而对照组(非糖尿病妊娠组)的发病率为 4.3%,子痫前期的发病率与糖尿病的严重程度呈正相关。

（4）代谢综合征：以肥胖、高血糖、胰岛素抵抗和高血压表现为特征，该病在美国孕龄期女性中的发生率为7%。代谢综合征增加子痫前期风险。胰岛素抵抗和微循环功能失调被认为是子痫前期和心血管疾病的共同危险因子，子痫前期的患者产后心血管疾病危险性增加。

（5）其他内科疾病（包括慢性肾脏疾病、抗磷脂抗体综合征、系统性红斑狼疮）也被认为是子痫前期的危险因素。增加胎盘负荷情况（包括多胎妊娠、葡萄胎）也与子痫前期的高发生率相关。

五、治疗

（一）评估和监测

子痫前期病情复杂、变化快，需要及时评估和监测，以便采取不同的措施进行处理，防止疾病进展和恶化。评估和监测内容如下。

（1）症状：血压，有无头痛、眼花、胸闷、腹痛、阴道流血，尿量，孕妇体重变化。

（2）辅助检查：血常规、尿常规、随机尿蛋白/肌酐、24小时尿蛋白定量、肝肾功能、凝血功能、胎心监测、产科超声检查、脐动脉血流和孕妇超声心动图等。

（二）一般处理

（1）妊娠期高血压和子痫前期患者可门诊治疗，重度子痫前期患者应住院治疗。

（2）注意适当休息，保证充足的蛋白质和热量，不建议限制食盐摄入。

（3）保证充足睡眠，必要时可睡前口服地西泮2.5～5 mg。

（三）降压

降压治疗的目的是预防子痫、心脑血管意外、胎盘早剥等严重母子并发症。

（1）收缩压≥160 mmHg和（或）舒张压≥110 mmHg的严重高血压必须降压治疗。

（2）收缩压≥150 mmHg或舒张压≥100 mmHg的非严重高血压建议降压治疗。

（3）收缩压140～150 mmHg和（或）舒张压90～100 mmHg不建议治疗，但对器官功能损伤者可考虑降压治疗。

（4）妊娠前降压治疗的孕妇应继续降压治疗。

（5）目标血压：未并发脏器功能损伤者，收缩压应控制在130～155 mmHg，舒张压80～105 mmHg；并发脏器功能损伤者，其收缩压应控制在130～139 mmHg，舒张压80～89 mmHg；降压过程力求平稳，不可波动过大。为保证子宫胎盘血流灌注，血压不建议低于130/80 mmHg。

（四）解痉

硫酸镁是子痫治疗的一线药物，也是重度子痫前期预防子痫发作的关键药物。子痫的处理见表6-2。

表6-2　子痫的处理

分　类	处　理　方　法
A（气道）	左侧卧位、面罩给氧、必要时经鼻插管
B（呼吸）	持续面罩给氧、脉氧饱和度监测
C（循环）	建立静脉通路、血压和心电监测

续表

分　类	处 理 方 法
D（药物）	**硫酸镁** 初始：4～6 g，静脉注射，每 20 分钟一次 维持：1～2 g/h，静脉注射 重复：2 g，静脉注射，每 10 分钟一次 抗高血压药：拉贝洛尔、肼屈嗪

（五）镇静

镇静药物可以缓解孕妇的紧张、焦虑，改善睡眠，当应用硫酸镁无效或有禁忌时，可使用镇静药物来预防并控制子痫。

（六）促胎肺成熟

孕周<35 周的子痫前期患者，预计 1 周内可能分娩者均应给予糖皮质激素进行促胎肺成熟治疗。

（七）分娩时机和方式

子痫前期患者经积极治疗母儿状况无改善或者病情持续进展时，终止妊娠是唯一有效的治疗措施。

（八）产后处理

妊娠期高血压可延续至产后，但也可在产后首次发生高血压、子痫前期甚至子痫。当血压≥150/100 mmHg 时，建议降压治疗，当出现重度子痫前期和子痫时，降压的同时应使用硫酸镁。

第三节　麻醉管理

非重度子痫前期患者的麻醉管理和正常孕妇几乎没有区别，但是，子痫前期患者有进展恶化的趋势，所以需要严密监测。

一、麻醉前评估

对于确诊或疑似子痫前期的患者，麻醉前评估需要注重气道、母体血压、凝血功能和液体平衡等方面。全身水肿可导致喉镜下气道解剖结构显示不清。麻醉医生需要做好困难气管插管的准备。

二、术中监测

（一）有创血流动力学监测

由于疾病、扩容和抗高血压治疗，重度子痫前期患者的动脉血压可发生明显波动。此外，子痫前期患者通常伴有不同程度的血容量降低，给临床上血容量评估带来困难。因此，有创性循环监测，有利于重度子痫前期患者。

1. 桡动脉置管的常用指征

（1）产妇血压控制不良。

（2）需要经常做血气分析，尤其在肺水肿时。

（3）准备使用扩管药（如硝普钠、硝酸甘油、尼卡地平输注）。

（4）监测最高和最低收缩压差（SPV）。

（5）需要对重度子痫前期的全身麻醉患者进行连续性血压监测。

2. 中心静脉置管 重度子痫前期本身并不是放置中心静脉导管或者肺动脉导管的指征。子痫前期是外周循环系统失调的疾病，并不是中枢循环系统疾病。有创性中心静脉置管的指征和其他疾病相同，如败血症、多系统器官衰竭、肺水肿、先天性心脏病、心肌病等。

（二）无创监测

经胸超声心动图（Transthoracic Echocardiography，TTE）可代替有创监测来评价心功能及血容量。TTE可用于指导有肺水肿倾向的重度子痫前期患者的体液调节。超声可监测重度子痫前期患者心排血量，其数据的可靠性和温度稀释法相符合。

三、麻醉的选择

与正常妊娠的孕妇相比，子痫前期行剖宫产术患者的椎管内麻醉并没有特殊。肝功能障碍可导致药物清除率下降，但是对麻醉或镇痛药物的选择无太大影响。

子痫前期患者行剖宫产术时的麻醉需注意以下几点：麻醉方式的选择；全身麻醉诱导方式；硫酸镁和非去极化肌松药的相互作用。

（一）椎管内麻醉

（1）子痫前期患者最主要的死亡原因是颅内出血。全身麻醉的劣势在于气管插管和拔管时容易引起高血压，导致颅内出血。台湾地区一项超过300000例患者的研究显示剖宫产全身麻醉脑卒中风险是椎管内麻醉的两倍。椎管内麻醉还可避免气管插管引起的气道水肿。所以，只要医疗情况允许，应尽量使用椎管内麻醉。

（2）传统观点认为，在重度子痫前期患者中，脊髓麻醉（腰麻）是相对禁忌证，因为脊髓麻醉的快速起效可阻滞交感神经，从而导致低血压。但是，过去数十年里的证据并不支持这一观点。所以，对于重度子痫前期患者，脊髓和硬膜外麻醉都是可行的。

（二）全身麻醉

1. 适应证 与椎管内麻醉相比，全身麻醉并不占优势：气管插管困难可能会导致气道水肿；在插管及拔管过程中会产生一过性严重的高血压。因此，仅在椎管内麻醉禁忌时选择全身麻醉。如：严重的持续存在的产妇出血；持续存在的胎心过缓而母体气道无异常；严重的血小板减少症或其他凝血障碍或综合存在以上情况；严重的胎盘早剥、胎儿宫内死亡。

2. 重度子痫前期全身麻醉流程 见表6-3。

表6-3 重度子痫前期全身麻醉流程

分　类	操　作　方　法
准备	气管插管前，给予拉贝洛尔10 mg，控制血压140/90 mmHg左右； 常规监测； 产妇左倾位； 容量限制

分　类	操 作 方 法
气道管理	困难气管插管准备； 插管前给氧去氮 5 分钟； 选择 6.5～7.0 mm 气管导管
麻醉诱导	快速诱导； 环状软骨按压； 丙泊酚 2.0～2.5 mg/kg 静脉注射； 需快速起效时静脉注射肌松药； 必要时，在胎儿娩出前 15 分钟内静脉注射芬太尼 100～150 μg； 插管困难时，改清醒插管
麻醉维持	胎儿娩出前，吸入麻醉为主(≥1.0 MAC)，静脉麻醉为辅； 胎儿娩出后，静脉麻醉为主，吸入麻醉为辅； 使用硫酸镁时，肌松药减量； 气管拔管前，进行抗高血压处理

3. 气管插管或拔管时的高血压反应的处理　快速麻醉诱导和气管插管带来的血流动力学不稳定是一个严重问题。伴随气管插管的一过性且严重的高血压可导致脑出血和肺水肿。对于严重高血压的患者，在气管插管前后，持续性动脉血压监测以观察降压药物使用效果和喉镜置入带来的血流动力学波动。

可抑制喉镜带来的血流动力学波动的药物有拉贝洛尔、艾司洛尔、硝酸甘油、硝普钠和瑞芬太尼。其中，拉贝洛尔是目前较流行药物，可较好地减轻喉镜带来的高血压反应。给药目标是在全身麻醉诱导前，使动脉血压控制在 140/90 mmHg 左右。在整个气管插管过程中，收缩压控制在 140～160 mmHg，舒张压控制在 90～100 mmHg。如有可能，在此过程中进行胎心监护。

四、妊娠期高血压疾病患者分娩镇痛的管理

（一）镇痛方法

1. 首选椎管内分娩镇痛

（1）优点：镇痛效果好，抑制疼痛引起的血压升高；降低循环中儿茶酚胺及激素水平；改善绒毛间血流灌注；为子痫前期的患者延迟分娩时间，可避免早产。

（2）缺点：腰硬联合镇痛的缺点是不能及时发现硬膜外导管放置失败。

2. 早开始椎管内镇痛的理由

（1）急诊剖宫产时，避免全身麻醉的风险。

（2）在血小板降低前置入硬膜外导管，防止硬膜外出血。

3. 注意事项　子痫前期的患者实施硬膜外分娩镇痛与正常孕妇并没有什么不同，有几点需要注意。

（1）评估凝血功能。

（2）高血压患者的血容量不足，硬膜外注射局麻药前应扩容。

（3）注意低血压的处理。

（二）凝血功能

（1）无其他症状的子痫前期患者与正常孕妇相同，无椎管内镇痛禁忌。

（2）有明显症状的子痫前期患者（如 HELLP 综合征），可出现血小板减少症。疼痛发生时，硬膜外或蛛网膜下腔出血的风险增加。椎管内血肿可导致永久性的神经后遗症。

（3）重度子痫前期患者，选择椎管内镇痛时，血小板计数非常重要，具体可参考表 3-1。

（4）有时重度子痫前期的患者血小板计数下降很快，血小板计数的最低点难以确认。如果血小板计数在正常范围内且平稳，那么，对于未足月的在保守治疗中的重度子痫前期患者，每隔 24～48 小时，复查一次。如果决定要引产，每隔 6 小时复查一次。如果血小板计数较低，如 $80 \times 10^9/L$，则推荐早期硬膜外置管，以应对血小板的进行性下降。

（5）硬膜外血肿的风险不仅发生在置管时，还包括取出硬膜外导管时，如果没有满意的血小板计数，不要急于取出硬膜外导管。取出硬膜外导管的最低血小板计数在 75000～80000/μL 之间，比较适合。HELLP 综合征患者的血小板计数常在产后第 2～3 天达到最低点，之后逐渐恢复至基线水平。

（三）低血压的处理

一项回顾性研究显示：与正常产妇相比，重度子痫前期的患者易发生低血压，低血压常常和胎儿心率异常相关，因此，需及时处理。由于子痫前期患者的肺静脉水肿的风险较高，一般扩容较谨慎，多选择小剂量的血管活性药纠正低血压（如 25～50 μg 苯肾上腺素，或 5～10 mg 麻黄素）。

（乐呈进 魏凯）

第七章
产科出血

产科出血是全球孕产妇死亡最常见的原因之一,占孕产妇总死亡率的25%。产科出血包括产前出血和产后出血。

第一节　子宫胎盘的解剖与生理

一、子宫解剖与生理

(一)非孕期子宫解剖

非孕期成年女性子宫重量40~50 g,长7~8 cm(子宫底浆膜层到宫颈外口的距离),宽4~5 cm(两侧子宫角部的距离),厚2~3 cm(子宫前壁到后壁浆膜层的距离),子宫宫腔容量约为5 mL。

(二)妊娠期子宫解剖

妊娠足月时,子宫重量约1000 g,比非妊娠时增加20倍;子宫大小可达到剑突下,长约500 cm、宽约10 cm,比非孕期时增大了1000倍。子宫肌层的增大是由于孕期激素的作用和被发育中的胎儿、胎盘和羊膜膨胀的结果。

(三)妊娠期子宫循环

妊娠足月时,母体子宫的血流量占心排血量的15%,子宫的血供主要来自子宫动脉,另外有一小部分来自卵巢动脉。双侧子宫动脉起自髂内动脉前分支,而卵巢动脉起自肾动脉以下的腹主动脉前外侧。子宫动脉向内行走于子宫两侧,发出分支至子宫颈和阴道,同时在阔韧带的两侧腹膜中上行,形成弓状动脉供应子宫体和胎盘。弓状动脉发出幅轮状动脉分支供应子宫肌层,形成螺旋动脉,螺旋动脉将血液输送到胎盘。

(四)蜕膜

蜕膜是子宫内膜的一种特殊形式,它形成了母亲和胎儿之间的边界。分娩时,胎盘与胎盘床分离,在子宫内留下蜕膜的基底区,最终形成新的子宫内膜。胎盘分离后,供应胎盘的子宫内膜小动脉被撕裂,如果没有启动止血机制,将引起大出血。通常有两种机制可以制止持续性失血:小动脉的弹性回缩和子宫平滑肌收缩压迫破裂的小血管。

二、胎盘的解剖与生理

（一）胎盘的解剖

胎盘连接产妇和胎儿的血液循环，母婴血液之间没有直接接触，而是通过转运，实现氧气、营养物质以及代谢产物的交换。

叶状绒毛膜（chorion frondosum）为胎盘的主要结构。绒毛膜由滋养层和胚外中胚层组成。在胚胎植入后，滋养层细胞迅速增生并分化为内层的细胞滋养层和外层的合体滋养层。两层细胞在胚泡表面形成大量绒毛，突入蜕膜中。这些绒毛中央为细胞滋养层，外表为合体滋养层，是最早的干绒毛，此时的绒毛为初级绒毛干（primary villus）。每个绒毛干中均有脐动脉和脐静脉的分支，随着绒毛干的再分支，脐血管越来越细，最终形成胎儿毛细血管进入的三级绒毛，建立胎儿-胎盘循环。

（二）胎儿-胎盘循环

绒毛之间的间隙称为绒毛间隙（intervillous space，IVS）。在滋养细胞进入子宫壁的过程中，子宫螺旋血管破裂，直接开口于绒毛间隙，绒毛间隙充满母体血液，游离绒毛悬浮于其中，母儿间物质交换在悬浮于母血的绒毛处进行（图7-1）。

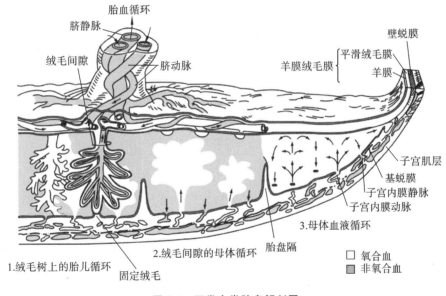

图7-1 正常人类胎盘解剖图

第二节 产妇止血机制与出血评估

一、止血机制

子宫收缩和体内缩宫素物质的释放是分娩时控制失血的主要机制。子宫平滑肌痉挛性收缩，产生剪切力将胎盘从子宫脱膜层分离剥脱。此外，子宫收缩压迫了螺旋动脉和胎盘血管，这些血管全程穿过子宫肌层到达子宫内膜，供应胎盘的血液。凝血机制如下。

（1）血小板聚集，血栓形成。

（2）局部血管收缩。

（3）血块聚合。

（4）纤维组织使血凝块加固。

二、出血评估

麻醉医生、产科医生、助产士和产房护士常低估分娩时的失血量。大出血时，易发生评估错误，可能导致血容量补充不足。心动过速和低血压是低血容量的晚期体征，特别是健康年轻患者要注意（表7-1）。因此，要经常保持警惕，以确保准确估计失血量和充分容量复苏。持续评估产妇生命体征、尿量、血红蛋白浓度和酸碱平衡指标，是指导液体和输血治疗的最好参数。

表7-1　高级创伤生命支持的休克分级

项　　目	1级	2级	3级	4级
失血量/（%）	<15	15～30	30～40	>40
心率/（次/分）	<100	>100	>120	>140
收缩压/mmHg	正常	正常	下降	下降
脉压	正常或增加	下降	下降	下降
呼吸/（次/分）	14～20	20～30	30～40	>35
精神状态	轻度烦躁	中度烦躁	烦躁，意识混乱	意识混乱，昏厥

第三节　产前出血

约25%的孕妇可能出现产前出血，但仅有极少数可危及生命。产前出血多数发生在早期妊娠。出血原因包括宫颈炎症和胎盘异常（前置胎盘和胎盘早剥）。产前出血威胁最大的不是孕妇，而是胎儿。

一、胎盘早剥

（一）定义

胎盘早剥是指在胎儿娩出前，胎盘全部或部分从蜕膜基底剥离（图7-2），常表现为阴道出血，也表现为可隐匿在胎盘后的出血。由于母体和胎儿之间交换氧气和营养物质的胎盘表面积减少，常导致胎儿抑制。

（二）病理生理

胎盘早剥的主要并发症是失血性休克、凝血功能障碍、胎儿抑制或死亡。"早剥"对母体和胎儿都有影响。早剥时，胎盘分离后子宫肌层收缩不良，通常会引起母体持续失血，对于胎儿来说，胎盘表面积的减少可能导致窒息。胎盘早剥所致胎儿死亡率约占妊娠晚期死产的15%，发生胎盘早剥后存活的新生儿也常并发严重的神经损伤。

（三）症状及表现

胎盘早剥典型的症状是阴道出血,通常伴有子宫压痛或背部疼痛,其他体征包括胎儿心率异常、特发性早产或子宫收缩增加,以及胎儿死亡等(表7-2)。

表7-2 产妇出血的临床症状及体征

出 血 量		临 床 发 现
少量出血	15%血容量 (1000 mL)	心率<100次/分
		血压和呼吸正常
		负倾斜试验
		正常尿量
中度出血	15%～30%血容量 (1600 mL)	心率过速(110～130次/分)
		脉压减速
		中度呼吸急促
		毛细血管充盈试验阳性
		正倾斜试验
		尿量<1 mL/(kg·h)
严重出血	30%～40%血容量 (2400 mL)	心率过速(脉率120～160次/分)
		寒冷,潮湿,皮肤苍白
		低血压
		呼吸急促(呼吸频率>30次/分)
		少尿
		神情淡漠
		意识不清
大量出血	40%血容量 (2400 mL 以上)	收缩压<80 mmHg
		无外周脉搏
		心跳过速
		少尿或无尿

虽然一些阴道出血是明显的,但有时多达3000 mL的血液可能隐藏在胎盘后面,没有外出血表现。胎盘剥离中心区域周围粘连时,有可能会发生以上这种情况(图7-2)。

病情严重的产妇,可能会并发凝血功能障碍。胎盘早剥是妊娠期弥散性血管内凝血(DIC)最常见的原因。孕妇1/3的凝血功能障碍来自胎盘早剥。胎儿宫内死亡也进一步增加凝血功能障碍的风险。表现为血小板减少、低纤维蛋白、因子V和因子Ⅷ水平下降;纤维浓缩产物出现在母体循环中,切口渗血增加。

凝血异常的原因:纤溶酶原活化;胎盘凝血活酶激活外源性凝血通路。

（四）麻醉管理

如怀疑胎盘早剥,应立即采血检查(图7-3):血红蛋白和红细胞比容;凝血状态,血小板计数;纤维蛋白原;纤维蛋白降解产物;血型和交叉配血。

1. 阴道分娩 如果胎儿足月或邻近足月,产妇胎儿情况稳定可选择经阴道分娩。如果低

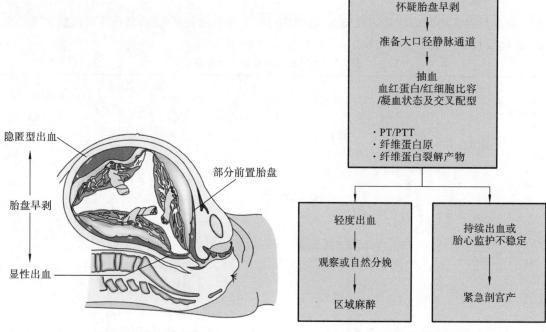

图 7-2 胎盘早剥及前置胎盘出血   图 7-3 胎盘早剥的处理流程

血容量已经纠正,凝血状态正常,可选择椎管内分娩镇痛。然而,椎管内分娩镇痛有降压作用,应该有效扩容,必要时使用血管活性药物。有凝血功能障碍者,尤其是胎儿可能宫内死亡时,可选择静脉阿片类药自控镇痛。

2. 剖宫产 如果母体血容量不足,出血持续或胎儿窘迫,应行紧急剖宫产。椎管内麻醉下剖宫产适用于病情稳定的患者(血容量和凝血功能正常)。全身麻醉适用于产妇状态不稳定或胎儿窘迫时的急诊剖宫产。

3. 低血容量产妇全身麻醉 处理方法见表 7-3,除常规处理外,快速诱导全身麻醉是出血患者的首选方案。根据低血压的程度选择静脉麻醉诱导药,不严重低血容量的患者,可给予小剂量丙泊酚;严重进行性出血的产妇,最好避免使用丙泊酚;血流动力学不稳定的产妇,选用氯胺酮和依托咪酯。

表 7-3 低血容量产妇全身麻醉

分　类	处 理 方 法
常规预防措施	子宫左倾仰卧位。 诱导前 30 分钟内给予枸橼酸钠。 面罩给 100%纯氧 3 分钟,给氧去氮。 腹壁消毒铺巾,确认术者及助手准备好手术
麻醉药物	快速诱导:轻压环状软骨,依托咪酯 0.3 mg/kg 或氯胺酮 1~1.5 mg/kg。 肌松药:琥珀胆碱 1~1.5 mg/kg。 麻醉维持(胎儿娩出前):异氟烷、七氟烷 1 MAC 混合氧气或 50%氧气/一氧化二氮; 治疗低血压(去氧肾上腺素、麻黄碱);根据外周神经刺激仪追加肌松药

续表

分　类	处　理　方　法
麻醉维持 （胎儿娩出后）	减少吸入麻醉剂浓度至 0.5 MAC。 追加静脉阿片类药。 使用苯二氮䓬类药物，防止术中知晓
术中监测	常规监测：心电图、血压、S_pO_2、$P_{ET}CO_2$。 有创监测：有创动脉压、CVP

严重出血的患者，留置有创动脉导管有利于动态血压监测和血标本采集，快速评估血容量和凝血功能。

胎盘早剥患者由于子宫收缩乏力或凝血功能障碍，有产后持续出血的风险。分娩后，应该迅速输注缩宫素。持续子宫收缩乏力需要给予其他增强子宫收缩的药物。根据实验室检查结果，输注红细胞（RBC）和凝血因子。专家提示：早期频繁监测凝血因子，尤其是纤维蛋白原，可以减少 DIC 的发生。

大多数产妇分娩后都能迅速完全恢复。少部分产妇，尤其是长时间低血压或凝血功能障碍者，需要大量输血和凝血因子时，最好由多科室合作联合治疗。

少数情况下，可行髂内动脉结扎或子宫切除术。

一旦出血得到控制，凝血功能可在数小时内恢复正常。为了控制出血，需要积极的病因对症处理。理想的情况下，根据实验室检查结果指导输注浓缩红细胞、新鲜冷冻血浆、血小板和冷沉淀等。但是，在病情变化快的情况下，只能根据临床症状进行评估。

二、前置胎盘

（一）定义

前置胎盘是指胎盘附着的位置低于胎先露，可分为：①完全性前置胎盘，胎盘完全覆盖全部宫颈内口；②部分性前置胎盘，胎盘覆盖部分宫颈内口；③边缘性前置胎盘，胎盘位于离宫颈内口 2 cm 内，但不覆盖宫颈内口边缘（图 7-4）。

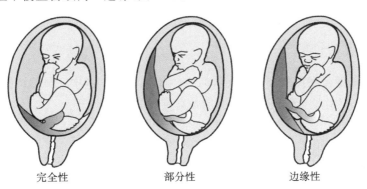

完全性　　　　部分性　　　　边缘性

图 7-4　前置胎盘三种类型

（二）症状及诊断

经阴道超声检查是确诊前置胎盘的金标准。超声可以测量从胎盘边缘到宫颈内口的距离，可以预测产前出血和剖宫产的可能性。

（三）麻醉管理

前置胎盘的处理方法依产科情况而定。所有产前阴道流血的产妇，应立即进行麻醉评估。包括气道评估、血容量评估、既往子宫创伤史的了解。扩容选择不含葡萄糖的平衡盐液（如乳酸林格液、生理盐水）。前置胎盘产妇分娩前应住院，如果有出血表现或需紧急分娩，则至少留置一个静脉通路。麻醉方法的选择要根据剖宫产的指征、分娩的紧急性、低血容量的严重程度或产科病史（如既往剖宫产史）来决定。

（1）无活动性出血或无血容量不足的前置胎盘产妇，在仔细评估后，可选择椎管内麻醉。

（2）持续出血，需紧急剖宫产时，选择全身麻醉。

（3）根据循环是否稳定选择静脉麻醉诱导药。出血量小的产妇，可给予小剂量的丙泊酚；持续性大出血的产妇，最好避免使用丙泊酚。对于血流动力学不稳定的产妇，选择氯胺酮和依托咪酯。产科麻醉中氯胺酮的用量控制在 $0.5\sim1.0$ mg/kg 时，具有很好的安全性和有效性。只要氯胺酮剂量不超过 1 mg/kg，很少发生术后幻觉和梦魇。氯胺酮既有交感兴奋作用又有心肌直接抑制作用。严重低血容量或椎管内麻醉下交感神经受阻滞时氯胺酮可导致低血压。依托咪酯 0.3 mg/kg 对心脏抑制作用较弱，严重出血产妇应减少剂量，依托咪酯的缺点包括注射部位疼痛、肌阵挛和可能的肾上腺功能抑制。

（4）根据产妇循环系统是否稳定，选择麻醉维持药物。中等量出血且没有胎儿抑制的产妇，选择 50% 一氧化二氮复合卤族吸入麻醉药，可防止术中知晓。有大量出血或有胎儿抑制时，为防止缺氧应停用一氧化二氮，辅助东莨菪碱或咪达唑仑防止术中知晓。

（5）分娩后应立即静脉输注缩宫素。与子宫体相比，胎盘附着的子宫下段相对肌肉较少，不能有效收缩。卤族吸入麻醉药抑制子宫平滑肌收缩的作用。胎儿娩出后，仍有持续出血时，最好换用静脉麻醉药。可考虑小剂量泵注丙泊酚和（或）氯胺酮，但需注意丙泊酚也有剂量依赖性的子宫收缩抑制作用。一些麻醉医生建议，停用吸入麻醉药时，监测脑电双频指数（BIS）对降低术中知晓有益处，但 BIS 的使用还存在某些争议。

（6）如果胎盘不易剥离，则可能存在胎盘植入。这种病例可能发生大出血，需做好子宫切除的准备。

（7）是否需要有创血流动力学监测，依据产妇的个体情况而定。动脉穿刺置管有利于血流动力学不稳定的产妇，也有适用于需要频繁监测红细胞比容和血气分析的产妇。

三、子宫破裂

子宫破裂可能发生在产前、产中，甚至产后，但最常见的是产中。虽然产妇死亡率较低（在美国约为 0.1%），但对母亲和婴儿来说可能是灾难性的。

（一）危险因素

（1）子宫破裂最常见的原因是瘢痕子宫。

（2）典型（纵切口）子宫切口的瘢痕比低位横切口瘢痕更容易在分娩时裂开。

（3）纵切口延伸至子宫基底部肌肉层，下段横切口主要通过结缔组织，下段横切口比纵切口愈合更牢固。

（4）剖宫产后阴道分娩（vaginal birth after cesarean section，VBAC）产妇子宫破裂风险是没有子宫瘢痕产妇的 $3\sim15$ 倍，如果发生破裂，新生儿死亡率将增加 10 倍。

（5）如果之前没有子宫瘢痕或破裂是创伤性的，产妇死亡率更高。

（二）体征和症状

子宫破裂的症状包括阴道出血、子宫高压腹痛、胎心音消失和低血压等。对于明显休克的产妇,建议全身麻醉快速分娩婴儿,并探查腹部控制出血。

第四节　产后出血

产后出血(postpartum hemorrhage,PPH)是指胎儿娩出后 24 小时内,阴道分娩者出血量≥500 mL,剖宫产者出血量≥1000 mL。产后出血是分娩时的严重并发症,是我国孕产妇死亡的首要原因。严重产后出血指胎儿娩出后 24 小时内出血量≥1000 mL;难治性产后出血是指经过宫缩剂、持续性子宫按摩或按压等保守措施无法止血,需要外科手术、介入治疗甚至切除子宫的严重产后出血。国内文献报道产后出血的发病率 5%～10%,但由于临床上估计的产后出血量往往比实际出血量低,因此产后出血的实际发病率较高。

一、胎盘滞留

（一）定义

胎儿娩出后 30 分钟内不能娩出全部的胎盘称为胎盘滞留(retained placenta)。阴道分娩时胎盘滞留发生率约为 3.3%,胎盘滞留是产后出血的首要原因。出血的严重性和范围有轻有重,严重时可能危及产妇生命。

（二）产科管理

产后早期胎盘滞留的治疗包括手法清除胎盘和检查胎盘,可能需要清宫。清除胎盘后使用缩宫素增加子宫收缩力,而且应该严密观察患者,及时发现再次出血的证据。

（三）麻醉处理

麻醉管理根据出血情况而定。有时给予小剂量镇静剂和镇痛剂就足以为一个熟练的产科医生提供良好的操作环境(手法胎盘剥离)。血流动力学稳定的产妇可以选择椎管内麻醉。血流动力学不稳定时可选择全身麻醉。传统的方法是静脉诱导,然后大剂量吸入麻醉维持,使子宫松弛。给予 1.5 MAC 的吸入麻醉药时,子宫收缩力会降低 50%。全身麻醉也存在气道管理的风险,应做好应急准备。

硝酸甘油可作为松弛子宫的备选药物(表 7-4)。硝酸甘油的半衰期短(2～3 分钟),静脉注射 100～200 μg 硝酸甘油将在 30～45 秒内产生子宫松弛。由于血管扩张,可导致产妇明显低血压,停药后很快恢复。

表 7-4　硝酸甘油(NTG)松弛子宫的临床应用

分　类	操作方法或观察指标
稀释	硝酸甘油 50 mg/10 mL(5 mg/mL)加入 500 mL 生理盐水
配制	配制成 100 μg/mL
剂量和给药方式	100 μg 静脉输注,每次增加 100 μg,直至达到预期效果(即子宫松弛)
作用时间	起效时间为 30～45 秒,持续时间为 60～90 秒
副作用	低血压

硝化甘油无镇痛作用,需要使用其他麻醉方法。如果留置了硬膜外导管,可用于术后镇痛,也有扩血管作用,必须仔细观察产妇的生命体征。

二、子宫收缩乏力

子宫收缩乏力是严重产后出血最常见的原因,是子宫平滑肌不能有效收缩所致。

(一)危险因素

(1)产科管理:剖宫产、引产、子宫收缩药。

(2)产妇因素:多胎妊娠、羊水过多、巨大胎儿、多产、急产、绒毛膜羊膜炎、产妇并发症、高龄、高血压、糖尿病。

(3)其他:高浓度卤族吸入麻醉药、保胎药。

(二)产科与麻醉管理

1. 预防 美国妇产科学会推荐缩宫素可以预防子宫收缩乏力。积极处理第三产程,包括子宫按摩和给予缩宫素,可以降低失血和输血比例。尽管采取了各种预防措施,产妇仍然可能发生产后子宫收缩乏力。

2. 综合处理

(1)另建快速静脉通路。

(2)静脉输注晶体和胶体以及血管收缩药物。

(3)监测血红蛋白浓度或红细胞比容,评估凝血状态。

(4)备血。

(5)双手压迫和按摩子宫,继续输注缩宫素可能有助于恢复子宫张力。

如果缩宫素效果不好,应该给予其他的宫缩剂。目前治疗子宫收缩乏力的药物(表7-5)有三种:缩宫素、麦角生物碱和前列腺素。

表 7-5　子宫收缩乏力的药物治疗

药 物 治 疗	剂量和给药方式	相对禁忌证	副 作 用	备 注
缩宫素	0.3～0.5 IU/min 静脉输注	无	心动过速;低血压;心肌缺血	作用时间短
麦角新碱	0.2 mg 肌内注射	高血压;子痫前期;冠脉疾病	恶心、呕吐;高血压	作用时间长 需要时可在1小时后再使用1次
米索前列醇	0.6～1.0 mg 经直肠内、舌下或颊部给药	无	发热,寒战;恶心呕吐;腹泻	药物说明外的用法

三、胎盘植入

(一)定义

胎盘全部或部分侵入子宫壁,不易分离,可分为如下三种类型。

（1）粘连性胎盘：绒毛直接附着于子宫肌层所致，有完全性与部分性粘连性胎盘两种。此种胎盘可能部分能自行剥离，但部分会残留宫腔，需行人工剥离，手术较困难，但可涉及一部分肌层组织。将剥出之胎盘送病理常从肉眼或显微镜下均难以明确是否有底蜕膜的缺乏。如子宫切除标本，在胎盘与粘连的子宫壁多处取材，才能发现蜕膜缺损，绒毛直接接触子宫肌层。

（2）植入性胎盘：绒毛侵入部分子宫肌层，植入部分不能自行剥离，人工剥离时会损伤子宫肌层。在显微镜下可看到绒毛侵入到子宫肌层。

（3）穿透性胎盘：绒毛侵入子宫肌层并穿透子宫肌壁直达浆膜，常可造成子宫破裂。

（二）危险因素

有研究证据显示，由于剖宫产率的增加，胎盘植入的发病率正在上升。

既往剖宫产史或其他子宫手术史，增加了前置胎盘和胎盘植入的风险。前置胎盘合并剖宫产史的患者，胎盘植入的风险上升，尤其是前壁胎盘或覆盖在子宫瘢痕上时。另外一项研究表明，子宫壁侵入的程度和既往剖宫产次数之间呈正相关（表 7-6）。

表 7-6　胎盘植入风险与既往剖宫产次数相关性比较

剖宫产数量/次	胎盘植入风险/（%）
0	3.4
1	14.7
2	33.7
3 或以上	62.1

（三）诊断

阴道分娩后胎盘剥离困难时，首先要怀疑胎盘植入。产前明确诊断有利于制订应急规划、减少产后出血和母子并发症。产前超声筛查是诊断胎盘植入的有效方法。但是，对于有胎盘植入风险的妇女，超声检查的敏感性和特异性不是十分理想。有些证据提示，在超声不能完全确诊胎盘植入时，磁共振成像（MRI）检查有助于确诊。

（四）产科出血非手术治疗

在某些情况下，产后出血的非手术方法是有效的。但是，当一线保守治疗无效时，必须迅速采取二线微创操作控制病情。二线相关治疗方法包括宫内气囊填塞、子宫压迫缝合、动脉血管栓塞、子宫动脉和髂内动脉结扎等。这些方法是为了避免子宫切除。

（五）子宫切除的麻醉管理

当无创和微创治疗对胎盘植入的产后大出血治疗无效时，子宫切除是最确切的治疗方法。子宫切除的麻醉管理具有一定的挑战性，因为可能发生不可预测的大出血。经验丰富的团队是手术成功的保证。

（1）产前确诊的胎盘植入患者，术前做好了充分准备，可选择椎管内麻醉。术中控制感觉平面在 T_4 水平，有效防治恶心呕吐、维持良好的镇痛和镇静能降低术中转为全身麻醉的概率。

（2）全身麻醉的指征：预期困难气道、产前出血且血流动力学不稳定、穿透性胎盘植入。这些情况可增加大出血风险，手术复杂，需要良好的麻醉效果和对循环系统干扰小。

（3）行连续硬膜外分娩镇痛的产妇可以继续使用硬膜外麻醉，但是给予硬膜外局麻药时需要谨慎观察血流动力学状态。

（4）注意事项：①严重出血时，减小麻醉药的用量，避免影响循环系统，如小剂量氯胺酮或依托咪酯。大出血时，有效扩容，必要时使用血管活性药物。②不管采用哪种麻醉方式，都应该建立 2～3 个快速静脉通路。有创血压监测有助于迅速发现低血压，提供频繁采血的通道。术前至少准备 4 U 红细胞和其他血液制品，包括血浆和冷沉淀，并能随时使用。

第五节　前置血管

一、定义

前置血管是指独立走行于胎膜上，无脐带或胎盘组织保护，且位于胎先露下方，达子宫下段或跨越宫颈内口的胎儿血管，为罕见的妊娠期并发症。

二、风险因素

前置血管的发病率很低（1/5000～1/2500）。前置血管的危险因素包括前置胎盘或孕中期低位胎盘、胎盘副叶、体外受精和多胎妊娠。

三、病理生理

前置血管的围产期死亡率高达 60%，主要因为胎儿失血。此外，先露部分可能会压迫脆弱的胎儿血管，造成胎儿缺氧而死亡。

四、症状及表现

任何时候胎膜破裂合并出血都要怀疑前置血管，尤其是胎膜破裂伴随胎儿心动过缓时应考虑前置血管。超声可用于显示血管帆状插入，经阴道彩色多普勒超声检查可以确定诊断。

五、麻醉处理

前置血管破裂是危及胎儿生命的产科急诊，一旦确诊需要立即行剖宫产。根据剖宫产的紧急性选择麻醉方法，一般使用全身麻醉，胎儿娩出后，立即复苏，使用胶体、晶体和血液来补充新生儿血容量。

第六节　产科输血

虽然产妇大出血的防治水平不断提高，但是风险仍然存在。所有产科医务人员都应该了解输血的指征、风险和疗效。

一、输血风险

输血相关风险可分为传染性和非传染性。非传染性风险主要是人为错误造成的风险，例如血型不合、循环超负荷。

（1）非传染性风险：血型不合、急性肺损伤、循环超负荷、免疫紊乱。

（2）传染性风险：对感染艾滋病毒的恐惧是常见的，但通过输血感染艾滋病毒的风险实际上相当低，供体血经 NAT 和血清学检测后，人类免疫缺陷病毒传播的风险大概是 1/2000000，输血感染 HBV 的风险是 1/350000。

二、输血的益处

（1）增加红细胞的携氧能力。

（2）恢复循环血容量。

（3）升高凝血因子。

三、输血的指征

（一）红细胞输注指征

（1）血红蛋白＞100 g/L，可以不输注红细胞制剂。

（2）血红蛋白 70～100 g/L，根据患者具体情决定是否输注红细胞制剂。

（3）血红蛋白＜70 g/L，应予输注红细胞制剂。

（4）产科患者血红蛋白浓度＜80 g/L 时，也应输注红细胞制剂。

（5）大量失血时，失血量＞150 mL/min，或在 3 小时内丧失 50％ 以上的循环血容量，除了输注红细胞之外，也常会输注血小板、冰冻血浆和冷沉淀等血液成分。

（二）血小板输注指征

（1）大量输血后继发稀释性血小板减少症，特别是并发 HELLP 综合征的患者。

（2）血小板计数＞$50×10^9$/L 时，一般不需输注血小板。

（3）血小板计数 $25～50×10^9$/L 时，根据临床出血情况决定，可考虑输注血小板。

（4）血小板计数＜$10×10^9$/L 时，应立即输注血小板防止出血。

（5）如术中出现不可控渗血，确定血小板功能低下，输入血小板不受以上限制。

（三）血浆输注指征

在大量输血时，纤维蛋白原＜2 g/L、INR（国际标准化比值）＞1.5、APTT 延长超过正常 1.5 倍时，可考虑输注冰冻血浆（FFP）。

（四）冷沉淀输注指征

大量输血伴出血，单纯输注 FFP 不能维持纤维蛋白原水平在 2 g/L 以上时，可同时输注冷沉淀。

四、自体输血与血液回输

自体输血可减少不良反应和节约用血。自体输血的三种方式：自体输血、等容血液稀释、术中血液回收。

（一）自体输血

术前储备自体血液，术中回输。因产科风险不可预测，自体输血不会降低异体输血的比例。

（二）等容血液稀释

麻醉后手术前抽取自身血液储备，补充等容胶体或晶体，以备术中大出血急用。这种方式同样也不能降低异体输血的比例。

（三）术中血液回收

术中血液回收是一项术中收集、利用失血的技术，操作流程包括离心、洗涤、过滤、输注自体 RBCs。收集的血液，经过加工后，输注的 RBCs 都有很好的存活率。这个过程能够快速提供大量的自体血，已广泛应用于心血管和普外手术。红细胞回收技术的使用减少了同种异体输血的需要和剖宫产术后贫血。

血液回收最近被证明是产科中一个可行的方案。最初的担心是在剖宫产手术中自体血回输可能会导致羊水栓塞，但事实证明这种担心是没有依据的。

五、重组活化因子Ⅶ(rFⅦa)

rFⅦa 是通过基因工程技术，利用幼仓鼠肾细胞(BHK 细胞)生产的。配制后，1 mL 溶液含 0.6 mg 重组人凝血因子Ⅶa。

最近的一些报告显示，rFⅦa 可能在控制产科出血方面是有效的，这些出血对传统手术、补充凝血因子和血容量的处理没有反应。在一项关于它在治疗北欧原发性产后出血的综述中，受访者调查结果显示，单纯使用 rFⅦa 治疗的有效率为 80%。

使用注意：

（1）rFⅦa 必须与标准的产科出血治疗方案联合使用。

（2）rFⅦa 的制造商建议：在所有传统、恰当的治疗方法都已经耗尽，微血管出血治疗无效时，才考虑使用 rFⅦa，初始剂量为 90 μg/kg 快速静脉注射，以控制出血。

（3）介于 rFⅦa 未知的安全性以及高费用，使用时应权衡其利弊。

（沈婵）

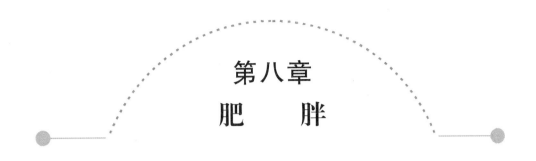

第八章 肥　胖

肥胖是产科麻醉中最常见的高危因素。孕产妇的体重指数（BMI）介于 25.0～29.9 kg/m^2 之间为超重，BMI≥30 kg/m^2 为肥胖症。世界卫生组织将肥胖者分为三级：Ⅰ级（BMI 30.0～34.9 kg/m^2），Ⅱ级（BMI 35.0～39.9 kg/m^2），Ⅲ级（BMI≥40 kg/m^2）。

第一节　病理生理

肥胖增加了孕妇心肺负担，影响身体各重要器官系统功能，主要表现为呼吸、循环和消化系统的症状，肥胖与孕产妇和胎儿发病率和死亡率呈正相关。

一、呼吸系统改变

（1）妊娠期体重增加，呼吸做功也随之增加。肥胖使胸壁增厚，通气阻力和耗氧量同步增加。对于肥胖患者来说，浅快呼吸比深大的呼吸模式更为合适。

（2）肥胖患者膈肌运动受限，尤其在仰卧位或头低足高位时更加明显。因此，小潮气量更为适合。病态肥胖患者功能残气量（FRC）减少，甚至少于闭合容量。呼吸储备量、潮气量、深吸气量、肺总量以及最大每分通气量均降低，胸廓和肺顺应性降低，气道阻力增加。肥胖患者肺顺应性低，因此通气与血流比例容易失调从而造成低氧血症。

（3）肥胖是阻塞性睡眠呼吸暂停低通气综合征（OSAS）的一个重要的危险因素，妊娠可能会加重 OSAS。

二、心血管系统的改变

病态肥胖增加了心血管系统的负担。

（1）肺动脉高压较为常见，肺血容量增加导致肺动脉高压、慢性缺氧。

（2）肥胖孕产妇高血压的发病率是普通孕妇的 3 倍，病态肥胖孕产妇会出现左心室肥厚和舒张功能减退等心血管系统改变。

（3）肥胖孕产妇可因多种心血管因素导致死亡，包括缺血性心脏病、冠心病和心律失常。

三、消化系统的改变

肥胖孕产妇胃食管反流和食管裂孔疝的发病率高于非肥胖患者，常出现胃排空延迟。在怀孕期间,即使禁食,大多数肥胖孕产妇胃内仍然残留胃液(胃液残留量超过 25 mL 且 pH 低于 7.5),增加了吸入性肺炎的风险。因此所有肥胖孕产妇均应被视为饱胃患者,手术前可考虑口服抗酸剂。

第二节　产科并发症

一、产前并发症

肥胖会增加产前并发症的风险,包括早产、反复流产、胎儿先天畸形、神经管缺陷、脐膨出、死胎、胰岛素抵抗、妊娠期糖尿病、妊娠期高血坟、慢性高血压、子痫前期、高脂血症、阻塞性睡眠呼吸暂停。

由于肥胖增加产科风险,建议肥胖患者在怀孕前降低体重。

二、围产期并发症

肥胖产妇早产的风险性增加。巨大胎儿可增加阴道分娩的困难、器械助产率和剖宫产率。体重指数>35 kg/m^2 时,剖宫产率增加 2 倍。随着 BMI 的增加,剖宫产率进一步增加。当体重超过 135 kg 时,60%患者需要剖宫产,其中半数产妇会出现紧急情况,延长手术时间和增加失血量。

三、肥胖增加术后并发症的风险

术后伤口感染与切口的大小和手术时间长短有关。糖尿病也可导致术后伤口恢复缓慢,增加伤口感染的概率。术后肺功能恢复时间延长,肺不张、肺炎发生率增高。深静脉血栓形成与肥胖和妊娠相关的高凝状态相关,肥胖患者肺血栓栓塞的风险较高。

与肥胖有关的产后并发症如下。

(1) 出血。

(2) 血栓性静脉炎。

(3) 深静脉血栓形成。

(4) 肺动脉栓塞。

(5) 肺炎。

(6) 泌尿道感染。

(7) 伤口感染。

(8) 伤口裂开。

(9) 猝死。

(10) 阻塞性睡眠呼吸暂停低通气综合征。

第三节　胎儿并发症

肥胖产妇新生儿并发症的风险增加,包括先天性畸形、死胎、巨大儿、臀先露、肩难产、出生窒息、出生创伤、新生儿低血糖。NICU(新生儿重症监护病房)收住率和死亡率增加。由于病态肥胖增加了超声显示难度,部分产前胎儿畸形可能无法诊断。巨大儿与分娩时创伤、肩难产、窒息发生率相关。新生儿低血糖会影响体温调节,也可使心排血量减少。

在肥胖产妇中,缺乏严谨的麻醉计划可能导致严重后果。30%的病态肥胖产妇需要行紧急剖宫产,美国妇产科学会(ACOG)建议为病态肥胖患者建立产前麻醉评估。气道评估和全面检查更是至关重要的。

肥胖产妇术中可能会出现气道阻塞。麻醉前重点评估气道情况。麻醉方法首选椎管内麻醉,必须全身麻醉时应做好困难气道处理的准备。血压计袖带的宽度须超过上臂圆周的20%,否则收缩压和舒张压的测量可能会偏高。超声有助于引导肥胖患者静脉置管,如果外周静脉穿刺失败,则需要行中心静脉置管。

术中肥胖产妇适合半卧位或侧卧位,通过降低腹腔内压力来减轻心血管系统负担,增加膈肌运动幅度。头高位减少小气道闭合,从而降低低氧血症发生率。为防止仰卧位综合征的发生,应选择子宫左倾位。

第四节　麻醉注意事项

一、麻醉评估

肥胖产妇产前缺乏完善的麻醉计划可能会产生严重的后果。由于30%的肥胖产妇需要紧急剖宫产,所以早期完成产前麻醉评估至关重要。

(1) 病态肥胖患者需进行产前麻醉咨询。

(2) 产前气道评估。

(3) 改善其他合并症。

(4) 体重大幅增加前的成功麻醉经历并无参考意义。

(5) 有阻塞性睡眠呼吸暂停病史的产妇深度镇静后可能出现阻塞性通气功能障碍。因此,区域阻滞麻醉或者清醒状态下行纤维支气管镜插管时如果需要镇静则需要充分的麻醉前准备。

二、设备的准备

在装备方面医院也需充分准备。医院需提供合适的病床、转运床、轮椅、担架、手术床以适应肥胖患者的体型和体重。

三、监测与建立静脉通路

肥胖产妇在术中监测和静脉注射也有可能会遇到困难,好在产妇血容量增加,静脉充盈。肥胖产妇使用标准血压计袖带测量血压时,可能会得出不准确的数值。因此,袖带的宽度应至少能覆盖上臂长度的一半。

四、分娩时的体位

(1) 肥胖产妇采用合适的体位可以促进氧合减少并发症。半卧位或侧卧位可使膈肌下移改善肺扩张,同时可以降低腹内压而减轻心血管系统负荷。

（2）抬高床头可以避免小气道过早闭合,从而改善患者的氧合情况。

（3）持续吸氧有利于母体和胎儿安全。

（4）避免持续仰卧位。因为增大的子宫会压迫下腔静脉和腹主动脉,降低回心血量,导致产妇低血压,严重时,发生心搏骤停。

第五节　分　娩　镇　痛

静脉镇痛有呼吸抑制的风险,肥胖产妇首选硬膜外分娩镇痛。肥胖产妇选择硬膜外镇痛的优点包括减少耗氧量、减少呼吸做功、减少儿茶酚胺分泌和改善氧合,更重要的是,紧急剖宫产时不需要重新麻醉操作。

肥胖患者入院时,尽早放置硬膜外导管。在要求镇痛时,节省操作时间。肥胖产妇早期硬膜外置管的原因如下。

（1）由于肥胖,硬膜外穿刺困难,提前操作,留有充分的时间。

（2）分娩前操作产妇配合更好,可提高成功的机会。

（3）提前放置硬膜外导管可增加椎管内麻醉的成功率,降低风险。

一、硬膜外分娩镇痛

（一）肥胖产妇硬膜外分娩镇痛要点

（1）提前硬膜穿刺,取坐位。

（2）为了防止导管脱落,导管留置长度大于 6 cm。

（3）坐位硬膜外穿刺成功后,需换侧卧位固定硬膜外导管（坐位时皮肤到硬膜外腔的距离短于侧卧位,肥胖产妇体位改变后,硬膜外导管可发生外移）。

（4）硬膜外导管固定后,记录硬膜外腔留置的导管的长度和导管到皮肤的距离。

（5）使用含 1∶200000 肾上腺素的 1.5% 利多卡因 3 mL 测试导管位置。

（6）镇痛不足:拔出导管 2～3 cm 并追加镇痛药。

（7）持续性镇痛不足:重新穿刺置管。

（二）注意事项

（1）进针点:臀褶上方的第一个皮肤折痕的水平线与 C_7 棘突往下垂线的交点（图 8-1）。

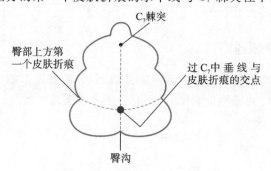

图 8-1　肥胖患者坐位穿刺点的选择

（2）超声引导有助于硬膜外置管。

（3）穿刺困难时,进针方向左右探测,通过产妇不适感觉的描述,来引导进针方向。

（4）病态肥胖患者,无法准确进入硬膜外间隙可能是进针深度不够,也可能是方向不对。一般来说标准的 10 cm 硬膜外腔穿刺针可以满足大部分需求,但在部分肥胖产妇可能需要更长的穿刺针。

（5）镇痛效果不佳时需重新穿刺置管。

（三）启动分娩镇痛

（1）硬膜外腔仅用局麻药和(或)少量阿片类药。

（2）任何途径的阿片用药都会产生一定的镇痛作用,可能会增加正确判断硬膜外导管位置的难度。

（3）由于硬膜外腔的脂肪量增多和静脉充血导致硬膜外腔间隙减小,肥胖产妇硬膜外用药量少于一般孕妇。

二、腰硬联合麻醉(CSE)分娩镇痛

肥胖产妇不推荐常规应用腰硬联合麻醉,主要原因是硬膜外腔给药延后不能及时确认导管位置。肥胖产妇操作困难,如果出现紧急情况需要剖宫产时,不能及时提供可靠的椎管内麻醉。

三、连续脊髓麻醉分娩镇痛

（一）优点

蛛网膜下腔置管后可以间断给药,也可以连续给药。急诊剖宫产时也可以迅速达到麻醉效果,出现单侧麻醉的可能性较小。

（二）缺点

（1）导管置入蛛网膜下腔超过 4 cm 会增加脊髓损伤的风险。

（2）导管置入小于 4 cm 时,产妇活动时容易脱管。

（3）导管误用其他药物。分娩镇痛时,通常有多班护士参与管理,如果将蛛网膜下腔的导管误以为是硬膜外导管而无意间注入过量的局麻药,会导致全脊髓麻醉和呼吸停止。

（三）建议

（1）困难气道产妇的镇痛方法之一。

（2）放置硬膜外导管时不慎刺破硬脊膜,可以改用连续蛛网膜下腔分娩镇痛。

第六节　剖宫产麻醉

过去发达国家肥胖产妇全身麻醉死亡的主要原因是围手术期气道管理问题。因此,肥胖产妇应尽可能避免全身麻醉。肥胖产妇在手术台上应当注意体位,防止坠落。左倾前必须将产妇牢固固定。

一、麻醉平面过高的原因

（1）肥胖产妇脊柱间隙不清楚，有穿刺点定位过高的可能。

（2）脑脊液容量减少，同样容量的局麻药扩散面广。

（3）当患者置仰卧位时，由于臀部脂肪组织过多，可使患者处于头低脚高位，使用重比重局麻药时，向头端扩散快。

二、防止麻醉平面过高的方法

（1）使用重比重局麻药时，产妇置轻度头高位。

（2）尽管做好各种准备，麻醉平面过高仍时有发生，麻醉医生应做好气管插管的准备。

三、硬膜外麻醉

（1）硬膜外麻醉是肥胖产妇首选的麻醉方法。

（2）手术室离产房不远的医院，如果预先留置有硬膜外导管，则可提前在产房内经硬膜外给药，避免在转运过程中硬膜外导管脱落；

（3）硬膜外给药效果不佳，可退出部分导管，留置 3～4 cm，然后追加局麻药。

（4）如果麻醉效果仍然不佳，则应考虑重新穿刺或更改麻醉方法。

（5）有研究表明，肥胖患者硬膜外麻醉药需求量减少约 20%，但存在个体差异。与脊髓麻醉相比，硬膜外麻醉的优点是血流动力学稳定，方便术后硬膜外镇痛。

四、脊髓麻醉

（1）脊髓麻醉是剖宫产麻醉方法之一，但对于肥胖患者来说仍然存在操作困难的问题。

（2）由于臀部脂肪的堆积，麻醉医生通过髂嵴来确定穿刺点时通常出现定位过高的情况，如果进针点高于 L_2 则有可能造成脊髓损伤。

（3）由于肥胖患者胸腹部脂肪过多，因此与普通患者相比，即使同样的麻醉平面也会引起呼吸困难。

（4）当手术时间无法估计时，连续脊髓麻醉或者腰硬联合麻醉更具优势。

五、全身麻醉

（1）肥胖产妇剖宫产的全身麻醉仅作为椎管内麻醉的补充。术前须进行困难气道评估。

（2）据报道，剖宫产术时，肥胖产妇中有 33% 发生插管困难，而非怀孕接受腹部手术的患者中只有 13% 发生插管困难。

（3）肥胖产妇舌和气道软组织肿胀增加了插管难度。

（4）肥胖产妇插管最好有 2 名麻醉医生在场。

（5）准备好各种型号喉镜片和气管导管及困难气道插管工具。

（6）肥胖产妇功能余气量降低，从而降低了氧储备，需快速完成气管插管。低氧血症和高碳酸血症可导致突发性心血管危象的发生率增加。

（7）肥胖时，腹部压力增高会阻碍通气，面罩通气时气道阻塞和反流误吸风险增加。

（8）肥胖患者难以识别环状软骨，紧急情况下气管切开困难，因此如果预期插管困难，建议清醒插管。

（9）气管插管要点：垫高患者头颈肩，使外耳道与胸骨连线处于水平位；诱导前嘱患者行深大呼吸，减少插管前的麻醉用药时间。

（10）麻醉药物的选择：

①阿曲库铵、米曲库铵和罗库溴铵是首选的非去极化松弛剂，由于它们不会通过胎盘屏障，所以可用于肥胖孕产妇。无论使用何种药物，都应使用肌松拮抗剂，减少拔管后气道阻塞的发生率；

②肥胖患者芬太尼的消除半衰期不延长，但是代谢时间却增加；

③异氟烷体内代谢量低，可安全运用于肥胖孕妇，理论上地氟烷和七氟烷比异氟烷拔管时间短，但临床上无明显差异。

（11）降低小气道闭塞、肺不张和低氧血症发生的方法：

①吸入氧浓度≥80%；

②根据理想体重的 $6\sim10$ mL/kg 设置潮气量；

③增加呼吸频率来维持呼气末二氧化碳浓度于正常范围内；

④全身麻醉中定时鼓肺；

⑤使用呼吸末正压通气。

第七节 产后护理

术后病态肥胖患者的风险并未解除，应密切监测、吸氧防止心肺并发症的发生、术后镇痛。阿片类药可抑制呼吸，病态肥胖产妇应谨慎使用。对于剖宫产术后的产妇积极术后镇痛的同时应鼓励深呼吸，减少肺不张的风险。

（1）阿片类药和非甾体抗炎药联合使用，产生较好镇痛效果的同时，应减少呼吸抑制等副作用。

（2）应避免皮下和肌内注射镇痛药物。对于肥胖患者，阿片类药通过皮下和肌内注射后的吸收不确切，因此应避免这两种给药途径。

（3）静脉（间歇给药、患者自控镇痛）或椎管内给予阿片类药能产生较好的止痛效果，但应密切关注呼吸抑制等副作用，尤其是阻塞性睡眠呼吸暂停低通气综合征患者。

（4）接受阿片类药治疗的疑似或曾被诊断为阻塞性睡眠呼吸暂停低通气综合征患者需连续监测脉搏血氧饱和度。考虑插管困难的风险，术中尽可能进行区域麻醉从而减少阿片类药的使用。在肌肉松弛恢复完全后再拔管，拔管时保持侧卧或头部抬高体位。

肥胖会增加孕妇和胎儿相关疾病的发生率和死亡率，增加麻醉风险。早期积极干预可降低麻醉风险，提早置入硬膜外导管可降低全身麻醉率。肥胖产妇分娩时首选椎管内麻醉。

（卜文豪　陈林）

第九章
妊娠期合并的
内外科疾病

在妊娠期,孕妇可合并新的和(或)加重已有的各种内外科疾病。妊娠与这些疾病存在着相互影响的关系,若处理不当,对母儿会造成严重危害。

第一节　心血管疾病

1％～3％的孕妇合并有心脏病,这在产妇死亡率中占有很高的比例。

一、妊娠期的生理变化与风险评估

(1)妊娠对心脏有不良影响。随着孕期的增加,症状也会逐渐加重。纽约心脏病协会根据运动耐量对心功能进行了分级评估(表 9-1),心功能Ⅲ～Ⅳ级产妇死亡率上升。导致不良后果的主要原因是血容量、耗氧量和心排血量的增加。

表 9-1　纽约心脏病协会的心功能分级

心功能分级	分级依据或方法
心功能Ⅰ级	可从事一般体力活动,也不会受到体力活动的限制。
心功能Ⅱ级	体力活动轻度受限,一般的体力活动会导致疲劳、心悸、呼吸困难或心绞痛。
心功能Ⅲ级	体力活动明显受限,轻度体力活动会诱发疲劳、心悸、呼吸困难、心绞痛。
心功能Ⅳ级	不能从事任何体力活动,休息时即刻出现症状,并且任何活动可能导致不适或症状加重。

(2)心脏负荷增加可导致心功能失代偿。妊娠晚期心脏负荷极度增加导致病情恶化。最严重的应激反应发生在产后早期。主要原因:产后交感神经兴奋;子宫收缩使自体回输血量突然上升;主动脉和腔静脉压迫被解除,从而增加了回心血量。

(3)麻醉医生应该是产前评估小组的成员。表 9-2 是妊娠合并心脏病的产前评估内容,表 9-3 列出了妊娠合并心脏病麻醉需要考虑的问题。表 9-4 列出了各类心脏病的风险评估。

表 9-2　妊娠合并心脏病的产前评估内容

时　　期	评 估 内 容
前期	孕前咨询 确定最佳分娩时间 心内科、产科、助产士、麻醉科、重症医学科、新生儿科、心理科医生联合对患有重大疾病产妇的孕期管理及对社区保健工作者的监督 明确诊断及严重程度的检查:心电图、超声心动图以及其他特殊检查 定期随访妊娠生理变化对疾病及胎儿的影响 贫血和感染的纠正 血栓的预防 疾病的处理(例如 β 受体阻滞剂、肺血管扩张剂、地高辛)
后期	产时管理,如药物治疗(如氧气、催产素缓慢给药、避免使用麦角碱和注射前列腺素),根据指南行抗生素预防,监测,分娩镇痛以及分娩方式(阴道分娩或者剖宫产) 剖宫产麻醉方式的选择(局部麻醉或者全身麻醉) 产后管理:按照高危心脏病产妇管理、注意产后心力衰竭 产后避孕的准备

表 9-3　妊娠合并心脏病的麻醉相关问题

时　　期	麻醉相关问题
前期	心脏疾病的病理生理变化? 怀孕前心脏病的进展? 孕妇和胎儿情况? 需要补充的检查? 必须完成的产前治疗? 分娩医院的选择?
后期	分娩、分娩管理和产褥期的计划? 产后护理的最佳地点? 分娩镇痛方法选择? 剖宫产麻醉方式的选择? 特殊处理事项? 监测方法? 应激性处理计划?

（4）孕妇心脏外科手术的死亡率高于普通妇女。如有可能,手术通常选择在中期妊娠之后或产后进行。在体外循环时,胎儿死亡率高达 10%～30%。选择常温和脉冲搏动灌注,维持红细胞比容＞28%,灌注压＞70 mmHg,正常血碳酸和血流量＞2.5 L/(min·m²)等参数,可降低胎儿死亡率。剖宫产的麻醉选择:对于经验丰富的麻醉医生来说,均可安全使用。术中注意维持血流动力学的稳定。

表 9-4　各类心脏病的风险评估

高风险（死亡率5%～30%）	中风险（死亡率1%～5%）	低风险（死亡率0.1%～1%）
肺动脉高压	单心室	已修复的先天性心脏病
严重主动脉狭窄	人工心脏瓣膜	无并发症的左向右分流
主动脉根部缩窄伴瓣膜受累	发绀型先天性心脏病	轻度、中度二尖瓣狭窄
严重心功能衰竭	重度二尖瓣、肺动脉瓣狭窄	轻度、重度肺动脉瓣狭窄
心功能Ⅲ级和Ⅳ级	轻度、中度主动脉瓣狭窄；心肌缺血；主动脉缩窄	心律失常

二、结构异常性心脏病

（一）先天性心脏病

先天性心脏病（congenital heart defects）是指出生时即存在心脏和大血管结构异常的心脏病，包括左向右分流型、右向左分流型和无分流型三类。

1. 左向右分流型先天性心脏病

（1）房间隔缺损：最常见的先天性心脏病，占20％左右。对妊娠的影响取决于缺损的大小。缺损面积<1 cm² 者多无症状，多能够耐受妊娠及分娩；房间隔缺损面积>2 cm² 时，最好手术矫正后再妊娠。未经修复的患者意外血栓的发生率增加。需确保静脉通路充分排气，避免硬膜外空气负压试验。

（2）室间隔缺损：室间隔缺损面积<1.5 cm² 者分流量小，一般能顺利度过妊娠与分娩；缺损面积较大且为未纠正时，易出现肺动脉高压和心力衰竭，且细菌性心内膜炎的发生率也较高，死亡率极高，应禁止妊娠。

（3）动脉导管未闭：无肺动脉高压者不需特殊处理，否则，建议终止妊娠。发达国家成人心脏病死亡病例中，先天性心脏病是主要原因。

2. 右向左分流型先天性心脏病

（1）法洛四联症：未经矫正的法洛四联症包括室间隔缺损、主动脉骑跨、右心室流出道梗阻和右心室肥厚，是最常见的发绀型心脏病。未矫正的患者很少存活到生育年龄。此类患者对妊娠期血容量的增加和血流动力学的改变耐受力极差，孕妇和胎儿的死亡率可高达30％～50％。若发绀严重，自然流产率可高达80％。

椎管内麻醉可安全用于手术矫正后的患者。未矫正的患者：①应防止低血压；②维持足够的血容量及静脉回流量，右心功能不全时，需要高充盈压来加强右心室功能，以确保足够的肺血流；③椎管内分娩镇痛选择小剂量分次用药，防止低血压的发生。

（2）艾森曼格综合征：又称肺动脉高压性右向左分流综合征。实际上是一组先天性心脏病发展到肺动脉高压的阶段，使左向右分流转变为右向左分流，孕产妇死亡率极高。

3. 无分流型先天性心脏病

（1）肺动脉瓣狭窄：单纯肺动脉瓣狭窄的预后一般较好，多数可存活到生育期。轻度狭窄者能度过妊娠及分娩期，重度狭窄（瓣中面积减少60％以上）者，由于妊娠及分娩期血容量及心排血量增加，加重右心室负荷，严重时可发生右心衰竭。因此，严重肺动脉瓣狭窄宜于妊娠前手术矫正。

（2）主动脉缩窄：妊娠合并主动脉缩窄少见，预后差，合并妊娠时 20% 会发生各种并发症，死亡率为 3.5%～9%。

（3）主动脉夹层：妊娠期常见的主动脉夹层包括马方综合征、主动脉疾病伴二叶型主动脉瓣、Ehlers-Danlos 综合征和 Turner 综合征。

①病理生理：雌激素介导的胶原沉积改变及循环弹性蛋白酶和松弛素可能会使主动脉壁变薄，从而使得主动脉在孕期容易发生夹层。年龄＜40 岁女性发生主动脉夹层和破裂中，有 50% 与妊娠有关。主动脉夹层也与子痫前期及孕妇慢性高血压有关。孕期发生的主动脉夹层是 A 型（升主动脉）；主动脉发生夹层的平均直径为 4.8 cm。大多数发生在晚期妊娠。子宫收缩导致血液流出阻力增加，从而可造成产后主动脉夹层的发生。升主动脉夹层（斯坦福 A 型或 DeBaker I 型或 II 型）是外科手术指征，而降主动脉夹层（斯坦福 B 型或 DeBaker III 型）主要选择内科保守治疗。

②临床处理：严格控制血压；每 1～2 个月做一次心脏彩超，检查主动脉直径；有明显主动脉直径扩张、主动脉夹层或严重主动脉瓣反流的孕妇选择剖宫产分娩；进展性主动脉直径扩张或主动脉瓣反流者预防性实施心血管手术治疗。所有马方综合征的患者在孕期应该接受 β-受体拮抗剂的治疗，以减少主动脉扩张的发生率。主动脉根部直径＜4 cm 时，风险发生率较低；早中期妊娠发生 A 型主动脉夹层行血管手术前，必须考虑深低温停循环对胎儿的风险；晚期妊娠时，评估胎儿可成活时，可以主动脉术后急行剖宫产。

③麻醉考虑：血压控制稳定时，可选择椎管内麻醉或全身麻醉；术中进行血流动力学监测；马方综合征患者的硬膜扩张和脊柱侧弯会增加椎管内麻醉的困难；腰段脑脊液的增加和硬膜扩张，可能会导致蛛网膜下腔局麻药扩散的不可预测性。

（二）风湿性心脏病

1. 二尖瓣狭窄

（1）对妊娠的影响：最多见，占风湿性心脏病的 2/3～3/4。二尖瓣瓣口面积的正常值是 4～6 cm²；无明显血流动力学改变的轻度二尖瓣狭窄（瓣口面积 1.5～2.0 cm²）患者可耐受妊娠；中、重度二尖瓣狭窄（瓣膜面积＜1 cm²）患者，肺水肿和心力衰竭的发生率增高。母胎死亡率增加，尤其在分娩时和产后孕产妇死亡率更高。因此，病变较严重、伴有肺动脉高压患者，应在妊娠前纠正二尖瓣狭窄，已经妊娠者宜早期终止妊娠。

（2）麻醉原则：

①抗心律失常、防止心动过速、降低房颤患者的前负荷。心率加快时，舒张期时间缩短，左心房血液流入左心室的时间缩短，左心房压上升。必要时可以选用地高辛或 β 阻滞剂减慢心率。

②肝素抗凝可防止房颤患者的血栓形成。抗心律失常药物或电复律可终止房颤。

③硬膜外麻醉与镇痛是减少应激性心动过速的有效方法。

2. 二尖瓣关闭不全

（1）对妊娠的影响：由于妊娠期外周阻力下降，使二尖瓣反流程度减轻，故单纯二尖瓣关闭不全患者一般情况下能较好地耐受妊娠。但风湿性二尖瓣关闭不全患者约半数合并二尖瓣狭窄。

（2）麻醉原则：

①心率加快可延长收缩期时间，增加反流时长，因此应限制心率加速。对于心功能 III～IV 级产妇，镇痛效果欠佳时，为了防止心动过速，可辅助静脉阿片类药（瑞芬太尼）镇痛，或使用 β 阻滞剂控制心率。在维持血流动力学稳定方面，α 激动剂（如苯肾上腺素）对心率的影响小，更

优于麻黄碱。

②血容量平衡的维持也很重要。催产素应缓慢输注，以避免外周血管扩张和心动过速。伴发严重二尖瓣狭窄时，可给予速尿降低产后肺水肿风险。

③麻醉方式的选择依具体情况而定。硬膜外麻醉与镇痛能降低外周阻力，减缓心率，有利于降低反流量。采用小剂量腰硬联合麻醉或连续硬膜外麻醉、产妇充分给氧、直接动脉血压监测和常规血气分析。

3. 主动脉瓣狭窄及关闭不全　主动脉瓣关闭不全者，妊娠期外周阻力下降可减轻主动脉反流，一般可耐受妊娠。主动脉瓣狭窄增加左心射血阻力，严重者应手术纠正后再考虑妊娠。

（三）心肌炎

心肌炎为心肌本身局灶性或弥漫性炎性病变，可发生于妊娠任何阶段，主要病因是病毒感染。其他还可由细菌、真菌、原虫、药物、毒物反应或中毒所致。临床表现取决于心肌病的广泛程度与部位，轻者可完全没有症状，重者甚至出现心源性休克及猝死。急性心肌炎病情控制良好者，可在密切监护下妊娠。心肌严重受累者，妊娠期发生心力衰竭的危险性很大。

三、功能异常性心脏病

功能异常性心脏病主要包括无心血管结构异常的心律失常。按照发生时心率快慢，分为快速型心律失常和缓慢型心律失常。快速型心律失常包括室上性心律失常和室性心律失常。缓慢型心律失常以心率减慢为特征，常见的有窦性心动过缓、病态窦房结综合征、房室传导阻滞。

在妊娠期间，良性心律失常比较常见，而严重病理性心律失常较为罕见。某些抗心律失常药物如苯妥英钠和胺碘酮对胎儿有影响；室性快速心律失常发生时首选利多卡因治疗。β阻滞剂能较好地控制心房颤动或心房扑动诱发的快速心律失常。突发房颤需排除二尖瓣病变、甲状腺功能亢进和其他心脏病。可用地高辛控制心率，必要时进行抗凝治疗。刺激迷走神经和静脉注射三磷酸腺苷也可抑制阵发性室上性心动过速。也可选择电复律处理某些心律失常。

四、妊娠期特有心脏病

（1）妊娠期高血压性心脏病。

（2）围产期心肌病：既往无心血管疾病的孕妇，在妊娠晚期至产后 6 个月内发生的扩张性心肌病，表现为心肌收缩功能障碍和充血性心力衰竭。确切病因不清，可能与病毒感染、免疫、高血压、肥胖、营养不良及遗传等因素有关。发生于妊娠晚期占 10%，产褥期及产后 3 个月内最多，约占 80%，产后 3 个月以后占 10%。椎管内麻醉似乎非常适合这些患者，因其可同时降低前后负荷。产后应该特别关注，因自体血回输或椎管内麻醉作用消退后，可增加心脏负担。

第二节　糖　尿　病

糖尿病是妊娠期最常见的代谢性疾病，美国发生率约为 6%，中国发生率约为 10%，且有逐年上升的趋势。

一、分类和分级

(一)分类

(1)糖尿病合并妊娠:妊娠前发生的糖尿病,通常为Ⅰ型糖尿病(胰岛素依赖型)。

(2)妊娠期糖尿病:妊娠期发生或发现的糖尿病,通常为Ⅱ型糖尿病(非胰岛素依赖型)。

(二)分期(White 法)

A 级:妊娠期诊断的糖尿病。

A1 级:控制饮食后,空腹血糖<5.3 mmol/L,餐后 2 小时血糖<6.7 mmol/L。

A2 级:控制饮食后,空腹血糖≥5.3 mmol/L,餐后 2 小时血糖≥6.7 mmol/L。

B 级:显性糖尿病,20 岁以后发病,病程<10 年。

C 级:发病年龄 10～19 岁,或病程长达 10～19 年。

D 级:10 岁前发病,或病程≥20 年,或合并单纯性视网膜病。

F 级:糖尿病性肾病。

R 级:眼底有增生性视网膜病变或玻璃体积血。

H 级:冠状动脉粥样硬化性心脏病。

T 级:有肾移植史。

二、处理

妊娠期糖尿病通常仅需控制饮食,但有些孕妇需要使用胰岛素治疗。一般来说,尽管肥胖和子痫前期患者糖尿病常见,但母亲的风险较小。相比之下,对胎儿的影响更大,例如,先天畸形发生率较高,常见宫内生长迟缓和早产、新生儿低血糖、巨大儿和肩难产等。甚至影响到远期预后,儿童或青少年时期的肥胖和糖尿病发生率增加。

三、麻醉管理

(一)肥胖

妊娠期糖尿病患者肥胖的比例增加,应做好处理困难气道的准备。糖尿病患者也应该评估自主神经病变,因为它对局部麻醉、血流动力学和胃排空时间有影响。

(二)血糖

在分娩过程中,血糖控制很重要。产前孕妇高血糖导致胎儿高血糖和高胰岛素血症,进而导致胎儿高碳酸血症和酸血症。妊娠期糖尿病患者的血糖控制目标是:空腹血糖在 3.3～5.3 mmol/L 之间,餐后 2 小时在 4.4～6.7 mmol/L 之间,餐后 1 小时血糖<7.8 mmol/L,糖化血红蛋白在 6% 以下,以保证胎儿健康的发育。

分娩时,胰岛素需求增加,但在产后由于人胎盘催乳素的下降而迅速下降。产后妊娠期糖尿病患者可停用胰岛素。糖尿病合并妊娠(Ⅰ型糖尿病)患者胰岛素的用量可迅速恢复到孕前水平。

(三)椎管内麻醉

妊娠糖尿病患者常选择椎管内麻醉。剖宫产的手术时间最好选择在清晨,因为这样可以最大限度地减少禁食时间,并使胰岛素管理更容易。术前应检查血糖,必要时输注胰岛素和葡萄糖溶液。分娩后,必须监测新生儿血糖。

第三节　呼吸系统疾病

妊娠期呼吸系统发生显著变化。呼吸困难既是妊娠时的一种常见症状，又可能是一种病理现象。

一、哮喘

（一）特点

哮喘是育龄妇女最常见的肺部疾病，美国孕产妇哮喘发生率高达 6％。其中约 10％的严重哮喘患者需要住院治疗。重度哮喘患者在妊娠期间气道活跃，严重时支气管痉挛、缺氧、影响胎儿或导致早产。中、重度哮喘孕产妇剖宫产率较高，未有效治疗是原因之一。患者表现为可逆性气道梗阻；气道炎症；气道高反应。

（二）治疗

（1）支气管扩张剂：β 受体激动剂（表 9-5）、氨茶碱、抗胆碱药或硫酸镁。

表 9-5　β 受体激动剂治疗哮喘患者的作用机制

分　类	作用机制
增强	直接舒张气道平滑肌 增强黏膜纤毛运动
抑制	减少气道水肿 抑制胆碱能受体

（2）抗炎药：吸入皮质激素、色甘酸钠。

（三）产科管理

（1）哮喘患者在引产或产后出血时，使用前列腺素应谨慎，因其有气道收缩作用。

（2）β 受体阻滞剂处理妊娠高血压时，也可引起支气管痉挛。

（3）吸入 β_2 受体激动剂、吸入和口服类固醇、抗胆碱能药物、甲基黄嘌呤、色甘酸酯和白三烯受体拮抗剂在妊娠期间是安全的。母乳喂养可以降低儿童过敏的风险。

（四）麻醉管理

1. 分娩镇痛

（1）分娩镇痛能缓解疼痛，减少呼吸过度刺激，预防或缓解产妇的应激，有利于减轻哮喘患者的症状。

（2）理论上，阿片类药物可降低哮喘患者支气管痉挛的风险。

（3）首选连续硬膜外镇痛。

2. 剖宫产麻醉　为防止困难气道，首选椎管内麻醉。

二、肺水肿和呼吸窘迫综合征

这种情况在怀孕期间很少见，每 3000～6000 例成人呼吸窘迫综合征中有 1 例为孕妇，其死亡率高达 40%。妊娠合并肺水肿的原因很多(表 9-6),治疗方法类似于非妊娠期间的治疗,包括原发病的治疗、呼吸支持、限制性输液和利尿。与非妊娠患者相比,妊娠患者的氧需要量增加。在可能的情况下,孕妇应左侧卧位。妊娠患者胶体渗透压较低,应限制晶体的输入,同时定期进行胎儿监测。

表 9-6　妊娠合并肺水肿的病因分析

分　类	病　因
疾病性	感染:全身性败血症、流感及其他病毒性疾病 子痫前期 心脏病:心力衰竭,重度二尖瓣狭窄
操作性	胃内容物吸入 容量超负荷 溶栓药物输注相关 与催产素输注相关 输血相关的急性肺损伤

第四节　神经及神经肌肉性疾病

一、多发性硬化

(一)定义

多发性硬化(multiple sclerosis,MS)是以中枢神经系统白质脱髓鞘病变为特点,遗传易感个体与环境因素作用发生的自身免疫性疾病。其临床特征为发作性视神经、脊髓和脑部的局灶性障碍。这些神经障碍可有不同程度的缓解、复发。

(二)妊娠的影响

一项前瞻性研究显示,产后三个月的复发率明显高于产前。

(三)麻醉管理

多发性硬化患者对局麻药更敏感,为椎管内麻醉的相对禁忌证。剖宫产手术时,常选择全身麻醉。但应告知孕产妇:即使不选择椎管内麻醉,也会出现产后复发高峰;实施不同的麻醉,并不影响产后复发率。

二、脊髓损伤

(一)临床特点

现在有脊髓损伤史的妇女怀孕并不罕见。除了呼吸功能不全和感染问题之外,更重要的是分娩或手术刺激导致的自主神经功能亢进。自主神经功能亢进主要影响损伤在 T_8 以上的患者,尤其是 T_5 以上的患者。这是由于高位截瘫的产妇,在应急情况下失去了脊髓上的抑制作用,导致内脏刺激(特别是分娩和会阴扩张)时的交感神经反应亢进。其主要表现为严重的血管收缩性高血压、头痛、出汗和心动过缓（可用血管扩张剂治疗）；严重时可导致颅内出血或脑水肿、胎儿心动过缓或胎盘早剥。

（二）妊娠的影响

妊娠会加重脊髓损伤的并发症，如呼吸功能不全、血栓栓塞和泌尿系感染等。脊髓损伤以下的交感神经张力消失，会导致子宫胎盘灌注压下降、灌注量不足。子宫收缩会刺激自主神经反射亢进，继发血管收缩会引起胎儿缺氧和心动过缓。自主神经反射亢进多发生于晚期妊娠。

（三）麻醉管理

因为有效的抗交感神经作用，椎管内麻醉与镇痛是截瘫产妇首选的方法。有些麻醉医生认为截瘫患者的脊柱变形，会导致穿刺困难和麻醉效果不可靠，但是并没有研究结果支持这一观点。如果选择了连续腰麻，可更好地控制神经阻滞的平面。

脊髓损伤的患者通常基础血压较低，血流动力学不稳定。术中应监测有创动脉压。实施椎管内麻醉时，局麻药的使用应该谨慎。只有当感觉阻滞平面高于脊髓损伤平面时，判定较为容易。脊髓损伤的患者，硬膜外给予常规试验剂量并不能证实药物是否已经误入蛛网膜下腔。当感觉阻滞平面低于脊髓损伤平面时，可利用不同部位的反射来大概评估。例如，麻醉医生可轻划脐上下两侧的皮肤，来观察腹肌的收缩和对刺激的不同反应，阻滞平面以下的这些反射会消失。痉挛性瘫痪的患者，可以利用由痉挛性瘫痪变成弛缓性瘫痪的部位来判断麻醉平面。血压下降也间接反映了麻醉已经起效。金属导丝加固的硬膜外导管，内填充生理盐水后连接到一个神经刺激器上，根据刺激的效果可以确定硬膜外腔导管的位置。

如果不能选择椎管内麻醉，就需要采用其他方法来抑制自主神经的亢进反射。抗高血压药物如硫酸镁或者动脉血管扩张剂可能有效，同时也要防止低血压造成的子宫供血不足。使用硝普钠时，要防止胎儿氰化物中毒。也可使用β受体拮抗剂，植物神经反射亢进会诱发反射性迷走神经活性增强，导致包括Ⅰ度或Ⅱ度房室传导阻滞和窦性停搏等致死性心律失常发生。

脊髓损伤的患者如果需要实施剖宫产，可以考虑腰麻或硬膜外麻醉。腰麻一般起效快，神经阻滞平面可控性差并且易引起明显的血压下降。而硬膜外麻醉对呼吸功能的影响较腰麻要小。如果患有严重的呼吸功能不全或椎管内麻醉实施困难可以实施全身麻醉。大面积瘫痪的患者，肌肉失去了神经支配，在选择全身麻醉时，为防止肌颤导致的高钾血症，应禁用琥珀胆碱等去极化肌松药。此期大概从损伤后24小时持续到1年后。

三、肌强直性肌病

肌强直性肌病（myotonic myopathies）是指骨骼肌在随意收缩或受物理刺激收缩后不易立即放松，电刺激、机械刺激时肌肉兴奋性增高，重复收缩或重复电刺激后骨骼肌松弛，症状消失，寒冷环境中强直加重，肌电图检查呈现连续的高频放电现象为特征的一组肌肉疾病。

（一）受累系统

（1）肌肉：肌无力、肌萎缩、肌强直、易出现恶性高热。

（2）心脏：传导阻滞、房扑、房颤等。

（3）晶状体：以晶状体后囊皮质浑浊为主，裂隙灯检出白内障有助于早期诊断。

（4）内分泌腺：胰岛素抵抗、性器官发育抑制。

（5）中枢神经系统相关症状：认知功能损害、易疲劳、易发生睡眠呼吸暂停。

因为卵巢功能衰竭，这类患者怀孕的概率较小。但是，如果怀孕，可能会加重疾病的症状。

产程延长和宫缩乏力较为常见，也增加了产后出血的风险。

（二）强直性肌张力危象的治疗

（1）以 100 mg/min 的速度静脉输注普鲁卡因酰胺 1000 mg，注意抑制心脏传导。

（2）丹曲林、苯妥英钠。

（3）肌内直接注射局部麻醉剂。

（4）这类患者对某些药物表现出极高的敏感性。

（三）全身麻醉管理

（1）调整麻醉药用量，尽可能使用短效药物。

（2）如果以肌无力为特征，非去极化肌松药的作用时间会延长 2～3 倍。

（3）琥珀酰胆碱可诱发剂量相关性颌骨和胸部肌强直，强直时间可长达 5 分钟之久。

（4）抗胆碱酯酶类药物可诱发肌强直。

（5）寒战可能会导致肌强直，维持体温正常。如果发生寒战，应及时治疗：静脉注射右美托咪啶、曲马多或哌替啶。

四、重症肌无力

重症肌无力（myasthenia gravis，MG）是乙酰胆碱受体抗体（AchR-Ab）介导的、细胞免疫依赖的和补体参与的神经-肌肉接头（NMJ）处传递障碍的自身免疫性疾病，病变主要累及 NMJ 突触后膜上乙酰胆碱受体（acetylcholinergic receptor，AChR）。本病应称为获得性自身免疫性重症肌无力，通常简称重症肌无力。

治疗方法是口服抗胆碱酯酶药、类固醇药或胸腺切除。妊娠期的病程发展难以预测，有改善或恶化的可能。早产更常见。

阴道分娩时，首选硬膜外分娩镇痛。在分娩或围手术期，静脉注射抗胆碱酯酶剂替代口服药物（例如，静脉注射新斯的明 0.7～1.5 mg 相当于吡啶斯的明 60 mg 口服）。可能存在呼吸肌无力。

剖宫产手术，选择全身麻醉有利于控制气道。椎管内麻醉适用于症状控制良好且肌无力程度较轻的患者。不用或减量使用神经肌肉阻滞药物。所有麻醉用药都应以最低有效剂量给予。

五、恶性高热

妊娠期恶性高热（MH）的发生率低于其他人群。对有 MH 易感性的妇女，产前应给予指导。阴道分娩首选硬膜外镇痛。局麻药、阿片类药、静脉麻醉药可安全使用。尽可能避免使用引起体温升高的前列腺素类药物和导致心动过速的药物。不需要预防性使用丹曲林。剖宫产手术首选椎管内麻醉。如果患者需要全身麻醉时，应将麻醉机和呼吸管路中的挥发性麻醉药物冲洗干净。琥珀胆碱和挥发性吸入麻醉剂是 MH 诱发因素。全身麻醉应采用异丙酚全凭静脉麻醉技术，可加用或不用咪达唑仑。持续监测 MH 反应，以及呼气末二氧化碳分压、温度等。特效药是丹曲林，但是，目前国内没有批准上市。按照相关指南处理。

如果父亲是恶性高热易感者，胎儿有 50％易发恶性高热的风险。

六、肌肉骨骼疾病

孕产妇成骨不全、脊肌萎缩症和侏儒症等疾病很少见。

妊娠期更常见的是特发性脊柱侧凸(发病率 1%～4%)。脊柱侧凸(scoliosis)是指脊柱的一个或数个节段向侧方弯曲伴有椎体旋转的三维脊柱畸形。国际脊柱侧凸研究学会对脊柱侧凸定义如下:应用 Cobb 法测量站立正位 X 线像的脊柱侧方弯曲,如角度大于 10°则为脊柱侧凸。任何脊柱肌肉疾病引起的脊柱侧凸都会增加剖宫产的风险,并影响到椎管内麻醉和全身麻醉。

麻醉前仔细评估患者可能出现的困难气道并制订相应的应急计划。椎管内麻醉最大的挑战是穿刺困难或效果不确定。术前了解脊柱手术史、行脊柱检查和影像学检查。有时脊髓麻醉(腰麻)也是一个不错的选择。

应告知患者,尽管准备充分,仍有反复穿刺和失败的可能。术后腰痛和硬脊膜穿破的风险增加。

第五节　肾 脏 疾 病

妊娠期间肾脏的解剖和生理发生明显改变。有肾脏疾病史的孕产妇,母亲和胎儿的预后取决于并发症的严重程度。

一、妊娠期合并的肾脏疾病分类

(1) 肾脏特异性疾病:局灶节段性肾小球硬化、IgA 肾病、难治性肾结石、多囊肾病。

(2) 系统性疾病:糖尿病肾病、高血压肾病、系统性红斑狼疮、结缔组织疾病、血管炎、肺出血-肾炎综合征(Goodpasture's syndrome)。

(3) 产科疾病:重度子痫前期、产科出血。

二、对妊娠的影响

患有中、重度肾脏疾病的妇女早孕、流产和死产的发生率增加。2/3 的有严重肾脏疾病的患者,在怀孕期间病情恶化,1/3 的患者发展为肾功能衰竭。妊娠前肾功能损害较轻(血清肌酐 0.8～1.4 mg/dL 或 80～124 mmol/L)或无高血压的患者预后较好。

过去严重肾脏疾病的患者,成功怀孕少见。现在,随着医疗技术的进步和医疗条件的改善,越来越多的育龄妇女开始怀孕,甚至包括正在进行透析的患者。在接受透析的育龄妇女中,大约 10%的妇女将怀孕,50%以上的妇女将实现活产(尽管子痫前期、早产和低出生体重较为常见)。所有患有严重肾脏疾病的妇女,妊娠相关并发症的发生率高,必须与产科医生和肾内科医生共同制订实用的诊疗计划。

三、肾脏患者的麻醉

妊娠合并肾损害或肾功能衰竭的常用麻醉原则:必须仔细评估血管内容量,以维持血压、肾脏和胎盘的灌注(如有必要,在术前进行透析);防止大出血;尽可能纠正贫血,尽早使用促红细胞生成素;避免使用主要由肾脏排泄的药物和肾毒性药物,包括非甾体抗炎药物;在需要全身麻醉时,应采取充分的预防措施;应避免高碳酸血症,这是因为细胞外酸中毒导致细胞内钾进入细胞外间隙,加剧高钾血症;琥珀胆碱诱导使血清钾升高(约 0.5 mmol/L),尽可能避免使用。对麻醉药物的过度反应(尿毒症可能破坏血脑屏障)。其他一般考虑因素包括使用肝素预防血栓,产后护理管理等。动脉导管的置入应谨慎,需征求肾科医生意见。

选择椎管内麻醉,应评估出血风险(血小板计数和标准实验室凝血试验可能是正常的),最好是咨询血液学专家进行特殊试验。椎管内麻醉和镇痛是安全的,但在严重肾脏疾病和抗凝药物方面有一些限制条件。

第六节 肝 脏 疾 病

妊娠期间可能会合并的肝脏疾病如下:子痫前期;病毒性肝炎;高胆红素血症;妊娠期肝内胆汁淤积症;妊娠急性脂肪肝;全身疾病(如系统性红斑狼疮和血色素沉着症);威尔逊病、包虫病或囊虫病、肝硬化、门静脉高压症、急性肝功能衰竭或肝破裂。

肝功能正常时,麻醉选择无特殊。如果肝功能受损严重,则需要注意维持肝、肾血流正常,避免使用肝脏毒性药物。肝硬化患者的丙泊酚代谢无特殊,对肝脏血流无影响。吸入麻醉药的肝脏代谢可以忽略不计。阿曲库铵和顺式阿曲库铵体内主要通过霍夫曼消除快速代谢,代谢产物经肾脏排出。其作用时间不受肝肾功能的影响,重复给药无明显蓄积作用。

一、病毒性肝炎

通过血液接触,医务人员有感染肝炎的危险,需要特别注意。

二、妊娠肝内胆汁淤积症(ICP)

妊娠期肝内胆汁淤积症是妊娠中、晚期特有的并发症,以皮肤瘙痒和黄疸为主要临床表现,血清胆汁酸升高为特征。ICP 主要危害胎儿,使围产儿病死率增高。该病对妊娠最大的危害是发生难以预测的胎儿突然死亡。本病具有复发性,本次分娩后可迅速消失,ICP 发病率为 0.1%~15.6%,有明显地域和种族差异。

目前尚不清楚 ICP 的病因,可能与女性激素、遗传及环境等因素有关。

ICP 对孕妇的影响:典型的 ICP 症状为瘙痒,可造成瘙痒难忍、失眠。ICP 患者的体内维生素 K 吸收减少,致使凝血功能异常,可导致产后出血。

ICP 对婴儿的影响:由于胆汁酸毒性作用使围产儿发病率和死亡率明显升高。可发生胎儿窘迫、早产、羊水胎盘胎粪污染。此外,尚有不能预测的胎儿突然死亡、新生儿颅内出血等。在其他妊娠合并症和并发症中,胎儿死亡之前往往会有许多征兆,例如胎动异常、胎心变化等,但在 ICP 患者中,胎儿死亡往往是突然且没有任何征兆的,有时上午胎心监护还是正常,但下午就可能胎儿突然死亡,往往使孕妇及家属难以接受,因此要提高对 ICP 危害的认识。

为了防止颅内出血,新生儿需要预防性地使用维生素。无胆道结石的患者,使用熊去氧胆酸增加胆汁排泄,减轻瘙痒。麻醉医生应该评估肝功能障碍和凝血障碍的严重程度,维生素 K 治疗和新鲜冰冻血浆可能是必需的。

三、妊娠急性脂肪肝

(一)流行病学

妊娠急性脂肪肝(AFLP)是妊娠晚期特发性疾病,曾命名为妊娠期急性黄色肝萎缩,本病起病急而凶险。发病率约为 1/1 万,尽管其发生率低,但死亡率高达 80％ 以上。大多发生在妊娠晚期(35～40 周)。早期诊断,积极有效的治疗与及时合理的产科处理可明显改善预后。

（二）发病机制

目前病因尚不甚明确。一般认为,胎儿和(或)母亲的长链三羟酰基辅酶 A 脱氢酶(LCHAD)的突变与产妇孕期妊娠急性脂肪肝发生有关。

具体机制也存在争议。可能是胎儿产生的脂肪酸代谢中间产物造成母体多脏器损伤,或母亲线粒体脂肪酸代谢受阻,使肝细胞内脂肪酸堆积,肝细胞内脂肪由 5％ 上升到 13％～19％。导致凝血功能障碍和低血糖,肾脏、胰腺、脑和骨髓也有脂肪滴浸润。除 LCHAD 缺陷外,第一胎、男性胎儿及多胎妊娠也是危险因素。

（三）临床表现

妊娠晚期突发无原因的恶心、呕吐、上腹痛、进行性黄疸;肝功能异常,如低蛋白血症、胆红素升高以直接胆红素为主;白细胞计数升高、血小板计数减少、凝血功能障碍;无肝病史及肝炎接触史、各种肝炎病毒标志物阴性;B 超可见"亮肝",有肝萎缩者可见肝脏缩小;并发症主要为肾功能衰竭、出血、DIC、肝性脑病、胎儿窘迫等。

妊娠急性脂肪肝需要快速评估和紧急处理。数日内就可以发生肝衰竭和胎儿死亡。

（四）治疗措施

治疗措施包括控制血压、预防子痫发作、立即终止妊娠。如果病情危重,应考虑进行肝移植治疗。麻醉医生应预见到产后出血的可能性,建立通畅的静脉通路,确保血源。分娩 48 小时后肝肾功能和凝血功能通常会恶化,而在随后几周将得到改善。幸存者没有肝脏后遗症,随后的肝活检显示没有纤维化。尽量避免会阴侧切术,经腹剖宫产可能发生与凝血功能障碍有关的伤口裂开,应延迟切口缝合。

四、胆道疾病

晚期妊娠和产后血脂浓度升高,胆汁酸排泄减慢,小肠动力不足,易患胆石症和胆囊炎。急性胆囊炎少见,表现为右上腹疼痛和压痛,发热,白细胞增多,背部疼痛,血清淀粉酶升高。

大多数妇女急性胆囊炎适合保守治疗,但复发率超过 1/3,手术效果更好。胆结石是妊娠期间需要手术的第二大疾病。每 10000 例孕产妇中有 1～8 例需要行胆囊切除术,预后尚佳。胆道造影时,可以用铅板遮蔽子宫。麻醉管理无特殊,在腹腔镜气腹时,注意胎盘灌注和气体交换。

第七节　自身免疫病

除了马方综合征、重症肌无力、特发性血小板减少性紫癜和抗磷脂综合征外,最常见的相关疾病还有系统性红斑狼疮、类风湿关节炎和硬皮病。

一、系统性红斑狼疮

（一）定义

系统性红斑狼疮(systemic lupus erythematosus,SLE)是一种累及多系统、多器官并有多种自身抗体出现的自身免疫性疾病。由于体内有大量致病性自身抗体和免疫复合物而造成组织损伤,临床上可出现各个系统和脏器损伤的表现,如皮肤、关节,浆膜、心脏、肾脏,中枢神经系统、血液系统等,该病在世界范围内均有出现,患病率为 4/10 万~25/10 万,亚洲及黑人患病率较高,我国的患病率为 70/10 万~75/10 万。女性发病明显多于男性,约为 10:1,育龄妇女为发病高峰,老人及儿童也可患病。

（二）对妊娠的影响

（1）孕产妇 SLE 症状通常轻微,并且对类固醇和抗疟药物的治疗有很好的反应。但是,有些抗炎药或免疫抑制药物在怀孕期间是被禁止的。

（2）狼疮抗凝血抗体存在于 5%~10% 的病例中。如果患者狼疮抗凝血呈阳性,则需预防血栓形成的风险。SLE 对妊娠的影响不可预测,但与子痫前期的风险增加有关。

（3）孕妇 SLE 会影响胎儿的存活率,增加早产的风险。

（三）麻醉管理

麻醉前协同内科医生和产科医生对受累器官进行评估,包括心包炎、神经病变和凝血功能。并进行相应处理。

二、类风湿关节炎

多数类风湿关节炎患者的症状在怀孕期间会好转,但在产后会恶化,必须坚持治疗,避免使用妊娠禁忌性药物,如非甾体抗炎药和青霉胺等。并继续使用相对安全的药物,如硫唑嘌呤。

类风湿关节炎的主要麻醉问题是关节固定,气管插管困难。术前仔细评估颈部关节的活动度（寰枕和颞下颌关节受累和环状杓状软骨功能障碍）。如果关节活动受限或固定,则考虑清醒气管插管。插管时要非常小心,不甚导致寰枢椎关节半脱位可引起急性脊髓损伤。

三、硬皮病（scleroderma）

（一）定义

硬皮病是一种以皮肤纤维化为主,并累及血管和内脏器官的自身免疫性疾病。本病轻重变异程度很大,其中一部分患者病变呈局限性良性皮损,称为硬皮病,另一部分患者有广泛的皮损,并累及内脏器官,称为弥漫性系统硬化。本病在风湿性疾病中仅次于系统性红斑狼疮。可称进行性系统性硬化症,又称系统性硬化。

（二）妊娠的影响

妊娠期硬皮病罕见,可使用类固醇和其他免疫抑制剂治疗。雷诺现象、非凹陷性水肿、皮肤僵硬是诊断硬皮病的三联征,雷诺现象的特征是寒冷或情绪变化时末梢循环障碍、手指出现周期性苍白和发绀。妊娠对硬皮病的发展并不确定。

（三）麻醉管理

（1）防止限制性通气困难。

（2）防止胃食管反流。

（3）积极治疗高血压和心脏传导异常。

（4）做好困难气道管理准备。

（5）外周静脉穿刺困难。

（6）外周动脉灌注不足，避免桡动脉穿刺置管。

（7）剖宫产首选椎管内麻醉。硬皮病患者即使有严重的弥漫性皮肤症状，也很少累及腰背部的皮肤。

第八节　血液系统疾病

一、血栓形成性疾病

遗传性血栓形成疾病包括：抗心磷脂抗体和狼疮性抗凝因子异常、凝血因子 V 莱顿突变、凝血酶原基因突变、抗凝血酶缺乏症、蛋白 S 和蛋白 C 缺陷以及高同型半胱氨酸血症。这些异常导致胎儿死亡、增加了子痫前期和血栓形成的风险。

这类患者需常规阿司匹林和普通肝素治疗。

二、抗磷脂综合征

抗磷脂综合征（APS）是一种以反复动脉或者静脉血栓、病理妊娠和抗磷脂抗体（APL）持续阳性的疾病。APS 可继发于系统性红斑狼疮或者其他自身免疫病，但也可单独出现（原发APS）。无论原发或者继发的 APS，其临床表现及实验室检查并无差别。女性发病率明显多于男性。APS 的家族倾向并不明显，但患者亲属的抗磷脂抗体检查常可阳性。

实验室检测显示 Ig G 和 Ig M 抗心磷脂抗体和狼疮抗凝因子阳性，体外狼疮抗凝因子使部分凝血活酶时间延长。由于抗体对胎盘滋养层细胞作用而导致反复流产。静脉血栓发生率高达 60%，动脉血栓发生率为 10%；下肢最常见，但也可能发生脑梗死。血小板减少症、皮肤瘀斑和高血压（包括肺脏）是常见的并发症。

妊娠期间处理包括：阿司匹林和肝素治疗防止流产和血栓；穿抗血栓袜；预防低温。椎管内麻醉无禁忌。术后需继续进行抗凝治疗。

三、血管性血友病

血管性血友病，又称 Von Willebrand 综合征（简称 VWD）。本病患者血浆内的 VWD 因子缺乏或结构异常。典型表现如下：出血时间延长；血小板对玻璃珠的黏附性减弱及对瑞斯托霉素聚集功能减弱或不聚集；血浆 Ⅷ 因子有关抗原（ⅧR：Ag）及凝血活性（Ⅷ：C）减弱或 VWF 活性（ⅧR：VWF）降低。

在妊娠期间，Ⅰ 型疾病中因子 Ⅷc 和 vWF 的水平显著升高，通常超过非孕妇女 100%。DDAVP（1-去氨基-8-D 精氨酸加压素）是人工合成的抗利尿激素的同类物，明显增强因子 Ⅷ，用于治疗轻症或中、重度病例，但对严重病例无效。在 Ⅰ 型疾病中，椎管内麻醉技术并不是禁忌证。由于分娩后因子浓度迅速下降，因此不应保留硬膜外导管。

对血管性血友病产妇的处理如下。

（1）与血液学专家共同制订诊疗方案。

（2）了解孕前治疗反应。

（3）产前或椎管内麻醉前检测因子浓度。

（4）术前 90 分钟静脉注射 DDAVP(0.3 mg/kg iv)，使 vWF 浓度增加 2～4 倍，即大于 100 U/dL，每日重复使用。

（5）严重病例，产前使用第Ⅷ因子。

四、血小板减少症

怀孕期间血小板减少症的发生率为 5%；多数孕妇血小板计数达 120～150×10⁹/L，少部分小于 100×10⁹/L；先兆子痫的患者血小板减少；特发性或自身免疫性血小板减少性紫癜（ITP）发病率为 2～6/10 万。

处理：血小板减少症的产妇，一般术前输注血小板达到 50×10⁹/L 以上。类固醇治疗无反应的抗磷脂综合征改用大剂量Ⅳ型免疫球蛋白治疗，也使血小板计数达到这一水平。产前血小板持续 2～5 天低于此水平时，应注意观察新生儿凝血状况。

选择椎管内麻醉时，没有统一的血小板计数最低的安全值。回顾性研究表明，即使血小板计数极低，椎管内麻醉也能安全实施。但是，因为涉及法律问题，选择椎管内麻醉时，血小板计数的低限还是以指南、专家共识（表 3-1）和常规为依据。

五、贫血

孕妇易患缺铁性贫血和巨幼细胞性贫血，需要口服补充铁和叶酸。遗传性疾病（如血红蛋白合成障碍（地中海贫血）或结构异常（血红蛋白病））可导致轻度贫血。镰状细胞性贫血是良性的，但一些镰状细胞疾病（如 HbSS 和 SC 引起的镰状细胞疾病）在妊娠期间有明显的影响，例如，严重贫血、血管闭塞性危象、感染风险增加、胎儿生长迟缓和流产率增加。

麻醉管理的原则是基于慢性贫血对心肺功能的影响。如果影响不大，无需特殊处理。

第九节　精　神　病

妊娠期某些精神健康障碍疾病的症状加重。产后抑郁症是发达国家产妇间接死亡的最常见原因之一。

与精神科医生一起，共同完成有严重人格障碍或精神分裂症孕妇的评估，制订管理计划。要考虑药物的影响和相互作用。尽早签家属知情同意书。因为患者可能发生的攻击性、偏执或不合作行为，有必要让被授权或法定监护人参与。在术前谈话时，尽量选择安静和私密的环境。

抑郁症患者（包括躁狂抑郁症），与下列因素相关：健康状况不佳和缺乏产前护理；恶心和呕吐；剖宫产率增加；药物依从性差。支持电休克疗法（ECT）治疗重度抑郁症（可能需要麻醉）。ECT 在怀孕期间是安全的。

第十节　药物依赖孕妇的管理

约 90% 滥用药物的妇女是育龄妇女。怀孕期间的药物滥用在发达国家中普遍存在，澳大利亚每 1000 例产妇中有 30 例药物滥用，仅阿片类药依赖每 1000 例中就有 11 例。同时滥用多种药物很常见，经常使用的药物有酒精、尼古丁、大麻、阿片类药、可卡因、安非他明、苯二氮类药物和甲苯类溶剂。药物滥用会导致精神错乱、胎儿预后不良。

滥用药物的妇女对产科、麻醉科和疼痛管理服务提出了很高的要求。高达 80％的孕妇在围产期需要麻醉服务。建议产前到麻醉科门诊评估处理。护理计划应由产科医生、助产士、家庭医生、心理学家、社区支助小组和医疗服务人员共同完成。

这类孕妇常合并多种疾病，包括肝炎、蜂窝织炎、牙列不良、呼吸道感染、未经治疗的脓肿和心内膜炎。周围静脉通路常常很难建立。为防止疾病传播，在处理针头和体液时，必须谨慎行事。椎管内麻醉极少受药物耐受的影响。术后疼痛缓解往往不足。需要采取多模式镇痛方法。

第十一节　抗凝孕妇的管理

产科麻醉医生经常会遇到服用抗血小板或抗凝血药物的妇女。正常孕妇处于高凝状态，妊娠期间血栓栓塞的发生率增加 5 倍。血栓形成的高危因素包括近期深静脉血栓和(或)肺栓塞、遗传性血栓、长期卧床休息。某些心脏疾病，机械人工心脏瓣膜和恶性肿瘤的患者需要抗凝治疗。

一、抗凝治疗

华法林会穿过胎盘并对胎儿产生不良影响，包括胎儿畸形，胎儿出血(中晚期使用)等，常在产后使用。

需要维持抗凝的孕妇，通常选择肝素替代治疗。因此，大多数孕妇在产前和围产期接受肝素治疗。肝素因其分子量大而不能穿过胎盘。普通肝素(UFH)和低分子肝素(LMWH)在不同的情况下使用。低分子肝素(如依诺肝素、达特帕林)由于预防效果更好、药代动力学更可靠、监测要求更低而成为首选药物。

与普通肝素相比，低分子肝素具有更长的作用时间和更高的患者接受度。用于治疗性抗凝时，剂量更方便；普通肝素必须静脉给药。低分子肝素可以皮下注射，低分子肝素所致血小板减少的发生率较低(1％以下)。与低分子肝素相比，普通肝素的缺点包括：静脉使用时产妇出血率较高；肝素引起的血小板减少和骨质疏松的发生率较高。

二、围产期管理

阴道分娩或剖宫产时，应尽量减少抗凝作用，避免严重出血和硬膜外血肿的风险。已经使用抗凝药的孕产妇应当进行剂量调整。

（万珍珍　严荣荣）

第十章
产科并发症

在分娩的过程中,产科医生和麻醉医生都会竭尽全力地关注孕产妇,但是仍然会出现一些无法避免的并发症。了解相关的病理生理学变化,有助于提高麻醉管理水平,减少并发症的危害。

第一节　胎位异常

一、定义

胎儿的"先露"是指最先进入骨盆入口的胎儿露出部分。胎先露可以是头、臀或肩。头先露是最为常见的一种。但是,在分娩过程中可发生屈曲、扩展及胎头旋转,仍可能导致胎位不正。正常分娩时,根据胎颈的俯屈程度,头先露进一步细分为顶先露、额先露和面先露。异常胎位包括臀先露、面先露、额先露、混合先露及肩先露等。

二、臀先露

臀先露是最常见的异常胎位。根据下肢的位置,进一步将其分为完全臀位、不完全臀位和腿直臀位(图 10-1)。

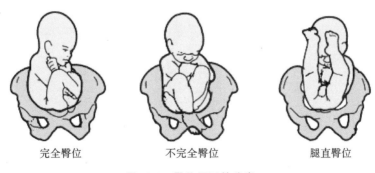

完全臀位　　　　　　不完全臀位　　　　　　腿直臀位

图 10-1　臀位展示的分类

足月时,单胎臀位的发生率约为 3％。臀位阴道分娩的风险显著增加,是头位分娩的 16 倍;与头位相比,窒息的风险高 3 倍以上,产时损伤风险高 13 倍。不完全臀位导致脐带脱垂的风险增加 15 倍,完全臀位增加到 5 倍。与此同时母体的风险也增加:会阴损伤和使用宫缩抑制剂导致产后子宫收缩乏力和产后出血的发生率增加;阴道分娩时宫内操作过多过长会使感染机会增加。因为风险的增加,导致一些人提倡所有臀位产妇选择剖宫产分娩。但这并没有完全消除胎儿风险,即使选择剖宫产手术,胎儿的娩出也增加了困难。

三、麻醉关注

臀位阴道分娩主要有三种方法。

(1) 自然分娩:自然分娩过程中,没有产科医生的干预。

(2) 部分辅助分娩:胎儿脐部以下娩出后,产科医生辅助胸部和头部娩出。

(3) 完全辅助分娩:露臀后,产科医生开始牵引胎儿的腿和脚,然后辅助娩出整个胎儿。

臀位阴道试产时,强烈推荐选择硬膜外分娩镇痛。优点如下:可以减轻产妇的分娩疼痛;宫颈完全扩张之前,抑制母体的用力;会阴松弛,便于分娩;留置硬膜外导管可以方便产科操作,提供快速有效的神经阻滞;中转剖宫产时,快速提供麻醉服务。

完善的硬膜外神经阻滞能够提供有效的分娩镇痛。3%氯普鲁卡因或2%利多卡因能够满足器械助产的麻醉要求。如果为了更好地进行产科操作,可以使用0.25%布比卡因,麻醉阻滞平面控制在 T_8 水平。

与产科医生的沟通是必不可少的,事前讨论产科方案和麻醉方案,做好应急准备。对于剖宫产分娩的产妇,椎管内麻醉同样首选。

四、其他的异常胎位

先露异常还包括面先露和额先露,以及持续性的枕后位(OP)。当胎儿的颈椎没有下降到骨盆边缘时,会出现面先露和额先露的情况。在面先露中,颈椎处于伸展位置,并且在额先露中,胎头俯屈的程度位于正常头先露的完全俯屈状态和面先露的完全仰屈状态之间。这两种先露在分娩过程中都会产生问题,会使胎头以更大的直径面对骨盆入口,增加通过的困难。

面先露时,如果胎儿处于前面(下颌前方)位置,有可能成功进行阴道分娩;额先露的胎儿通常在分娩期间自发地转换,转变成面部或枕骨前部的位置;持续性枕后位产妇的阴道分娩过程可能比预期的更加辛苦,产程更长。

一般来说,在这些异常胎位分娩过程中,镇痛的管理和常规枕前位的分娩是一样的。

横位和肩膀先露通常需行剖宫产术。

第二节　胎头外倒转术

一、定义

经腹壁用手转动胎儿,使不利于分娩的胎位(臀位、横位)转成有利于分娩的胎位(头位或横位转成臀位),称外倒转术(External cephalic version ECV)。成功率为50%～80%。该操作只在孕36周后进行,原因如下:胎儿自发性的转为头位,多发生在孕36周后;36周后由头位又转为臀位的发生率较低(概率低至2%)。如果在这个过程中出现并发症,胎儿接近足月也可以进行分娩了。

二、并发症

并发症较少见，但也有出现胎盘早剥、出血、早产甚至胎儿死亡的报道。这个过程中多会采用保胎治疗。

三、麻醉管理

外倒转术是否需要提供麻醉服务存在争议。但是，临床上在麻醉下完成这种操作的比例似乎越来越大。椎管内麻醉肯定会降低外倒转过程中的产妇的舒适感。最近的一些病例报告显示，椎管内麻醉可以增加外倒转术的成功率但不增加并发症。麻醉方案受到一些产科医生的抵制，他们认为在操作过程中母亲的不适感是衡量力度大小的一个重要指标，应当保留。

进行外倒转术时，硬膜外麻醉使用 2% 的利多卡因，麻醉平面达到了 T_6 的水平。低平面的脊髓麻醉（即舒芬太尼 10 μg 或 2.5 mg 布比卡因与阿片类药）也有很高的成功率；腰硬联合麻醉有更大的灵活性，如果脊髓麻醉不充分，可以通过硬膜外追加药物来补充效果。

第三节 肩 难 产

一、定义

在分娩过程中，胎儿头部分娩出来后，前肩卡在耻骨联合的上方，用常规方法助产手法不能娩出胎儿双肩的称为肩难产。

二、对母儿的影响

肩难产可能会给胎儿带来极大的风险。如果不能及时完成分娩，脐带压迫可能导致窒息。胎头牵引可能对胎儿肱骨造成神经丛损伤，且这种损伤是永久性的。对分娩过程中的干预可能导致胎儿骨折，最常见的肱骨骨折。肩难产产后出血和会阴四度撕裂的风险增加。

三、危险因素

肩难产的危险因素包括巨大儿、有巨大儿的分娩史、产妇肥胖、产妇糖尿病及有分娩过肩难产宝宝的孕妇。

四、麻醉管理

肩难产的处理方案多是产科医生决定的，及时的麻醉介入是有帮助的。硬膜外分娩镇痛的产妇，为产科医生的操作处理和中转手术提供及时有效的麻醉服务。如果事先未留置硬膜外导管，紧急情况下只有选择全身麻醉。在整个过程中应持续监测胎儿心率。

第四节 剖宫产后阴道分娩

一、历史及现状

剖宫产后阴道分娩（vaginal birth after cesarean delivery，VBAC）有两个明显的问题：前次

剖宫产的原因可能再次出现;瘢痕子宫破裂的风险增加。

由于风险较高,初期美国妇产科医生协会(ACOG)规定剖宫产后的生产方式(TOLAC)仅在满足以下条件的医院实施:拥有产科医生、麻醉医生、护理团队;一旦确定方案,能够立即进行手术分娩;拥有大型设施且有医生 24 小时值班。

在 2010 年,美国国家卫生研究院就 TOLAC 和 VBAC 召开了会议,促使 ACOG 重新审视其立场。ACOG 的规定限制了很多低风险产妇进行 TOLAC。迫于压力,ACOG 重新确立了标准:如果患者被充分告知风险并愿意接受,也可以在人员设施较少的地方尝试阴道分娩。

二、麻醉管理

在 20 世纪 80 年代,前次剖宫产产妇进行阴道分娩开始广泛流行,一些产科医生并不认同硬膜外分娩镇痛,认为这样会掩盖子宫破裂时候的疼痛并延误诊断。然而经验表明,子宫破裂所表现出来的疼痛是不规则的,可以与分娩时候的疼痛进行区分。

大数据显示:椎管内分娩镇痛可以安全地运用于剖宫产后的阴道分娩,可以减轻母亲的痛苦和焦虑,有助于阴道分娩的成功进行。镇痛时需要谨慎使用麻醉药物,用最低浓度的局麻药达到良好的镇痛效果。辅助使用阿片类药和肾上腺素能降低局麻药的浓度。

第五节　羊水栓塞

一、定义

羊水栓塞(amniotic fluid embolism,AFE)是产科特有的罕见并发症,其临床特点为起病急骤、病情凶险、难以预测,可导致母儿残疾甚至死亡等严重的不良结局。

二、流行病学及病理生理

全球范围内羊水栓塞的发生率和死亡率存在很大的差异,根据现有的文献,羊水栓塞的发生率为(1.9~7.7)/10 万,死亡率为 19%~86%。近年来,由于各医学学科的发展及支持治疗能力的提高,羊水栓塞孕产妇的死亡率已有明显的下降。

临床研究和动物实验的证据显示,在母体血循环中发现羊水的有形成分与羊水栓塞的发病并没有直接的联系。羊水栓塞的发病机制尚不明确。通常认为,当母胎屏障破坏时,羊水成分进入母体循环,一方面引起机械性阻塞,另一方面母体将对胎儿抗原和羊水成分发生免疫反应,当胎儿的异体抗原激活母体的炎症介质时,发生炎症、免疫等"瀑布样"级联反应,从而发生类似全身炎症反应综合征,引起肺动脉高压、肺水肿、严重低氧血症、呼吸衰竭、循环衰竭、心脏骤停及孕产妇严重出血、DIC、多器官功能衰竭等一系列表现;在这个过程中,补体系统的活化可能发挥着重要的作用。

三、危险因素

羊水栓塞的患者多有下列诱发因素存在:高龄初产,经产妇,宫缩过强,急产,胎膜早破,前置胎盘,子宫破裂,剖宫产等。羊膜腔压力过高,血管开放,胎膜破裂,使羊水进入母血循环。

四、临床表现

羊水栓塞通常起病急骤。70%的羊水栓塞发生在产程中,11%发生在经阴道分娩后,19%发生于剖宫产术中及术后;通常在分娩过程中或产后立即发生,大多发生在胎儿娩出前2小时及胎盘娩出后30分钟内。有极少部分发生在中期妊娠引产、羊膜腔穿刺术中和外伤时。

急性羊水栓塞的典型症状有呼吸困难、发绀、心血管功能障碍、出血和昏迷。母血中查见胎儿成分,对未查见胎儿成分的称为羊水栓塞样综合征,也应按羊水栓塞积极处理,发病时间可在孕期、产时和产后。上述典型症状未必所有患者均有,因此,对表现寒战、胸闷、微咳或呛咳的呼吸困难、面色苍白、出血而血不凝的患者,应高度警惕羊水栓塞的发生。

羊水栓塞多发生于第一产程末、第二产程宫缩较强时,亦可发生于胎儿娩出后短时间内。

五、诊断

目前尚无国际统一的羊水栓塞诊断标准和有效的实验室诊断依据,建议的诊断标准如下。

(一)羊水栓塞的诊断

诊断羊水栓塞,需以下5条全部符合。

(1)急性发生的低血压或心脏骤停。

(2)急性低氧血症:呼吸困难、发绀或呼吸停止。

(3)凝血功能障碍:有血管内凝血因子消耗或纤溶亢进的实验室证据,或临床上表现为严重的出血,但无其他可以解释的原因。

(4)上述症状发生在分娩、剖宫产术、刮宫术或是产后短时间内(多数发生在胎盘娩出后30分钟内)。

(5)对于上述出现的症状和体征不能用其他疾病来解释。

(二)特殊诊断

在其他原因不能解释的急性发作孕产妇中,心、肺功能衰竭伴以下一种或几种情况可考虑为羊水栓塞:低血压、心律失常、呼吸短促、抽搐、急性胎儿窘迫、心脏骤停、凝血功能障碍、孕产妇出血、前驱症状(乏力、麻木、烦躁、针刺感)。这不包括产后出血但没有早期凝血功能障碍证据者,或其他原因的心肺功能衰竭者。

羊水栓塞的诊断是临床诊断。符合羊水栓塞临床特点的孕产妇,可以做出羊水栓塞的诊断,母体血中找到胎儿或羊水成分不是诊断的必要依据。不具备羊水栓塞临床特点的病例,仅仅依据实验室检查不能做出羊水栓塞的诊断。孕产妇行尸体解剖,其肺小动脉内见胎儿鳞状上皮或毳毛可支持羊水栓塞的诊断。血常规、凝血功能、血气分析、心电图、心肌酶谱、胸片、超声心动图、血栓弹力图、血流动力学监测等有助于羊水栓塞的诊断、病情监测及治疗。

六、处理

一旦怀疑羊水栓塞,立即按羊水栓塞急救。推荐多学科密切协作参与抢救处理,及时、有效的多学科合作对于孕产妇抢救成功及改善其预后至关重要。

羊水栓塞的治疗主要采取生命支持、对症治疗和保护器官功能,高质量的心肺复苏(CPR)和纠正DIC至关重要。

(一)呼吸支持治疗

立即保持气道通畅,充分给氧,尽早保持良好的通气状况是成功的关键,包括面罩给氧、无创面罩或气管插管辅助呼吸等。

（二）循环支持治疗

根据血流动力学状态，在羊水栓塞的初始治疗中使用血管活性药物和正性肌力药物，以保证心排血量和血压稳定，并应避免过度输液。

（1）液体复苏：以晶体为基础，常用林格液。在循环支持治疗时一定要注意限制液体入量，否则很容易引发心力衰竭、肺水肿，且肺水肿也是治疗后期发生严重感染、脓毒血症的诱因之一。

（2）使用去甲肾上腺素和正性肌力药物等维持血流动力学稳定：羊水栓塞初始阶段主要表现为右心衰竭，心脏超声检查可提供有价值的信息。针对低血压，应使用去甲肾上腺素或血管加压素等药物维持血压，如去甲肾上腺素 $0.05\sim3.30$ $\mu g/(kg \cdot min)$ 静脉泵入。多巴酚丁胺、磷酸二酯酶抑制剂兼具强心和扩张肺动脉的作用，是治疗的首选药物，使用多巴酚丁胺 $2.5\sim5.0$ $\mu g/(kg \cdot min)$，静脉泵入；磷酸二酯酶抑制剂（米力农）$0.25\sim0.75$ $\mu g/(kg \cdot min)$，静脉泵入。

（3）解除肺动脉高压：使用前列环素、西地那非、一氧化氮及内皮素受体拮抗剂等特异性舒张肺血管平滑肌的药物。依前列醇 $10\sim50$ $ng/(kg \cdot min)$，吸入；或伊洛前列素 $10\sim20$ $\mu g/$次，吸入，$6\sim9$ 次/天；或曲前列尼尔 $1\sim2$ $ng/(kg \cdot min)$ 起始剂量，静脉泵入，逐步增加直至达到效果；西地那非 20 mg/次，口服，3 次/天，或通过鼻饲和（或）胃管给药；一氧化氮（$5\sim40$）$\times10^{-6}$ g/mL，吸入。也可给予罂粟碱、阿托品、氨茶碱、酚妥拉明等药物。

（4）当孕产妇出现羊水栓塞相关的心脏骤停时，应即刻进行标准的基础心脏生命支持（BCLS）和高级心脏生命支持（ACLS）等高质量的心肺复苏。心脏骤停复苏初期不需要明确羊水栓塞的诊断，此时，最关键的紧急行动是高质量的心肺复苏。对未分娩的孕妇，应左倾 $30°$ 平卧位或子宫左牵防止负重子宫压迫下腔静脉。

（5）应用糖皮质激素：糖皮质激素用于羊水栓塞的治疗存在争议。基于临床经验，尽早使用大剂量糖皮质激素，应作为有益的尝试。氢化可的松 $500\sim1000$ mg/d，静脉滴注，或甲泼尼龙 $80\sim160$ mg/d，静脉滴注，或地塞米松 20 mg 静脉推注，然后再予 20 mg 静脉滴注。

（6）新的循环支持策略：羊水栓塞发生后，对于血管活性药物无效的顽固性休克孕产妇，进行有创性血流动力学支持可能是有益的。体外膜肺氧合（ECMO）和主动脉内球囊反搏等策略已经在多个病例报道中被证明是有效的。因此，在初步复苏干预无反应的情况下，可考虑上述有创性支持方法。

（三）处理凝血功能障碍

凝血功能障碍可在羊水栓塞并发心血管系统异常后出现，也可为首发表现，推荐早期进行凝血状态的评估。羊水栓塞引发的产后出血、DIC 往往较严重，应积极处理，快速补充红细胞和凝血因子（新鲜冰冻血浆、冷沉淀、纤维蛋白原、血小板等）至关重要，尤其需要注意补充纤维蛋白原。同时进行抗纤溶治疗，如静脉输注氨甲环酸等。如有条件，早期即按大量输血方案进行输血治疗，可使抢救更有效；有条件者可使用床旁血栓弹力图指导血液成分的输注。

羊水栓塞常伴有宫缩乏力，需要积极治疗，必要时使用宫缩剂，例如缩宫素、麦角新碱和前列腺素。经阴道分娩者要注意检查是否存在子宫颈、阴道等产道裂伤。

临床上对于肝素治疗羊水栓塞引起的 DIC 的争议很大。由于羊水栓塞进展迅速，难以掌握何时是 DIC 的高凝阶段，使用肝素治疗弊大于利，因此不常规推荐肝素治疗，除非有早期高凝状态的依据。

（四）产科处理

若羊水栓塞发生在胎儿娩出前,抢救孕妇的同时应及时终止妊娠,行阴道助产或短时间内行剖宫产术。当孕产妇发生心搏骤停,胎儿已达妊娠 23 周以上,立即进行心肺复苏的同时准备紧急剖宫产术;如孕产妇心肺复苏 4 分钟后仍无自主心率,可以考虑行紧急剖宫产术,这不仅可能会拯救胎儿的生命,而且在理论上可以通过去除孕产妇下腔静脉的压力从而有利于其复苏。但当羊水栓塞孕产妇发生心搏骤停时,在孕产妇围死亡期做出剖宫产术的决定是比较困难的,须根据抢救现场的具体情况做出决策,并无统一的处理标准。

子宫切除不是治疗羊水栓塞的必要措施,不应实施预防性子宫切除术。若产后出血难以控制,危及产妇生命时,果断、快速地切除子宫是必要的。

（五）迅速、全面的监测

立即进行严密的监护,全面的监测应贯穿于抢救过程的始终,包括血压、心率、呼吸、尿量、凝血功能、电解质、肝肾功能、血氧饱和度、心电图、动脉血气分析、中心静脉压、心排血量等。经孕产妇食管或胸超声心动图和肺动脉导管,可作为监测其血流动力学的有效手段。

（六）器官功能支持与保护

羊水栓塞急救成功后往往会发生急性肾功能衰竭、急性呼吸窘迫综合征、缺血缺氧性脑损伤等多器官功能衰竭及重症脓毒血症。

心肺复苏后要给予适当的呼吸、循环等对症支持治疗,以继续维持孕产妇的生命体征和内环境稳定,包括神经系统保护、亚低温治疗、稳定血流动力学及足够的血氧饱和度、血糖水平控制、血液透析、积极防治感染、胃肠功能维护、微循环监测与改善、免疫调节与抗氧化治疗等。

七、总结

分娩过程中出现问题时,采用充分积极的麻醉方法是必要的。熟悉与早产相关的药物治疗很重要,因为这些药物与麻醉方法的选择和麻醉操作存在相关性。麻醉医生必须了解产妇可能服用的药物,必须了解这些药物的相互作用,并随时调整或更改麻醉方案。在多胎妊娠或胎位异常产妇分娩过程中,与产科医生相互沟通,积极配合是确保手术成功的关键。预测产科医生需要做什么,明白麻醉过程中的关键点并尽力做到,可以在紧急情况下节省出宝贵的时间。沟通、预测和理解将会让你在产科麻醉工作中表现得更加出色。

（万珍珍 严荣荣）

第十一章
椎管内麻醉与
镇痛并发症

第一节　硬脊膜穿破后头痛

一、特点

国际头痛协会对硬脊膜穿破后头痛(postdural puncture headache,PDPH)的定义如下：硬脊膜穿破后头痛于硬脊膜穿破发生后5天内出现；头痛部位在前额和枕部；直立位15分钟内头痛出现或加重；卧位15分钟内头痛减轻或消失；1周内自发缓解或经硬膜外自体血填充治疗后48小时内缓解；可伴有颈部僵硬、耳鸣、听觉减退、畏光、恶心等症状。

二、发病机制

硬膜穿透后发生头痛的确切机制还不清楚。最可能的原因是拔针后留下的"小孔"持续从蛛网膜下腔向外渗漏脑脊液(cerebral spinal fluid,CSF)，造成颅内脑脊液减少和压力下降。

三、临床表现

(1)头痛：多于腰椎穿刺后1～3天出现，少数出现于7天后，特点为直立位时出现或加重，卧位时减轻或消失；患者典型的头痛部位主要集中于前额、后枕、颈背和上肩，但是疼痛位置不能确定。

(2)恶心、呕吐：因存在脑膜刺激征，患者可伴或不伴恶心呕吐。

(3)颈部僵硬。

(4)听力改变：耳鸣、耳胀甚至丧失听觉，发病率与穿刺针针头粗细有关。

(5)视觉障碍：涉及颅内神经Ⅲ、Ⅳ、Ⅵ，以颅内第六神经为主(92%～95%)。眶外肌肉麻痹发病率为1：400(400例硬膜穿透患者中1例出现眶外肌肉麻痹)，主要表现为复视，硬膜穿破后3～10天出现，及时行硬膜外血补丁(epidural blod patch,EBP)治疗效果良好，拖延治疗有可能造成永久性复视。

(6)静脉窦血栓：头痛数天后，体位性头痛转变为持续性头痛，伴有癫痫抽搐等症状。

（7）硬膜下血肿：极罕见情况，有可能是脑脊液容量降低引发脑血管出血。

四、并发症

硬脊膜穿破后头痛如未得到及时治疗，可演变成严重并发症。

（1）慢性头痛：发生硬脊膜穿破后头痛的产妇中有 28% 可发展成慢性头痛。

（2）可逆性脑血管收缩综合征（reversible cerebral vasoconstriction syndrome，RCVS）：产后血管病的一种，该综合征以较长时间的可逆性脑内大中动脉收缩为病理基础，以反复急剧发作的剧烈头痛为主要临床表现，可伴有局灶性神经功能缺损或癫痫发作的临床综合征。可逆性脑血管收缩综合征的发病机制尚不明确，对于发生硬脊膜穿破后头痛的产妇可能是由于脑脊液丢失，使脑组织发生移位，对脑的机械刺激增加所致。

（3）硬膜下出血：最严重的并发症之一。发病原因主要是当硬脊膜穿破后，脑脊液减少使其对脑组织的支撑作用减弱，脑尾偏移可致桥静脉撕裂。

（4）颅内出血：由于脑脊液丢失造成低颅压，脑血管代偿性扩张致脑血管破裂（特别是伴有凝血异常、接受抗凝治疗及存在动脉瘤的患者）。

（5）颅内静脉窦血栓（cerebral venous sinus thrombosis，CVST）：这是由多种病因引起的以脑静脉回流受阻、常伴有脑脊液吸收障碍所致的高颅压性脑血管病。女性产褥期高发，占所有颅内静脉窦血栓的 5%～20%。病因或危险因素可分为感染性和非感染性：前者常继发于化脓性感染或非特异性炎症；后者多与高凝状态、血液淤滞、血管壁损伤及颅内压过低有关；另有部分患者原因不明。85% 以上的患者存在一种或多种危险因素。

五、相关危险因素

与硬脊膜穿破后头痛相关的危险因素较多，包括年龄、体重指数（body mass index，BMI）、性别、穿刺针型号、穿刺针口径大小、穿刺针斜面的方向、穿刺时患者的体位、操作者的技术、穿刺次数等。

六、治疗与预防

（一）硬脊膜穿破后头痛的预防

预防手段包括去枕平卧、对症处理。当发现硬脊膜穿破时，麻醉医生往往嘱患者术后去枕平卧，目的在于避免因脑脊液丢失而出现硬脊膜穿破后头痛。但最近有 meta 分析发现硬脊膜穿破后是否平卧对硬脊膜穿破后头痛的发生没有明显影响。

（二）药物治疗

现阶段常用的治疗药物包括咖啡因、茶碱类、曲坦类、普加巴林等。有文献提示这些药物可治疗或缓解硬脊膜穿破后头痛患者的症状，但尚无针对这些药物治疗有效性的对照研究。有证据显示硬脊膜穿破后头痛与 P 物质和神经激肽受体相关。非甾体抗炎药、对乙酰氨基酚、巴比妥类、阿片类药等常作为一线药物，但缺乏有效性的相关数据。

（三）针灸治疗

传统的针灸治疗对缓解和减轻硬脊膜穿破后头痛有效。有文献报道，针灸对硬脊膜穿破后头痛有明显的辅助治疗作用，可明显降低疼痛程度并缩短疼痛持续时间。对于拒绝接受有创治疗的患者，针灸治疗可作为一种选择。

（四）枕大神经阻滞

枕大神经由 L_2 和 L_3 发出的感觉神经纤维组成，经半棘肌和斜方肌之间进颅。发生硬脊膜穿破后，由于脑脊液丢失使脑组织下沉，可牵拉三叉神经尾侧复合体导致疼痛。此来源的疼痛可以通过枕大神经阻滞治疗。

（五）硬膜外腔填充治疗

1. 硬膜外腔推注胶体和(或)生理盐水　国内外均有大量研究证实硬膜外腔推注胶体液或生理盐水可预防和治疗硬脊膜穿破后头痛，其机制是利用硬膜外填充液体产生的压力阻止脑脊液由硬脊膜的破口继续外漏。硬膜外持续泵注生理盐水的具体方法为：当发生硬脊膜穿破时，放弃原穿刺点操作，选取另一间隙行腰硬联合麻醉常规放置硬膜外导管，术中分次推注羟乙基淀粉 20 mL，术毕连续泵注生理盐水 5～6 mL/h。术后每日随访，3 天后如患者硬脊膜穿破后头痛症状消失或明显减轻即可拔除硬膜外导管，如症状持续存在可继续泵注生理盐水直至症状明显减轻或消失。但这种方法在国内外均有许多不同意见，其有效性与安全性有待进一步证实。

2. 硬膜外血补丁(epidural blood patch，EBP)　患者发生硬脊膜穿破后如出现硬脊膜穿破后头痛症状，可取患者静脉血 10～30 mL，推注至硬膜外腔即可。其作用机制是依靠血凝块封堵硬脊膜的损伤处，阻止脑脊液的进一步外漏。此方法起效快、效果确切。虽然硬膜外血补丁目前已成为国际公认的治疗硬脊膜穿破后头痛最有效的手段，但硬膜外血补丁在我国是否适宜推广一直存在争议。

（六）保守治疗

对于某些发生硬脊膜穿破后头痛但拒绝或不适合进行有创性治疗的患者可采取保守治疗和对症处理，如每日静脉输注液体 2500～3000 mL，头痛严重者给予口服非甾体抗炎药止痛，恶心呕吐者给予止吐药。

第二节　背　　痛

硬膜外麻醉是我国目前最常用的麻醉方法之一，而背痛是硬膜外麻醉后常见的并发症，硬膜外麻醉术后有 20%～30% 的患者可出现背痛，产科患者可达 30%～40%。大多数患者认为这和分娩过程中使用硬膜外镇痛有关。有两项回顾性研究对两者的关系进行了分析，其中一项表明，在接受硬膜外镇痛自然分娩的产妇中有 19% 术后发生长期性背痛，而未使用硬膜外镇痛者发生率为 10%。另外一组数据显示，使用硬膜外镇痛后 18% 的产妇发生背痛，而未使用者发生率为 12%。

硬膜外麻醉术后背痛多发生在穿刺部位及其周围的脊背部，其原因是硬膜外穿刺导致背部软组织损伤，继而引起局部无菌性骨膜炎、肌腱炎、脊上韧带和脊间韧带创伤性水肿。

第三节　中枢神经系统感染

在日常麻醉操作中，区域麻醉后发生的中枢神经系统感染病例极少。在美国医院，自发的硬膜外脓肿不超过万分之一。该并发症典型的体征和症状包括发热、背痛和麻醉后 2～3 天穿刺点感染。

中枢神经系统感染一旦发生，后果十分严重。感染起初可能是外源因素引起的。受污染的器械、药剂或者留置导管均可引起。内源性感染可能为体内任一处感染扩散而来。据报道，有一例脊髓麻醉后发生脑膜炎的病例，在患者和执行操作的麻醉医生体内分离出了同一型的致病菌（草绿色链球菌）。尽管尚无预防中枢神经系统感染的国际标准，大多数麻醉医生坚信，无菌原则是应该时刻注意的。

第四节　脊髓和硬膜外血肿

椎管内麻醉有关的脊髓、硬膜外血肿导致中枢神经系统损伤的发生率很低，估计发生率分别只有 1/150000 和 1/220000。更严重的是，脑脊液压力下降可能引起桥脑膜静脉破裂，导致可能致命的脑膜下血肿。

接受了低分子肝素（LMWH）的高危临产妇也是硬膜外血肿形成的一个新的危险因素。美国区域麻醉与疼痛医学学会制定的新指南，建议对术前使用了低分子肝素的产妇应推迟 10～12 小时再行椎管内麻醉，而接受了较高剂量低分子肝素注射的产妇延迟时间为 24 小时（例如，依诺肝素 1 mg/kg，一日两次）。

通常认为，用粗针或切面式腰穿针意外刺破硬脊膜是硬脑膜下血肿的唯一原因，但也有报道用笔尖式细针刺破硬脊膜后，以及在无意刺破硬脊膜后已经及时用硬膜外血补丁处理后，仍需要手术清除。无论何时，如果硬膜外刺破后进行了血补丁治疗，但依然出现头痛（特别是头痛伴随意识改变、惊厥或其他神经系统症状），就有必要进行磁共振成像（MRI）检查，排除硬膜下血肿。硬膜下血肿如果不紧急手术，可能会危及生命。

第五节　神经功能受损

围手术期的神经功能受损是区域麻醉的并发症，但极少发生较严重或致残性神经并发症。

一、生理基础

（1）妊娠子宫不断增大，压迫下腔静脉，阻碍侧支循环，使硬膜外静脉丛充血导致硬膜外腔及鞘内容积减少，局麻药的扩散面广。

（2）孕妇椎管内麻醉时，意外损伤硬膜外静脉的发生率增加，可达 15.7%。

（3）女性在妊娠期间对局麻药的敏感性增强，这与黄体激素的作用有关。

（4）对妊娠女性进行腰麻时，给予更少剂量的局麻药即可达到同样的麻醉平面。所涉及的机制包括妊娠女性脑脊液容量减少及其对局麻药的易感性增强，因此局麻药在妊娠女性的扩散范围更广泛。

二、病理学因素

（一）危险因素

区域麻醉导致神经损伤的危险因素包括神经缺血（推测与应用血管收缩药或患者长时间

低血压有关）、放置穿刺针或导管时损伤神经、感染、局麻药的选择。另外，患者术中体位摆放不当、手术敷料包扎过紧及手术创伤造成的神经损伤也常被归咎于区域麻醉。

（二）局麻药的神经毒性作用

（1）局麻药对神经毒性作用与浓度和作用时间相关。如果某个区域内的药物浓度高于神经所能耐受的浓度，或者因个体差异表现出对药物过于敏感，就可能出现神经毒性反应。

（2）个体差异性：但目前这种差异无法在麻醉前被检查出来。

（3）局麻药除了阻断电压门控性钠通道之外，还有其他作用，包括与剂量相关的对神经轴突产生直接的毒性作用，纤细的无髓鞘神经纤维比粗大的有髓鞘神经轴突更易受到局麻药的损伤。

（4）局麻药可通过减少神经内毛细血管血流的方式造成神经缺血，可能是减少了一氧化氮或前列腺素等内源性血管舒张物质的产生。

（三）后果

局麻药的毒性作用可直接导致区域麻醉后的神经并发症，表现为从单纯的会阴部感觉迟钝到合并有排便异常的马尾综合征，直至横断性脊髓损害导致截瘫等不同程度的神经功能障碍。

（四）影响因素

1. 局麻药的毒性作用

（1）虽然临床浓度和剂量的局麻药对大多数孕妇的神经系统无明显影响，但是长期接触、大剂量和（或）高浓度的局麻药可造成永久性神经损伤（连续硬膜外术后镇痛）。

（2）导致神经周围局麻药浓度异常增高的原因如下：使用高浓度局麻药；药物在脑脊液中分布不均；蛛网膜下腔内粘连而脑脊液被分隔呈小室状；药物进入到小室内难以被分散稀释。注射速度对于局麻药浓度也有很大影响，推注速度越快则药物在脑脊液中形成涡流而易于被更快地稀释。

（3）利多卡因的局部神经毒性作用强于比布比卡因。

（4）有原发性神经疾病的患者更易受到局麻药的毒性影响。

（5）局麻药神经毒性的差异也取决于 pK_a、脂溶性、蛋白质结合率。

2. 神经缺血　外周神经具有双重血供，即内部的神经内血管和外在的神经外血管。如果合并血管解剖变异、硬膜外血管破裂出血、注药压力增高，可能造成麻醉后下胸段和腰段脊髓缺血坏死。含有肾上腺素的局麻药理论上可导致外周血管缺血。血肿也可造成神经缺血，神经受压的严重性取决于血肿的体积。围手术期患者如发生凝血功能改变或术后需接受抗凝治疗，应密切监测患者有无出现神经受压的早期症状，例如疼痛、麻木或无力。贻误诊断和治疗可导致不可逆性的神经缺血。

3. 麻醉操作　麻醉操作可导致对脊髓或脊神经的机械性损伤。

4. 感染　可并发于任何区域麻醉，但是产生神经症状的却很罕见。另外，进行区域麻醉操作时，穿刺针可能会将消毒液带入硬膜外腔或蛛网膜下腔，导致神经损伤。如误将酒精、氯化钾等注入，会出现长时间甚至永久性神经损害。

5. 既往病史　术前已有潜在神经疾病的孕妇更易在穿刺或放置导管时受到损伤，可能在麻醉后表现出神经功能障碍。妊娠前已患有糖尿病的孕妇可能已合并有外周神经损害，进行区域麻醉可能加剧已有的神经损害。患有腰椎椎管狭窄、腰椎椎间盘突出和黄韧带肥厚的孕妇,如长时间处于截石位可造成对脊神经的压迫或牵拉,使神经外膜及其营养血管血流中断造成神经营养性退变,重者可导致神经纤维肿胀。而在产科手术时孕妇处于仰卧位,黄韧带突入腰椎管,马尾被挤压向前方的椎体后缘和后纵韧带,长时间挤压与药物的协同作用可导致患者术后出现不同程度的暂时性或持续性双下肢感觉、运动和括约肌功能障碍,甚至是永久性麻痹。

在术后 24 小时内出现神经功能障碍最可能是由于神经外或神经内血肿、神经内水肿或涉及数条神经纤维的病变。许多出现异感的患者在接受区域麻醉后,神经损伤症状并不在损伤后立即出现,可能在数天甚至数周后才出现。

三、临床表现

(一)神经根或神经干损伤

(1)穿刺针针尖或硬膜外导管刺激神经时患者多描述为一过性麻木感,而如果刺入脊髓、神经根或神经干内则表现为剧烈的神经疼痛。

(2)麻醉后患者可出现脊神经功能异常,严重者可出现脊髓横断性损害。

(3)血肿或气肿可对脊髓造成机械压迫,而且血液或空气也可刺激局部发生炎症反应,出现组织水肿,进一步加重对脊髓的压迫。

(4)腰椎管狭窄或胎头压迫所导致的神经根或神经干损伤,多表现为一支或多支脊神经,或某神经干的功能障碍,表现为一侧下肢麻木、感觉迟钝或无力、股神经痛、耻骨联合痛、会阴部痛等。机械性损伤可表现为一支或数支脊神经支配区域感觉缺失,单侧或双侧下肢肌肉运动异常,严重时可表现为双侧横断性截瘫等。

(二)短暂神经综合征

局麻药及其他化学性毒性损害的表现主要有短暂神经综合征(transient neurological symptoms,TNS),应用各种局麻药时均可见。髓尾部可能是对局麻药比较敏感的部位,脊髓背根神经元兴奋引起肌肉痉挛,在接受腰麻后 4~5 小时腰背部可出现中度或剧烈的疼痛,放射向臀部和小腿,也可伴随有感觉异常,但无明显运动和反射异常,一般 7 天内均可恢复,不遗留感觉运动障碍。

(三)马尾综合征

马尾综合征(caudaequina syndrome,CES)主要表现为低位脊神经根损伤的症状,可出现直肠、膀胱功能障碍,会阴部感觉异常及下肢运动麻痹等。CES 还可表现为患者接受麻醉后出现会阴部感觉异常的延迟性骶神经功能障碍,不伴随明显的运动和排便障碍,但症状可持续很长时间。

四、处置方法

(一)分析及定位

如果患者接受区域麻醉后出现神经系统症状,则需要对相关部位进行解剖学定位并分析可能涉及的神经范围。仔细询问病史、进行物理诊断及电生理学检查可有助于病变定位。一旦病变定位确定,可更好地查明损伤的病因及开始治疗。

(二)询问病史

确定神经功能受损是否在接受麻醉或手术之前已经存在,有助于防止将神经损伤的潜在因素归咎于麻醉。先前所患疾病,(如糖尿病)造成的外周神经病变,可能导致患者更易于发生术后神经损伤。应当要求患者详细描述神经学问题。神经病变导致的症状在最初损伤后的 2～3 周内可能不会变得很明显,因为存在可预见的术后疼痛等干扰因素。询问患者病史应当包括准确确定无力部位、感觉丧失范围及疼痛来源。另外,确定是否存在双侧症状,对正确诊断非常重要。

（三）诊断

（1）物理诊断:详细的物理诊断包括评估力量、针刺感、精细触觉、位置感及反射。如果怀疑损伤到脊髓,应当对腹部的感觉平面加以评估。如果术后第一天发生肌肉萎缩,最可能的原因是先前就存在病变。腰椎间盘突出也可在麻醉后发生,可通过影像学检查加以评估。

（2）肌电图:肌电图及神经传导检查可助于定位物理诊断中发现的病变。

（3）神经影像学检查:常用的神经影像学检查,包括核磁共振显像、CT 扫描、骨扫描以及极少应用的血管造影术,可有助于定位外周神经病变。

（四）治疗方法

分为保守治疗或手术治疗。如果进行区域麻醉后发生了严重的神经功能障碍,通过物理诊断、神经影像学检查及电生理检查对病变进行了定位,应当考虑对病变进行手术纠正。物理治疗计划包括力量训练、运动范围锻炼以减少肌肉挛缩与萎缩。应当在事件发生后的 6 周、3 个月及 6 个月重复进行电反应诊断。

（吴耀华　郝泉水）

第十二章
新生儿复苏

胎儿娩出后,人体会发生呼吸和循环等一系列生理变化以适应子宫外的生存环境。由于这一过程的复杂性,大约有 10% 的新生儿需要辅助呼吸,有 1% 的新生儿需要在产房进行全面复苏。体重低于 1500 g 的早产儿由于生长发育不成熟,还不能较好地适应子宫外的生活,因此,发生窒息风险的可能性呈指数级上升。

第一节　病理生理学

胎儿时期存在两处心脏分流:卵圆孔和动脉导管。由于肺循环阻力(PVR)高和体循环阻力(SVR)低(胎盘的低体循环阻力),这两处分流方向都是右向左。气体交换仅在胎盘中完成。

胎儿循环的解剖结构导致形成了一种并联循环的方式,即肺循环和体循环中的血液主要在各自的路径中流淌,只是出心脏后,才在主动脉弓处汇合。

分娩后,胎儿循环必须迅速从并联循环过渡到串联循环(成人循环)。所有血液都必须先经过肺循环的气体交换后才能经体循环供应全身器官组织。如果这种转换失败或不及时,将会导致新生儿死亡或永久性的神经损伤。

一、胎儿循环

来自胎盘的氧合血在下腔静脉与来自下半身的静脉血混合后进入右心房,经卵圆孔分流进入左心房和左心室出升主动脉,供应冠状动脉及上半身的器官组织(包括脑组织等)(图 12-1)。

来自上半身的低氧静脉血经上腔静脉进入右心房,优先进入右心室。由于肺血管阻力较高,来自右心室的大部分血液流经动脉导管分流到降主动脉灌注下半身和胎盘。流经胎盘的血液回流到母体。

二、过渡期的新生儿呼吸循环

(1)经阴道分娩时,胎儿胸部受到挤压,排出肺水。

(2)啼哭使肺扩张、吸满空气,并刺激肺表面活性物质释放。

(3)氧分压和肺血流量增加导致一氧化氮释放,促进肺血管扩张。

(4)钳闭脐带后低阻力的胎盘循环被摘除,体循环阻力增加。

（5）肺循环阻力的急剧下降和体循环阻力的同时增加导致卵圆孔和动脉导管的右向左分流量显著减少，逐渐关闭。

（6）这些变化在数分钟内完成。因此新生儿循环更接近成人而非胎儿循环（图 12-2）。

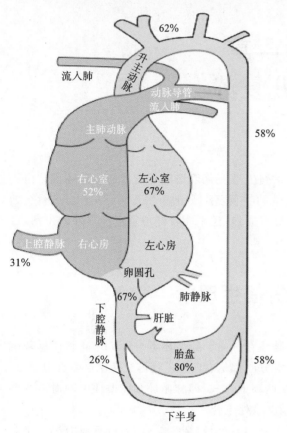

图 12-1　胎儿循环图

在子宫内，肺血管阻力较高，90％的右心室流出血通过动脉导管分流。数字代表血管或腔室中的 SaO_2。

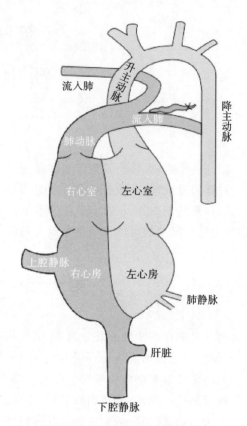

图 12-2　新生儿（成人样）循环图

出生时，肺血管阻力急剧下降，动脉导管收缩；血液从右心室流出后大部分进入了肺循环。血管阻力的变化显著减少了卵圆孔的分流。

三、新生儿持续肺动脉高压的病理生理变化

（1）持续性肺动脉高压导致新生儿发生低氧血症和酸中毒，使肺循环阻力进一步增加，经动脉导管的右向左分流量也同步增加。

（2）动脉导管分流量增加后，血氧饱和度进一步降低。

（3）新生儿长时间缺氧后可导致血液重新分布，优先供应心脏、大脑和肾上腺等重要器官。

（4）如果血流重新分布后仍不能满足重要器官的氧供，则心肌收缩力和心排血量随之下降。

（5）缺氧也抑制中枢神经系统导致自主呼吸减弱。

第二节 新生儿复苏的预判

经产前和产时胎儿评估,可以预判约 80％的新生儿是否需要复苏。产前评估的内容包括严重胎儿畸形和母体因素对胎儿的影响。与新生儿复苏相关的母体因素如下。

（1）妊娠期糖尿病；

（2）妊娠高血压综合征；

（3）慢性高血压；

（4）Rh 过敏史；

（5）死胎史；

（6）妊娠中期或妊娠晚期出血；

（7）母体感染；

（8）缺乏产前检查；

（9）母体药物滥用；

（10）已知胎儿异常；

（11）过期妊娠；

（12）早产妊娠；

（13）多胎妊娠；

（14）胎儿大小和孕周差异；

（15）羊水过多；

（16）羊水过少；

（17）母体药物治疗（包括利血平、锂、镁和肾上腺素等受体阻滞剂）。

产时情况对新生儿复苏预判非常重要。与复苏相关的产时事件如下。

（1）剖宫产分娩；

（2）胎先露异常；

（3）早产；

（4）胎膜早破超过 24 小时；

（5）绒毛膜羊膜炎；

（6）急产；

（7）产程延长超过 24 小时；

（8）第二产程延长 3～4 小时；

（9）胎心异常；

（10）全身麻醉；

（11）子宫痉挛；

（12）羊水粪染；

（13）脐带脱垂；

（14）胎盘早剥；

（15）子宫破裂；

（16）困难器械助产；

（17）分娩前 4 小时内母体使用过全麻药物。

由于新生儿临床情况的不断变化,在整个分娩过程中必须持续进行评估。

一、胎心监护

产时胎心监护是胎儿评估的首选方法。胎心监护正常时,预测胎儿娩出后 5 分钟内的 Apgar 评分大于 7 分的准确率在 90% 以上。在胎儿复苏预测时,胎心监护的假阳性率为 35% ~50%。尽管胎心监护异常可能与远期预后不良无关,但与新生儿复苏的需求高度相关。此外,需要注意,即使胎心监护正常,约 50% 的剖宫产新生儿需要做好复苏的准备。

二、胎儿心率减速

(1)早期减速是宫缩时胎头受压的正常迷走神经反应。
(2)晚期减速一般认为与胎盘功能不良、胎儿缺氧有关。
(3)变异减速由脐带受压引起,严重的变异减速表示可能出现胎儿窒息。

第三节 新生儿复苏的准备

所有产妇分娩时都应做好新生儿复苏的准备工作,有相应的管理人员、人员培训、制度要求和工作安排。设备和药物应集中放置在产房的固定位置,经常检查是否正常运行和有效期,并在使用后立即补充(表 12-1)。每次分娩都应确保至少有 1 名熟练掌握新生儿复苏技术的人员参与或复苏人员 3 分钟内能够到场。

表 12-1　新生儿复苏的器材、药物

分　类	器材或药物
吸引设备	球状吸引器 机械吸引器 5F 至 10F 吸痰管 胎粪吸引器
药物	1∶10000 肾上腺素
扩容液	10% 葡萄糖注射液 灭菌用水或生理盐水
保温袋和面罩设备	带减压阀的新生儿复苏气囊 面罩(足月儿和早产儿) 口咽通气道 浮标式氧气吸入器
插管设备	喉镜 0♯和 1♯直喉镜片 备用的灯泡和电池 2.5~4.0 mm 气管导管 管芯 CO_2 监测仪

续表

分　　类	器材或药物
其他设备	辐射保暖床
	听诊器
	心电监护仪
	胶带
	注射器和针头
	脐动脉插管托盘
	3.5F,5F 脐带导管
	无菌婴儿护脐
	三通旋塞
	5F 胃管

注意事项如下。

（1）喉罩(LMA)：1 号喉罩已被成功用于正常或低体重新生儿复苏时的正压通气。喉罩通气可用于下颌发育不良且面罩通气和气管插管失败的新生儿。

（2）呼气末 CO_2 检测：临床研究已经证明，在确认气管导管正确位置方面，呼吸末二氧化碳监测比呼吸音听诊更有效。

第四节　产 时 复 苏

一旦确认胎儿窘迫，应立即开始产时复苏，并同时纠正母体影响因素。

一、胎儿窘迫的原因

（1）母体低血压或心排血量减少：仰卧位综合征，椎管内麻醉阻断交感神经反应、出血或心脏病。

（2）影响母体氧合的疾病：哮喘，肺炎和肺水肿。

（3）影响胎儿循环的疾病：脐带脱垂，子宫过度刺激，子宫痉挛，胎盘早剥或子宫破裂。

二、胎儿窘迫时的处理

（1）面罩纯氧通气，增加产妇和胎儿的氧合。

（2）子宫左倾位，减少对腹主动脉和下腔静脉的压迫。

（3）使用血管加压药和扩容纠正低血压（当产妇没有肺水肿和心脏病时）。

（4）停止催产素输注，或给予宫缩抑制剂以降低子宫张力。

（5）如果怀疑有脐带受压，可考虑进行羊膜腔内灌注生理盐水。

（6）严重胎盘早剥或子宫破裂时需要行急诊手术。

第五节　新生儿复苏

美国心脏协会和美国儿科学会推荐以下新生儿复苏方案(表 12-2)。在复苏过程中,应当注意保温。发生胎儿窘迫的新生儿体温调节系统通常不稳定。寒冷诱发应激反应和肺血管收缩出现低氧血症、高碳酸血症和代谢性酸中毒,导致胎儿循环向成人循环的转换发生困难,降低复苏效果。

新生儿心搏骤停通常继发于呼吸衰竭。新生儿呼吸衰竭时可出现低氧血症和酸中毒,后期可出现心动过缓,心肌收缩力下降,最终导致心搏骤停。

表 12-2　新生儿复苏方案 *

分　类	复苏方案
新生儿出生时	评估是否足月妊娠,羊水是否清澈,呼吸、哭声是否正常,肌张力是否正常。 是:常规护理(保暖、清理气道、擦干皮肤、评估颜色) 否:保暖、清理气道、擦干皮肤、刺激、重新评估
出生后 30 秒	评估呼吸、心率和颜色。 有呼吸、HR>100 次/分,且呈粉红色:观察性护理 有呼吸、HR>100 次/分和发绀:辅助供氧 如果新生儿变成粉色:观察护理 如果发绀持续存在:正压通气 如果呼吸暂停或 HR<100 次/分:正压通气 一旦启动正压通气: 如果 HR>100 次/分且为粉色:复苏后护理 如果 HR<60 次/分:持续正压通气并开始胸外按压
正压通气后 30 秒	评估: 如果 HR>60 次/分:持续正压通气 如果 HR<60 次/分:继续正压通气 继续胸外按压 考虑使用肾上腺素和(或)扩容
每 30 秒重新评估一次	根据评估指南指导复苏

* 资料来源:美国心脏协会和美国儿科学会新生儿复苏指南。

一、新生儿复苏概述

(1) 对新生儿进行刺激和保暖。

(2) 评估呼吸、心率和肤色。心脏听诊是评价新生儿心率最准确的方法。

(3) 如果新生儿呼吸困难或呼吸暂停和(或)心率<100 次/分,则以每分钟 40～60 次的频率控制或辅助呼吸。初始肺扩张气道峰压控制在 30～40 cmH_2O 或更高的水平,维持气道压<25 cmH_2O。

(4) 充分纯氧通气 30 秒后,如果心率仍小于 60 次/分,则立刻行胸外按压。胸外按压频率为 90 次/分。按压和通气比为 3∶1,即每分钟按压 90 次和通气 30 次。应持续行胸外按压直至自主心率＞60 次/分。

（5）如果在充分通气给氧和胸外按压 30 秒后心率仍低于 60 次/分,则给予肾上腺素和（或）扩容治疗。

（6）若面罩通气无效,则需要进行气管内插管,行机械通气,亦可作为建立静脉通路前的一条给药途径。

二、新生儿复苏用药

推荐药物、剂量和给药途径见表 12-3。

表 12-3　新生儿复苏用药

药　物	浓　　度	剂　　量	给药途径	给药速度
肾上腺素	1∶10000	0.01~0.03 mg/kg	静脉注射	快速给药
容量扩充液	生理盐水	10 mL/kg	静脉注射	给药超过 5 分钟
	O 型 Rh(−)血	10 mL/kg	静脉注射	给药超过 5 分钟
葡萄糖注射液	10%	2 mL/kg	口服	
		8 mg/(kg·min)	静脉注射	输液

（1）静脉注射肾上腺素是首选的血管加压药,可每 3~5 分钟重复 1 次,直至心率大于 60 次/分。在给予肾上腺素之前必须进行充分通气。在没有充分氧合的情况下,肾上腺素引起的心肌耗氧量的增加可导致心肌损伤。新生儿气管内给予肾上腺素的效果尚未确定。

（2）扩容治疗只适用于急性失血和出现休克征象时。扩容应在 5~10 分钟内完成。快速扩容与脑出血相关。

（3）新生儿复苏初期不再推荐使用盐酸纳洛酮。对于宫内阿片类药暴露的新生儿,可在呼吸和心率恢复后使用。母体若麻醉药物成瘾,其胎儿应避免使用纳洛酮,因为这可能会导致急性戒断反应和癫痫发作。

（4）由于缺乏治疗效果的评价,在新生儿复苏的初期不再推荐使用碳酸氢钠。

（5）如果血糖水平在 40~45 mg/dL 之间,应给予葡萄糖。约 10% 的健康足月新生儿可能有一过性低血糖症。如果产妇患有糖尿病或接受大剂量葡萄糖静脉注射,新生儿出现低血糖症的风险增加。

三、胎粪污染羊水的处理

（1）有羊水胎粪存在时,不推荐产时常规口咽和鼻咽吸引。

（2）呼吸力强,肌张力好,心率快的婴儿不需要气管内插管和吸引。

（3）建议仅在羊水胎粪误吸且胎儿窘迫的情况下吸引。

四、新生儿复苏中的氧气使用

新生儿复苏使用纯氧通气的依据尚不明确。根据临床观察和动物研究,越来越多的证据表明使用纯氧复苏可能对某些新生儿有害。

最近的研究表明,健康足月新生儿在出生后 1 分钟内的血氧饱和度非常低,范围为 43%~77%。出生后 3 分钟、5 分钟和 10 分钟,血氧饱和度的平均值分别为 83%、89% 和 94%。复苏过程中暴露于高浓度的氧气会增加氧中毒的发生率。

（一）新生儿复苏的随机试验

最近的一项荟萃分析使用了室内空气（$n=881$）与100％氧气（$n=856$）进行新生儿复苏的随机试验，结果如下。

（1）总体新生儿死亡率：室内空气组为8.0％，100％氧气组为13.0％。

（2）室内空气组中5分钟时的Apgar评分和90秒时的心率显著升高。

（3）在复苏时，室内空气组的首次自主呼吸时间明显更短。

显然，这些数据也需要考虑到长期窒息造成的组织损伤。

（二）目前关于新生儿复苏氧气使用的建议

（1）可在室内空气或100％氧气条件下进行复苏。

（2）如果新生儿在出生后90秒内没有改善，则应该在复苏时使用100％氧气。

五、新生儿评估

Apgar评分提供新生儿健康的衡量标准（表12-4）。1分钟评分与存活率相关，5分钟评分与神经功能预后相关。如果5分钟评分<7，则应每5分钟进行评分，持续20分钟以上或连续两次评分≥7。如果10分钟以后的Apgar评分为0，则新生儿存活的可能性很小。目前的指南建议，经过10分钟持续和充分的复苏后，如果新生儿仍无生命迹象，则可停止复苏。

表12-4　Apgar评分系统

项　　目	0分	1分	2分
心率（次/分）	无	<100	>100
呼吸情况	无	微弱，不规则	良好，啼哭
肌张力	弛缓	四肢屈曲位	动作灵活
对刺激反应	无反应	皱眉	哭声响
肤色	青紫或苍白	四肢青紫	全身红润

六、总结

出生后的最初几分钟，新生儿的循环系统和呼吸系统发生根本性适应性变化。如果不能成功地从胎儿生理过渡到成人生理，可发生恶性循环，导致永久性神经损伤或新生儿死亡。尽管需要完全新生儿复苏的情况相对较少，但必须始终配备相关人员协助完成新生儿复苏。为了避免不良后果，相关医务人员必须了解新生儿对宫外生活的适应情况，认识胎儿窘迫的危险因素，并接受相应的培训。

（徐恒　乐林莉）

下 篇
儿科麻醉与镇痛

第十三章
麻醉相关的解剖与生理

第一节　神经系统

一、神经发育

新生儿大脑皮质和神经髓鞘发育不完善,肌张力和肌反射不同于大龄儿。

二、颅骨发育

小儿生长到 6 岁时,颅内容物体积已接近成人。而生长到 16 岁后,颅骨容积才达成人水平。因此,16 岁前,与成人相比,小儿的颅内容物更充实。但是,小儿整体颅骨的韧性低于成人。通过扩大囟门、分离骨缝来容纳增速相对过快的颅内容物(血液、脑脊液和脑组织)。

三、脑血管发育

新生儿脑血流调节功能发育不全,血流速度是压力依赖性的。低血压时,可发生脑缺血;高血压时,可损伤毛细血管。早产儿脑血管非常脆弱,特别是生发基质覆尾状核区域。这一区域血管破裂所导致的颅内出血常常扩展到脑室,致脑室内出血(intraventricular hemorrhage, IVH)。低体重早产儿容易发生 IVH 而增加死亡率。诱发 IVH 的危险因素还包括:缺氧、高碳酸血症、高钠血症、动静脉压和(或)血流明显波动、低红细胞比容、容量负荷过重和快速输注高渗溶液(碳酸氢钠)等。清醒气管插管可增加婴儿前囟压力,所以,应尽量避免清醒气管插管和气管内吸引。

防范措施:围手术期有效镇痛,精确补充失血量,杜绝快速输注高渗溶液,及时纠正重度贫血和(或)凝血功能障碍。

四、脑脊液

脑脊液(cerebrospinal fluid,CSF)位于脑室和蛛网膜下腔,主要由侧脑室颞侧角、第三脑室后部及第四脑室顶部的脉络丛生成。脑膜、脑室膜、脑及脊髓的血管也产生少量脑脊液。脑脊液由侧脑室流经第三脑室,经中脑导水管流入第四脑室,同时汇聚各个脑室脉络丛所分泌的液体,然后经第四脑室外侧孔和正中孔流入小脑延髓池及蛛网膜下腔。脑脊液在颅内异常积聚称为脑积水,分为阻塞性或非阻塞性脑积水。阻塞性脑积水由脑脊液流经通路梗阻所致;非阻塞性脑积水是由于脑实质容积的缩小继发脑室扩张或由于脑脊液生成增多所引起的,瘢痕所致的脑脊液重吸收减少也是原因之一。

五、脊髓及硬膜

婴儿脊髓下端的位置较成人低,出生时平第三腰椎,1岁时升至第一腰椎水平。硬脊膜下端通常终止于第二骶椎水平,但也有人终止于第二骶椎之下,因此,骶麻时有可能损伤硬脊膜。

六、髓鞘形成

脊髓感觉神经髓鞘在出生时已经完全形成,运动神经髓鞘至2岁才形成,脑内神经髓鞘形成缓慢,一般认为此过程持续到中年。

七、疼痛的感知

胎儿时期,痛觉的神经内分泌传导路径已经分化成熟。因此,早产儿也能感知疼痛。疼痛可导致心动过速、血压升高、颅内压增加和行为表现(哭闹、表情痛苦和躁动)。行为表现是小儿疼痛程度评分的依据。婴儿感受疼痛后可能会导致日后疼痛敏感性增加,因此,婴儿同样需要镇痛或麻醉。术中和术后有效镇痛也可提高重症婴儿的存活率。小儿痛阈低于大儿和成人。

第二节　呼　吸　系　统

一、气道解剖

(1)头大、颈短和舌大:影响口咽通气和声门暴露。麻醉中需准备口咽通气管。

(2)鼻腔狭窄,容易被分泌物或因水肿而堵塞。鼻腔堵塞时,新生儿不能瞬间转换为口式呼吸,可出现"梗阻性鼻式呼吸"。新生儿头成屈曲位时,容易发生上呼吸道梗阻性呼吸暂停。未完全清醒时,应当保持头后仰位。

(3)早产儿声门平颈3水平,新生儿、婴儿平颈3~4水平,成人平颈4~5水平;甲状软骨平颈2~3水平(2岁前);声带由后上方向前下方倾斜;会厌软骨呈U型,较硬、较长,在声门上方向后成45°角(为了不压迫相对过长的会厌,喉镜片不能放置过深,推荐小儿使用直喉镜片)。由于舌、甲状软骨、会厌和口腔后部间的距离短,小婴儿的气道容易被舌阻塞。由于喉头位置较高,气管插管时,抬高头部,采取"嗅鼻位"时,也会同时抬高喉头,并不能像幼儿或成人那样较好地暴露声门。

(4)气管最狭窄处位于声门下的环状软骨区域。此处任何损伤所致的环状水肿,都会明显降低气管内径,增加气道阻力。

(5)小儿气管较短。气管插管后,应精确定位和有效固定以防止气管导管滑脱。气管软骨较软,容易用按压方式防止胃内容物反流。但是,气道梗阻用力呼吸时,也容易导致气管塌陷。

(6)由于肋骨始终处于水平位置,胸廓的扩张度小,呼吸运动以膈肌为主。小儿腹腔内脏体积相对较大,容易影响膈肌运动,特别是在胃肠道胀气时。

二、呼吸调节

足月新生儿的呼吸调节功能(化学感受器)已经发育完成,但仍与成人有差异。由于新生儿代谢率高,呼吸运动对高碳酸血症的刺激不敏感,早产儿几乎没有反应。新生儿对氧分压的变化敏感,但受到一些因素的影响,包括胎龄、出生日龄、体温和睡眠状态。清醒和体温正常时,早产儿和小于1周的足月新生儿对缺氧呈双相呼吸反应:先短暂兴奋而后抑制。低温时,仅有抑制反应;快波睡眠时,无反应。2~3周的足月新生儿,缺氧时呼吸加快,提示化学感受器发育成熟。

三、新生儿呼吸暂停

(一)生理性呼吸暂停

多数早产儿和部分足月新生儿可发生生理性呼吸暂停。其特点为:呼吸先快,后发生暂停,暂停持续时间为5~10秒。可能的原因是呼吸反馈控制系统不协调。生理性呼吸暂停发生时,早产儿二氧化碳分压升高,心率无明显变化;足月儿二氧化碳分压降低,无不良预后,通常在44~46周后恢复正常。

(二)病理性呼吸暂停

部分早产儿可发生威胁生命的病理性呼吸暂停,持续时间超过20秒,伴有心动过缓。可能的原因是:生理需要超过了发育不成熟的呼吸中枢的调控能力,呼吸肌疲劳、停止工作。

(三)呼吸暂停的分类

呼吸暂停可以是中枢性的(无呼吸动作)或梗阻性的(有呼吸企图),梗阻可发生在咽喉部。也有混合性的,也可能是呼吸肌的原因。许多呼吸暂停也发生在快波睡眠期。新生儿呼吸暂停可以是特发性的,也可以有其他病因,如脓毒血症、颅内出血、贫血和动脉导管未闭。

四、呼吸肌

人体Ⅰ型肌纤维细胞反应慢、耐疲劳、耐长久运动。新生儿呼吸肌中Ⅰ型肌纤维细胞的含量低于成人。早产儿膈肌Ⅰ型肌纤维细胞的含量低于10%;足月新生儿低于30%;1岁后,低于55%。呼吸也受睡眠状态的影响,早产儿快波睡眠时间占总睡眠时间的50%~60%。睡眠时,肋间肌的活动受到抑制,产生反向的矛盾运动,耗氧量增加;此时,膈肌代偿性过度活动,易疲劳。

五、顺应性

胎儿娩出后,肺水排出,肺顺应性逐渐增加。胸廓总的顺应性与肺基本一致。胸壁顺应性增加导致功能余气量减少,同时,也抵消了膈肌运动对功能余气量的维持作用。低体重新生儿主要通过增加呼吸频率、延长呼气时间、增加呼气阻力("喉刹作用")和增加呼吸肌张力来维持功能余气量。全麻时,胸廓顺应性更高,至胸廓反常运动,功能余气量进一步减少,气道闭锁和氧合下降。因此,全麻时应控制呼吸,增加呼吸频率和选用呼气末正压通气。

六、气道压

正常新生儿、幼儿和成人维持有效肺扩张的胸肺跨壁压是相似的。控制呼吸时,维持吸气压15~20 cmH₂O。

七、呼吸参数

足月新生儿功能余气量（FRC）约 80 mL,约占 160 mL 肺总量（TLC）的 50%。死腔量（V_D）为 5 mL 约占潮气量（TV）的 30%。虽然按体表面积计算,这些数值与成人相似,但是,呼吸回路中的机械死腔量可明显增加新生儿总死腔量的占比（5 mL 的机械死腔量,可使总死腔量增加一倍左右）。新生儿肺通气量（CV）为 $100\sim150$ mL/(kg·min);成人是 60 mL/(kg·min);新生儿 CV/FRC 约为 5∶1,成人是 1.5∶1。由于新生儿 FRC 的缓冲作用较弱,所以吸入气体能很快提升肺泡氧浓度和麻醉药浓度,加快吸入麻醉的诱导速度（表 13-1）。

表 13-1 不同年龄呼吸参数

	新生儿	6 个月	12 个月	3 岁	5 岁	12 岁	成人	单位
F	50±1	30±5	24±6	24±6	23±5	18±5	12±3	次/分
TV	21	45	78	112	270	480	575	mL
	6~8							mL/kg
V_E	1050	1350	1780	2460	5500	6200	6400	mL
	200~260							mL/kg
V_A	665		1245	1760	1800	3000	3100	mL
	100~150							mL/kg
V_D/V_T	0.3							
VO₂	6~8							mL/kg
VC	120			870	1160	3100	4000	mL
FRC	80			490	680	1970	3000	mL
	30						30	mL/kg
TLC	160			1100	1500	4000	6000	mL
	63						82	mL/kg
pH	7.3~7.4		7.35~7.45				7.35~7.45	
PaO₂	60~90		80~100				80~100	mmHg
PaCO₂	30~35		30~40				37~42	mmHg

注释:F,呼吸频率;TV,潮气量;V_E,每分通气量;V_A,肺泡通气量;V_D/V_T,死腔量/潮气量;VO₂,耗氧量;VC,肺活量;FRC,功能余气量;TLC,肺总量。

新生儿及婴幼儿闭合容量大于成人,提示小气道闭合较早,导致动脉血氧分压下降（表 13-2）。全麻后,FRC 降低,进一步增加了闭合容量及肺动脉血氧分压差。提高吸入氧气浓度和选用持续正压通气可部分纠正这个问题。

表 13-2 健康小儿动脉血氧分压正常值

年　龄	正常 PaO₂/mmHg
0~1 周	70
1~10 月	85
4~8 岁	90
12~16 岁	96

八、呼吸代谢

新生儿呼吸肌容易疲劳,呼吸持续时间短,应选择最有效的呼吸频率。经计算:新生儿最佳呼吸频率是 37 次/分。和成人相似,新生儿呼吸耗能约占全身总耗能的 1%,呼吸耗氧量是 0.5 mL/0.5 L,早产儿达 0.9 mL/0.5 L,伴发肺部疾病时,呼吸耗氧量明显增加。

九、麻醉对呼吸的影响

(1) 麻醉药抑制自主呼吸(中枢性和外周性);吸入麻醉药抑制肋间肌的活动,使膈肌活动占优,从而导致反常呼吸,气道梗阻时加重。手术刺激可对抗这种抑制作用。

(2) 功能余气量减少。通气时,气道闭锁,氧的摄入降低。

(3) 自主呼吸时,死腔量与潮气量的比值不变。但是,控制呼吸时死腔量增加。主要原因是通气与灌流比值失衡。

(4) 顺应性变化不明显。选用强效吸入麻醉药时,由于支气管扩张,气道总阻力下降。插入气管导管之后,气流阻力增加,5 岁以下小儿明显。

(5) 气体的摄入降低(麻醉药影响气血分布),缺氧性肺血管收缩时更明显。

(6) 小儿麻醉时,喉痉挛的发生率增加(原因不清楚)。

第三节 循 环 系 统

一、循环转换

出生后肺通气建立,肺内氧分压升高,二氧化碳分压降低和肺血管阻力(PVR)降低,肺血流增加,左心房压升高,卵圆孔闭合。同时,脐动脉阻断,体循环阻力增加,体循环血压升高,动脉导管血流逆转,氧分压升高后,动脉导管血管收缩。出生后 15 个小时,动脉导管血流停止,一周后永久闭锁。但是,也有人可持续到 3 周后。

出生后胎儿循环转换为成人循环。当缺氧时,肺血管收缩,大量静脉血液经侧支循环直接进入体循环,直到氧分压进一步下降,肺循环进一步收缩,出现酸中毒。恶性循环:缺氧→酸中毒→肺血流下降→进一步缺氧。任何导致缺氧和酸中毒的病理生理变化(呼吸窘迫综合征和先天性膈疝)都可导致部分重返胎儿循环。

二、出生后循环特点

(1) 新生儿右心室壁厚度大于左心室,心电图检查:电轴右偏(+180°);2～3 周后,正常(+90°)。新生儿窦性心律失常属生理性的;其他不规则心律失常是病理性的。心率、血压正常值分别见表 13-3 和表 13-4。

表 13-3 心率正常值

年 龄	心率/(次/分)	
	均数	范围
新生儿	120	100～170
1～11 个月	120	80～160
2 岁	110	80～130
4 岁	100	80～120
6 岁	100	75～115
8 岁	90	70～110
10 岁	90	70～110
14 岁		
男	80	60～100
女	85	65～105
16 岁		
男	75	55～95
女	80	60～100

表 13-4 血压的正常值

年 龄	正常血压/mmHg	
	收缩压	舒张压
早产儿	55～75	35～45
0～3 月	65～85	45～55
3～6 月	70～90	50～65
6～12 月	80～100	55～65
1～3 岁	90～105	55～70
3～6 岁	95～110	60～75
6～12 岁	100～120	60～75
>12 岁	110～135	65～85

(2) 新生儿心肌收缩细胞含量少,主要成分为支持组织。因此,舒张期顺应性低,每搏量受限。心排血量的增加主要依赖于心率的升高。心动过缓时,心排血量下降。由于同时伴发心肌收缩力降低,所以当容量负荷过重时,易诱发心力衰竭。新生儿,特别是早产儿全麻时,常需辅用血管活性药(如多巴胺)。

(3) 新生儿心脏自主神经发育不全,应激反应发生时,心交感反应缺失。早产儿更明显。

(4) 虽然出生后 3 个月内,肺血管阻力进行性下降,肺动脉壁平滑肌萎缩。但是,新生儿肺血管阻力仍然较高,肺血管平滑肌的收缩力仍然较强。当缺氧、酸中毒和应激反应(气管内吸引)发生时,肺血管阻力迅速增加。如果症状持续不能改善,可导致右心压力增加,经卵圆孔和动脉导管发生右向左分流,诱发右心衰竭并快速转变为全心衰竭。如果长期低氧或肺循环负荷过重(先心,左向右分流)得不到改善,肺血管阻力的下降和肺血管平滑肌的萎缩将会停止,并发展成不可逆的永久性肺梗阻性疾病。

(5)胎儿娩出时血容量的多少,与从胎盘吸入的血量相关。胎儿娩出时,由于呼吸启动,肺循环扩张,导致血容量增加。如果延迟结扎脐带可使胎儿多吸入 20% 的血量,导致一过性呼吸窘迫。胎儿娩出时发生窒息,肺血管收缩,血液向胎盘循环分流,可导致低血容量。

(6)新生儿缺氧反应:新生儿代谢率高,容易发生缺氧。缺氧发生时,肺血管收缩,右向左分流,动脉导管重新开放,氧饱和度明显下降,心肌缺氧和酸中毒,心动过缓,心排血量下降,形成恶性循环。因此,新生儿心动过缓发生时必须及时处理,阻断恶性循环。

(7)足月新生儿的血容量约为 80 mL/kg,早产儿约多 20%;红细胞比容(Hct)60%;血红蛋白含量(Hb)18~19 g/dL。其中,胎儿血红蛋白(HbF)含量占 70%~90%。胎儿血红蛋白缺乏 2,3-二磷酸甘油酸,氧离曲线左移,氧的运输能力下降。因此,满足组织氧供的血红蛋白含量要求高(手术患儿血红蛋白含量(Hb)不能低于 12 g/dL)。出生 2~3 个月后,胎儿血红蛋白大部分被成人血红蛋白取代,氧离曲线右移,输氧能力增强并超过成人,血红蛋白含量降低,称为生理性贫血(表 13-5)。

表 13-5　不同年龄运输同等氧气所需血红蛋白浓度

年龄	P50/mmHg	不同年龄运输同等氧气所需血红蛋白浓度/(g/dL)						
成人	27	7	8	9	10	11	12	13
3 个月以上婴儿	30	5.7	6.5	7.3	8.2	9.0	9.8	10.6
2 个月以下新生儿	24	10.3	11.7	13.2	14.7	16.1	17.6	19.1

注:P50 是指血红蛋白氧饱和度为 50% 时的氧分压。

第四节　代　　谢

一、糖代谢

胎儿娩出后的几个小时内,依赖肝脏和心脏储存的糖原维持代谢。几个小时以后,糖异生的功能建立。早产儿因糖原储备不足和没有建立糖异生功能而易发生低血糖。尽管大儿低血糖反应可表现为呼吸窘迫、发绀、癫痫、震颤、激惹、四肢无力、嗜睡、白眼、体温不稳定和出汗,但婴儿的症状和体征往往不明显。新生儿发生应激反应(脓毒血症等)时,易诱发低血糖。血糖低于 40 mg/100 mL 时,输注 10% 葡萄糖 5 mg/(kg·min);出现低血糖症状时,缓慢注射 10% 的葡萄糖(1~2 mL/kg)。有症状性低血糖表现的新生儿,神经损伤的发生率超过 50%。新生儿高血糖多是医源性的。可能的原因是静脉补充葡萄糖时,体内胰岛素释放量不足和持续性糖异生。新生儿高血糖发生时,渗透压升高,易导致颅内出血。

二、钙代谢

妊娠期,母体经胎盘主动转运钙离子供给胎儿。出生后,由于甲状旁腺功能发育不全和维生素 D 的储备不足,易发生低钙血症。特别是对于有产伤、窒息、严重疾病史的早产儿,应当考虑到低钙血症的可能。低钙血症的症状有抽搐、肌张力增高和痉厥(注意与低血糖症状区别)。补钙治疗:静脉输注氯化钙(无症状时为 5 mg/(kg·h);有症状时为 10～20 mg/(kg·h),并行连续心电监测)。

三、镁代谢

镁和钙的代谢密切相关,相互影响。镁可影响甲状旁腺的功能及肾脏对镁、钙的排泄。慢性低镁血症常伴发于甲状旁腺功能低下引发的低钙血症。早产儿、肠道疾病、大量输血可诱发低镁血症。低镁血症可导致肌力异常、震颤、癫痫发作和心律失常。使用硫酸镁的母亲可将其转运至胎儿体内,导致新生儿发生高镁血症。高镁血症可抑制中枢神经系统和呼吸系统,并导致低反射、低血压。

四、胆红素代谢

足月新生儿出生后一周内,非结合性胆红素(间接胆红素)增加(生理性黄疸),可能的原因是胆红素生成增加,肝脏摄入减少和葡萄糖醛酸水解酶下降。正常情况下,血清胆红素较少超过 6 mg/dL 或 103 μmol/L。但是,早产儿超过 10 mg/dL 或 170 μmol/L 者比较常见,且持续时间长。由于早产儿血脑屏障发育不完善,易受缺氧、酸中毒、低温和低血浆蛋白血症(结合胆红素减少,游离胆红素增加)的影响,血清胆红素含量达到 6～9 mg/dL 时,即可发生神经损伤(足月儿是 20 mg/dL)。因此,早产儿需监测血清胆红素,必要时特殊处理(光疗,换血)。咪唑安定、磺胺类和速尿可降低胆红素与蛋白质的结合率,增加神经损伤的危害性。其他麻醉药没什么影响。

第五节 体温调节

婴幼儿体表面积相对较大,体热丢失较快;当皮肤与环境温度差增大时,产热和耗氧量增加。温差小于 2 ℃时,耗氧量最小。新生儿头顶散热面积较大,应注意头部保温。

新生儿不能通过寒战或流汗调节体温,主要依靠棕色脂肪代谢产热,棕色脂肪细胞在妊娠26～30 周时开始分化,因此极低体重早产儿无法为代谢和产热提供脂肪。将手术室环境温度维持在 30 ℃,使用辐射加热装置、空气加热垫,增加呼吸机回路中吸入气体的湿度和为静脉输液加温等,都有助于保持新生儿体温在正常范围。婴儿热丢失途径:39%的辐射、37%的对流、21%的蒸发和 3%的传导。

婴儿受到寒冷刺激时,会增加去甲肾上腺素的释放。去甲肾上腺素通过增加棕色脂肪的代谢而产热。但同时,去甲肾上腺素也收缩肺动脉和外周血管,导致肺高压,严重时,可产生右向左分流,重返胎儿循环。早产儿的棕色脂肪储备有限,对寒冷更敏感,危害更大。

(王欣 余凌)

第十四章
麻 醉 药 理

小儿机体尚未发育成熟,器官结构和功能等方面都处于不断发育时期,因此,小儿用药与成人有明显区别。2岁以下小儿的药物半衰期较成人延长,2~10岁小儿药物半衰期较成人明显缩短,10岁以后逐渐接近成人水平。

第一节　给 药 途 径

一、口服给药

口服是最常用的给药途径。处于发育期的婴幼儿胃肠道胃酸缺乏,胃排空时间较长,肠蠕动慢,药物吸收速率高。多数药物吸收增加,药物过量易引起毒副反应。小儿术前常用氯胺酮(ketamine)、咪达唑仑(midazolam)或者两者混合液口服给药。

二、舌下给药

舌下给药可在很大程度上避免首过消除(first pass effect)。舌下给药时,药物经血流丰富的颊黏膜吸收直接进入循环。是否选择该方法与药物的味道及患儿的合作度相关。

三、静脉注射

临床上常首选外周浅静脉通路,新生儿或低体重儿可选择头皮静脉或股静脉。小儿静脉注射给药时要求操作者具有娴熟的静脉穿刺技术。可在穿刺前90分钟使用利多卡因和丙胺卡因混合液表面麻醉后进行静脉穿刺,也可在面罩吸入50%~70%的一氧化二氮发挥镇静和镇痛作用后行静脉穿刺。尽量避免在静脉高营养通路注射药物。

四、肌内注射

肌肉组织的血管丰富,药物吸收快而完全。常用注射部位包括臀大肌、臀中肌、臀小肌、上臂三角肌以及股外侧肌。小儿肌内注射给药吸收的快慢主要依赖于组织血流灌注,休克或低血容量时肌内注射效果不确定。新生儿及婴幼儿肌肉组织相对较少,故肌内注射药物吸收不完全,某些药物如苯巴比妥钠、地西泮等肌内注射吸收速度明显减慢,因此新生儿及婴幼儿慎用肌内注射。

五、直肠灌注给药

直肠灌注给药后药物经直肠黏膜吸收，直接进入大循环，可减少药物对胃肠道的刺激，也可减轻药物的肝肾不良反应。水合氯醛是最常用于小儿镇静的直肠灌注药物。

六、经鼻腔给药

相比口服给药，经鼻腔给药不经过胃肠道，避免了药物消化酶降解和肝脏首过效应，少量药物即可达到较高的血药浓度，一般剂量约为口服给药剂量的 1/10 或 1/15。在小儿术前镇静、镇痛领域具有广阔的应用前景。常用麻醉镇静、镇痛药物包括芬太尼（fentanyl）、舒芬太尼（sufentanil）、氯胺酮、咪达唑仑、右美托咪定（dexmedetomidine）。当鼻部处于疾病期时应避免经鼻腔给药。

七、呼吸道给药

气管-支气管系统和肺血液循环丰富，每分钟肺血流高达 4～5 L。肺的表面积约 6.5 m²，为药物吸收提供了广阔的场所。颗粒直径小于 0.6 μm 的药物均可迅速吸收进入肺毛细血管、肺静脉、左心和动脉系统，心肺复苏时若无静脉通路，气管内应用肾上腺素是有效的紧急给药途径。

八、骨髓腔给药

骨髓穿刺针建立骨髓腔输液多用于儿童急症抢救，常用穿刺点包括髂前上棘、腓骨小头、胫骨粗隆、锁骨头、肋骨。输入骨髓腔内的药物和液体可迅速、有效地进入血液循环，危急情况下骨髓腔输液是建立输液通道的有效方法。

第二节 药物分布

一、体液

小儿总体液量、细胞外液量和血容量与体重之比大于成人，新生儿总体液量占体重的80%，细胞外液约占体重的40%，而婴儿细胞外液约占体重的50%，早产儿到1周岁细胞内液从30%增加到35%～40%。药物在体内主要分布于细胞外液，水溶性药物在细胞外液稀释后浓度降低，故新生儿按体重给药需较大剂量以达到需要的血液药物浓度（如抗生素、氯琥珀胆碱）。新生儿及婴儿脂肪及肌肉较少，依赖再分布至脂肪或肌肉而终止作用的药物，作用时间延长。

二、血流量

新生儿脑血容量占体重的12%，成人仅2%，少量麻醉药物即可很快进入脑内。但低血容量时心排血量降低，肌肉的血流减少，肌松药剂量增加。婴儿肌肉和脂肪组织摄取药物少，使血浆内能保持较高的药物浓度；另外，脂溶性药物也不容易蓄积。

三、血浆蛋白结合率

药物进入血液后，一部分与血浆蛋白结合成结合型药物（bound drug），与游离型药物（free

drug)共存。新生儿血浆蛋白浓度低、蛋白质与药物的结合能力偏低、血 pH 较低及血浆中存在竞争抑制物（如胆红素）等，因而血浆蛋白结合率低于成人，导致游离型药物浓度增高易引起中毒；血浆蛋白结合率高的药物更是如此，如阿司匹林、苯妥英钠、苯巴比妥等。故 1 周内新生儿禁用磺胺类、阿司匹林和维生素 K 等。

四、血脑屏障

新生儿期神经髓鞘和血脑屏障发育不完善，不宜使用硫喷妥钠；婴儿血脑屏障通透性高于成人，多种药物如镇静催眠药、吗啡等镇痛药、四环素类抗生素等易穿过血脑屏障，作用增强；酸中毒、缺氧、低血糖和脑膜炎等病理状况亦影响小儿血脑屏障功能，使药物较易进入脑组织。另外脑灌注的局部差异也影响脑对药物的摄取。

第三节　药物代谢和排泄

一、药物代谢

肝脏是药物代谢的主要器官，新生儿与药物代谢相关的肝脏酶系统（肝微粒体酶和葡萄糖醛酸转移酶）发育不成熟，因此，苯巴比妥、地西泮、苯妥英钠、利多卡因等经氧化代谢的药物，或氯霉素、吲哚美辛、水杨酸盐等需与葡萄糖醛酸结合代谢的药物，在新生儿体内代谢率均较低、半衰期延长，若不调整剂量可导致药物蓄积中毒。葡萄糖醛酸结合酶不足是磺胺药引起新生儿核黄疸的机制之一；若孕妇分娩前一周开始使用苯巴比妥，可诱导新生儿肝微粒体酶，促进葡萄糖醛酸结合酶增生，防止高胆红素血症。

小儿药物体内过程和药效学与成人差异明显，影响小儿药物代谢因素较多，应多方面考虑和综合分析。

二、药物排泄

大多数麻醉药及其代谢产物最终经肾脏排泄。新生儿肾功能发育不全，排泄能力较差，弱酸性药物尤慢。新生儿经肾小球滤过排泄的药物如地高辛、庆大霉素等和经肾小管分泌的药物如青霉素等半衰期明显延长。婴幼儿肾小球滤过与近端肾小管分泌功能随年龄增长逐步完善，因而各年龄组排泄率不同，半衰期差异也很大。

总之，与成人药动学相比，新生儿药物分布容积较大，肝代谢和肾排泄药物的能力较差；通常幼儿和儿童药物的分布容积较大，消除速度也较快。因此，为了达到相同的血药浓度，按体重计算的剂量在新生儿较小。

第四节　全身麻醉药

一、吸入麻醉药

吸入麻醉药是常用的小儿全身麻醉药。既可单独用于维持麻醉，也可用于不合作小儿静脉穿刺前的诱导。

（一）血气分配系数

吸入麻醉药依靠其分压梯度经肺泡进入血液后抵达中枢神经系统。最终，肺泡、各周围组织和脑内的麻醉药分压达到动态平衡。影响吸入麻醉药物摄取的因素有药物的溶解度（即血气分配系数）、心排血量以及肺泡与静脉血药物分压差。

小儿吸入麻醉药肺泡浓度的增速快于成人，年龄越小肺泡摄取越迅速。婴儿肺泡浓度达到吸入浓度最迅速。这与肺泡通气量相对较高有关，血流丰富的组织分布较高，新生儿和婴儿吸入麻醉药血气分配系数较低。因此，麻醉诱导更迅速。

（二）最低肺泡有效浓度

最低肺泡有效浓度（minimum alveolar concentration，MAC）随年龄变化并不均衡，MAC从孕 24 周开始增加，到婴儿期达到顶峰。氟烷和异氟烷 MAC 在 1～6 月龄达到最高值；地氟烷 MAC 在出生 6～12 个月时达顶峰；而七氟烷 MAC 顶峰出现在新生儿期和 6 个月以下。达到顶峰后 MAC 将随年龄增长而逐渐降低直至成人。

小儿常用吸入麻醉药的呼气末吸入麻醉药浓度见表 14-1。

表 14-1　小儿常用吸入麻醉药的呼气末吸入麻醉药浓度

操　作	呼气末吸入麻醉药浓度/（%）
气管插管	异氟烷：1.4
	七氟烷：2.69
气管拔管	异氟烷：1.4
	七氟烷：1.7
	地氟烷：7.7
喉罩置入	七氟烷：2.0
清醒	七氟烷：0.3

（三）吸入麻醉药代谢

吸入麻醉药除一部分被机体代谢外，大部分以原形从肺排出。少量经手术创面、皮肤、尿液等排出体外，其中一氧化二氮经皮肤排出体外较多。吸入麻醉药体内代谢程度不同，成人代谢顺序为甲氧氟烷（50%）、氟烷（15%～25%）、恩氟烷（5%）、异氟烷（0.2%）、地氟烷（0.02%）。因为肝脏线粒体酶活性较低、脂肪储存较少、吸入麻醉药排出较快等，新生儿和婴幼儿吸入麻醉药代谢程度较成人低。

（四）诱发恶性高热（malignant hyperthermia，MH）

动物实验和临床实践都证实恶性高热与吸入麻醉药有关，影响咖啡因刺激肌肉挛缩而吸入麻醉药，从强到弱依次为氟烷＞恩氟烷＞异氟烷＞甲氧氟烷。不同挥发性麻醉药诱发恶性高热的发生率的差异未明（也没有意义）。有恶性高热病史或家族史患儿应绝对避免使用吸入麻醉药。

（五）常用吸入麻醉药

1. 一氧化二氮（nitrous oxide，N_2O）　已知毒性最小的吸入麻醉药，药效强度低。一氧化二氮具有一定镇痛作用，肌松效果差，对呼吸道无刺激性，不增加呼吸道分泌物。成人一氧化二氮的 MAC 为 105％，小儿 MAC 低于成人。一氧化二氮与含氟麻醉药物联合使用时 MAC 明显降低。

一氧化二氮是无味、难溶性气体（血气分配系数为 0.47）。高浓度时可提高其他吸入麻醉药肺泡摄取的速度，也可用于诱导前镇静和镇痛。一氧化二氮降低婴儿心排血量和收缩压，但对肺动脉压或肺血管阻力影响小，可用于合并肺血管疾病患儿。一氧化二氮弥散速度明显快于氮气，血液溶解度（血气分配系数 0.47）是氮气（血气分配系数 0.014）的 34 倍。一氧化二氮有气体扩大效应，因此禁用于肺囊肿、气胸、大脑叶硬化症、坏死性小肠炎和肠梗阻等手术。一氧化二氮也可分布于中耳，可使中耳整复术后植入体移位。一些中耳功能正常和鼓膜完整患者，术后从中耳吸收一氧化二氮可能导致鼓膜膨胀不全和迟发性耳痛。

2. 异氟烷（isoflurane）　异氟烷较地氟烷易溶于血液与组织，摄取与消除较地氟烷慢。异氟烷刺激性气味可诱发气道反应（咳嗽、屏气），不适合小儿麻醉诱导，主要用于麻醉维持。

异氟烷麻醉效能强，有一定镇痛作用。异氟烷对循环功能的抑制较氟烷轻。氟烷引起血压下降源于心肌抑制，而异氟烷主要是扩张外周血管，故患儿前负荷与血压关系密切。常规剂量的异氟烷有心率增快反应，心律失常概率较小。

3. 七氟烷（sevoflurane）　七氟烷尤其适合门诊和短小手术。血气分配系数低（0.69），组织溶解度仅为异氟烷的 1/2，肺泡和吸入麻醉药分压间的平衡迅速。七氟烷 MAC 随年龄增长而降低，足月新生儿最高为 3.3、1～6 个月为 3.2，超过 6 个月为 2.5。七氟烷与一氧化二氮、可乐定或阿片类药合用时麻醉效能明显增强，与单独使用相比，七氟烷与 60％一氧化二氮或可乐定 4 μg/kg 合用时，儿童 MAC 下降 25％～40％。

七氟烷对新生儿心血管的抑制性大于年长儿，但是，心肌储备降低、心排血量下降和心律失常发生率均低于氟烷。七氟烷对呼吸道无刺激性，吸入 3％～5％七氟烷 3～4 分钟患儿即可入睡，诱导过程迅速平稳，尤其适用于发绀型先天性心脏病患儿麻醉诱导。七氟烷可引起剂量依赖性呼吸抑制，呼吸频率减慢、潮气量降低、$PaCO_2$ 增高、pH 下降，高浓度七氟烷诱导可致呼吸暂停。

七氟烷在麻醉呼吸回路中可被 CO_2 吸收剂钠石灰和氢氧化钡降解，氢氧化钡降解七氟烷的速度较钠石灰快 4～5 倍。主要降解产物为五氟异丙基氟甲基醚（PIFE，复合物 A），在鼠类具有肾毒性，但肾毒性在人类似乎不具有太大临床意义。七氟烷极少在肝脏生物转化，主要代谢产物迅速被葡萄糖醛酸化，活性很低，不会转化为抗原性蛋白。

4. 地氟烷（desflurane）　地氟烷是血液及组织中溶解最低且代谢最少的挥发性麻醉药，与异氟烷化学结构相似。地氟烷沸点 23.5 ℃，蒸气压为 700 mmHg，需使用电加温的直接读数蒸发器。

地氟烷血气分配系数和组织血液分配系数均低于氟烷和七氟烷，与一氧化二氮接近（前者 0.42，后者 0.47）。地氟烷摄入和消除在所有强效吸入麻醉药中最快，右向左分流先天性心脏病对吸入麻醉药的药代动力学影响较大。新生儿地氟烷 MAC 最低（9.2％），婴幼儿逐渐增高，6～12 个月达峰值（9.9％），青少年期 MAC 随年龄增长而逐渐降低。与其他强效麻醉药物不同，一氧化二氮和地氟烷的 MAC 无协同作用。

因呼吸道刺激而致频繁屏气（50％）和喉痉挛（40％），不推荐地氟烷用作吸入麻醉诱导。与七氟烷相似，1 MAC 地氟烷可维持血流动力学稳定，麻醉期间心律失常和心动过速少见。地氟烷麻醉效能弱、MAC 高。地氟烷吸入后生物转化率低，仅是异氟烷的 1/10，对肝肾功能无毒性。

地氟烷麻醉后恢复极快,与其消除速度平行。手术结束前无须减浅麻醉。过早清醒引起躁动。

二、静脉麻醉药

(一)丙泊酚(propofol)

丙泊酚是目前最常用的短效镇静催眠药,起效快、苏醒完全迅速。

1. 优点 起效迅速,恢复平稳,舒适,安静,麻醉深度可控性好,术后恶心、呕吐发生率低,术后患儿舒适、其父母满意度高,减少脑代谢和脑血流,降低颅内压,无恶性高热风险,无环境污染风险。

2. 适应证 需频繁反复麻醉的患儿(如放射治疗);需快速恢复的短小放射或疼痛性操作;用于大手术时控制应激反应;用于神经外科手术中辅助控制颅内压和脑保护;用于脊柱固定手术术中辅助控制性降压,特别是术中需要监测诱发电位、听觉脑干电位或进行术中唤醒实验时;气道操作(气管镜);有恶性高热风险患儿和手术后恶心、呕吐的高风险患儿。

3. 剂量和用法 ED$_{50}$在婴儿为 3.0 mg/kg,较大儿童为 2.4 mg/kg,诱导剂量为 2.5~5.0 mg/kg。

4. 药代学特点 婴幼儿分布容积较 3 岁以上小儿大 30%~80%,两倍于成人;系统清除率快 20%~55%,故诱导剂量较大。小婴儿和未麻醉前用药患儿需要较大剂量。催眠剂量为 2.5~3.5 mg/kg。丙泊酚对呼吸和心血管影响与硫喷妥钠相似,可能发生短暂呼吸暂停和血压轻度下降。

5. 不良反应

(1)注射痛明显。避免方法:选择粗大肘前静脉或在注射丙泊酚乳剂之前注射 1%利多卡因可有效减轻疼痛。

(2)心动过缓、呼吸抑制及轻微血压下降。

(3)由于丙泊酚中含鸡蛋和豆油成分,故不宜用于对鸡蛋或豆油过敏的患儿。

(4)丙泊酚输注综合征(propofol infusion syndrome,PIS)为发生于长时间、大剂量输注丙泊酚后出现的罕见且致命的临床综合征,主要临床表现为心肌病、急性心力衰竭、代谢性酸中毒、骨骼肌病、高钾血症、肝大和高脂血症。常见于伴有急性神经系统疾病、并发严重感染甚至败血症的急性炎症性疾病患者,而且除使用丙泊酚外,还常见于同时使用儿茶酚胺及糖皮质激素的患者。目前尚无 PIS 特异性治疗,处理方法是对因治疗和停用丙泊酚,血液净化可能是唯一治疗措施。鉴于 PIS 的严重危害性,多数学者认为,16 岁以下患儿,尤其是伴有急性神经性和炎症性疾病的患者,应尽量避免长时间(48 小时以上)和大剂量(超过 5 mg/(kg·h))使用。如临床必需,应同时使用丙泊酚、儿茶酚胺和糖皮质激素,严密监测血清肌酸激酶、乳酸性酸中毒、肌钙蛋白和肌球蛋白浓度。

(二)咪达唑仑(midazolam)

1. 作用 咪达唑仑为水溶性苯二氮䓬类药物,具有较强抗焦虑、催眠、抗惊厥、肌松和顺行性遗忘作用,同时对心血管系统影响轻微,呼吸抑制短暂,作用时间短等特点。

2. 适应证 咪达唑仑可用于小儿术前镇静、麻醉诱导、麻醉辅助用药或重症监护病房(intensive care unit,ICU)镇静。可使儿童产生平稳的镇静状态,易于麻醉诱导,并且增强顺行性遗忘。

3. 剂量和用法　0.5 mg/kg 咪达唑仑口服 10～20 分钟可产生明显的顺行性遗忘,15 分钟即可产生抗焦虑作用。口服咪达唑仑剂量为 0.5～0.75 mg/kg,起效时间 15～30 分钟;经直肠给予咪达唑仑 0.3 mg/kg 后,小儿可接受面罩并且合作。麻醉前用药:经鼻和舌下黏膜 0.2～0.3 mg/kg。麻醉诱导:静脉注射 0.2～0.3 mg/kg 后,2～3 分钟起效,持续时间 20～30 分钟。

4. 不良反应　口服咪达唑仑可安全用于发绀型心脏病患儿,严重不良反应罕见。少数儿童可见术后害怕、噩梦、拒食等行为问题;偶有口服后出现平衡失调、烦躁不安和视力模糊的不良反应;呃逆与咪达唑仑经直肠、鼻或口服途径有关。

（三）氯胺酮（ketamine）

1. 作用　氯胺酮是临床常用小儿镇静催眠药,产生剂量相关的意识消失与镇痛。主要作用机理是阻断 N-甲基-D-天冬氨酸（N-methyl-D-aspartic acid receptor NMDA）受体。该药选择性阻滞脊髓网状结构对痛觉信号的传入,阻断疼痛向丘脑和皮质区传导。同时还激活边缘系统。也有研究报道,氯胺酮还可能激动阿片受体,产生镇痛作用。常有脑电图癫痫样活动表现,尤其在边缘系统和皮质,但无临床癫痫。氯胺酮麻醉产生有效镇痛效应时,患者仍然睁眼（意识与环境分离的部分表象）且许多反射仍然存在,如咽反射、喉反射和肌肉紧张仍然存在。有研究发现氯胺酮具有抗心律失常作用。

2. 适应证　氯胺酮适用于无须肌松的短小手术,尤其是烧伤后清创、植皮与换药等。也可静脉给药用于全麻诱导期或肌内注射作为小儿基础麻醉,还可与其他药物合用维持麻醉。氯胺酮麻醉的特征之一是维持血压和呼吸良好。氯胺酮也可口服给药,口服时部分效应来自其代谢产物去甲氯胺酮。

3. 剂量和用法　经静脉 1～2 mg/kg 缓慢注入（60 秒以上）常用作麻醉诱导;麻醉维持剂量为 10～30 μg/(kg·min)。肌内注射剂量 4～6 mg/kg 可用作基础麻醉。一次最大剂量为静脉注射 3 mg/kg、肌内注射 10 mg/kg。氯胺酮麻醉前应使用阿托品或其他抗毒蕈碱类药物及苯二氮䓬类药物,密切关注个体差异对药效的影响。3 mg/kg 氯胺酮口服可使 73% 儿童在 30 分钟内达到镇静状态;口服 6 mg/kg 时 100% 产生有效镇静、约 67% 可耐受静脉置管,两种剂量的起效时间分别是 19.6 分钟和 11.2 分钟。

4. 不良反应　婴幼儿使用大剂量氯胺酮易出现呼吸抑制和呼吸暂停,偶见角弓反张的全身伸肌痉挛。氯胺酮用于小儿心导管术麻醉时,应维持气道通畅和有效通气,以避免先天性心脏病儿童肺动脉压急性增加。

氯胺酮对去神经心脏有直接负性肌力效应,但对于完整交感神经和自主神经支配的心脏,可引起血压、心率和心排血量增加,可能源于其拟交感活性,这对危重患者可能是有价值的保护效应,但对高血压和心动过速患者则是相对禁忌证或并发症。对失代偿性休克或心功能不全的患者可引起血压骤降,甚至心搏骤停。氯胺酮增加脑血流量、颅内压和脑代谢率,不主张用于颅脑手术或伴有颅内压升高患者的麻醉。除增加眼内压外,氯胺酮导致眼球震颤也限制了它在眼科手术中的应用。

氯胺酮对肝、肾脏和其他器官无毒性作用。主要缺点是分泌物增多、幻觉和噩梦发生率较高。儿童幻觉不常见但苏醒期可出现明显兴奋。

（四）右美托咪定（dexmedetomidine）

1. 作用　右美托咪定为高选择性肾上腺素 $α_2$ 受体激动剂,通过激动中枢神经系统脑干蓝斑引发并维持非快波睡眠状态,产生剂量依赖性镇静与催眠作用。临床上用于辅助镇静镇痛,相比其他镇静药物,其突出优点是产生类似自然睡眠的状态,可唤醒,治疗剂量几无呼吸功能抑制,且具有镇痛、止涎、抗寒战及利尿等作用。

2. 适应证 主要用于镇静、抗焦虑、减少麻醉药的用量,降低麻醉和手术引起的交感兴奋效应,从而提高血流动力学的稳定。

3. 剂量和用法 小儿镇静时右美托咪定静脉输注负荷量 $0.5\sim1.0\ \mu g/kg$,输注时间 10 $\sim$15 分钟,维持量为 $0.2\sim0.7\ \mu g/(kg\cdot h)$,ICU 常用镇静剂量为 $0.2\sim0.7\ \mu g/(kg\cdot h)$。

右美托咪定用于小儿诊疗操作镇静。$0.5\sim2.0\ \mu g/(kg\cdot h)$ 静脉输注,绝大多数患儿可达满意镇静状态完成脑电图检查,平均起效时间为 15.5 分钟;小儿核医学检查时采用 $1.0\ \mu g/$ kg 负荷剂量,$0.5\sim1.0\ \mu g/(kg\cdot h)$ 静脉维持,达满意镇静平均时间 8.6 分钟;水合氯醛和咪达唑仑术前镇静失败患儿,右美托咪定 $0.5\sim1.0\ \mu g/kg$ 负荷量$+0.5\sim1.0\ \mu g/(kg\cdot h)$ 持续输注,补救效果良好。

临床研究表明,手术结束前 30 分钟静脉输注右美托咪定 $0.5\sim1.0\ \mu g/kg$,输注时间 10$\sim$ 15 分钟,可显著减少患儿术后躁动发生率,苏醒平稳、舒适。右美托咪定经鼻腔给药可用于小儿术前镇静及预防术后苏醒期躁动,一般建议提前 25$\sim$30 分钟双侧鼻孔给予 $1.5\sim2.0\ \mu g/$ kg。目前小儿右美托咪定属于超处方用药,但大量临床研究表明它在小儿围手术期具有广阔的应用前景。

4. 不良反应 右美托咪定激动肾上腺素 α_2 受体引起血流动力学变化是麻醉医生的顾虑之一。临床研究发现心脏移植术后心导管检查患儿,静脉给予不同剂量右美托咪定,血流动力学变化均在临床上可接受范围之内,同时减少阿片类药用量。在 ICU 长时间使用的患儿有引起血压波动,心动过缓的报道,因此对于一些危重患儿的应用还需谨慎。

第五节 神经肌肉阻滞药及其拮抗药

小儿神经肌肉接头递质储量比成人少,在高频刺激后容易发生衰退,表现为肌无力反应且对非去极化肌松药敏感。新生儿琥珀胆碱 ED_{95}(95% effective dose)是成人的 1 倍多,阿曲库铵和维库溴铵 ED_{95} 与成人相近。所有年龄段小儿使用阿曲库铵后恢复都较快。婴幼儿顺式阿曲库铵作用时间比等效剂量阿曲库铵延长 5$\sim$10 分钟,短小手术时应予重视。米库氯铵在小儿起效较快,其半衰期消除比成人短,由于其肌松作用消退较成人快,短小手术可代替琥珀胆碱,插管剂量不超过 3 倍 ED_{95}。缓慢静脉注射可以避免组胺大量释放。多数新生儿和婴幼儿使用标准插管剂量维库溴铵可维持肌松 1 小时,而 3 岁以上患儿肌松作用只能维持 20 分钟左右,因此,该药对于新生儿和婴幼儿应视为长时效肌松药。婴幼儿罗库溴铵作用时间延长,但仍属于中时效肌松药。婴幼儿给予肌松药易产生心动过缓,特别是第二次静脉注射肌松药后,阿托品作为术前药对婴幼儿是有益的。

一、去极化肌松药——琥珀胆碱

琥珀胆碱(succinylcholine)是唯一用于临床的去极化肌松药,起效和消除比任何其他肌松药都迅速,给药途径有静脉注射和肌内注射。静脉注射琥珀胆碱 $1.5\sim2\ mg/kg$,20$\sim$30 秒起效,维持 3$\sim$6 分钟;肌内注射 $4\ mg/kg$,起效时间需 3$\sim$4 分钟。由于引起小儿心律失常等副作用,国内已经很少使用。

二、非去极化肌松药

（一）泮库溴铵

泮库溴铵（pancuronium）起效较慢,持续时间长。初始剂量 0.1 mg/kg 静脉注射后 2 分钟后可行插管,追加剂量为初次剂量 10%～20%,维持时间 45～60 分钟,建议神经刺激器监测下给药。

泮库溴铵组胺释放少,可用于罹患长期哮喘患者。泮库溴铵易引起心率增快、血压升高,尤其在单次快速静脉注射时,较小儿童更明显。泮库溴铵应用于早产儿可导致持续心动过速、血压升高和血浆肾上腺素水平升高。泮库溴铵主要通过肾脏排泄,因此,肾功能损害患者不宜使用,否则肌松作用延长。

（二）米库氯铵

1. 作用　米库氯铵（mivacurium）商品名美维松,为短效非去极化肌松药,不经肝肾代谢,由血浆胆碱酯酶迅速水解,因此,半衰期较短和清除率较快,但水解速度比琥珀胆碱慢。

2. 适应证　米库氯铵肌松起效比琥珀胆碱稍慢,在琥珀胆碱不宜应用的情况下可代替琥珀胆碱用于气管插管用药,但插管条件不如琥珀胆碱且量效反应个体差异较大。米库氯铵在小儿神经肌肉阻滞作用持续时间很短,婴儿和儿童输注速率约为成人的 2 倍。其优点是可长时间输注且无药物蓄积。

3. 剂量和用法　米库氯铵小儿插管剂量 200～250 $\mu g/kg$,1.5～2 分钟内达最大颤搐抑制,临床维持时间 15～20 分钟;剂量增至 300 $\mu g/kg$ 时起效时间降到 1.3 分钟;400 $\mu g/kg$ 时不缩短起效时间但恢复时间延长。米库氯铵肌松时间比琥珀胆碱长 1 倍,是阿曲库铵或维库溴铵的 30%～50%。

4. 不良反应　米库氯铵有致肥大细胞释放组胺的作用。常表现为周身红晕但极少出现低血压。大剂量（400 $\mu g/kg$）快速注射米库氯铵可诱导组胺释放。应缓慢分次静脉注射。血浆胆碱酯酶缺陷时作用时间延长。由于其恢复时间与血浆胆碱酯酶活性有关,血浆胆碱酯酶异常的小儿作用时间可能延长。

（三）阿曲库铵（atracurium）

1. 作用　阿曲库铵是中效非去极化肌松药,通过非特异酯酶代谢及霍夫曼消除（Hofmann elimination）自行降解。阿曲库铵药物代谢动力学婴儿、儿童及青少年、成人各不相同,与儿童或成人相比,阿曲库铵婴儿分布容积更大、清除速率更快、半衰期更短。

2. 适应证　阿曲库铵在体内的代谢不依赖肝肾功能,清除半衰期和体内作用持续时间不因肾脏功能障碍而延长,特别适用于肝肾功能不全患者。

3. 剂量和用法　儿童及青少年 2～3 倍 ED$_{95}$ 剂量（0.3～0.4 mg/kg）多数可在 2 分钟内达到满意气管插管条件。给予插管剂量阿曲库铵后临床神经肌肉完全阻滞的时间为 15～30 分钟,继之中度阻滞（颤搐高度 5%～25%）约 20 分钟,完全恢复常需 40～60 分钟。儿童每千克体重需要量高于成人,但通常恢复更快。全凭静脉麻醉下,儿童维持 95% 的颤搐抑制所需输注速率为 0.5～0.6 mg/(kg·h),婴儿需要量与此相似,但新生儿减少 25%。

4. 不良反应　阿曲库铵无神经节阻滞和迷走神经作用,但在大剂量或给药速度过快时,可引起组胺释放,可引起低血压、心动过速及支气管痉挛,禁用于哮喘患者。

（四）顺式阿曲库铵（cis-atracurium）

顺式阿曲库铵 ED_{95} 为 0.05 mg/kg，作用强度为阿曲库铵的 4 倍，较大剂量也无组胺释放。顺式阿曲库铵主要经霍夫曼化学降解清除。约 15% 代谢产物从肾脏排出，肝肾功能不全对顺式阿曲库铵代谢影响很小。顺式阿曲库铵长时间输注也无 N-甲基四氢罂粟碱蓄积。插管剂量为 0.15～0.2 mg/kg（3～4 倍 ED_{95}），临床有效肌松时间为 27～31 分钟，肌颤搐 25% 恢复至 75% 时间为 10～11 分钟。氟烷-阿片类药麻醉下，婴儿和儿童静脉注射 150 µg/kg 顺式阿曲库铵，2 分钟时达到优良插管条件率分别为 94%、100%。婴儿较儿童临床有效时间延长 20%，两者肌颤搐 25% 恢复至 75% 时间相似。

（五）维库溴铵（vecuronium）

维库溴铵为中效肌松药。消除半衰期相对较长，中时效作用主要是药物快速重新分布的结果。维库溴铵大部分被肝脏摄取，原型通过肝胆系统排出，部分由肾排出，部分被生物转化。维库溴铵体内停留时间较长和清除率较低导致婴儿作用时间较长。

维库溴铵效应呈明显的年龄依赖性。相同剂量维库溴铵（2×ED_{95}），婴儿作用持续时间（从注药开始到 90% 神经肌肉恢复时间）最长。婴儿、儿童和成人分别是 73、35 和 53 分钟。因此，维库溴铵对婴儿来说属于长效肌松药。儿童初始剂量为 100 µg/kg（2×ED_{95}），通常 20 分钟内首次追加，随后每 15～20 分钟给予 1/3 初始剂量。新生儿和婴儿初始剂量为 70 µg/kg，之后 30～40 分钟内首次追加，随后每 20～30 分钟给予 1/3 初始剂量。吸入麻醉药强化维库溴铵作用，因此应适当减量。常用剂量下婴儿恢复时间较儿童长一倍。

（六）罗库溴铵（rocuronium）

1. 作用 罗库溴铵为中效肌松药。血浆蛋白结合率约 30%。肝脏摄取和胆汁排泄是其主要清除途径，肝功能障碍者作用时间延长。罗库溴铵很少（大约 3%）或几无体内代谢。

2. 适应证 罗库溴铵起效快、作用时间中等及心动过速轻微，极其适用于小儿神经肌肉阻滞。

3. 剂量和用法 罗库溴铵 ED_{95} 为 0.3 mg/kg，肌松效价约为 1/7 维库溴铵，时效为 2/3 维库溴铵，起效时间在所有非去极化肌松药中最快，仅次于琥珀胆碱。静脉单次给予 0.6 mg/kg 罗库溴铵，婴儿和儿童产生神经肌肉阻滞效应时间（拇内收肌完全阻滞）分别是 50 秒和 80 秒。儿童剂量增加到 0.8 mg/kg，神经肌肉阻滞效应时间缩短至 30 秒。神经肌肉功能 T_{25} 恢复时间，小于 10 个月婴儿是 1～5 岁儿童的 2 倍（分别是 45 分钟和 26 分钟）。

4. 不良反应 罗库溴铵有一定的抗迷走神经作用，可短暂增快心率 10～15 次/分。大剂量使心率增快和血压升高，临床剂量不产生心血管不良反应；推注速度过快或剂量过大时，偶见诱发气道痉挛和哮喘发作，可能与过敏有关。

三、神经肌肉阻滞拮抗剂

除非神经肌肉功能完全恢复，通常术后需肌松拮抗剂。低温（35 ℃以下）患者拮抗效果差，应持续控制通气等待时机；小儿合并使用抗生素后可增强肌松药作用，可拮抗困难，这种情况总体少见，但使用氨基糖苷类抗生素（如新霉素、庆大霉素或妥布毒素）的患儿应谨慎。是否使用肌松药拮抗剂较难判断。可借助四个成串刺激进行监测，可用肘或臀肌收缩或吸气压力（达 25 cmH$_2$O）等进行评判。常用于婴儿和儿童的非去极化肌松药的拮抗药物如下：①新斯的明 0.05 mg/kg 与阿托品 0.02～0.025 mg/kg 合用；②先予阿托品 0.02 mg/kg，随后给予依酚氯铵(腾喜龙)1 mg/kg,后者起效快于新斯的明,迷走紧张出现早,因此应提前给予阿托品预防;③ 特异性拮抗剂舒更葡糖(sugammadex)于 2008 年问世,商品名为布瑞亭(BRIDION)。布瑞亭可用于2～17岁患儿,在罗库溴铵诱导的神经肌肉阻滞至 T_2 重现时进行拮抗(2 mg/kg 静脉给药),如果神经刺激完全没有反应,则静脉注射 4 mg/kg。该药并非作用于胆碱酯酶,对毒蕈碱样受体和烟碱样受体也无作用,可直接和氨基甾类肌松药(罗库溴铵和维库溴铵)以 1∶1 比例螯合,使得肌松药分子离开乙酰胆碱受体从而迅速逆转深度神经肌肉阻滞,不引起血流动力学明显改变。可用于拮抗罗库溴铵的神经肌肉阻滞作用,但不推荐用于足月新生儿和婴幼儿。

第六节 阿 片 类 药

一、阿片类药

(一) 吗啡(morphine)

1. 作用 吗啡为亲水性、强效阿片类镇痛药,激动 μ 受体发挥药理作用,不易透过血脑屏障。吗啡口服吸收迅速,肠黏膜和肝脏代谢率高,血浆中游离吗啡量少;吗啡因肝脏和胃肠道的首过代谢效应,口服生物利用度较低。

2. 适应证 主要作用是镇痛。小儿吗啡给药途径与成人相同。经静脉留置给药可避免反复皮下或肌内注射疼痛;口服和经直肠给药的主要缺点是药物生物利用度变异较大。

3. 剂量和用法

(1) 早产儿机械通气时的镇静:以 25 μg/(kg·h)速度持续静脉输注,可使心率和呼吸频率轻度下降,氧需要量明显减少。

(2) 镇痛:负荷剂量 100 μg/kg,持续输注 10 μg/(kg·h);鞘内注射吗啡 3～30 μg/kg 后,镇痛作用可持续 18 小时。鞘内注射吗啡后可能发生早发性(给药后 2 小时左右)呼吸抑制和迟发性(12 小时左右)呼吸抑制。此反应与年龄无关,随剂量加大不良反应也相应增加。

4. 不良反应 报告的吗啡不良反应发生率差异较大,治疗剂量吗啡可致眩晕、恶心、呕吐、便秘、排尿困难、胆绞痛、呼吸抑制、嗜睡等不良反应。1 岁以内的婴儿应避免使用吗啡。

(二) 芬太尼(fentanyl)

1. 作用 芬太尼镇痛强度为吗啡的 80～100 倍,是一种强效 μ 受体激动剂,通过作用于脑干和脊髓阿片样受体产生镇痛作用。芬太尼起效迅速,重复给药可导致药物蓄积。芬太尼无组胺释放作用,不抑制心肌,常用于血流动力学不稳定患者。

2. 适应证 临床上芬太尼多用于小儿和成人麻醉诱导和术后静脉镇痛,也可联合镇静药物应用于小儿术前镇静,或者各种操作镇静。

3. 剂量和用法 气管插管前,小剂量单次静脉注射 1～4 μg/kg 芬太尼,可使血流动力学平稳;以 0.5～2.5 μg/(kg·h)的速度持续输注可减少机械通气时的应激反应。静脉注射芬太尼 1.5～3 μg/kg 可用于短小诊断性检查时的镇痛,但有呼吸抑制的可能。硬膜外注射内含 0.25～2 μg/mL 芬太尼的局麻药可产生有效镇痛作用,而呼吸抑制的发生率低。口服芬太尼后 15～20 分钟达有效血浆浓度,术前口服 5～15 μg/kg 的芬太尼溶液后患儿诱导过程合作良好。

4. 不良反应 芬太尼具有所有 μ 受体激动剂有关的不良反应。注射后胸壁强直与肌肉活动性增强有关。心动过缓(与迷走神经有关)影响新生儿心排血量,为避免芬太尼引起的血压波动,可考虑给予抗胆碱能药。芬太尼用于 4 个月至 13 岁患儿术后镇痛可出现镇静、眩晕、恶心呕吐。硬膜外给予芬太尼也会导致恶心呕吐并且皮肤瘙痒发生率相对较高(50%)。术前口服芬太尼恶心呕吐发生率较高。

(三)阿芬太尼

1. 作用 阿芬太尼(alfentanil)的镇痛强度约为芬太尼的 1/4,作用持续时间约为芬太尼的 1/3。阿芬太尼也是 μ 受体激动剂,一方面它能与阿片受体较快结合,另一方面也能与受体快速分离。与芬太尼相比,阿芬太尼的优势在于作用持续时间短、复苏迅速,单次注射后无药物蓄积。1~14 岁患儿阿芬太尼的消除半衰期明显短于成人。与其他年龄组比较,早产儿阿芬太尼的消除半衰期明显延长。肝脏疾病理论上可以导致潜在的药物蓄积,但是从肝、肾移植的患儿观察到,仅仅在术后的一小段时间内出现药物的清除率增加,而其他药代学参数不变。因此,建议除了手术后即刻减量外,术中阿芬太尼无须减量。

2. 适应证 同芬太尼。

3. 剂量和用法 3~14 岁患儿静脉注射阿芬太尼 10~20 μg/kg 无须肌松药即能达到理想的插管条件。根据阿芬太尼的药理学特性,临床上常采用静脉持续输注剂量为 1~3 μg/(kg·min)。阿芬太尼因具有一定的镇静作用而常用于心导管检查。阿芬太尼静脉单次注射(4±2.7)μg/kg 或持续输注(10.3±8.6)μg/(kg·h),既能抑制疼痛,又能保留自主呼吸,也不会导致心血管或呼吸系统的不良反应。阿芬太尼的镇痛效果不受心脏畸形类别的影响。与成人比较,阿芬太尼并不使颅内压升高,因此适用于神经外科手术。阿芬太尼可致轻度组胺释放,但程度较芬太尼轻。

4. 不良反应 与其他阿片类药相似,阿芬太尼可致心动过缓和胸壁强直。无肌松条件下,新生儿(尤其是早产儿)容易发生广泛的四肢和胸壁强直。另有发生延迟性呼吸抑制的报道,特别是持续输注以后。斜视手术后约有 1/4 的患者发生恶心呕吐。阿芬太尼会使癫痫活动波加强,因此禁用于有癫痫发作史的患者。

(四)舒芬太尼

1. 作用 舒芬太尼(sufentanil)是镇痛作用最强的阿片类药,镇痛强度为吗啡的 1000 倍,芬太尼的 5~10 倍。舒芬太尼药动学特性介于芬太尼和阿芬太尼之间。

2. 适应证 术前镇静,术中镇痛或局部麻醉辅助用药;也用于 ICU 机械通气新生儿镇静和镇痛。

3. 剂量和用法 舒芬太尼单次 0.2 μg/kg 继之以 0.05 μg/(kg·h)持续输注,心率和血压变化在可接受范围内。静脉舒芬太尼与吸入麻醉药联合使用时,剂量须减至 0.5~1.0 μg/kg。小儿单次硬膜外注射舒芬太尼 0.75 μg/kg,镇痛起效 3 分钟,作用最长可持续 200 分钟。鼻内单次应用舒芬太尼 1~2 μg/kg 可产生镇静作用,起效时间 15~20 分钟。

4. 不良反应 舒芬太尼引起的呼吸抑制(用药后 1 小时内发生)持续时间短于芬太尼,但可被吸入麻醉药、巴比妥类和苯二氮䓬类等药物增强。新生儿对舒芬太尼所致呼吸抑制更敏感。心脏手术中静脉注射超大剂量舒芬太尼(可达 20 μg/kg 以上)很少发生心脏抑制作用。大剂量静脉注射(1 μg/kg 以上)舒芬太尼可出现心动过缓或血压下降,尤其是不足 2 岁小儿。

（五）瑞芬太尼

1. 作用 瑞芬太尼（remifentanil）是纯 μ 受体激动剂，纳洛酮可竞争性拮抗；镇痛作用大于阿芬太尼，其羧酸代谢物几无药理活性。瑞芬太尼作用时间短，因此临床须持续输注给药并且需复合静脉或吸入麻醉药。瑞芬太尼经血液及组织非特异性胆碱酯酶水解，代谢不受肝、肾功能影响；持续输注矢量相关半衰期3.2分钟，与输注速率无关。

2. 适应证 适用于短小手术和小儿影像学检查的镇痛。

3. 剂量和用法 年长儿瑞芬太尼应用研究多见，早产儿和新生儿推荐剂量资料有限，有报道，新生儿瑞芬太尼用量 $0.75\ \mu g/(kg\cdot min)$。儿童达到同样的镇痛强度所需要剂量大于成人。静脉注射瑞芬太尼 $1\ \mu g/kg$ 后以 $0.25\sim0.5\ \mu g/(kg\cdot min)$（成人2倍）持续输注可产生有效术中镇痛。瑞芬太尼通常与异丙酚或吸入麻醉药（如地氟醚）合用。研究显示，$4\sim12$ 岁患儿较少（10%以下）发生术后躁动和恶心呕吐。

4. 不良反应 具有芬太尼类药物共有不良反应，如呼呼抑制、恶心呕吐、肌肉强直、心动过缓以及瘙痒等。快速推注瑞芬太尼可导致明显胸壁强直，但由于该药作用持续时间短，不良反应多为一过性。与阿芬太尼比较，瑞芬太尼用于小儿斜视手术可以引起明显的眼心反射。瑞芬太尼因为药效强度高，较容易发生呼吸抑制。

（六）曲马多

1. 作用 曲马多（tramadol）为镇痛作用相对较弱的 μ 受体激动剂，常用于治疗轻到中度术后疼痛。迄今尚无小儿曲马多药代动力学的研究。成人口服曲马多后，68%以上的药物被吸收，$15\sim45$ 分钟后可在血浆中检测到，2小时后达到血浆峰浓度，作用持续 $4\sim6$ 小时。

2. 适应证 主要用于术后镇痛。术中知晓风险较高，不主张术中使用。

3. 剂量和用法 曲马多属于可在普通病房静脉持续应用的镇痛药，$1\sim9$ 岁小儿肌内注射 $0.75\sim1\ mg/kg$ 或静脉注射 $1\sim2\ mg/kg$ 能产生有效术后镇痛。初始静脉注射速度 $0.25\ mg/(kg\cdot h)$ 随后根据个体疼痛评分调整剂量，平均 $0.21\ mg/(kg\cdot h)$，以达到满意镇痛效果。

4. 不良反应 患儿应用曲马多后会出现呕吐（30%）、嗜睡（15%）和出汗等不良反应。给药速率影响恶心呕吐的发生；出汗、烦躁和激惹等症状可能是由于超过封顶剂量的不良反应。拟交感反应增加的基础是曲马多 κ 受体亲和力明显大于 μ 受体，但心血管系统不良反应和呼吸抑制未见报道。

二、阿片类拮抗药

（一）纳洛酮

1. 作用 纳洛酮（naloxone）拮抗麻醉性镇痛药的强度是烯丙吗啡的30倍，不仅可拮抗吗啡等纯阿片受体激动药，而且可拮抗喷他佐辛等阿片受体激动-拮抗药，但对丁丙诺啡拮抗作用较弱。静脉注射后 $2\sim3$ 分钟即可产生最大效应，作用持续时间约45分钟；肌内注射后10分钟产生最大效应，作用持续时间 $2.5\sim3$ 小时。纳洛酮亲脂性很强，约为吗啡的30倍，易透过血脑屏障，起效迅速，拮抗作用强。

2. 适应证 纳洛酮是目前临床应用最广的阿片受体拮抗药，主要作用如下。①拮抗麻醉性镇痛药急性过量、呼吸抑制。②拮抗全身麻醉后麻醉性镇痛药的残余作用。③用于拮抗受母体麻醉性镇痛药影响而致的新生儿呼吸抑制。④对疑为麻醉性镇痛药成瘾者，用此药可激发戒断症状协助诊断。

3. 剂量和用法　纳洛酮作用持续时间短暂,解救麻醉性镇痛药急性过量时单次剂量虽能恢复自主呼吸,但作用消失后可再度陷入昏睡和呼吸抑制。纳洛酮 $1\sim10$ $\mu g/kg$ 静脉注射或肌内注射。用药量要逐步递增直到麻醉性镇痛药的不良反应被逆转。

4. 不良反应　纳洛酮拮抗后由于痛觉突然恢复,可致交感神经系统兴奋而表现为血压升高、心率增快、心律失常,甚至肺水肿和心室纤颤。

（二）纳美芬

1. 作用　纳美芬(nalmefene)是纯阿片受体拮抗药,与阿片受体激动药竞争中枢神经系统 μ、δ、κ 受体作用位点,本身无激动作用。作用持续时间为纳洛酮的 $3\sim4$ 倍。作用持续时间与剂量相关:0.5 mg 至少维持 2 小时,1 mg 维持 4 小时,2 mg 维持 8 小时以上。主要代谢途径是在肝脏与葡萄糖醛酸或硫酸结合后从尿中排出。约 5% 以原形由尿排出。

2. 适应证　临床主要用于拮抗麻醉性镇痛药,也用于酒精中毒及成瘾治疗。

3. 剂量和用法　临床麻醉用于拮抗麻醉性镇痛药残余作用,先静脉注射 0.25 $\mu g/kg$（心脏病患者可从 0.1 $\mu g/kg$ 开始）,每 $2\sim5$ 分钟注射一次直到出现疗效为止,总量一般不超过 1 $\mu g/kg$。用于麻醉性镇痛药急性过量的救治,先静脉注射 0.5 mg/70 kg,$2\sim5$ 分钟后增至 1 mg/70 kg,总量不超过 1.5 mg/70 kg。

4. 不良反应　纳美芬安全性大、耐受良好,临床最大剂量为 $1\sim2$ mg,剂量增至 $12\sim24$ mg 时仅有头重、视力模糊、讲话费力等轻度不良反应。

第七节　局部麻醉药

局部麻醉药(又称局麻药)已经广泛应用于儿童,尤其是术后镇痛。

一、药代动力学特点

婴幼儿局麻药的代谢有如下特点:吸收迅速、药物分布容积较大、蛋白质结合率低(胆红素可进一步减少蛋白质结合力,因此局麻药应慎用于新生儿期黄疸患儿)、代谢率较低、血浆胆碱酯酶活性低(可延长酯类局麻药的代谢)。

二、常用局麻药

常用局麻药的单次剂量见表 14-2。

表 14-2　常用局麻药单次剂量

局　麻　药	剂量/(mg/kg)
利多卡因	
不加肾上腺素	5
加肾上腺素	$6\sim7$
布比卡因	3
罗哌卡因	3
丁卡因	2

续表

局 麻 药	剂量/(mg/kg)
普鲁卡因	15
氯普鲁卡因	14

（一）普鲁卡因

普鲁卡因（procaine）为短效酯类局麻药，它在盐酸水溶液中不稳定，受热或放置过久药效下降，脂溶性和蛋白质结合率很低，毒性最低，是一种较为安全的局麻药。常用于局部浸润麻醉，其麻醉强度低、弥散功能差，起效时间与作用时间短。主要由血浆假性胆碱酯酶水解代谢，由于小儿该酶含量低，所以普鲁卡因作用增强。

（二）丁卡因

丁卡因（dicaine 或 tetracaine）为长效酯类局麻药，麻醉强度大，起效时间 10～15 分钟，脂溶性高，黏膜穿透力强，表面麻醉效果好。麻醉强度及毒性均是普鲁卡因的 10 倍，毒性发生率高，中毒后可致心肌收缩乏力甚至室颤。小儿表面麻醉常用 1% 浓度。该药与神经组织结合快且牢固，蛛网膜下腔阻滞时平面固定较快。主要由血浆假性胆碱酯酶水解，代谢速度较慢。

（三）利多卡因

利多卡因（lidocaine）为中效酰胺类局麻药，盐酸溶液性能稳定，高压消毒和长时间储存不变质，麻醉强度较大，起效快，组织弥散广和黏膜穿透能力强。利多卡因有反射性脑血管收缩和脑血流减少作用，降低颅内压。吸收后有明显中枢神经系统抑制作用，毒性随药物浓度增加而增大，血药浓度较低时患者表现为镇静和嗜睡、痛阈提高，并能有效抑制咳嗽反射，减少脑组织耗氧量，因而可用于全身麻醉。中毒剂量则可引起惊厥。利多卡因具有显著抗室性心律失常作用，常用于治疗室性心律失常。利多卡因主要由肝脏微粒体氧化酶降解，新生儿该酶缺乏，利多卡因作用时间延长。

（四）布比卡因

布比卡因（bupivacaine）为长效酰胺类局麻药，盐酸布比卡因水溶液稳定，麻醉强度是利多卡因的 3～4 倍，起效时间 3～5 分钟，作用时间比利多卡因长 2～3 倍、比丁卡因长 25%，对感觉神经阻滞比运动神经更有效，运动神经阻滞与药物浓度有关。布比卡因主要在肝脏代谢，代谢产物为哌啶二甲苯胺，其麻醉作用是布比卡因的 1/3。布比卡因心脏毒性作用最大，过量或误入血管内可发生严重毒性反应，易引起严重心律失常，若发生意外则复苏较困难。小儿的反应个体差异很大，最大剂量应减少至成人剂量的 80%，采用最低有效浓度，缓慢分次给药。

（五）依替卡因

依替卡因（etidocaine）为长效酰胺类局麻药，其化学结构和利多卡因相似，起效快，麻醉强度是利多卡因的 2～3 倍，作用时间长，局部和全身毒性较大，皮下注射时毒性为利多卡因的 2 倍，静脉注射可增加至 4 倍。依替卡因对运动神经阻滞较感觉神经更为显著，因此多用于需满意肌松的手术麻醉。

（六）罗哌卡因

罗哌卡因（ropivacaine）为长效酰胺类局麻药，分子结构类似布比卡因，但为左旋异构体。神经毒性和心脏毒性均比布比卡因弱。罗哌卡因脂溶性小于布比卡因，对粗大且有鞘膜的 A

纤维阻滞比布比卡因慢且弱,出现高度的"感觉与运动分离现象",罗哌卡因感觉阻滞时间和运动阻滞程度,均随药物浓度增加而增加,运动阻滞起效和最大运动阻滞的时间比丁卡因和布比卡因长,最大运动阻滞评分明显小于丁卡因和布比卡因,运动阻滞恢复时间短于布比卡因和丁卡因。罗哌卡因常用剂量有血管收缩作用。罗哌卡因在新生儿及小于 6 个月的婴儿中的血浆蛋白结合率及清除率均降低,持续硬膜外阻滞时宜适当降低剂量。

(李熊刚)

第十五章
麻醉技术

第一节 术前准备

一、术前评估

(1) 详细了解现病史、目前的治疗措施、既往麻醉史、药物过敏史以及家族史(尤其是神经肌肉疾病和遗传疾病等),注意与麻醉相关的一些疾病。

(2) 详细了解手术目的、部位、切口大小、体位、手术创伤程度,手术可能导致的出血量及手术难易程度和手术时间,确定是否需要特殊麻醉处理。

(3) 注意患儿营养发育情况、心肺功能情况、牙齿有无松动等,注意一些常用的儿科药物对麻醉的影响。

(4) 通过详细的术前访视,努力获得患儿及其家属的信任,真实可靠地回答患儿及其家属的一些疑问,但应尽量避免不必要、可能引起恐慌的内容。

二、术前禁食

患儿不必进行过长时间的禁食,过度禁食更易引起烦躁、脱水、低血容量、低血糖和(或)代谢性酸中毒(表 15-1)。

表 15-1 中国麻醉学指南及专家共识建议的禁食时间

食 物 种 类	禁食时间/小时
清饮料	1
母乳	4
牛奶和配方奶	6
淀粉类固体食物	6
脂肪类固体食物	8

三、术前用药

术前用药可以减轻或阻滞自主神经反射,产生安静、安定的作用,便于顺利地将患儿与其家长分开,并使麻醉诱导平顺。

（一）迷走神经阻滞药

（1）抗胆碱药不再是儿童的术前常规用药。仅用于麻醉期间有较活跃迷走神经反射的小儿。

（2）阿托品是小儿较理想的抗胆碱能药物,对心脏迷走神经的阻滞和减少分泌物较东莨菪碱和胃长宁强,在目前常用的麻醉药(如氟烷、异氟烷、七氟烷等)中呼吸道分泌物并不是一个很严重的问题,反而阻滞心脏迷走神经是必要的。

（3）小儿需更大剂量的阿托品才能产生与成人相同的心脏作用。必要时可在诱导时静脉注射阿托品(0.02 mg/kg)。

（4）如静脉开放困难,以同样的剂量在术前 90 分钟口服或术前 30 分钟肌内注射以保证在诱导时达到药效高峰。经直肠给予巴比妥酸盐麻醉诱导可将阿托品混合其中。应尽量避免肌内注射用药方式以减少对患儿的伤害。

（5）阿托品对已发生心动过缓的婴幼儿产生作用较慢,原因是心排血量降低,因此如估计发生心动过缓(迷走神经反射引起),应尽早给予阿托品。婴幼儿的心动过缓大多由缺氧引起,所以首先要保证通气和给氧。

（6）小儿很少有使用阿托品的禁忌证,除非有心脏病难以耐受心动过速。阿托品发生过敏非常罕见,但常有家长反映小儿对阿托品"过敏",通常表现为上半身出现红斑,且常发生于以前用过阿托品的小儿,可能与组胺释放有关。

（二）镇静安定药

小于 8 个月的婴儿很少需要镇静药,大于这个年龄则会对陌生人产生恐惧。口服是最受小儿欢迎的术前给药途径。

1. 咪达唑仑 一种水溶性的苯二氮䓬类药物,起效较地西泮快,作用时间短,可口服、滴鼻、灌肠或静脉注射。

口服 0.5～0.75 mg/kg 的咪达唑仑溶液 10～20 分钟产生镇静作用,其后开始减弱,除镇静、催眠作用外,还伴有顺行性遗忘,并且不改变胃内容物的容量和酸度。1 小时以上手术并不影响苏醒,但对短时间手术(10 分钟左右)会使苏醒延迟。咪达唑仑用于急诊短小手术时,有些小儿在术后出现烦躁。咪达唑仑(0.2 mg/kg)滴鼻会引起不适,且药物有可能通过嗅神经直接作用于中枢神经系统,从而引起潜在的神经毒性,不常用。直肠给药(0.3 mg/kg),起效时间难以预料。咪达唑仑(0.1 mg/kg)静脉注射,大部分儿童会比较合作。婴幼儿可舌下滴入,通过口腔黏膜快速吸收,哭闹小儿可用大剂量(1 mg/kg),但应密切注意呼吸抑制。有资料表明,术前有效地使用咪达唑仑能降低手术小儿出院后逆反行为的发生率,但也有人认为可能会增加小儿噩梦的发生率。

2. 氯羟安定 有很强的抗焦虑、镇静和催眠作用。其抗焦虑作用是地西泮的 5 倍。已成功应用于成年患者,对青少年也非常有用。1～2 mg 的氯羟安定能产生良好的抗焦虑和明显的遗忘作用,同时不会产生不良反应。

3. 氯胺酮 口服氯胺酮(3～6 mg/kg)、咪达唑仑(0.3～0.5 mg/kg)和阿托品(0.02 mg/kg)的混合液可产生较强的镇静作用,尤其适用于严重哭闹的患儿,但需严密监测,高风险患儿(如有气道问题)不宜使用。也可通过直肠给予氯胺酮。无论何种方式给药,必须准备好应急设备和监测脉搏、氧饱和度。对短于 1 小时手术的患儿不宜口服氯胺酮。

4. 阿片类药 很少用于小儿术前用药,除非伴有疼痛,通常给予肌内注射,常伴头晕、恶心、呕吐。

5. 特殊情况 神经外科患者伴有颅内高压术前不用镇静药;对发热患儿术前避免肌内注射阿托品,必要时可在诱导时静脉注射;斜视患儿因术前眼科医生需对眼肌作出评估,应避免强镇静,诱导时静脉注射阿托品(0.02 mg/kg)以阻滞眼心反射。

第二节 气 道 管 理

一、面罩

面罩通气时需监测呼吸音或呼吸运动、$P_{ET}CO_2$、呼吸囊的运动。

选择适合于小儿面部形状、死腔量最小的面罩。理想的小儿面罩应具有可罩住鼻梁、面颊、下颌的气垫密封圈,密封圈内的空气可按需要调整,应具有不同规格可供选择。

(1) 透明面罩:最常用,小儿不易惊恐,可观察患儿口鼻部情况。

(2) Rendell-Baker 面罩:形状符合小儿的面部轮廓,死腔量较小,但没有充气密闭圈,较适合婴幼儿。

(3) Laerdal 面罩:质地柔软的硅橡胶面罩,密闭性较好,能进行煮沸和高压蒸气消毒。

二、气管插管

(一) 喉镜

不同种类喉镜片在长度、宽度及弯曲度方面不同,一般来讲,直镜片(如 Miller 型)主要用于婴儿,这种镜片可使舌根部完全推出视线,使喉头更容易显露。近年来,随着视频喉镜在临床上的逐渐运用,其显像清、刺激小、操作简单的优点日益显现。另有新型气管插管设备 Airtraq,Airtraq 操作时对声门和咽喉部刺激轻,并且不需要口、咽、喉成一直线,适合新生儿及婴儿的气管插管。

(二) 气管插管

1. 适应证

(1) 窒息或心搏骤停。

(2) 呼吸衰竭。

(3) 任何原因引起的自主呼吸障碍。

(4) 严重的外伤、电击伤、严重的中毒、反复的惊厥发作、癫痫持续状态等所引起的长时间意识障碍。

(5) 严重的神经系统疾病:脑膜炎、脑炎、颅内出血、严重的颅脑外伤。

(6) 气道梗阻。

(7) 严重的气道感染造成气道分泌物过多,过于黏稠或气管内液态异物吸入,需做气道冲洗时。

2. 气管插管所需的物品

(1) 喉镜。

（2）气管导管：气管导管的大小通常是根据导管的内径(ID)来选择的。小儿可使用下列公式选择合适的气管导管：年龄(岁)/4+4＝ID；2 岁以上小儿气管导管经口插入的深度约为年龄(岁)/2+12 cm；经鼻插入长度为年龄(岁)/2+15 cm。可粗略地以 ID×3 来计算，如插入 4.0 mm(ID)的气管导管，在齿或唇应为 12 cm 的地方标记(表 15-2)。

表 15-2　小儿气管导管的内径和长度

年龄/岁	气管导管的内径(ID)	深度/cm	
		经口	经鼻
早产儿(1 kg 以下)	2	8～9	10～11
早产儿(1 kg 以上)	2.5	9～10	11～12
新生儿	3.5	12	14
1	4.0	13	15
2	4.5	14	16
4	5.0	15	17
6	5.5	17	19
8	6.0	19	21
10	6.5	20	22
12	7.0	21	22
14	7.5	22	23
16	8.0	23	24

（3）面罩及简易复苏囊：用于辅助呼吸。

（4）润滑剂。

（5）插管钳。

（6）牙垫。

（7）导丝。

（8）吸引装置。

（9）其他：胶布，听诊器。

3. 经口气管插管　优点：操作简单、迅速，常用于急救复苏及不适合经鼻插管的患儿。缺点：①导管活动度大，不易固定，易脱管；②对喉、气管的压迫、摩擦较大；③清醒患儿较难耐受，易咬合导管，影响通气；④影响吞咽及口腔护理，口腔分泌物较多。

4. 经鼻气管插管　优点：导管弯度较大，固定牢靠，活动度小，不易扭折，减少对喉、气道的压迫、摩擦损伤及意外脱管的发生率低，可避免咬扁导管导致气道阻塞。留置时间可为 7～14 天，主要用于需长期人工呼吸患儿。清醒患儿较易耐受，吞咽动作好，不影响口腔护理。缺点：操作相对复杂，需时较长，操作不当，易致鼻道及咽后壁损伤。

5. 气管插管操作中的注意事项

（1）气管插管宜 2 人配合，助手负责送器械，并注意患儿面色、心电及血氧饱和度(SpO_2)的变化。

（2）气管插管前应先给氧，提高机体对插管时无通气的耐受力。

（3）选择一根能无阻力通过声门和声门下区域的最大内径的气管导管，在气道压达到

1.96 kPa(20 cmH$_2$O)时略有漏气(不带气囊气管导管)。

（4）若声门暴露困难，助手可用手指轻压环状软骨处或减少患儿头后仰程度。

（5）小儿环状软骨处是上气道最狭窄部位，导管进入声门后若阻力较大，不可硬性推进，否则造成声门下气管损伤，应换细一号导管。

（6）插管过程中若患儿出现缺氧、心率明显减慢，应停止操作，气囊加压给氧，待缺氧改善、心率恢复后再行操作，并争取在 30 秒内完成。

（7）通过听诊双肺呼吸音、观察呼吸末 CO$_2$ 分压波形确定气管导管是否在气管内，然后听诊双肺的所有区域，检查通气情况。

（8）使用合适的支撑物以防麻醉管道和其他用物压迫患儿的头面部。

（9）螺纹管和导管必须妥善放置和支撑，避免对气管导管有任何的牵拉，以防造成导管扭折。小儿气管导管的扭折很容易发生，会导致严重后果。

（10）头颈的屈伸可使气管导管顶端在气管内发生移位，婴儿头颈完全的屈伸可使导管移动 1~3 cm。仔细确定导管的位置和充分考虑到头颈位置发生变化时的影响，每次体位变化时均应检查通气情况。

（11）新生儿清醒插管：过去常用清醒插管，然而现在常规采用全麻诱导插管。婴幼儿给予麻醉诱导后再插管成功率高，很少发生缺氧。清醒插管会引起血压和颅内压增高。早产儿清醒插管有发生脑室出血的危险。如认为确有必要清醒插管，应行口咽部表面麻醉以减轻应激反应和挣扎。此外，也可考虑使用喉罩。

（12）气管插管并发症：机械损伤（喉损伤、气管损伤、气管或食道穿孔等）；导管阻塞；脱管；导管扭曲；继发下呼吸道感染；肺不张；气道痉挛等。

三、喉罩

在小儿麻醉领域，喉罩(laryngeal mask airway，LMA)也已成为一种常用的气道管理工具，但肠梗阻、俯卧位手术患儿禁用。喉罩刺激小，不引起呛咳，特别适用于自主呼吸下进行眼、耳鼻喉科短小手术。喉罩不可能如气管插管那样保护气道，且不能防止反流。小儿可参考表 15-3 来选择喉罩。

表 15-3　不同规格喉罩与体重及套囊容量的关系

喉罩尺寸	1	1.5	2	2.5	3	4
体重/kg	<5	5~10	10~20	20~30	30~50	50~70
气囊充气量/mL	2~5	5~7	7~10	12~14	15~20	25~30

（一）喉罩的适应证

择期全麻无反流误吸的手术；气管插管困难；急诊科、ICU、儿科急救复苏。

（二）喉罩的禁忌证

饱食、腹内压过高，有反流误吸危险的患儿；咽喉部有感染或病理改变；呼吸道出血；喉罩位置很难保持固定。

（三）喉罩的优点

使用方便、操作迅速简单、更易维持呼吸道通畅；操作无需喉镜；与气管插管相比，初学者放置喉罩的难度小、成功率高；对不需要肌松手术的患儿，喉罩可取代面罩通气；建立人工呼吸道后既可自主呼吸也可控制呼吸。

（四）喉罩的缺点

缺乏良好的气道密封性，呕吐和反流发生时对气道不能起保护作用；正压通气时增加气体泄漏的可能性；不能绝对保证气道通畅；小儿喉罩易发生位置不正（尤其是 Size1）。

（五）喉罩置入的方法

在吸入或静脉麻醉诱导下插入喉罩。插入前检查气囊，完全抽瘪气囊进行润滑，插入时可将喉罩面向上沿着上腭盲探插入至咽喉部。儿童也可试用喉罩面朝下插入，当插到咽部时旋转 180°，对喉罩进行正面调整时，喉罩管子上的黑色指示线应位于上门齿的中点，在浅麻醉时易发生呛咳和喉痉挛，婴幼儿和小儿的发生率大于成人。研究显示，当喉罩尖端位于咽下部时，尽管气道可保持通畅，但气囊和喉腔的关系会发生改变。

四、困难插管

小儿困难气管插管术前不易判断，缺少敏感指标；不能配合，故不能采用清醒插管技术；小儿呼吸道不易维持，氧储备低，操作时间短，变化快。

（一）小儿术前气道评估

（1）麻醉医生在麻醉前对气道作出仔细评估非常重要。

（2）对那些看起来正常、有综合征或有缺陷者，均应考虑气道异常可能，对任何可疑者，均应做好困难插管准备。

（3）仔细询问病史和体检，关注继往麻醉史，对于安全麻醉史的患儿也不能放松警惕（尤其是非全身麻醉者）。因为，不是所有的困难麻醉均有记录。即使有，随着孩子长大情况也会发生变化，有些病例气管插管变得容易如腭裂和 Pierre Robin 综合征的患儿；而另一些，如Treacher Collins 综合征或 Klippel-Feil 综合征的患儿气管插管会变得困难。

（4）检查难易程度：张口程度；颈后仰程度；下颌骨和腭骨的形状、大小；口腔颌舌情况。

（5）张口受限、颈后伸受阻、大舌或小下颌预示喉镜暴露和气管插管困难；难以完全看到咽峡部和悬雍垂提示气管插管困难。Mallampati 评分方法在小儿可能不适用，难以预示困难插管。

（6）喉镜检查是否成功主要取决于操作时口咽部的软组织能否移位到下颌骨间隙，任何畸形，若限制了这个空间（短或狭窄的下颌骨）或增加口咽部组织（如大舌）可能预示声门暴露困难。

（二）困难气道的处理方法

（1）充分准备，确保所需的器械设备齐全，随时可用。

（2）喉镜技术：直接喉镜经口盲探插管技术需要操作者具有一定年资经验。体位：6 岁以下小儿，头水平位，以头圈固定；6 岁以上小儿，嗅物位。准备适当的镜片，必要时管芯辅助和助手配合。

（3）光棒技术。光棒的优点：操作简单、掌握容易；经济实用、携带方便；使用范围广、成功率高；循环影响小、损伤小；小口、出血、插管失败替代。光棒的局限性：盲探插管有损伤可能；口内空间有限时难度增加（肥胖）；透光性差，不能使用（颈部瘢痕）。

（4）可视技术：纤维支气管镜（FOB），纤维硬镜，视可尼喉镜，塑型芯硬喉镜，简易视可尼喉镜（Levitan），BONFILS 纤维喉镜，硬镜和软镜符合（SensaScope）。

（5）喉罩技术。

五、纤维支气管镜(FOB)

（1）适应证：适用于对已知或疑有困难气道的患者在自主呼吸的状态下行清醒插管，也就是适用于不能插管，能自主通气的非急症气道患者。

（2）禁忌证：气道活动性出血和不透明的分泌物的患者；不合作的患者或表面麻醉不佳的患者；喉或气管内、外的占位性病变已致气道严重狭窄的患者；急症气道的患者。

（3）插管的路径：纤维支气管镜（简称纤支镜）引导插管经口和经鼻均可。经鼻插管较容易，但导管口径较小，易引起鼻腔出血。经口插管，会厌会成为较大的障碍，同时缺少对纤支镜的支撑结构，插管的难度增加。

六、光棒

光棒又称发光导丝、光导管芯，是一根可弯曲的金属导管，前端装有光源，尾部连接电池和开关。

（1）适应证：正常气道患者；牙齿严重缺损的患者；喉头位置较高，看不见声门的患者；颈椎活动受限的患者；张口受限的患者；小下颌患者；直接喉镜插管困难的患者。

（2）禁忌证：上呼吸道异物、肿瘤、息肉、咽后壁脓肿、插管通路上存在易碎的脆弱组织等患者，颈部结构明显异常、过度肥胖、颈部瘢痕等患者。

（3）插管方法：去枕平卧，关掉或调暗灯光，左手推开下颌，右手持光棒气管导管进入口腔，持光棒约后 2/3 位置，与口裂同一水平，其折弯部由口腔正中插入后再转动光棒 90°置入，把持光棒位于口咽中线，观察颈部的光斑来调节光棒位置，调节光斑最亮处位于喉结下正中环甲膜处呈倒三角或向气管延伸时，右手持光棒保持不动，左手轻轻旋转导管送入气管内。

七、气管拔管

（1）拔管时小儿易发生喉痉挛，尤其在吸入氟烷和异氟烷麻醉后以及浅麻醉下拔管。注意如下情况：①拔管前准备各种通气装置和再次插管的物品；②小儿可在完全清醒时或深麻醉下拔管；③浅麻醉下拔管应避免呛咳和气管导管对气管的过度刺激；④小儿是否已足够"清醒"，主要观察患儿能否自主睁眼、张嘴，肢体是否活动以及呛咳后能否恢复到有规律的自主呼吸；⑤苏醒期尽量减少刺激患儿，最大限度地减少呛咳和导管的刺激；⑥完成拔管前应保留原有的监测项目。

（2）拔管引起的严重喉痉挛解除后，可能发生肺水肿，应给予正压通气治疗。

（3）下列患儿应待完全清醒后拔管：插管困难的患儿；所有外科急症手术的患儿，这些患儿在麻醉恢复期易发生呕吐反流；新生儿和婴儿。

（4）对于在苏醒期不允许出现呛咳的患儿（如神经外科、眼内手术）可在深麻醉下拔管。拔管前充分吸引胃内容物和喉部分泌物。拔管前缓慢静脉注射利多卡因 1～2 mg/kg 能减轻呛咳和屏气。拔管后保持气道通畅，面罩给氧，直至完全清醒。

（5）术中曾使用开口器压迫舌头（如腭裂修补术）的患儿，拔管前应注意舌头是否肿胀，以防气道梗阻。

（6）困难气道患儿的拔管：拔管前应准备各种必要的应急设备和做好重新插管的准备；试验性拔管，即预先在气管腔内置一根交换引导管以备重新插管；对这类患者均应在完全清醒、确定气道肿胀完全消退后,才能拔除气管导管或喉罩;拔管前给予糖皮质激素;拔管后给予湿化氧气吸入。

第三节　小儿麻醉回路

一、T 形回路

1937 年,Ayre 首先介绍"T"形管,后由 Jackson-Rees 加以改良而适合行人工通气。"T"形管主要依赖持续的新鲜气流把呼出气体从呼气端排出,所以它的使用取决于新鲜气流量(FGF)和患者的通气量的比例。"T"形管无活瓣,比较简单,气道阻力很低,死腔量少,曾经是小儿理想的麻醉回路。

优点:低压缩容积并且可以迅速改变麻醉深度。

缺点:患儿热量和湿度的丧失;麻醉气体的浪费;工作环境的污染;$P_{ET}CO_2$ 监测不准确。因此,现在很少使用。

二、半闭合循环回路系统

半闭合循环回路系统是常用的一种麻醉回路。该系统有储气囊和部分重复性吸入装置。在系统中,由于设置有重复吸收装置,可使患儿在呼吸过程中的水分和体热丢失减少。这种系统的供气量较大,呼出的气体中大部分 CO_2 经回路中的逸气活瓣排到系统外,CO_2 的重复性吸入不到 1%。重复性吸入的大小取决于供气量的大小。气流量越大,重复性吸入越少。反之亦然。

第四节　麻醉气体的湿化

麻醉期间要求对吸入气体进行湿化以防气道干燥和最大限度减少热量的丧失,对维持正常体温有帮助。

干燥气体抑制纤毛活动,分泌物积聚结痂,引起气道阻塞,气管黏膜细胞表现为退行性改变,但临床上并没有证明术后肺部并发症发生率明显增高。

湿化麻醉气体能明显降低手术中的热量丧失,尤其对新生儿、早产儿等非常必要。一种有加温、加湿功能的管道能满足这种要求,一般吸入气体维持在 35～36 ℃,但需要持续监测其温度。在使用时注意温度、湿度变化,避免温度过高和管道接触小儿体表。

儿童可在气管导管接上热湿混合器,可保存 50% 水分和防止热量丧失,尤其对小潮气量和高呼吸频率最有效,热湿混合器已广泛使用于小儿患者,使用热湿混合器时吸入气体的含水量达到 24 mg/L,有一种小型呼吸机可应用于 10 kg 以下的小儿,但需注意气道阻力的变化。

循环环路对吸入气体的湿化有一定作用,主要取决于新鲜气流量和每分通气量之比。供气管道和吸入端环路内气体温度常低于室温,所以环路系统本身保温、保湿效果不如上述介绍方法有效。总之,使用具有加温、加湿呼吸回路效果较好,尤其对小婴儿效果更佳,是维持正常体温有效的方法。

第五节　麻醉期间的控制通气

一、手控呼吸

在麻醉诱导或自主呼吸不足时常采取手控呼吸。手控呼吸能持续感觉气道阻力的变化，并据此迅速做出反应。麻醉期间发现自主呼吸不足或生命体征突然变化应改用手控呼吸，并通过听呼吸音、观察胸廓起伏来证实通气效果。

二、机械通气

（一）适应证

麻醉期间辅助呼吸或控制呼吸，全麻气管插管后，应用肌松药时；各种急性呼吸衰竭治疗；慢性呼吸系统疾病治疗；术后恢复期患者（过度肥胖、慢阻肺患者行胸腹部手术等）；心肺复苏后期治疗。

（二）常用机械通气模式

（1）间歇正压通气（IPPV）：主要在麻醉中使用肌松药时实施及大手术后的呼吸支持。

（2）辅助/控制通气（A/CMV）：患者的吸气力量可触发呼吸机产生同步正压通气。当自主呼吸频率超过预设频率时，起辅助通气作用。自主呼吸频率低于预设值时，转为控制呼吸。

（3）间歇指令通气（IMV）：机械通气与自主呼吸相结合，在两次正压通气之间允许患者自主呼吸。

（4）同步间歇指令通气（SIMV）与IMV的区别在于正压通气是在患者吸气力的触发下发生的，因而可避免IMV时可能发生的自主呼吸与正压通气对抗现象。

（5）压力支持通气（PSV）：患者自主呼吸的吸气力可触发呼吸机送气，并使气道压迅速上升到预设值，当吸气流速降低到一定程度时，则由吸气转为呼气。主要呼吸参数由患者控制，潮气量增加取决于预设压力值。可明显降低自主呼吸的呼吸做功。

（6）呼吸末正压（PEEP）：应用PEEP时，使呼气末的气道压及肺泡内压维持高于大气压的水平，可使小的开放肺泡膨大，使萎陷肺泡再膨胀。降低肺内分流量，纠正低氧血症。

第六节　麻醉期间的监测

一、常规监测

小儿围手术期，要尽量使用微创或无创监测。常规监测包括 ECG、BP 和 SpO_2。插管或使用喉罩的儿童要监测呼气末二氧化碳分压（$P_{ET}CO_2$）。虽然众多的监测装置能提供各种生命指标资料，但不能代替麻醉医生对患儿的观察。手术时间长的儿童要进行体温监测。监测麻醉回路系统必须包括吸入氧浓度（FiO_2）。当通气过程中发生吸入氧浓度低或窒息、低的呼出气容量及通气中断时要有警报。

二、有创监测

（一）动脉穿刺

（1）适应证：预计外科手术过程中可能有大量出血，血流动力学不稳定；需反复动脉采血者；严重低血压或术中出现无创性血流（体外心肺转流）的患儿；存在肺部疾病或可能存在肺部疾病以及手术造成严重气体交换异常的患儿；动脉血气测定异常、酸碱平衡失常、严重的电解质紊乱、血糖异常及凝血性疾病等。

（2）动脉穿刺置管：主要选择桡动脉、尺动脉或股动脉等周围动脉。

（3）动脉穿刺注意事项：①穿刺前应评估近端动脉搏动，末梢循环不良时，应更换穿刺部位；②注意无菌操作，管理好动脉通道，尽量减轻动脉损伤；③使用淡肝素生理盐水（1000 U/500 mL）持续冲洗装置，冲洗不可过量，尤其是婴幼儿，另外不能使用葡萄糖溶液冲洗，否则会增加感染机会；④为防止栓塞，不应回注采血样时抽出的血液，不要使用高压冲洗阻塞的管道，每次采血样后均使用小量淡肝素生理盐水冲洗。在婴幼儿桡动脉仅注 0.5～1.0 mL 即可逆流进入脑血管。

（4）注意观察，及时发现血管痉挛、血栓、巨大血肿等并发症，一旦发现血栓形成和远端肢体缺血时，必须立即拔除测压导管，必要时可手术探查取出凝血块，挽救肢体。

（5）一旦完成测压应尽早拔除动脉套管针，并发症（尤其是动脉栓塞和感染）随着留管时间的延长而增加。

（二）颈外静脉置管

颈外静脉置管适用于长期输液而外周静脉不易穿刺、周围循环衰竭的危重患者，以及需短时间内输入大量液体、缺乏外周静脉通路的患者。

颈外静脉穿刺优点如下：

（1）颈部最大的浅静脉，管径粗。

（2）距心脏近，循环路径短，血液流速快。

（3）中上段表浅，显露好，穿刺可以在直视下进行。

（4）容易固定，不易渗漏及滑出。

（三）颈内静脉置管

略。

三、特殊监测

主要有心功能监测、血红蛋白监测、凝血功能监测、麻醉深度监测、神经肌肉传递功能监测等。

第七节　体温管理

一、监测

所有全身麻醉患儿均应监测体温。

（一）分类

（1）较大儿童行小手术时，可监测腋下温度，腋窝测温应将探头置于腋动脉旁、收紧上臂，所得温度低于中心温度 0.5 ℃。

（2）婴幼儿以及大手术的小儿，可监测食道或直肠温度，为了避免食道温度受进入气道气流的影响，探头须置于食道下 1/3 处。带温度探头的食道听诊器则应置于心音最响处，这样温度探头位于左心房后。食道温度能迅速反映心脏及大血管内血液温度变化。

（3）直肠温度对体内温度变化反应慢，温度准确性易受探头位置和直肠内粪便的影响。

（4）鼓膜温度最能反映脑内温度，并随着食道下 1/3 温度的变化而变化，实验证明它与心率、血管运动反应密切相关，但应注意避免鼓膜及外耳道的损伤。

（5）贴在皮肤上的温度传感器（如前额）不能准确反映中心体温。

（二）术中体温的维持

术中如能较好地维持正常体温则能有效地预防寒冷反应和低温的发生，低温会影响麻醉和肌松药的恢复、损害凝血功能、抑制呼吸、产生心律失常和增加术后耗氧量，防止及纠正低温，对维持内环境的稳定十分重要。

二、新生儿体温保护

由于新生儿产热不足、又易散热的生理特点，术中容易发生体温下降，加强术中环境温度管理，避免冷刺激，使体温维持在最佳状态，可使新生儿安全地渡过手术。术中尽可能使深部体温保持在 36.7～37.3 ℃，环境温度较低时，机体可通过周围血管的收缩，新陈代谢的增加来维持深部体温，所以在测直肠温度的同时应测体表温度，当直肠温度下降 1.5 ℃以上时，说明环境温度低。新生儿腹部皮温在 36 ℃时或皮肤表面与环境温度差在 2～4 ℃时其耗氧量最小。当体温低于 35 ℃时，可诱发呼吸抑制、肺部并发症、心排血量下降、代谢性酸中毒、麻醉恢复延迟等。对新生儿术中低温预防和处理的具体措施主要在于被动保温，减少体热的散失及主动加热提升机体温度。但保温过度对患儿同样不利，应注意因室温高或者保暖过度而使不显性失水增加，发生水、电解质紊乱。因此，要保证液体供给，维持内环境的稳定，随时调整环境温度、湿度以及采取保暖措施，在新生儿最适宜的温度下进行手术，尽可能减少体温变化对患儿的影响。

（刘华　李娜）

第十六章
麻醉与超声

第一节　超声设备的分类

超声波是指振荡频率超过 20 kHz 的声波。通常用于医学诊断的超声波频率为 1～10 MHz。分类如下。

A 型超声：利用超声波的反射特性来获得人体组织内的有关信息。一个简单一维超声图像是由一系列超声波垂直峰遇到不同结构形成的。这种成像原理提供的信息较少。因此 A 型超声的许多诊断项目已逐渐被 B 型超声所取代。

B 型超声：通过多个线性阵列压电元件同时扫描而提供一个二维图像。回声信号显示为光点，回声的强弱以点的灰（亮）度显示。声阻抗相差越大，反射越强，产生的回声信号越亮，反之越弱，产生的回声信号越暗。此种图像与人体的解剖结构极其相似，故能直观地显示脏器的大小、形态、内部结构，是目前超声引导下区域阻滞和穿刺最常用的模式。

M 型超声：超声扫描中的单一波束可以用来产生一个有移动信号的图像。它是在辉度调制型中加入慢扫描锯齿波，使光点自左向右缓慢扫描。其纵坐标为扫描时间线，即超声的传播时间及被测结构的深度、位置；横坐标为光点慢扫描时间。M 型超声被广泛用于心脏成像，在超声引导下区域阻滞和穿刺中应用非常少。

多普勒频移：声波在遇到一个移动物体时发生的频率变化。这意味着传出声波频率和反射声波的频率不一样。红细胞是产生多普勒频移的主要反射物。彩色多普勒会产生一个由多普勒频移叠加到 B 型超声图像上的彩色编码图。血流的方向取决于移动方向是朝向还是远离超声探头。红色表示血流朝向超声探头，蓝色表示血流远离超声探头。

第二节　超声成像特点

不同的组织有各自的超声表现。本节主要对超声引导下区域阻滞和穿刺中相关的组织结构进行介绍。

一、不同组织的声学特征

（1）等回声：整个组织声学特征相同，呈现为均一灰度。

（2）低回声：超声的反射比较弱，呈现为灰点，体内绝大多数实质性器官都呈现为低回声。

（3）高回声：对超声的强反射，呈现为白色亮点，如骨骼等。

（4）无回声：无声阻抗，超声可完全通过不发生反射，表现为黑点，如囊液、血液。

二、不同组织的声学特点

（1）皮肤和皮下组织：正常皮肤的表现为超声下均一的高回声结构。皮下组织为低回声，有一些平行于皮肤表面的结缔组织也表现为高回声。

（2）神经：超声下外周神经常为蜂窝状或呈束状结构，由低回声的神经纤维和高回声的神经内结缔组织构成。靠近中枢的神经由于神经纤维间的结缔组织很少，如臂丛神经，在超声下常呈单束样表现，因为低回声的神经根被周围高回声的神经束膜包绕。但有些神经，如坐骨神经，常含较多结缔组织呈高回声表现。

（3）肌腱：连接肌肉和骨骼的坚韧组织。大量平行分布的胶原纤维束使其在超声下呈现为纤维状回声结构。由于组织结构上的特点，肌腱在超声下有很强的异性，回声的强弱取决于发射声波的角度。

肌腱和神经在超声下都能清楚显像，但某些特征有助于对两者进行区分。虽然两者在超声下的成像特点比较接近，但追踪其长轴方向有助于两者的区分。肌腱终止于肌肉的末端，沿长轴方向其横截面积变化比较明显，而神经的横截面积沿长轴方向变化不大。

（4）动脉：利用超声探头轻压组织可见到动脉的搏动。很多因素如血压、动脉的大小和深浅、是否邻近骨骼都会对压迫动脉后带来的效果有一定影响。轻压动脉观察其搏动是鉴别动脉最简单的方法。有时需要利用多普勒超声。另外动脉壁通常比较厚，且无瓣膜结构。

（5）静脉：静脉管壁很薄，难以清楚成像，很容易被探头所压闭。静脉的外形受超声探头所施加压力的影响非常大。有时可在管腔内见到静脉瓣。与动脉内的搏动性血流不同，静脉内血流呈非搏动性。

（6）骨骼：由于骨骼和软组织间的声阻抗差异非常大，因此在骨骼和软组织界面的反射非常强，在超声下呈现为一条亮线。成熟的骨组织对声波具有很强的吸收能力，当声波明显衰减时可呈现为声影。

（7）胸膜：胸膜反射超声的能力非常强，呈高回声亮线。肺内空气形成了胸膜下方的彗星尾样声像。

（8）淋巴结：正常的淋巴结呈卵圆形，结构清晰，包含一个高回声的核心和周围的低回声边缘。股神经阻滞时常见到腹股沟淋巴结。

第三节　临床应用原则

一、超声探头准备

（一）超声探头的类型

超声探头的核心部分是由压电晶体组成的阵列，在电信号的刺激下可发射超声波。这些晶体可将电能和机械能相互转换，实现声波的发送和接收。按波束控制方式分类可将常用超声探头分为线阵探头、凸阵探头和相控阵探头三种（图16-1）。

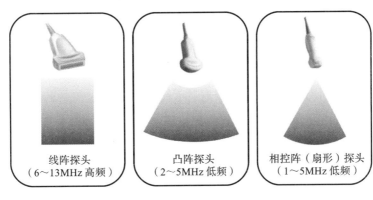

图 16-1　超声探头的分类

（1）线阵探头：适用于浅表血管、组织和器官。

（2）凸阵探头：适用于深部组织和腹部器官。

（3）相控阵探头：适用于心脏和腹部等。

（二）超声探头的选择

根据检查部位的组织结构特点、目标区域的深度和所需的分辨率，可选择不同的超声探头。高频线阵探头多用于表浅组织结构的成像，如臂丛神经阻滞。低频凸阵探头可用于深部组织结构的成像，如坐骨神经阻滞。相控阵探头多用于心脏的成像。

二、基本操作技巧

（一）探头的方位

为了能协助操作者方便地分辨方向，所有超声探头上都有一个定向标志，超声屏幕上也显示有一个定向标志点。屏幕上的定向标志点一般位于屏幕左侧上方，但也可调整。通常进行超声引导下区域阻滞及穿刺操作时要认清方位，避免出现左右、上下反向的情况。

（二）探头的操作

为了能清楚地显示解剖结构，必须随时调整探头。探头的调整可分为四种基本手法：滑动、倾斜、旋转、下压。通常为了能清晰显示解剖结构，需要将几种手法结合起来。

（三）探头扫描切面

区域阻滞和穿刺超声成像中有如下几个常用切面。

（1）短轴切面：超声图像显示为组织结构的横断面视图。

（2）长轴切面：超声图像显示为沿着组织走向的视图。

（3）斜切面：介于短轴切面与长轴切面之间，根据探头与躯体长轴的关系分为左右斜位，根据探头与腹侧和背侧的关系，分为前后斜位。

（4）倾斜切面：有时为了观察组织结构，会将探头适当倾斜，也就是介于矢状面与冠状面或者横断面与冠状面之间。

（四）穿刺入路

超声引导操作有两种基本的穿刺入路。采用平面外技术时，针尖穿过回声平面成像为一个亮点。采用平面内技术时，整个针尖和针体在进针的过程中均能清楚显示。

（1）平面外入路：这种穿刺技术所采用的穿刺径路更接近传统的神经刺激器定位或解剖

标志定位的穿刺径路。因此操作者可能感觉更为熟悉。如果要留置导管进行持续神经阻滞，定位神经短轴切面并在平面外技术下穿刺置管，导管的方向多可与神经走行平行一致。平面外技术的缺点是不能显示整个穿刺针，有时难以辨认针尖，盲目进针可能导致严重的损伤和并发症。

（2）平面内入路：平面内技术可更完全地显示针体、针尖和注射的药液。进针之前可清楚确认针尖位置。平面内技术的缺点是进针径路比较长，穿刺针需要穿过的组织结构更多。经验不足者操作时针体与超声平面仅部分重叠，这时可见到部分针体而针尖有时不能清晰显示，如果盲目进针可能导致严重损伤。

第四节　超声在神经阻滞中的应用

一、臂丛神经阻滞

（一）解剖

臂丛神经通常起源于由 C_5—T_1 脊神经前支组成的 5 条神经根，由相对应的椎间孔发出后，5 条神经根交汇形成 3 条上下重叠的神经干（上干、中干和下干），从由前斜角肌和中斜角肌形成的斜角肌间隙（肌间沟）中穿过，3 条神经干在锁骨上方或后方分为 6 股（3 条前股，3 条后股），6 条神经股分别形成 3 条神经束（上、中干前股形成外侧束，下干前股形成内侧束，三干后股形成后束），位于腋动脉外侧从锁骨后方穿过。当 3 条神经束走行至喙突时，外侧束保持在外侧继续走行，后束和内侧束则从后方绕过动脉，分别在腋动脉后方和内侧继续走行，其位置与命名相同。大致在胸小肌外侧缘水平，3 条神经束发出终末支，后束发出腋神经和桡神经，内侧束发出正中神经（部分）、尺神经、臂内侧皮神经和前臂内侧皮神经，外侧束发出正中神经（余下部分）和肌皮神经，有时肌皮神经在前臂近端才从正中神经分出。

（二）肌间沟阻滞

（1）适应证：肩部麻醉与镇痛，包括锁骨和近端肱骨。

（2）患者体位：平卧位或半坐位，头稍微转向对侧。

（3）探头类型：高频线阵探头。

（4）扫查方法：探头横向放置于胸锁乳突肌上、环状软骨外侧，平行于锁骨远端，从臂丛近端向根部扫查。

（5）进针方法：平面内法是由内向外或由外向内进针（推荐后者）；平面外法是从头侧向足侧进针。

（6）并发症：损伤或误入邻近血管（颈内静脉、颈部深层血管）注射；膈神经阻滞、喉返神经阻滞；进针过深可能误入硬膜外腔、硬膜下腔或蛛网膜下腔注射；误入胸膜腔发生气胸，阻滞后的淤斑和血肿。

（7）注意事项：准确定位臂丛神经和邻近结构，缓慢递增给药，密切观察患者的生命体征有无局麻药毒性反应（图 16-2、图 16-3）。

（三）锁骨上阻滞

（1）适应证：上肢远端至肩部任何部位的麻醉与镇痛。

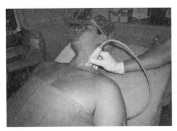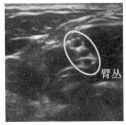

图 16-2 肌间沟阻滞的扫查

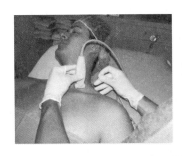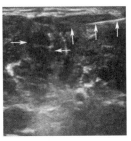

图 16-3 肌间沟阻滞的扫查与进针

进针方法:由内向外或由外向内(推荐后者)。平面外法:从头向足进针。

(2)患者体位:平卧位或半坐位,头转向对侧。

(3)探头类型:高频线阵探头。

(4)扫查方法:探头放置于锁骨上方、胸锁乳突肌上,由内侧开始向外侧,朝锁骨中点移动,此时可见锁骨下动脉短轴切面、第一肋骨和臂丛。

(5)进针方法:平面内法是由外向内进针,进针点距离探头 1 cm 以减小进针角度、更好地显示针,当看到针后,朝向第一肋骨和锁骨下动脉形成的角度缓慢进针。

(6)并发症:损伤或误入锁骨下动脉注射;膈神经阻滞;进针偏后可能误入硬膜外腔、硬膜下腔或蛛网膜下腔注射;阻滞后的淤斑和血肿。

(7)注意事项:准确定位臂丛神经和邻近结构,缓慢递增给药,密切观察患者的生命体征,有无局麻药毒性反应(图 16-4、图 16-5)。

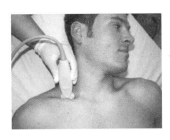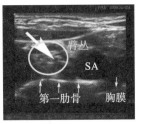

图 16-4 锁骨上阻滞的扫查

（四）锁骨下阻滞

(1)适应证:肘部、前臂、腕部和手部的麻醉与镇痛。

(2)患者体位:平卧位或半坐位,上肢外展 45°。

(3)探头类型:根据患者胸壁厚度,可选择高频线阵探头或低频凸阵探头。

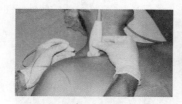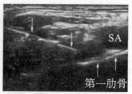

图 16-5　锁骨上阻滞的进针

进针方法：平面内法是由外向内进针，进针点距离探头 1 cm 以减小进针角度、更好地显示针，

当看到针后，朝向第一肋骨和锁骨下动脉形成的角度缓慢进针。

　　（4）锁骨下近端入路：探头放置于锁骨中点下方，其长轴平行于锁骨，可见腋静脉位于最内侧，腋动脉居中，神经在最外侧，可以采取由足侧向头侧进针的平面外法，推荐由外向内进针的平面内法。

　　（5）锁骨下喙突入路：探头斜向放置于胸肌区中部，可见臂丛神经束已在腋动脉后方完成旋转移位，位于与各自命名相同的位置，即内侧、后侧和外侧，可以采取由足侧向头侧进针的平面外法，推荐由外向内（由上向下）的平面内法。

　　（6）并发症：损伤或误入腋动脉注射；误入胸膜腔发生气胸；阻滞后的淤斑和血肿。

　　（7）注意事项：准确定位臂丛神经和邻近结构，缓慢递增给药，密切观察患者的生命体征，有无局麻药毒性反应。

（五）腋窝阻滞

　　（1）适应证：肘部、前臂、腕部和手部的麻醉与镇痛。

　　（2）患者体位：平卧位或半坐位，上肢外展，肘部屈曲。

　　（3）探头类型：高频线阵探头。

　　（4）扫查方法：探头垂直于神经血管束的长轴放置，神经血管束在该处非常表浅，可见其围绕在腋动脉周围，正中神经通常位于腋动脉的浅部（前面），尺神经在中间稍靠后，桡神经在后方。

　　（5）平面内进针法：由外向内（由上向下）进针。

　　（6）并发症：损伤或误入腋动脉注射，损伤臂丛神经，阻滞后的淤斑和血肿。

　　（7）注意事项：准确定位臂丛神经和邻近结构，缓慢递增给药，密切观察患者的生命体征，有无局麻药毒性反应（图 16-6、图 16-7）。

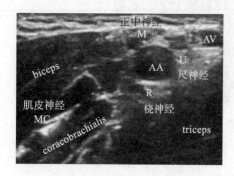

图 16-6　腋窝阻滞的扫查

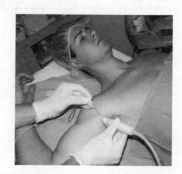

图 16-7　腋窝阻滞的进针

平面内进针法：由外向内（由上向下）进针。

二、腹横肌平面(TAP)阻滞

(1)解剖:腹前外侧壁由 T_7—T_{12}胸神经(肋间神经)和 L_1 腰神经支配。第 7 肋间神经转而向上走行至胸骨剑突处发出终末支,此处为腹壁最高处,第 10 肋间神经近乎水平地走行至脐,第 12 肋间神经(肋下神经)支配腹股沟韧带和耻骨弓以上的区域,第 1 腰神经是髂腹下神经和髂腹股沟神经的起源神经,后两者均为腰丛的分支,走行于髂嵴上方。

(2)适应证:用于腹壁麻醉或镇痛。

(3)患者体位:仰卧位或侧卧位,要阻滞的一侧手臂抬高朝向对侧。

(4)探头类型:高频线阵探头或低频凸阵探头。

(5)扫查方法:探头斜向置于侧腹壁腋中线上,一端靠近肋弓下缘,可见神经走行于腹横(深层)和腹内斜肌(浅层)之间的筋膜间隙内。

(6)进针方法:推荐平面内法即由前向后进针。

(7)并发症:误入腹膜腔可能导致严重后果(如气腹);阻滞后的淤斑和血肿。

(8)注意事项:正确辨别超声解剖结构,特别是正确识别腹壁的各层肌肉,是成功实施超声引导下阻滞的关键;进针或注射时,若出现任何明显的疼痛或突然增加的阻力,则提示穿刺针位置错误,应立即停止操作并重新调整穿刺针的位置(图 16-8、图 16-9)。

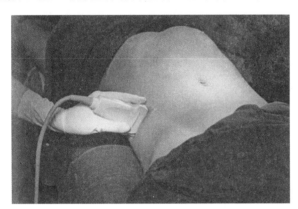
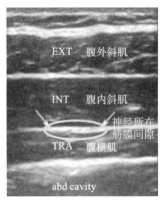

图 16-8 腹横肌平面阻滞的扫查

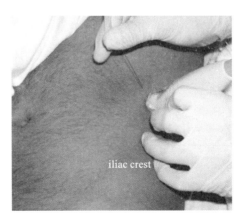

图 16-9 腹横肌平面阻滞的进针

进针方法:推荐平面内法即由前向后进针。

三、超声辅助下椎管内麻醉

(1) 找到正中线。

(2) 找到目标椎间隙。

(3) 短轴平面找到黄韧带。

(4) 测量硬膜外间隙深度。

第五节 超声引导血管静脉置管

一、超声仪的使用

(一) 超声探头的准备

(1) 将无菌耦合剂涂抹在探头表面,助手将探头放入探头套。

(2) 确认探头套内耦合剂涂抹均匀并排出空气,使用皮筋固定。

(3) 安装穿刺架。

(4) 摆放探头前,确认探头标记点位置,探头的位置和超声图像上的位置对应。

(二) 超声探头的调试

(1) 调整不同组织的检查模式(神经或血管)。

(2) 调整波束深度。

(3) 设置增益。

二、区分动静脉

(一) 超声图像解读

(1) 低密度物质显影是黑色,如血管。

(2) 高密度物质显影是白色,如包膜和骨骼。

(3) 中等密度物质显影是灰色,如肌肉。

(二) 血流颜色

(1) 血流朝向探头,血流颜色显示为红色。

(2) 血流背向探头,血流颜色显示为蓝色。

(三) 区分动静脉的方法

超声检查区分动静脉的方法见表 16-1。

表 16-1 超声检查区分动静脉的方法

	动　脉	静　脉
管壁	厚,可见三层结构	薄,可见静脉瓣
按压探头	不可被压瘪(非常浅表动脉除外)	可被压瘪
搏动	有	无
多普勒频谱	脉冲式信号,有明显峰值	连续、低速信号,随呼吸而变化

三、穿刺引导

(一)血管两种切面

(1)横切面:血管短轴(图 16-10)。

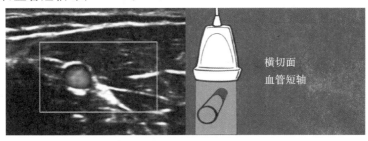

图 16-10 横切面显示血管短轴

(2)纵切面:血管长轴(图 16-11)。

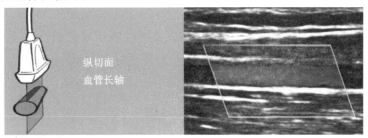

图 16-11 纵切面显示血管长轴

四、穿刺方法

(一)平面内技术

1. 操作

(1)沿探头长轴进针。

(2)穿刺针始终在声束平面内。

(3)适用于血管长轴。

2. 优点 全程显示进针路径,准确定位针间位置,确保操作安全。

3. 缺点 对手法要求高,易受解剖结构限制;针一旦偏离声束平面,不容易找到针;大角度进针显示困难。

(二)平面外技术

1. 操作

(1)沿探头短轴进针。

(2)针显示为一个强回声点。

(3)适用于血管短轴。

2. 优点 操作较简单,受解剖结构限制较小。

3. 缺点 不能全程显示进针路径,容易将针体误认为是针尖。

(韩东吉)

第十七章
围手术期输液管理

第一节　婴儿和儿童水、电解质需求

一、容量管理

(一)生理需要

患儿所需维持液与体重的关系见表 17-1。

表 17-1　患儿所需维持液与体重的关系

体重/kg	所需维持液	
	/日	/小时
<10	100 mL/kg	4 mL/kg
10~20	1000 mL+[50 mL/kg(第 2 个 10 kg)]	40 mL+[2 mL/kg(第 2 个 10 kg)]
>20	1500 mL+[20 mL/kg(第 3 个 10 kg)]	60 mL+[1 mL/kg(第 3 个 10 kg)]

(二)影响因素

(1) 新生儿和婴儿体表面积相对较大,不显性失水量较大;新生儿特别是极低体重儿皮下脂肪少,皮肤通透性大,皮肤暴露蒸发量大。

(2) 新生儿及婴幼儿新陈代谢率高,耗氧量也高(新生儿约为 6 mL/(kg·min))。

(3) 新生儿呼吸频率快,通过呼吸道丢失的水分比例较高(通常呼吸道的失水占不显性失水的 1/3)。

(4) 新生儿血浆蛋白低(28 孕周新生儿白蛋白浓度平均为 19 g/L,40 孕周足月新生儿平均为 31 g/L),细胞外液比例相对较大,液体转换率快。

(5) 未成熟婴儿普遍存在皮下水肿,水肿程度与孕龄有关,新生儿发育越不成熟,皮下水肿越显著。

二、电解质补充

(一)生理特点

(1) 由于血浆 Cl^- 高,HCO_3^- 低,因而新生儿易发生水、电解质紊乱和代谢性酸中毒,常通过呼吸代偿。

（2）新生儿特别是早产儿肾脏功能发育未成熟，按体表面积肾小球滤过率仅为成人的30%，肾浓缩功能差，保钠和保钾能力差，对液体过量和脱水的耐受性低，因此输液及补充电解质时应精细调节。

（二）电解质的需要

新生儿于最初两周内钠需要量为 $1\sim1.5$ mmol/(kg·d)，而后随肾功能的改善增加到 $2\sim3$ mmol/(kg·d)。若供给量多于 10 mmol/(kg·d)，超过肾脏的处理能力，将在体内积蓄。足月新生儿的钠总量为 80 mmol/kg，随着婴儿的成长，机体含钠量也增加。新生儿钾的需要量为 2 mmol/(kg·d)，而儿童需要量相对减少，足月新生儿含钾总量为 $40\sim45$ mmol/kg，在出生后头 20 周内获钾量为 0.2 mmol/(kg·d)。新生儿氯的需要量约为 2 mmol/(kg·d)。出生后含氯量约为 50 mmol/kg（表 17-2）。

表 17-2　新生儿体内电解质含量及需要量

含量及日需要量	电　解　质						
	Na^+	K^+	Cl^-	Ca^{2+}	Mg^{2+}	PO_4^{3-}	Fe^{2+}
足月新生儿总含量 /(mmol/kg)	80	43	50	2100	90	1600	14
前 20 周摄取量 /(mmol/(kg·d))	0.33	0.2	0.22	$9\sim10$	1	7	0.4
需要量 /(mmol/(kg·d))	$2\sim4$	3	2	0.75$\sim1.5^*$	0.25	$1\sim1.5$	2

*3～6 个月起吸收量通常低于需要量。

第二节　新生儿液体管理

在出生后的前几天里，盐与水等张性丢失引起正常新生儿体重下降5%～15%。虽然肾小球滤过率(glomerular filtration rate，GFR)迅速上升，但尿量仍不多，肾脏出量仅仅是中等，所以包裹着的新生儿第 1 天液体需要量相对较低。出生几天后，液体丢失及需求相对增加。在喂养不好的婴儿常发生进行性高钠血症及脱水。

出生时低体重儿的水、电解质平衡表现出明显的三个阶段，第 1 天，尿量很少，尽管摄入液体很少但体重仍基本稳定。第 2、3 天，不管液体摄取如何，大量排尿。第 4、5 天，尿量开始随液体摄入及身体状况而变化。

未成熟儿对液体的需要量明显增多，所以应按照患儿体重、尿量及血钠的变化情况来估计及调节补液量，一般每 6～8 小时测量患儿血钠水平，直到其平衡于 150 mEq/L 左右。

葡萄糖的稳定也是十分重要的，在妊娠期，胎儿储备了一定的糖原，足月新生儿，糖原储备约占体重的 5%，出生后 24～48 小时，糖原分解会使大部分储备被消耗掉，这时会发生糖原异生，以约 4 mL/(kg·min)的速率产生葡萄糖。

出生时，胎儿血糖约为母体水平的 60%～70%。出生后第 1 个小时，血糖降低，但必须维持在 45 mg/100 mL 以上以避免神经系统损害。低血糖的症状包括不安、嗜睡、体温不稳以及抽搐。此时可给予 10％葡萄糖溶液 2～4 mL/kg 缓慢推注,然后按 4～6 mg/(kg·min)持续输注,每 30 分钟查一次血糖并依此调整输注速率。

第 1 天新生儿液体计划为 10％葡萄糖 70～80 mL/kg,由于 10％葡萄糖包含 10 g 葡萄糖/100 mL。10 g/100 mL×70～80 mL/(kg·d)＝7～8 g/(kg·d)＝0.333 g/(kg·h)＝5 mg/(kg·min)。

第 2 天,常规液体增加到至少 100 mL/(kg·d),加入钠 2～3 mEq/100 mL,当有尿以后,加入钾 1～2 mEq/100 mL,最后液体含 Na$^+$ 30 mEq/L 以及 K$^+$ 10～20 mEq/L。

第三节　小儿围手术期输液

一般对于液体的补充包括三个方面:维持需要量,缺失量和继续丢失量。补充维持需要量用来补偿机体的必然失水,一般 1/4～1/3 的低张盐液即可;补充缺失量和继续丢失量用于补偿体液的缺失,主要有消化道失液(腹泻、呕吐、胃肠引流、禁食等),创伤导致的局部失液或失血,体液向第三间隙的转移等,一般需要等张溶液。

一、手术对容量的影响

（一）启动人体应激反应

（1）产生胰岛素的抵抗,保障重要器官的能量供给。

（2）水钠潴留、血流重新分布,容量储备的一部分液体(约为人体的 5％～10％的血容量)将被启用。

（3）静脉系统收缩,静水压降低,间质回流液体增多。

（4）在手术应激过程中,由于机体代偿,实际上进行有效循环的液体量并不少。这时机体的液体储备几乎被最大限度地应用。在接下来的术后恢复中,机体从本身再进行液体代偿的能力减少。

（5）血管阻力比较复杂,一方面应激会造成阻力的重新分布,同时麻醉也会抑制这种反应。在全麻过程中,如果没有足够的有效循环血量,会导致整体血供的减少和清醒后氧债的偿还。

（二）容量评估

（1）评估参数:根据心率、有创或无创血压、脉压差、肢体温度、毛细血管充盈速度、尿量及这些参数的变化进行评估。如果怀疑低血容量,给予等张晶体 10～20 mL/kg 推注,观察患儿的反应。在麻醉情况下,很多指标被手术操作或麻醉所干扰,应注意区分。

（2）大动脉血压:这是保障重要脏器血供的重要指标,也是机体防御的最后一道防线,如果发生了大动脉血压的下降,说明机体已经尽了当时所能尽的最大努力来维持。可通过血管活性药、抗过敏药或扩容应急处理。

（3）周围末梢循环:周围末梢循环是反映血液灌注的直接指标。但是,也可由于环境温度低造成,要注意由于手术室的特殊情况造成的假象。

（4）尿量:尿量一般情况下相对偏少,但如果发现少于 1 mL/(kg·h),而且比重增加明显,仍考虑肾前性因素造成,应尽快采取措施,补充容量是其中的一部分。

(5) 代谢产物:包括乳酸,阴离子间隙,血气的 BE 值,pH 等综合指标,在手术中的意义有时更重要,如果发现增加,即使血压正常,如没有明显的阻力问题、心脏问题,多半是容量不足。

(6) 术中的 CVP、PCWP 监测和前述的情况一样有效。

以上所述归纳如下。手术本身对患者是一个非常强的应激,而麻醉力图使这种应激减少到最低限度,它们二者对循环系统的影响,有时会被忽视。通常是在手术室重视不够,在术中会欠下氧债,留给手术结束时,再慢慢地偿还,这无论如何是不能发生的。

二、术前估计和管理

术前常规禁食。

术前充分了解儿童体液情况非常重要,以便能在术前即纠正可能有的水、电解质紊乱。一般的生物学检查包括:血电解质、血蛋白、血糖、血肌酐、尿比重(最好是尿渗透压)以及红细胞比容等。麻醉前查房探视患儿时即应对患儿情况做出估计并给予适当的处理意见,并于麻醉开始前复查。这方面的检查包括了解患儿的喂养及饮食习惯,有无消化系统紊乱(呕吐、腹泻),有无多尿,有无体重减轻,以及室内温度等。

三、术中输液治疗

(一) 术中输液的指征

多数情况下,输液是必需的,麻醉诱导、手术应在静脉通路开放稳妥后开始;但是,门诊短小手术,患儿一般情况良好,可以简化。

术中输液是指补充生理维持性液体、术前缺失的体液(如禁食等)、创伤造成进入第三间隙的液体、失血量。对于生理维持性液体,一般可按 4 mL/kg 给予。对于术前禁食引起的缺水,通过小儿每小时需要量乘以禁食时间即可得出:4 岁以下不超过 25 mL/kg,4 岁以上按 15 mL/kg 给予;通常在第 1 小时输入半量,其余在随后的 2 小时内输完。对于创伤性失液,可根据手术类型和损伤的程度,按 2~6 mL/(kg·h)的量给予。对于术中出血的补充,可按全血或 3 倍于全血的晶体补充,现代输血技术已倾向于成分输血。小儿术中输液量归纳于表 17-3。

表 17-3 小儿术中输液量标准

阶 段	方 法
第 1 小时	4 岁以下,补充液 25 mL/kg;4 岁以上,补充液 15 mL/kg
1 小时之后	维持 4 mL/(kg·h)+第三间隙液 2~6 mL/(kg·h) 轻度创伤 4 mL/(kg·h)+2 mL/(kg·h)=6 mL/(kg·h) 中度创伤 4 mL/(kg·h)+4 mL/(kg·h)=8 mL/(kg·h) 重度创伤 4 mL/(kg·h)+6 mL/(kg·h)=10 mL/(kg·h)
补偿失血	全血、等量红细胞或 3 倍于全血的晶体

(二) 禁食及维持液量的给予

禁食时间短,补充禁食造成的欠缺就不重要了。相反,像发热、未成熟以及肾脏浓缩能力等因素会明显使实际液体需要量大于上述计算的量。如果患儿来手术室已输了液体,或两小时之前饮过水,则可直接补充当前的维持液及创伤丢失液。在实际应用过程中,补充欠缺量会在速度及程度方面有相当大的变通,一般原则是,第 1 个小时补充欠缺量的 50％,其余的在随后两小时内补入。

（三）进行性丢失及第三间隙

在所有手术中,液体从血管内丢失主要在以下几个生理过程中发生。第一,全血以不同的速度从创面渗出。第二,含蛋白质的等张液从毛细血管及手术创伤组织漏至非功能性间隙(所谓第三间隙);液体重分布的问题必须认真对待,因为持续补液会加重这种重分布。第三,麻醉导致的交感神经张力松弛,产生血管扩张及相对血容量不足(虚拟丢失)。第四,直接蒸发所造成的水分丢失对小婴儿有特别重要的意义。这些进行性的丢失常常很难定量,而小儿较小的循环血量(如 5 kg 婴儿＝80 mL/kg×5 kg＝400 mL)造成了很小的调剂空间。面对这么多的不确定性,我们的反应只能是保持高度警惕。

（四）液体的选择

常用静脉液体的成分见表 17-4。正常血浆渗透压为 275～290 mOsm/L。0.9％生理盐水略高张。乳酸林格液虽然略为低钠,但基本上是等张的。含糖溶液输入后,糖迅速被代谢,渗透压就马上消失,所以 5％的含糖溶液等于单纯的水分。

表 17-4　常用晶体成分

溶　　液	类型	葡萄糖/(mg/mL)	电解质/(mmol/L)			
			Na^+	其他阳离子	Cl^-	其他阴离子
5％葡萄糖	维持	50				
5％葡萄糖 0.45％氯化钠液	维持	50	77		77	
0.9％氯化钠	补充		154		154	
复方氯化钠(林格液)	补充		146	K^+　4 Ca^{2+}　5	155	
乳酸钠-林格液	补充		130	K^+　4 Ca^{2+}　3	109	乳酸盐 28
乳酸钠山梨醇液	补充		130	K^+　4 Ca^{2+}　3	109	乳酸盐 28 山梨醇 50 g/L
碳酸氢钠-氯化钠液	补充		151		103	HCO_3^-　48
4.2％碳酸氢钠	补充		500			HCO_3^-　500
5％氯化钠	补充		855		855	

目前在液体治疗或复苏上,应用晶体或胶体,其肺水肿发生率没有显著差别。在恢复血容量过程中应输入一定量的胶体,因为以晶体为主的液体治疗时间越长,其继发低血容量的可能性就越大,也易发生组织水肿或渗出。

因此,对于输液种类的选择应根据患儿情况和各种液体的特性合理地选用,并进行必要的监测,以保证输液治疗或复苏效果,保障患儿安全。

1. 晶体　小儿麻醉和手术期间最常用的晶体可分为三类:维持性、补充性和治疗性液体。

（1）维持性液体:多为供应机体不显性水分蒸发(如呼吸、出汗等)及排泄(如尿、粪便失水),这些液体基本不含或少含钠。因此按照以前儿科专业的观点,小儿维持性液体应选用低张钠液或不含钠的葡萄糖溶液。但我们目前主张在手术中使用等张液更好。

（2）补充性液体：多用于补充机体丢失的细胞外液或转移至第三间隙的细胞外液，因此补充性液体应为近似细胞外液的等张含钠液，如生理盐水、平衡液、林格液等，它们的电解质张力类似于细胞外液，用于维持功能性细胞外液的稳定。

（3）治疗性液体：这是为了治疗患儿水电解质及酸碱平衡异常，因此临床上应针对性地选用成分各异的晶体。如 4.2% 碳酸氢钠溶液，每 2 mL 相当于 1 mmol，用于严重酸中毒垂危患儿的纠酸、抗休克治疗。5% 氯化钾溶液用于低钾血症患儿的治疗。另外，也可配合其他药物治疗，如利尿药、胰岛素等。

2. 糖的补充　小儿低糖血症的定义界限是不一致的，新生儿为 30 mg/dL 以下，较大婴儿和儿童为 40 mg/dL 以下。一方面新生儿比较大儿童和成人能够耐受更低水平的葡萄糖，但另一方面，由于代谢快和糖贮备有限而更容易发生低血糖。但对于可导致低血糖危险的高风险患儿，如 1 个月以下的新生儿、母亲是糖尿病婴儿，特别是那些小于妊娠年龄者和糖尿病儿童，需要基本的葡萄糖输液并在术中进行葡萄糖监护。

高血糖除能导致渗透性利尿外，还有其他危险。在缺氧情况下如继续供给葡萄糖，将增加无氧酵解而导致乳酸积聚，过度的组织酸中毒能产生脑水肿而导致细胞损伤。对于小儿术中输注葡萄糖的问题，慎重的做法是术中不给含糖溶液或减少输糖速度和用含糖较低的溶液，术中定期监测血糖。

3. 胶体　胶体可升高血浆胶体渗透压，从而使组织间液被吸入血管内，血浆量增加，故又称血浆增量剂（plasma expander）。常用的胶体有天然白蛋白、合成的血浆代用液和明胶溶液。

（1）白蛋白：天然的血浆制品，分子大小均匀，平均分子量 69000，不易经肾小球滤过，在循环中的消除半衰期为 18~20 天，每克白蛋白可结合 18 mL 水。50 g 白蛋白的胶体渗透压峰值可达 20 mmHg。

（2）右旋糖酐：又称葡聚糖，是一种多糖类高分子聚合物，在体内不被分解，易贮留在血管内。

（3）羟乙基淀粉（hydroxyethyl starch，HES）：这是用羟乙基置换特定位置的淀粉，其置换度（DS）越高，越接近高、中分子右旋糖酐，越低，越接近低分子右旋糖酐。

（4）新一代明胶溶液：明胶是哺乳类动物如牛的大分子蛋白质，可长期储存，不易降解。新一代明胶的分子量和胶冻溶点温度低，是理想的胶体溶液。

（五）术中输液监测

为了指导输液，小儿手术麻醉中应常规心前区听诊、监测 ECG、血压测量和体温。根据手术的性质和时间长短、失血量的预估、有无严重心肺疾病，决定是否选择有创监测。尿量是输液是否适宜的良好指标，合适的输液至少应能维持 1 mL/(kg·h) 的尿量。出现糖尿则应减少葡萄糖的输入。留置动脉导管不仅能持续监测血压，而且可用于抽血做血气分析、血糖测定和红细胞比容测定。

四、术后输液

（一）术后生理及内环境平衡

由于多种因素的影响，术后患儿会有水电解质潴留。但另一方面，手术后进行性液体及电解质丢失量可能会很大。胸腔引流、鼻胃管吸引、切口渗出以及持续缓慢出血、液体向第三间隙转移，都可能造成明显的血容量不足。

（二）术后肺水肿

水肿基本上是一种钠病，表示钠、水过多，过量的液体储积在细胞外间隙。一般血浆容量增多，仅仅发生细胞外间隙组织水肿。

水肿形成的对抗因素包括：组织间质顺应性低；淋巴回流增大；间质蛋白渗出间质；蛋白凝胶的弹性。

液体过量的治疗原则如下：限制液体；限制盐；利尿、透析；给予无盐蛋白。术中输了大量液体的患儿，由于第三间隙液体的移动，极易发生肺水肿，一般来说，液体移动在术后第2天开始并持续到第3、4天。

（三）术后液体管理

（1）一般的短小手术术后，患儿水电解质状况良好，唯一的问题是饮食恢复。术后因呕吐丢失体液，则用乳酸钠林格液或生理盐水补充。

（2）较复杂病例小儿较大手术术后，液体需要量相应增多，可通过尿量和血流动力学状态拟订输液方案，包括维持正常需要量和补偿不正常的体液丢失。对于正常生理维持量，可按正常生理维持量的计算方法给予，即第1个10 kg按4 mL/(kg·h)计算，第2个10 kg按2 mL/(kg·h)计算，第3个10 kg和以上的体重按1 mL/(kg·h)计算。三者相加即得小儿24小时生理需要量。对于不正常体液丢失，如呕吐、继续失血、第三间隙失液等，可导致术后需要钠，应进行相应补充性输液。

第四节　高钠血症及低钠血症

液体平衡的破坏主要以钠平衡的紊乱为特征，严重的高钠血症及低钠血症常伴有神经系统症状，神经系统症状的严重性取决于血钠浓度变化的速率及程度。

一、高钠血症

急性高钠血症在小儿较多见，急性高钠血症（血清钠＞160 mEq/L）死亡率大于40%，慢性高钠血症死亡率约10%，死亡及持久的神经损害在婴儿更常见，按发生的程度及持续时间不同，神经学方面表现包括烦躁及昏迷，开始治疗后，也常出现癫痫发作，急性状态的患儿一般有症状，而慢性状态的患儿可以无症状表现（适应性）。

处理高钠血症的一般原则如下。

（1）在循环虚脱的情况下，推注胶体及生理盐水（胶体扩容时间长）。

（2）同时评估液体欠缺量，在48小时以上逐渐补充。患儿主要是需要不含盐的水，监测血清钠及渗透压，纠正目标为，使其落在1～2 mOsm/(L·h)范围内，由于有可能伴发低血糖，所以应监测血糖水平，必要时输注含糖溶液。

（3）要保持对癫痫、窒息以及心血管损害的警觉性，这些因素对最终的治疗成功起着重要作用。

二、低钠血症

小儿术后急性低钠血症可导致中枢水肿、意识水平抑制、定向力障碍、呕吐、头痛、恶心、虚弱。进一步发展的症状包括精神状态改变、意识模糊、烦躁、进行性迟钝、癫痫发作,需立即治疗。晚期可出现呼吸不规则,呼吸停止。

处理低钠血症的一般原则如下。

(1) 无症状性低钠血症本身不需要积极纠正,由于容量不足伴发的心血管损害需要用胶体或等张盐水($1 \text{ L}/(\text{m}^2 \cdot \text{d})$)来支持,供钠并同时限水。

(2) 症状性低钠血症应紧急处理(有时反映了不可逆的神经损害),纠正要快,但必须有限度,可用 3% 的盐水(5.4 mEq/L)3 mL/kg 在 20~30 分钟内输入以停止癫痫。也可选用 6% 碳酸氢钠 2 mL/kg 快速推注(2~3 分钟),同时对症处理癫痫(给氧、镇静)。它可增加血清钠 6 mEq/L,同时给予吸氧、呼吸支持和抗癫痫药如咪达唑仑等治疗。

(3) 随后的纠正应通过计算钠的欠缺,按照计算在 24~48 小时内缓慢补钠,速率不超过 $0.5 \text{ mEq}/(\text{L} \cdot \text{h})$。可用平衡盐液补充,如钠仍低于 120 mEq/L,再给碳酸氢钠 1 mL/kg。

(4) 如果液体输注过量或出现少尿,可给予利尿。

如果癫痫症状减轻,可开始给予合适的平衡盐液。若血清钠浓度仍低于 120 mmol/L,应考虑给予 1 mL/kg 或更多的碳酸氢钠。防止术后急性低钠血症最简单的方法是所有患儿都用平衡盐液维持,直到开始进食。

当处理低钠血症时,有症状患儿应作为急症对待,而无症状患儿不需要积极干预。慢性低钠血症的纠正必须缓慢,为了避免神经并发症,血钠的纠正不能超过 $0.5 \text{ mEq}/(\text{L} \cdot \text{h})$。急性低钠血症最好的治疗是早期发现及时纠正。因为缺氧会加重神经损伤,所以癫痫或呼吸不规则的患儿要首先确保呼吸通畅有效。低钠血症癫痫时只要血钠相对轻微地增高,癫痫就会停止。用高张盐水(5.4 mEq/L NaCl)快速纠正症状性低钠血症不会有明显异常,但必须强调,完全彻底纠正是没有必要的,也是不明智的。第一步治疗的目的是把血钠水平提高到刚好停止癫痫的限度(一般 3~5 mEq/L)。进一步的纠正在 10 天的时间中进行,可用高张盐液进行纠正,直到血清钠大于 120 mEq/L。

总钠欠缺量按下列公式估计:所需钠 mEq=(拟达到血钠-患儿血钠)×0.6×体重(kg)。如 25 kg 患儿,血钠 110 mEq/L,为了用高张盐液(514 mEq/L)纠正到 125 mEq/L,则需输注:(125 mEq/L-110 mEq/L)×0.6×25(kg)=225 mEq,225 mEq÷514 mEq/L=0.44 L,在 48 小时内输注则约为 9 mL/h。

第五节 钾平衡紊乱

一、高钾血症

高钾血症偶见于肾上腺增生症患儿,常见于急性肾功能不足,大量组织损伤,酸中毒,或医源性失误等情况,在手术室里,急性高钾血症见于恶性高热,肌营养障碍患儿误用琥珀酰胆碱,以及快速输注全血或浓缩红细胞等情况,异常血钠水平时神经学状态是主要问题,高血钾患儿则主要考虑心脏状态。

高血钾时,T 波高尖,PR 间期延长,QRS 增宽,最后 P 波消失,QRS 与 T 波融合产生正弦波。

高血钾的传统治疗方式如下。

（1）紧急治疗的首要目标是用钙拮抗钾的心脏毒性作用，钙的用法是 10% CaCl 0.1～0.3 mL/kg，或 10% 葡萄糖酸钙 0.3～1.0 mL/kg，在 3～5 分钟内缓慢推注。

（2）给予碳酸氢钠（1～2 mEq/kg）及轻到中度的过度通气来逆转酸中毒，让钾回到细胞内间隙从而使血钾降低。

（3）为了维持钾在细胞内，输注葡萄糖及胰岛素（0.5～1 g 葡萄糖加 0.1 U/kg 胰岛素在30～60 分钟内输入）。

（4）稳定以后，努力排出体内的钾（如透析），纠正发生的原因。

由于 β 肾上腺能刺激可调节钾进入细胞内，所以也可以用 β-肾上腺受体激动剂来处理急性高血钾症，有报道，单次给予沙丁胺醇（salbutamol）（5 μg/kg 在 15 分钟内）可在 30 分钟内有效降低血钾浓度。除了静脉给药，雾化吸入给药效果也非常好，吸入给药对急诊室尚未建立输液时有特殊的优点。

二、低钾血症

低钾血症常见于胃炎患儿伴发持续腹泻、呕吐的情况。在手术室及 ICU 低钾血症也见于糖尿病、醛固酮过多症、幽门狭窄、饥饿、肾小管疾病，长期应用激素或利尿以及应用 β-激动剂等情况，严重低钾血症的心电图改变包括 QT 延长，T 波降低，出现 U 波。

血清钾水平不能反映体内总钾的稳定情况，低血清钾水平可能伴有也可能不伴有全身血钾减少，开始补钾的指征尚有争议，所以也无法计算，一般处理是血清钾在 2.0～2.5 mEq/L时，在术前给予纠正以防进一步降低造成心律失常及血流动力学不稳定。

补钾最好在较长的时间内经口给予，同时处理发生的原因，如果必须静脉纠正低血钾，可在监测的情况下缓慢给予最大达 40 mEq/L 的浓度（不超过 1 mEq/(kg·h)），由于这种溶液常引起静脉炎，要用大口径或中心导管。在低氯低钾的情况下，先补充氯的欠缺，一般用生理盐水补氯。

第六节　特殊患儿液体治疗

一、肥大性幽门狭窄

幽门狭窄常是医疗急症，入院时婴儿一般表现为 15%～20% 体重的脱水，前囟和眼凹陷，皮肤冰冷，无尿，心动过速和呼吸急促，低血压和对刺激无反应。幽门狭窄婴儿一般可存在低氯血症，低钾血症，代谢性酸中毒等。由于呕吐排出胃内容物和缺乏水分摄入，可导致严重的低氯性碱中毒和低钾血症，同时由于肾小管氢离子和钠离子的交换引起与机体碱中毒相矛盾的酸性尿，血 pH 常超过 7.50，术后有发生进行性呼吸衰竭的危险。因此这种婴儿必须在术前妥善纠正，一般在开始治疗管理时即需要快速输入生理盐水 20 mL/kg 以纠正休克。见尿并检查电解质后，逐渐补充钾。对于电解质平衡的恢复，一般需要 24～48 小时，在患儿水电解质恢复前，不宜急于进行手术。

二、休克

儿童休克一般发生于低血容量伴有或不伴有脓毒血症。严重创伤、急性失血、严重腹泻、腹膜炎和烧伤导致功能性血容量丧失,如不及时纠正,将导致低血容量。由于在麻醉期间使低血容量或创伤的代偿反射降低,在低血容量未得到纠正前,仓促进行麻醉和手术将加重休克。因此,麻醉前一般应有适当的液体复苏准备。

早期轻、中度低血容量休克的患儿,含 Na^+ 晶体或胶体的功效相似。严重休克时,第一线液体还是含 Na^+ 晶体;若休克未纠正,可加用胶体;高张盐溶液的应用可收到更好的治疗效果,心血管效应更佳,死亡率更低。创伤性休克患儿还应注意功能性细胞外液(包括进入第三间隙的体液),在恢复血容量方面,胶体比晶体更有效,而对于低钠血症、代谢性酸中毒、肾功能不全患者,晶体优于胶体,乳酸钠林格液且有利于纠酸。对于出血性休克补充液体将明显改变血液成分,并引起细胞内容量增加和细胞水肿,应给予适当的特殊血液成分。

严重休克患儿经初期复苏后,若病情容许应建立有创循环功能监测,如直接动脉压、中心静脉压(CVP)、肺毛细血管楔压(PCWP)及尿量以指导补液。

三、烧伤儿童

麻醉医生常需为烧伤患者早期清创和植皮实施麻醉及液体治疗。小儿烧伤后,生理平衡在不同水平受到破坏,并与烧伤深度、部位和面积有关。Arturson 将烧伤看成是三维损伤,分为三个区域:①凝固区,为确定破坏区,这一区域缺乏循环,毛细血管痉挛和缺血;②淤滞区,这一区域存在严重的炎症反应,微循环扩张和细胞损伤导致通透性增加,水和蛋白质大量漏出,是造成水肿和休克的原因,对治疗可产生效应,治疗目的是防止这一区域损伤进展为凝固区;③充血区,能自行痊愈。

烧伤患儿一方面由于疼痛、恐惧等不良刺激,另一方面又由于局部组织破坏,大量血浆外渗,蛋白质丢失,以及同时伴随的大量红细胞破坏,使血容量大为减少,早期即可出现休克的病理改变。另外,组织的大量破坏,产生一些有毒物质,可加重休克程度,加上局部感染可能合并感染性休克;同时由于组织破坏,K^+ 从组织和细胞中移出,使细胞外液 K^+ 增多;红细胞破坏溶解,产生血红蛋白尿,肌肉烧伤释出肌红蛋白产生肌红蛋白尿,严重时可造成急性肾功能衰竭。

因此,严重烧伤患儿的早期复苏治疗,首要的是保证呼吸和循环,抗休克补足血容量是保证患儿内环境稳定最基本、最重要的条件。血容量补充的目的是恢复和维持良好的循环,应根据临床表现、动脉压、尿量和静脉压判定。对于输液的量、电解质成分、是否输入蛋白质的问题,目前争议较大,也没有客观的判断,目前已提出了许多公式。烧伤患儿补液量应包括补充正常需要量和补充与烧伤有关的需要量。在烧伤后 24 小时内,与小儿烧伤有关的需要量一般按每 1% 烧伤面积输液 1.8 mL/kg,所输液体多为平衡盐液与大致等量的胶体、血浆或全血,胶体可在烧伤后 6 小时开始给予。

烧伤患儿麻醉中的输液,既要考虑术前的治疗情况,又要根据术中的丢失量进行输血、输液。小儿心、肺、肾等脏器代偿功能差,对血容量的明显变化调节不完善,术中丢失量的补充应以全血为主,尤以新鲜血为佳。术中亦可补充胶体、血浆、平衡液等,但要防止晶体输注过多,致使血液稀释,加重水肿。烧伤患儿血中离子钙浓度常降低,加之白蛋白和含枸橼酸血液产品更降低血游离钙浓度,必须连续给予补钙。

(钟良)

第十八章
围手术期输血管理

第一节 输 血 评 估

初生时的正常红细胞比容为 60％，血红蛋白为 18～19 g/dL，其中 60％～90％属胎儿型血红蛋白（HbF），HbF 与 O_2 的亲和力大于成人型血红蛋白（HbA），向组织释放 O_2 比后者困难，新生儿氧离曲线左移，P_{50} 为 2.67 kPa，低于成人（3.6 kPa）和婴儿（4 kPa），因此我们赞同新生儿可接受的血红蛋白下限为 12 g/dL，红细胞比容为 35％。在出生后数月内血红蛋白和红细胞计数逐渐下降，在 2～3 个月之间达到顶点，婴儿常有生理性贫血，但大量的 HbF 被 HbA 所代替，氧离曲线明显右移，P_{50} 为 4 kPa，从而使组织供氧大为改善。理论上健康儿童血红蛋白 8 g/dL 和红细胞比容 25％是可以接受的，但对于病态儿童就较难耐受，有心脏或肺部病变的儿童，其血红蛋白为 11～12 g/dL，红细胞比容为 32％～35％。

一、可接受红细胞比容

普通择期手术患儿要求血红蛋白＞100 g/L（新生儿＞140 g/L），低于此标准时患儿麻醉危险性可能增加。贫血患儿应在纠正贫血后进行择期手术，某些贫血患儿需行急症手术时，术前可输浓缩红细胞。输注 4 mL/kg 的浓缩红细胞可增高血红蛋白大约 5 g/L。当伴有先天性或获得性出凝血异常（如 vW 因子缺乏症），预计术中出血量可能达血容量的 10％以上者，术前应查血型并充足备血。各年龄段小儿正常红细胞比容（Hct）和可接受的红细胞比容见表 18-1。对低血容量或术中可能需大量输血者，应预先置入中心静脉导管。

表 18-1 小儿正常红细胞比容和可接受的红细胞比容

年 龄	正常红细胞比容/（％）		可接受的红细胞比容/（％）
	均值	范围	
早产儿	45	40～45	35
足月新生儿	54	45～65	30～35
3 月	36	30～42	25
1 岁	38	34～42	20～25
6 岁	38	35～43	20～25

二、估计血容量

了解血容量以及失血量对小儿尤为重要,同等容量的失血对小儿的影响明显高于成人。例如,1000 g 的早产儿,失血 45 mL 已相当于其循环血容量的 50%。与年龄相关的血容量及血红蛋白含量见表 18-2。

表 18-2 与年龄相关的血容量及血红蛋白含量

年　　龄	估计血容量/(mL/kg)	血红蛋白/(g/L)
早产儿	90～100	130～200
足月新生儿	80～90	150～230
<1 岁	75～80	110～180
1～6 岁	70～75	120～140
>6 岁和成人	65～70	120～160

三、估计失血量

小儿术中应尽量精确估计失血量,但小儿失血量的精确估计较困难,可采用纱布称量法、手术野失血估计法(注意防止低估失血量)等估计失血量,应使用小型吸引瓶,以便于精确计量,术中可使用简易红细胞比容和血红蛋白测定,确定丢失红细胞的情况;有条件的地方也可使用连续无创血红蛋白监测仪动态监测血红蛋白的变化。心动过速、毛细血管再充盈时间和中心-外周温度差是较可靠的参考体征。

应注意可能存在的体腔内(腹腔、胸腔)积血。小婴儿的某些诊断性抽血,可能会导致明显的失血,应控制抽血量。

第二节　术　中　输　血

一、处理原则

出血量小于 5 mL/kg 时,补充晶体;出血量在 5～10 mL/kg,如原来无贫血,补充晶体(一般补充出血量的 2～3 倍量),或胶体;出血量达 10～20 mL/kg 时需选用胶体维持血容量;出血量超过 20 mL/kg 时,必须进行输血补充,大量出血补血以输新鲜血最为有效。

近代关于输血的一般观点认为:①失血量小于全身血容量的 20%,Hct 大于 0.30 者原则上不应输血,但应输注晶体或胶体补充血容量;②失血量达全身血容量的 20%～30%,可输注晶体或并用胶体补充血容量,再输注红细胞以提高血液的携氧能力;③失血量大于全身血容量的 30%,在总蛋白不低于 5.2 g/dL 的情况下,除输以上各种成分外,还应输全血或部分全血;④失血量达血容量的 50%,可加用浓缩白蛋白;⑤失血量大于全身血容量的 80%者,除补充以上成分外,还需加输凝血因子,如新鲜冰冻血浆(FFP)和浓缩血小板以改善凝血机制。

二、输血建议

(1) Hct 对指导输血具有非常大的临床意义,通常将 25% 作为 Hct 可接受的下限,新生儿、早产儿以及伴有明显心肺疾病的患儿(如发绀型先心病患儿),Hct 应维持在 30% 以上。此外,一岁以上患儿血红蛋白低于 70 g/L 时应给予输血,目标是让血红蛋白达到 70~90 g/L。

(2) 婴幼儿术中少量出血,就已丢失相当大一部分血容量。因此,失血操作一开始就必须积极、快速、等量地输血或适量胶体(如 5% 白蛋白或羟乙基淀粉)。

(3) 小儿输血过程中一般不需使用钙剂,除非在容量补足的基础上仍然存在低血压或大量输注血液制品时应给予钙剂(10% 葡萄糖酸钙 0.2~0.3 mL/kg 或 10% 氯化钙 0.1~0.2 mL/kg)。维持正常的钙离子水平(不低于 0.9 mmol/L)有助于术中止血。

(4) 最大允许失血量(the maximum allowable blood loss,MABL):计算公式如下。

$$MABL = \frac{EBV \times (CH - MAH)}{CH}$$

式中:EBV 为估计正常血容量;CH 为小儿实际红细胞比容;MAH 为最低可接受的红细胞比容。

处理:如失血量<1/3 MABL,用平衡液补充;如失血量为 1/3~1 MABL,用胶体补充;如失血量>1 MABL,需要输血制品。

(6) 需输入袋装红细胞(transfusion with packed red blood cells,PRBCs)的容量:计算公式如下。

$$HPRBCs = \frac{(DH - CH) \times EBV}{VPRBCs}$$

式中:DH 为设定的红细胞比容;HPRBCs 为需输入袋装红细胞的容量;VPRBCs 为袋装红细胞比容。

三、其他血液成分的围手术期输注适应证

(一) 血浆和冷沉淀

(1) 凝血酶原时间(PT)、凝血活酶时(APTT)超过正常值中值的 1.5 倍或超过国际标准化比值(INR)2.0,或纤维蛋白原<1 g/L。

(2) 出现弥散性血管内凝血(DIC)。

(3) 病史、临床表现明确为先天性或获得性凝血功能障碍(如严重肝病等)。

(4) 纠正香豆素或肝素的影响。

(5) 患者急性大出血输入大量库存全血或悬浮红细胞时。

(二) 血小板

(1) 术前血小板计数 Plt<50×10^9/L 时,可考虑输注血小板(特殊手术可酌情考虑)。

(2) Plt<100×10^9/L 伴自发性出血或伤口渗血时,可考虑输注血小板。

(3) 经实验室检查确定有血小板功能低下者。

(4) 小于 4 个月的婴儿可根据病情酌情考虑。

第三节　围手术期自体输血

自体输血可以避免血源传播性疾病和免疫抑制,减少异体血液使用,节约血液资源。对一时无法获得同型血的稀有血型患者也是唯一血源。自体输血有三种方法:贮血式自体输血、急性等容血液稀释及回收式自体输血。

一、贮存式自体输血

术前一定时间采集患者自身的血液进行保存，在手术期间输用。适用于术前准备时间达三天或三天以上的择期手术患者、稀有血型患者、孕妇、有严重不良反应病史者，也适用于预约住院手术的患者。在住院之前，根据患者情况，预先采集一定的血量贮存，于住院手术时使用。自体贮血最长可保存35天。自身贮血只能用于患者本人，采血量应根据患者耐受性及手术需要综合考虑；有些自身贮血的患者术前可能存在不同程度的贫血，术中应予以重视。

（1）患者条件：身体一般情况好，心肺功能正常，年龄控制在18～60周岁。血红蛋白≥110 g/L或红细胞比容≥0.33，预计术中需要输血。

（2）经治医生动员患者接受自体输血，并签署自体输血知情同意书。

（3）联系输血科，于手术前3天完成血液采集，按相应的条件贮存；预约住院手术的患者可于住院前1个月内，每间隔一周采集一次血液贮存。

（4）每次采血不超过500 mL或自身血容量的10％，两次采血间隔不少于3天。

（5）在采血前后可给予患者铁剂、维生素C及叶酸（有条件的可应用重组人红细胞生成素）等治疗。

（6）禁忌证：血红蛋白<100 g/L的患者及有细菌性感染的患者不能采集自身血。

二、急性等容血液稀释

急性等容血液稀释（ANH）一般在麻醉后、手术主要出血步骤开始前，抽取患者一定量自身血液在室温下保存备用，同时输入等渗晶体或胶体补充血容量，使血液适度稀释，降低红细胞比容，使手术出血时血液的有形成分丢失减少。然后根据术中失血及患者情况将自身血回输给患者。

（1）患者条件：身体一般情况好，血红蛋白≥110 g/L（红细胞比容≥0.33），Plt>100×10^9/L，凝血功能基本正常，估计术中有大量失血，都可以考虑进行ANH。手术降低血液黏稠度，改善微循环灌流时，也可采用。

（2）经治医生动员患者接受自体输血，并签署自体输血知情同意书。

（3）麻醉状态下，通过静脉或动脉抽取一定量血液室温暂存，同时通过另一侧静脉通路补充2～3倍量的晶体维持血容量；采血量取决于患者状况和术中可能的失血量，一般术前血红蛋白<120 g/L，每次采血量不超过500 mL；术前血红蛋白>120 g/L，每次可采800～1000 mL。采血速度约为每5分钟200 mL。

（4）血液稀释程度，一般使红细胞比容不低于0.25，血红蛋白100 g/L左右为限。

（5）术中必须密切监测血压、脉搏、血氧饱和度、红细胞比容、尿量的变化，必要时应监测患者静脉压。

（6）采集的血液术中回输给该患者。

（7）下列患者不宜进行血液稀释：血红蛋白<100 g/L、低蛋白血症、凝血机能障碍、静脉输液通路不畅及不具备监护条件的。

适当的血液稀释后动脉氧含量降低，但充分的氧供不会受到影响，主要代偿机制是心排血量和组织氧摄取率增加。ANH还可降低血液黏稠度使组织灌注改善。纤维蛋白原和血小板的浓度与红细胞比容平行性降低，只要红细胞比容>0.20，凝血不会受到影响。与自身贮血相比，ANH方法简单、耗费低；有些不适合自身贮血的患者，在麻醉医生严密监护下，可以安全地进行 ANH;疑有菌血症的患者不能进行自身贮血,而 ANH 不会造成细菌在血内繁殖;肿瘤手术不宜进行血液回收,但可以应用 ANH。

三、回收式自体输血

血液回收是指用血液回收装置,将患者体腔积血、手术失血及术后引流血液进行回收、抗凝、滤过、洗涤等处理,然后回输给患者。血液回收必须采用合格的设备,回收处理的血必须达到一定的质量标准。体外循环后的机器余血应尽可能回输给患者。

1. 适应证

(1) 胸、腹腔的大血管手术、心脏手术等估计术中失血量超过 1000 mL 者(儿科患者 400 mL);肝脾破裂、宫外孕、动脉瘤破裂等内出血者;手术时间长或不便止血者,都适合用回收式自体输血。

(2) 经治医生动员患者及其亲属接受自体输血,并签署自体输血知情同意书。

(3) 预约回收时间,在患者实施麻醉同时,准备好血液回收器械。

(4) 尽量回收术中流出的血液,经处理后回输给该患者。

2. 禁忌证

(1) 血液流出血管外超过 6 小时。

(2) 怀疑流出的血液被细菌、粪便、羊水或毒液污染。

(3) 怀疑流出的血液含有癌细胞。

(4) 流出的血液严重溶血。

3. 注意事项　回收的血液虽然是自身血,但与血管内的血及自身贮存血仍有差别。血液回收有多种技术方法,其质量高低取决于对回收血处理的好坏。目前先进的血液回收装置已达到全自动化程度,按程度自动过滤、分离、洗涤红细胞。如出血过快来不及洗涤,也可直接回输未洗涤的抗凝血液。术前自身贮血、麻醉状态下 ANH 及术中血液回收可以联合应用。

第四节　输血效果评价及血液输注无效管理措施

一、红细胞输注无效

血液输注无效主要指输注的血液成分对机体不起作用,没有达到预期的疗效。如输注红细胞后,血色素升高达不到预期;输注血小板后血小板计数不升高或者降低,这种现象统称为血液输注无效。

若患者血色素升高达不到预期(成人输注 2 U 红细胞后,血红蛋白升高的量不足 2.5 g/L),提示红细胞输注无效。因此,输注红细胞后 24 小时内应该复查患者血红蛋白(Hb)并计算血红蛋白恢复率,以评估红细胞输注的疗效。

$$血红蛋白恢复率 = 体重(kg) \times 每千克体重的血容量 \times \frac{输血后\,Hb - 输血前\,Hb}{输入\,Hb\,总量} \times 100\%$$

式中:成人 0.07 L/kg 体重,婴幼儿 0.08 L/kg 体重;每单位红细胞 Hb 总量按 24 g 计。

血红蛋白恢复率 <20% 则考虑无效,有时输注红细胞后,血红蛋白反而下降,必须先查明原因,对照治疗,不能盲目输血。

（一）主要原因

（1）存在活动性出血（急、慢性失血）。

（2）存在溶血（多次输血或妊娠，产生了不规则抗体；弥散性血管内凝血；药物性溶血）。

（3）并发症未得到有效纠正（发热、感染；肝脾大；恶性肿瘤性疾病及其相关放、化疗；造血干细胞移植及其相关因素等）。

（二）对策

（1）多次输血患者或自身免疫性贫血者：应选择洗涤红细胞或去除了白细胞的红细胞。

（2）活动性出血灶：控制出血灶。

（3）贫血病因未除：加强病因治疗。

（4）不规则抗体阳性筛查，阳性者尽可能采取自体输血，确需输异体血，应筛选抗原性相合的红细胞进行输注。

二、血小板输注无效（PTR）

患者在连续两次接受足够剂量的血小板输注后，仍处于无反应状态，即：临床出血表现未见改善；血小板计数未见明显增高，有时反而下降；输入的血小板在体内存活期很短；血小板校正计数值（corrected count Increment，CCI）增加和血小板恢复率（percentage platelet recovery，PPR）未能达标等，都判断为血小板输注无效。因此，血小板输注完毕后 1 小时或 24 小时，应复查患者血小板计数，评估输血疗效和（或）出凝血改善情况。其中 CCI 和 PPR 的计算公式如下。

$$CCI = \frac{(输注后血小板计数-输注前血小板计数) \times 体表面积}{输入的血小板总数(\times 10^{11})}$$

式中：血小板计数单位为 $10^9/L$；体表面积$(m^2)=0.0061 \times$身高$(cm)+0.0128 \times$体重$(kg)-0.01529$；按照国家标准（GB18469—2012），1 治疗量单采血小板含量≥2.5×10^{11}，10 U 浓缩血小板相当于 1 治疗量单采血小板。CCI≥$10 \times 10^9/L$ 输注效果良好；CCI<7.5 或 24 小时 CCI<4.5 提示输注无效。CCI 在 7.5～10，效果欠佳。

$$PPR = \frac{(输注后血小板计数-输注前血小板计数) \times 血容量}{输入的血小板总数 \times F}$$

式中：F 表示血小板通过脾脏后实际进入循环血液的矫正系数，脾脏功能正常者 F=0.62，无脾患者 F=0.91，脾大患者 F=0.23。血小板输注 1 小时时 PPR 应大于 60%，24 小时时应大于 40%。若输注 1 小时时 PPR<30%，24 小时时 PPR<20%，则考虑输注无效。

当血小板输注无效时，应分析原因。如果是免疫性因素导致的，应进行血小板抗体检测和血小板交叉配合试验，寻找配型相合的血小板供者，重新进行血小板输注。

（一）原因

1. 非免疫因素

（1）血小板的质量如何，剂量是否充足。

（2）发热、感染，特别是革兰阴性杆菌败血症患者，血小板寿命缩短，且血小板生成减少。

（3）脾肿大，脾是血小板破坏的主要场所，部分血小板也在肝脏破坏。因此肝、脾大时血小板破坏增加。

（4）弥散性血管内凝血（DIC），消耗性凝血功能障碍。

（5）药物，两性霉素 B、万古霉素、环丙氟哌酸等药物。

（6）造血干细胞移植及其相关因素。

2. 免疫因素

（1）供受双方血小板相关抗原不同（HLA-I 类抗原和 ABH 抗原）。

（2）供受双方血小板特异性抗原（HPA）不同。

（3）供受双方 ABO 血型不合。

（4）血浆蛋白同种免疫和免疫复合物所致。

（5）自身抗体。

（二）对策

（1）积极治疗原发病；控制感染，纠正 DIC 等。

（2）停用可疑药物，患者情况许可条件下避免使用两性霉素 B、万古霉素、环丙氟哌酸等药物。

（3）没有明显的临床原因，检查患者的血小板抗体；阳性者行血小板交叉配型，输注配型相合的血小板。

（4）必要时使用免疫抑制剂，或静脉输注免疫球蛋白。

（5）进行血浆置换，除去血小板抗体或其他自身抗体。

（6）自身血小板冰冻保存。

（7）对于非免疫因素引起的血小板输注无效，可适当增加血小板的输注剂量和次数；脾大患者要适当增加血小板输注剂量。

（8）去白细胞，减少同种免疫。

第五节　常见输血不良反应与处理原则

常见的输血反应和并发症包括非溶血性发热反应、变态反应和过敏反应、溶血反应、细菌污染、循环超负荷、出血倾向、酸碱平衡失调、输血相关性急性肺损伤和输血传播感染性疾病等。

一、非溶血性发热反应

发热反应多发生在输血后 1～2 小时内，往往先有发冷或寒战，继以高热，体温可高达 39～40 ℃，伴有皮肤潮红、头痛，多数血压无变化。症状持续少则十几分钟，多则 1～2 小时后缓解。

处理原则：发热反应轻者，先减慢输血速度，若症状继续加重，应立即停止输血并通知医生，撤下输血器注明"输血反应"，检查原因并对症处理（高热者给予物理降温，寒战者保温），遵医嘱使用抗过敏药物，严密观察体温、脉搏、呼吸、血压的变化。

二、变态反应和过敏反应

变态反应主要表现为皮肤红斑、荨麻疹和瘙痒。

过敏反应并不常见，其特点是输入几毫升全血或血液制品后立刻发生，主要表现为咳嗽、呼吸困难、喘鸣、面色潮红、神志不清、休克等症状。

处理原则:除按发热反应处理外,按过敏性休克抢救;有呼吸困难者,给高流量吸氧,喉头严重水肿,进行气管切开处理。

三、溶血反应

绝大多数是输入异型血所致。典型症状是输入几十毫升血后,出现休克、寒战、高热、呼吸困难、腰背酸痛、心前区压迫感、头痛、血红蛋白尿、异常出血等,可致死亡。麻醉中的手术患者唯一的早期征象是伤口渗血和低血压。

处理原则:溶血反应是输血反应中最严重的一种,一旦发现,应立即停止输血并通知医生,保留余血和患者血标本,重做血型鉴定和交叉配血试验,双侧腰部给予热敷,以解除肾血管痉挛,保护肾脏;碱化尿液,以增加血红蛋白溶解度,减少沉积,避免肾小管阻塞,遵医嘱静脉输碳酸氢钠;对尿少、尿闭者,按急性肾功能衰竭处理,纠正水电解质紊乱,防止血钾增高,酌情行血浆交换(严重贫血者先输同型血);严密观察血压、尿量、尿色的变化。

四、细菌污染反应

如果污染血液的是非致病菌,可能只引起一些类似发热反应的症状。但因多数是毒性大的致病菌,即使输入 10～20 mL,也可立刻发生休克。库存血低温条件下生长的革兰阴性杆菌,其内毒素所致的休克,可出现血红蛋白尿和急性肾功能衰竭。

处理原则:一旦发现,除立即停止输血和通知医生外,应将剩余血送化验室,做血培养和药敏试验。高热者,给予物理降温,定时测量体温、脉搏、呼吸、血压,准确记录每小时液体出入量,严密观察病情,早期发现休克先兆,配合抗休克、抗感染治疗。

五、循环超负荷

心脏代偿功能减退的患者,输血过量或速度太快,可因循环超负荷而造成心力衰竭和急性肺水肿。表现为剧烈头部胀痛、呼吸困难、发绀、咳嗽、大量血性泡沫痰以及颈静脉怒张、肺部湿啰音、静脉压升高,胸部拍片显示肺水肿征象,严重者可致死亡。

处理原则:若发生按急性肺水肿的原则处理,停止输血,酌情帮助患者端坐,四肢轮扎,有效减少静脉回心血量;高流量输氧,通过 25%～30% 的酒精湿化后吸入,以改善肺部气体交换;遵医嘱应用镇静、镇痛、扩血管、强心、利尿等药物,以减轻心脏负荷。

六、出血倾向

大量快速输血可因凝血因子过度稀释或缺乏,导致创面渗血不止或术后持续出血等凝血异常。

七、电解质及酸碱平衡失调

库血保存时间越长,血浆酸性和钾离子浓度越高。大量输血常有一过性代谢性酸中毒,若机体代偿功能良好,酸中毒可迅速纠正。对血清钾高的患者,容易发生高钾血症,大量输血应提高警惕。此外,输注大量枸橼酸后,可降低血清钙水平,影响凝血功能;枸橼酸盐代谢后产生碳酸氢钠,可引起代谢性碱中毒,会使血清钾降低。

八、输血相关性急性肺损伤

输血相关性急性肺损伤的病因是某些白细胞抗体导致的免疫反应,表现为输血后出现低氧血症、发热、呼吸困难、呼吸道出现液体。

九、传染性疾病

输异体血可能传播的疾病主要是肝炎和 HIV,核酸技术的应用减少了血液传播疾病的发生率,但迄今为止,疟疾、SARS、Chagas 病和变异型 Creutzfeldt-Jakob 症仍无法监测。

(钟良)

第十九章
全身麻醉

根据给药方式,小儿全身麻醉可以分为静脉麻醉和吸入麻醉,也可经肌内注射或直肠给药达到基础麻醉状态。根据麻醉过程可分为麻醉诱导、维持和苏醒三个阶段。麻醉诱导是使患儿从清醒转为意识消失状态的过程;麻醉维持是使患儿可以耐受手术和抑制应激反应的过程;麻醉苏醒则是从意识消失状态恢复到意识清醒,并能自主维持生命体征平稳的过程。临床上最为常用的小儿全身麻醉方法是静吸复合麻醉。

第一节　麻醉前准备

一、心理安慰

对于有认知功能的小儿,术前访视时应加强情感沟通、取得患儿的信任、消除或减轻患儿进入陌生环境的恐惧。

二、术前禁食

术前常规禁食。

三、术前用药

一般小儿惧怕肌内注射,恐吓、强制的做法往往造成哭闹、呃逆、呕吐甚至误吸。术前可使用安定、咪唑安定及小剂量的麻醉性镇痛药,使小儿获得良好的镇静,从而能显著减轻应激反应。

肌内注射:经臂、臀注入抗胆碱药及镇静药。

口服:芬太尼棒糖 $15\sim20\ \mu g/kg$;咪唑安定 $0.5\sim1\ mg/kg$ 术前 15 分钟给药。

经鼻黏膜给药:咪唑安定 $0.2\ mg/kg$,氯胺酮 $3\sim6\ mg/kg$,芬太尼 $1.5\sim3\ \mu g/kg$ 等。应注意通气量,防止呼吸抑制。

直肠给药:儿童不易接受,咪唑安定 $0.3\sim1.0\ mg/kg$,氯胺酮 $5\sim10\ mg/kg$。

第二节　静 脉 麻 醉

一、全凭静脉麻醉(total intravenous anesthesia,TIVA)

(一) 适应证

(1) 有恶性高热风险的患儿。

(2) 易发生术后恶心呕吐患儿(五官科手术)。

(3) 需要快速恢复的患儿(磁共振成像、骨髓抽吸、胃肠道内窥镜检查)。

(4) 大手术控制应激反应。

(5) 辅助颅内压控制和脑代谢保护的神经外科手术。

(6) 脊柱固定,术中需要诱发运动和使用听觉诱发电位时。

(7) 气道手术(支气管镜检查和气管异物取出)的患儿。

(8) 小儿检查时的全静脉镇静。

(9) 麻醉重症监护。

(10) 由于异丙酚输注综合征的风险,禁止 16 岁以下患儿高浓度或长期使用(重症监护病房)。

(二) 原则

(1) 健康小儿的静脉麻醉药用量高于成人。

(2) 早产儿、危重儿或主要器官衰竭的患儿用药量显著降低。

(3) 密切观察使用血管活性药或先心病的患儿。

(4) 微量注射泵精确给药(考虑药代动力学(PK)和药效学(PD)的个体差异)。

(5) 婴幼儿麻醉深度监测仪的效果不确切,不能作为指导用药的唯一指标。

(三) 静脉麻醉药种类和用量

小儿全凭静脉麻醉用药指南见表 19-1。

表 19-1　小儿全凭静脉麻醉用药指南

药　名	负荷剂量	维 持 量	备　注
丙泊酚	1 mg/kg	10 mg/(kg·h),每 10 分钟给药一次 8 mg/(kg·h),每 10 分钟给药一次 6 mg/(kg·h),持续给药	成人血药浓度达 3 μg/mL 儿童血药浓度仅 2 μg/mL
丙泊酚	1 mg/kg	13 mg/(kg·h),每 10 分钟给药一次 11 mg/(kg·h),每 10 分钟给药一次 9 mg/(kg·h),持续给药	儿童血药浓度达 2.6 μg/mL 复合使用阿芬太尼
阿芬太尼	10～50 μg/kg	1～5 μg/(kg·min)	血药浓度达 50～200 ng/mL
瑞芬太尼	0.5 μg/(kg·min), 每 3 分钟给药一次	0.25 μg/(kg·min)	血药浓度达 6～9 ng/mL

续表

药 名	负荷剂量	维 持 量	备 注
瑞芬太尼	0.5~1.0 μg/kg,每 1分钟给药一次	0.1~0.5 μg/(kg·min)	血药浓度达 5~10 ng/mL
舒芬太尼	0.1~0.5 μg/kg	0.005~0.01 μg/(kg·min)	血药浓度 0.2 ng/mL(镇静和镇痛)
舒芬太尼	1~5 μg/kg	0.01~0.05 μg/(kg·min)	血药浓度达 0.6~3.0 ng/mL(麻醉)
芬太尼	1~10 μg/kg	0.1~0.2 μg/(kg·min)	
氯胺酮	1~2 mg/kg	0.1~2.5 mg/(kg·h)	小剂量镇痛镇静,大剂量麻醉
咪唑安定	0.05~0.1 mg/kg	0.1~0.3 mg/(kg·h)	

二、静脉靶控输注(target-controlled infusion,TCI)麻醉

由于各年龄组小儿的生长发育和代谢差别很大,市面上仅有 3 岁及 15 kg 以上的静脉靶控输注软件包,所以,婴幼儿静脉靶控输注还难以常规用于临床麻醉。

第三节 静吸复合麻醉

一、麻醉诱导

(一)吸入麻醉诱导

常选择七氟烷麻醉诱导。小儿七氟烷诱导浓度达 7%,2 分钟内即可达到外科麻醉效果。适用于静脉穿刺不合作小儿。

(二)静脉注射麻醉诱导

(1)静脉注射咪唑安定 0.2~0.3 mg/kg,或经鼻用药 0.2 mg/kg。

(2)静脉注射丙泊酚 2.5 mg/kg 后,有 13%~83% 的患儿发生呼吸抑制,甚至停止。

(3)氯胺酮:肌内注射 5~6 mg/kg;静脉注射 2~3 mg/kg。

(4)阿片类药:芬太尼 1~4 μg/kg;瑞芬太尼 0.5~1 μg/kg;舒芬太尼 0.2~0.4 μg/kg。

二、通气管理

(一)面罩通气

需选择形状符合小儿面部轮廓和无效腔小的面罩通气。面罩通气时,通过监测呼吸音或呼吸运动、呼气末 CO_2 分压波形、呼吸囊的运动等来判断通气效果。

(二)喉罩通气(laryngeal mask airway,LMA)

诱导时原则上不需要使用肌松药。一般静脉给予芬太尼或舒芬太尼、丙泊酚、咪达唑仑维

持麻醉。如果喉罩放置正确,在间隙正压通气(interval positive pressure ventilation,IPPV)加压至 15～20 cmH$_2$O 时,不发生漏气。喉罩通气对咽喉刺激轻,血压,心率变化不大。尤其适用于小儿短小手术。但喉罩通气仍有一些问题,例如俯卧位,侧卧位手术患儿应用困难。此外应用喉罩通气时应高度警惕误吸。长时间的手术不宜使用喉罩通气。

（三）气管内插管

见第十六章第二节。

三、紧闭循环

长时间、大手术应选择气管内插管紧闭循环通气。

（1）呼吸阻力:呼吸环路和气管导管可产生阻力。小儿气管导管产生的阻力至少达到环路阻力的 10 倍,因此,小儿麻醉应尽可能选择大管径的气管导管。

（2）无效腔:增加时呼气末二氧化碳分压(PETCO$_2$)升高。增加 40％～50％的潮气量和每分通气量后约 10 分钟 PETCO$_2$ 降至基础值。

（3）解剖和生理的区别。婴幼儿新陈代谢率和通气无效腔大于成人,因而其通气效能较低。在使用呼吸环路时新生儿最好选择"控制呼吸";婴幼儿可选择控制或辅助呼吸;1 岁以上的小儿则可保留自主呼吸。呼吸管道的接头应尽可能小;螺纹管可选择低于 15 mm 内径的;储气囊可选择低于 800 mL 容量的。

（4）低流量麻醉时的氧浓度。为避免氧中毒,新生儿麻醉时常选择空气和氧气混合气体通气。为防止患儿缺氧(特别是在胸外科手术时),在设置吸入氧气浓度时,需考虑患儿的耗氧量(新生儿耗氧量为 6～8 mL/(kg·min))。并全面监测呼吸参数。

四、麻醉维持

（一）吸入麻醉

（1）以异氟烷、七氟烷或地氟烷辅助肌松药维持麻醉。

（2）吸入麻醉药的浓度。吸入气体和呼出气体中麻醉药浓度之差与麻醉药的血气分配系数成反比,因而在小儿低流量麻醉时应尽可能使用低溶解度的麻醉药如七氟烷、地氟烷,并尽可能监测吸入麻醉药浓度。

（3）吸入麻醉药的 MAC 与年龄相关,早产儿和新生儿最低。

（4）新生儿吸入全身麻醉药的摄取和分布非常迅速,诱导和苏醒快,麻醉深度较易调节。但也容易发生呼吸和循环的抑制。

（5）吸入麻醉药可产生与剂量有关的呼吸抑制,麻醉期间应进行辅助或控制呼吸。

（二）静脉麻醉

（1）氯胺酮:静脉注射 1～2 mg/kg 可维持 10～15 分钟,肌内注射 5～7 mg/kg 可维持 20～30 分钟。但应注意其副作用,如呼吸及循环的抑制等。

（2）丙泊酚:可用于 1 岁以上小儿的麻醉诱导和维持。维持量为 0.1～0.2 mg/(kg·min),并根据需要调节。如与其他全麻药合用,或出现循环抑制时,应减少用量。

（3）麻醉性镇痛药:芬太尼 1.5～2.5 μg/(kg·h)或瑞芬太尼 0.1～1 μg/(kg·h)能满足手术镇痛的要求。

（向强）

第二十章
局 部 麻 醉

    局部麻醉是儿科麻醉的重要组成部分,尤其是儿童骨科手术的麻醉处理。神经刺激仪和超声设备的广泛应用,促进了局部麻醉在儿科领域的发展。

    婴幼儿的心排血量和局部血流量是成人的数倍,局麻药的吸收也相应更快更多。因此,局麻药里加入肾上腺素,应该作为常规。酯类局麻药的血液游离成分高,较易出现全身毒性反应。

    小儿辅用阿片类药时,不良反应的发生率高于 50%,如恶心呕吐、尿潴留、瘙痒和延迟性呼吸抑制等,应常规监测呼吸(血氧饱和度)和心电图。硬膜外或鞘内注射吗啡后,脑脊液浓度最高可达血浆浓度的 50 倍以上。

第一节　骶 管 麻 醉

    骶管麻醉是通过骶管裂孔将局麻药注入硬膜外腔,是小儿尤其是婴幼儿最常用的硬膜外麻醉方式。

一、解剖

    骶管裂孔是骶尾联合上方一"V"形裂隙,因第四、五骶椎椎弓闭合不良所致。其底端为两个极易扪及的骨性突起,即骶角。背侧壁为骶尾韧带,它是黄韧带在骶部的延续。经骶管裂孔很容易进入骶部硬膜外间隙。马尾神经丛大多不在骶管腔内,而是集中在硬膜囊终端下方。骶尾韧带上界到达硬膜囊的距离可用下面的公式计算:距离(mm)=13+(15×体表面积)。

    骶管麻醉使用短斜面穿刺针穿刺以免刺破硬脊膜。随着年龄增长,小儿骶管轴线偏离腰椎中轴,骶管裂孔更难定位,甚至可能闭锁。

    婴幼儿骶管腔充满脂肪和疏松的网状结缔组织,这使得局麻药很容易扩散。所以,婴幼儿骶管麻醉也能满足腹部手术的需求。到 6、7 岁后,硬膜外间隙脂肪变得紧密,局麻药不易扩散。脂肪内含许多无瓣膜的血管,局麻药误入血管可瞬间扩散至全身,引起中毒反应。骶管腔与腰骶部神经丛周围间隙相通(特别是腰骶干),会分流部分局麻药,所以需注入足够量的局麻药才能获得满意的阻滞平面。

二、适应证和禁忌证

    骶管麻醉能满足多数低位手术要求(主要是脐以下),包括疝囊结扎术、泌尿道、肛门、直肠手术、骨盆以及下肢手术等。骶管麻醉主要用于 ASA I～Ⅱ级的婴儿和幼儿,并通常复合浅全身麻醉。也可用于 50～60 周以下早产儿(怀孕 37 周以前出生的婴儿)麻醉,因其硬膜外间隙脂肪呈液态,导管置入很容易,能提供持续时间较长的无痛感。包括美国在内的许多国家都常采用骶管麻醉,但括约肌功能失调的患儿穿刺部位接近肛区,有细菌感染的可能。经骶管可放置导管直达腰部和胸部硬膜外间隙,而无需选用经腰椎或胸椎棘突间隙硬膜外阻滞。

骶管麻醉的禁忌证主要有骶管畸形、脊膜突出和脑脊髓膜炎。

三、阻滞过程

骶管麻醉时患儿取侧卧位,患侧在下,也可取俯卧位,骨盆下垫一厚枕,尤其是早产儿,可将双腿屈曲成蛙状,使其更舒适也便于固定身体。从骶尾联合沿脊柱向上扪及两侧骶角,三者构成一个三角形,靠近顶端进针,可有多种穿刺方式,最可靠的是垂直于皮肤进针,刺破骶尾韧带,然后改为与皮肤成 20°～30°角,前行 2～3 mm 即进入骶管腔。若使用套管针用于术中术后镇痛时应与皮肤成 45°角,以避免针芯拔出后套管扭结。皮肤到骶管腔的距离几乎不受患儿体重和年龄的影响,且均低于 20 mm。

现有一些计算骶管麻醉用药量的公式。其中最可靠的是 Busoni 和 Andreucetti 的计算公式。注射 0.5、1.0、1.25 mL/kg 局麻药,可使感觉阻滞平面分别达到骶、腰部上段和胸部中段。大剂量局麻药(1.25 mL/kg)偶尔可导致过高平面(超过 T_4)。如果所需局麻药超过 1 mL/kg(极量 20 mL),则不宜采用骶管麻醉,最好选择更高位硬膜外麻醉。

四、并发症

骶管麻醉并发症发生率约为 1/1000。药液误入皮下软组织可导致阻滞失败;误入血管或骨质可致全身中毒;鞘内注射可致蛛网膜下腔阻滞;刺入盆腔内脏或血管也见报道。尿潴留、呕吐发生率较低;尽管对血流动力学影响甚微,但 8 岁以上小儿低血压常见,并且局部血流分布有明显改变,如肺动脉阻力增加、主动脉血流减少、下肢血管阻力降低;小儿术前长时间禁食后,偶尔发生虚脱。有经验的麻醉医生,选择合适的器具,严格遵守操作规程,可降低并发症的发生率。其他并发症包括细菌感染(硬膜外脓肿少见),神经阻滞平面不理想(如过高、过低、单侧阻滞)等。阻滞完全失败率达 3%～5%,尤其 7 岁以上儿童失败率更高。

第二节　连续骶管硬膜外镇痛

连续骶管阻滞可用于术后镇痛。但约 1/5 的患儿半途终止,其中 2/3 是由于不能忍受不良反应,包括恶心呕吐、尿潴留、瘙痒以及下肢运动阻滞等。尤其是小儿难以忍受的下肢运动阻滞,成为连续骶管阻滞的最大缺陷。这些不良反应尽管危害不大,但却增加了医务人员的工作量,增加患儿药物用量,也增加了患儿及其家属的紧张程度。连续骶管阻滞也还存在一些高风险并发症,如硬膜外血肿、椎管内感染或脓肿以及呼吸抑制等,但发生率并不高。由于上述原因,除非患儿的确需要,一般不予留置骶管导管。

一、操作技术

解剖、穿刺途径以及穿刺方法前文已详述。在置入骶管导管前,测定从骶管裂孔至所需高度的距离,用生理盐水冲一下骶管腔及硬膜外腔,然后置入导管,使导管尖达到所需腰段或胸段水平。由于硬膜外间隙脂肪组织松散,导管的放置难度不大。年长儿硬膜外间隙的脂肪组织较为紧密,可以用导管芯引导插入,增加成功率。还可注射生理盐水冲开硬膜外间隙。另外,患儿屈曲髋可进一步拉升脊柱间隙。总之,骶管导管能否顺利置入胸段硬膜外腔有一定难度。

二、药物剂量

连续骶管阻滞时,达到不同节段阻滞的局麻药用量不同,有时为了达到较高平面,需要较大容量的局麻药。为了防止中毒反应,应严格控制局麻药的最高用药量。布比卡因、左旋布比卡因以及罗哌卡因是常用的局麻药。硬膜外添加辅助药物,如不含防腐剂的亲水阿片类药吗啡或二氢吗啡,可以增强镇痛效果,减少局麻药用量。

年长儿也可选用连续骶管自控镇痛。自控镇痛从 20 世纪 80 年代后期就已广泛应用于经静脉阿片类药镇痛,以后逐渐用于其他神经阻滞的局麻药连续输注。自控镇痛要求患儿或其监护人能评估疼痛和简单操作镇痛设备。用自控镇痛的方式,超过 90% 的患儿能达到满意的镇痛效果,并且无明显的不良反应。年满 5 岁的患儿,在详尽解释后,能理解并操作自控镇痛泵,效果较好。

三、并发症

一般情况下,连续骶管阻滞的并发症与麻醉药有关。布比卡因的极量:6 个月以下的婴儿为 0.2 mg/(kg·h);6 个月以上的婴儿为 0.4 mg/(kg·h),超过极量时,会产生神经毒性及循环衰竭。另外,尿潴留、肌肉乏力、瘙痒、恶心、呕吐也经常发生。降低局麻药的浓度或减少阿片类药的用量,均可减少这类并发症的发生,同时也削弱了疼痛的治疗效果。

留置的骶管导管容易被粪便污染,并引起感染。有多人研究发现,与硬膜外导管相比,骶管导管更容易培养出细菌菌落,包括表皮葡萄球菌甚至革兰阴性菌。骶管导管头端是否能培养出菌落,与导管留置时间,皮肤炎症或敷料污染无关。并且也无患儿因此而发生硬膜外感染。为了延长镇痛的时间,可将导管埋于皮下,这样可以减少导管滑出,也可以防止被细菌污染或发生感染。

第三节 硬膜外阻滞

一、解剖

硬膜外间隙包绕脊髓和脊膜,从枕骨大孔延续到骶管裂孔,背侧壁为椎板和黄韧带,与椎旁间隙和脊神经根周围间隙相同。通过蛛网膜绒毛与蛛网膜下腔沟通,此处局麻药物容易扩散。硬膜外间隙富含血管丛和淋巴管,婴幼儿充满脂肪。在 8 岁以上儿童硬膜外间隙较紧密,局麻药较难扩散。由于婴幼儿硬膜外腔的血管多无瓣膜,当局麻药误入血管时会立即扩散到全身。

在生理情况下,硬膜外间隙只是一个潜在的腔隙,腔内注药会改变其压力和正常解剖位置,所以硬膜外麻醉是一个动态的过程。小儿皮下组织和韧带密度较低,故穿刺针的落空感远没有成人明显。

二、适应证

硬膜外麻醉适用于下肢及躯干任何部位的手术,常用于下腹部、下肢和腹膜后手术。绝对禁忌证包括穿刺部位感染、严重的脊椎和脊髓畸形、脊柱裂、脊膜突出、脑积水或者严重的痉挛性功能失调,相对禁忌证为颅内顺应性降低、颅内压升高。

(一)腰部硬膜外麻醉

经腰椎棘突间隙穿刺常采用直入法,患儿多取侧卧位,患侧在下,屈髋屈膝 $90°$,脊椎向后弓出使椎间隙张开。因为小儿脊髓尾端终止节段更低,故选择 $L_4 \sim L_5$ 或 $L_5 \sim S_1$ 间隙较安全。皮肤至硬膜外间隙的距离与患儿年龄和体重相关,但 6 个月至 10 岁患儿可按照 1 mm/kg 计算作参考。如需追加药量或持续给药应留置硬膜外导管。导管留置硬膜外间隙的长度一般为 $2 \sim 4$ cm。局麻药用量取决于手术室所需感觉阻滞的平面。阻滞一个神经节段大约需要 0.1 mL/岁。实际上,给药 1 mL/kg(极量 20 mL)后 80% 以上患儿阻滞平面可达到 T_9 至 T_6。

婴儿长时间持续注药容易蓄积,硬膜外注入罗哌卡因时,第一个 24 小时应避免超过 0.375 mg/(kg·h),次日剂量应减半。

(二)骶部硬膜外麻醉

由于骶椎骨化不完全,骶骨之间留有裂隙,经此处穿刺可进入硬膜外间隙,患儿侧卧时以 $S_2 \sim S_3$ 间隙最容易。由于脊柱腰段存在生理弯曲,故而骶部皮肤至硬膜外间隙的距离远低于腰部。不适用于骶管麻醉、腰部硬膜外麻醉,麻醉失败时可采用骶部硬膜外麻醉,尤其对骨盆和下肢手术更合适。

(三)胸部硬膜外麻醉

胸部硬膜外麻醉很少用于小儿麻醉。其适应证为胸部和上腹部手术。胸部硬膜外阻滞无论哪种途径都有可能损伤脊髓,故比腰部更危险,应由经验丰富的麻醉医生来操作。

(四)颈部硬膜外麻醉

小儿一般不选用颈部硬膜外麻醉。

三、并发症

如前所述,腰部上段和胸部硬膜外麻醉有可能误伤脊髓,极少数情况下穿刺针刺破血管后因出血压迫引起脊髓缺血。临床上这两种并发症在小儿均少见,多由导管放置不当和合用阿片受体激动药而缺乏术后监护所致。

硬脊膜穿破后头痛(postdural puncture headache,PDPH)应引起注意,近几十年来认为至少婴幼儿并没有这类并发症发生。脑脊液外漏可能是引起头痛的根本原因,其他因素尚未明确。脑脊髓弹力分布异常可能是腰椎穿刺后头痛发生的病理生理基础。婴儿硬膜外间隙较僵硬,所以头痛发生率低。硬膜外间隙注入液体并不能填补硬脊膜漏,但可能使硬膜外间隙更紧密,可能缓解头痛症状。事实上一旦意外刺破硬脊膜,并没有合适的补救措施,最好是更改另外的间隙穿刺。术后观察有无头痛,一旦发生,可用自体血 0.3 mL/kg 填塞硬膜外间隙,实践证明此方法是极为有效的。

第四节 髂腹下神经和髂腹股沟神经阻滞

一、神经解剖

髂腹下神经和髂腹股沟神经均是腰丛的分支,起自 L_1 神经根,T_{12} 的神经纤维也加入其中。两根神经均从腰大肌外缘穿出,移行为弧形走行于髂窝表面,然后继续在腹内斜肌和腹横肌筋膜层之间向前穿行,此处为超声引导下髂腹下神经和髂腹股沟神经阻滞所在。

在腹内斜肌和腹横肌筋膜层之间,髂腹下神经分为前支和外侧支:前支在髂前上棘外侧穿过腹外斜肌支配耻骨上区腹部皮肤,外侧支支配臀后外侧区皮肤。髂腹股沟神经继续向内向下走行,途中与髂腹下神经相连,然后与生殖股神经的生殖支和精索(男性)或圆韧带(女性)伴行穿过腹股沟内环进入腹股沟管,支配大腿内侧上部皮肤、男性阴茎根部和阴囊上部、女性阴阜和阴唇外侧。

二、适应证

可为腹股沟区的手术(如疝修补术、睾丸固定术)以及急诊手术(如因绞窄性疝气引起的肠梗阻)提供良好的镇痛。在这些手术中,相对于骶管麻醉,髂腹下神经和髂腹股沟神经阻滞更可取。还可适用于由髂腹下神经和髂腹股沟神经介导的疼痛的治疗。

三、穿刺方法

取仰卧位,体表标记为脐和髂前上棘,穿刺点为髂前上棘和脐连线的中外三分之一。使用短斜面的穿刺针,指向腹股沟韧带的中点,以 $45°\sim60°$ 角度进针穿透腹外斜肌腱膜(覆盖在内斜肌表面的筋膜层)时会有明显的突破感(有时体会突破感是比较困难的),髂腹下神经、髂腹股沟神经以及生殖股神经的生殖支也都穿过这层筋膜。然后扇形注射 0.25% 布比卡因 $0.3\sim0.4$ mL。使用长效局麻药可提高阻滞效果,如 0.5% 布比卡因或 $0.5\%\sim0.75\%$ 罗哌卡因加入 $1\ \mu g/mL$ 可乐定。

以上所描述的是改良技术。经典的方法有两个穿刺点,包括在耻骨结节平面有一个潜在危险性的穿刺点,并且需要找到三层筋膜,所以失败率相当高。使用相同的技术在术中进行疝囊的局部浸润也可以有效缓解术后疼痛,但不能满足术中的镇痛。使用如前所述的改良技术更容易实施神经阻滞,并且实际上很少发生并发症。偶尔会观察到一些不希望出现的神经阻滞(尤其是股神经),尤其是局麻药注入过多时向尾部的腹股沟韧带扩散。不过,这种负面的影响仅仅是使患者的出院时间延长了几个小时。

四、超声引导下髂腹下神经和髂腹股沟神经阻滞

(1)探头类型:高频线阵探头或低频凸阵探头。

(2)扫查方法:超声线阵探头垂直于腹股沟韧带放置,探头下端位于髂前上棘,上端朝向脐。神经表现为卵圆形或椭圆形低回声结构,周围被高回声的神经外膜包绕,髂腹股沟神经比髂腹下神经更靠近髂前上棘。

(3)进针方法:采用平面内法从探头下端进针,针尖进入神经所在位置的腹内斜肌和腹横

肌之间的筋膜层,回抽无血后注射局麻药。

(4) 注意事项:误入腹膜腔可能出现严重后果;正确辨别超声解剖结构,尤其是准确识别腹壁各肌肉层,是成功实施超声引导下阻滞的关键;进针或注射时,若出现任何明显的疼痛或突然增加的阻力,则提示穿刺针位置错误,应立即停止操作并重新调整穿刺针的位置。

(5) 并发症:穿破腹膜导致内脏损伤;局麻药不良反应;下肢肌无力。

第五节　阴茎背神经阻滞

一、解剖

阴茎主要由两条阴茎背神经支配,阴茎背神经都是阴部神经的终末分支。阴茎的近端同时接受髂腹股沟神经和生殖股神经的感觉纤维支配。阴茎的腹面,一直到系带,部分是由会阴神经的感觉纤维支配,在耻骨下两条阴茎背神经都经过耻骨下间隙,与阴茎筋膜(靠近海绵体)内面的阴茎背动脉伴行,穿过悬韧带,终止于龟头。在阴茎背神经行程中,发出若干条分支到海绵体、阴茎的皮肤、龟头和阴茎下系带。仅有的一个到达阴茎背神经的安全途径是经耻骨下间隙,由会阴的表层和耻骨联合(上面)、海绵体的骨盆部分(侧面和下面)、悬韧带和腹部浅筋膜构成的一个锥形空间。腹部浅筋膜分为两层,浅层是脂肪性的,疏松而有间隙。深层的结构是腱膜性的,薄而有韧性,这一结构也叫作 Scarpa 筋膜,与阴茎筋膜(Buck 筋膜)相连。

二、适应证

阴茎背神经阻滞,常用于阴茎、包皮及龟头的浅表手术,如包皮环切术。为了达到长效术后镇痛,可以在尿道下裂修补术后实施这一神经阻滞。但对于手术本身这一镇痛效果是不完善的,因此可作为骶管麻醉最好的补充。由于阴茎由终末动脉供血,所以局麻药里不能加入肾上腺素。

三、穿刺方法

实施阴茎背神经阻滞时,患儿仰卧位,两个穿刺点分别在耻骨联合下 0.5～1 cm 的腹中线外侧,使用一根 30 毫米长的穿刺针。由于 Scarpa 筋膜有弹性,不易被刺穿,所以针的斜面不能太短(骶尾或婴儿的腰穿针是可取的)。向下牵拉阴茎,穿刺针几乎垂直地刺入皮肤,然后轻微地向内侧和尾侧倾斜,刺破 Scarpa 筋膜层时有一种特征性的突破感,穿刺深度为 10～25 mm,与患儿的年龄和体重无关。由于耻骨下间隙通常被中线的纵隔(阴茎的悬韧带)分为相对独立的两部分,所以两侧分别注射的技术更为可取。在两侧均注入 0.5％布比卡因 0.1 mL/kg(不能加肾上腺素),每侧的总量不超过 5 mL。罗哌卡因本身具有血管收缩性,在会阴神经阻滞时使用会有所顾虑。另一种安全的改良方法是在阴茎根部用局麻药进行环状注射,这种技术相对来说需要较大量局麻药(2 mg/kg 的布比卡因),并且约有 20％的患儿镇痛不够完善。局麻应用于尿道造口术或新生儿包皮环切术,偶尔可以替代阴茎背神经阻滞,但效果都不如后者。

第六节 臂丛神经阻滞

一、解剖

臂丛神经由颈 5～8 及胸 1 脊神经前支组成,有时也接受颈 4 及胸 2 脊神经前支发出的小分支,主要支配整个手臂运动和绝大部分感觉。在不同部位走行分为三干、六股,最后在腋窝重新组合成三束,最后分为腋神经及桡神经、尺神经、前臂内侧皮神经、臂内侧皮神经和正中神经。

二、适应证与禁忌证

臂丛神经阻滞适用于清醒或全身麻醉下行上肢急诊或择期手术的患儿,尤其适用于门诊手术,患儿满意度高。腋路臂丛神经阻滞并发症少,因此行臂丛神经阻滞时,尤其手和前臂的手术,首选腋路臂丛神经阻滞。上臂和肘部手术(或放置止血带)建议选择锁骨上臂丛神经阻滞。婴幼儿患者行臂丛神经阻滞,即使在超声引导下,也不建议选择锁骨下入路。因为该部位臂丛神经紧邻胸膜顶,在此操作,增加了胸膜损伤的风险。斜角肌旁或改良的斜角肌间隙臂丛神经阻滞是最安全的臂丛神经阻滞入路(上述两种臂丛神经阻滞入路,穿刺针最后抵达的部位是一样的,均在斜角肌间隙)。腕和手部手术(如单根手指的手术)或臂丛神经阻滞不完善时,可行臂丛神经的远端神经阻滞。

三、药物选择

2～4 小时的手术可以选择 1%～1.5% 的利多卡因。若手术时间较长,可选择 0.5% 的布比卡因或者罗哌卡因。

四、操作方法和临床应用

(一)肌间沟入路

1. 适应证 适用于肩部、上臂和前臂手术。肌间沟入路臂丛神经阻滞不能为尺神经分布区域手术提供良好的麻醉效果。

2. 操作方法 患者去枕平卧,头偏向对侧,手臂贴体旁,如图 20-1 所示。在胸锁乳突肌锁骨端外缘触及前斜角肌,再向后外滑过前斜角肌肌腹即为前、中斜角肌之间的肌间沟。从环状软骨后作一水平线,与肌间沟的交点即为穿刺点。皮肤常规消毒后,用穿刺针垂直刺入皮肤,略偏向内侧和尾侧方向进针,同时观察异感或电刺激诱发肌肉收缩反应,以手臂或肩部出现异感或电刺激引发肌肉收缩为准确定位的标志。准确定位后将针头固定,回抽无异常可注

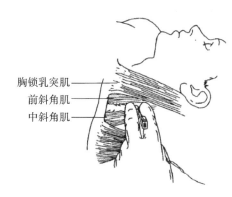

胸锁乳突肌
前斜角肌
中斜角肌

图 20-1 肌间沟入路体表标志

入局麻药。将患者置于头高位并压迫穿刺点上方有助于局麻药向下扩散,从而阻滞尺神经。该入路有误入蛛网膜下隙或硬脊膜外隙的危险,易损伤椎动脉,故不宜做双侧阻滞。

(二)锁骨上入路

1. 适应证 上臂、前臂和手部手术。

2. 操作方法 患者去枕平卧,头转向对侧,上肢紧贴体旁,如图 20-2 所示。穿刺点位于肌间沟最低点,锁骨下动脉搏动处后上方,此处位于锁骨中点上方 1～1.5 cm 以 22G 穿刺针向尾侧刺入皮肤,直至引出异感或电刺激,在肌肉收缩时将针头固定,回吸无异常后注入局麻药。如针尖碰到第 1 肋骨仍未引出异感,可将穿刺针稍许后退再沿肋骨面向前或向后穿刺,直至引出异感。该入路气胸发生率较高而且气胸症状可延迟出现,星状神经节及膈神经阻滞的发生率较高。

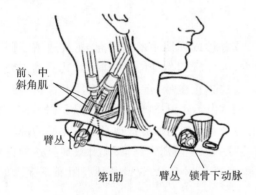

前、中
斜角肌

臂丛

第1肋 臂丛 锁骨下动脉

图 20-2 锁骨上入路体表标志

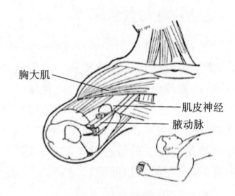

胸大肌

肌皮神经

腋动脉

图 20-3 腋路法体表标志

(三)腋路法

1. 适应证 适用于肘部至手部手术,在尺神经皮区的阻滞效果最强,但对肩部和上臂的阻滞效果稍差;同时难以阻滞肌皮神经,但可以在腋部或肘部补救。

2. 操作方法 患者平卧,头偏向对侧,被阻滞的上臂外展与躯干成直角,肘关节屈曲 90°,肩部外旋上臂横过头顶,似行军礼状,以充分显露腋窝,如图 20-3 所示。先在腋窝触摸腋动脉搏动,再沿腋动脉上行摸到胸大肌下缘动脉搏动最强点即为穿刺点。以穿刺针在动脉边缘刺入皮肤,然后缓慢进针直到出现刺破鞘落空感,或同时出现异感;松开持针手指,针头可随动脉搏动,即可认为针已进入腋鞘内;接注射器回抽无血后注入局麻药,多点注射可提高阻滞效果。该入路感染和局麻药中毒概率大。

(吴裕超 向强)

第二十一章
麻醉恢复与镇痛

第一节　麻醉苏醒室

手术麻醉结束后,全麻患儿应仔细清除呼吸道及口咽部分泌物后拔除气管导管,待呼吸道通畅,通气良好,病情稳定后送麻醉苏醒室。从手术室转送至麻醉苏醒室途中应将患儿头转向一侧,转送途中应吸氧,并做脉搏氧饱和度监测。

手术后要特别注意呼吸系统护理,苏醒期由于全麻药、麻醉性镇痛药以及肌松药的残余作用,可引起呼吸抑制而导致通气不足。手术后切口疼痛,腹胀均可引起通气不足,导致低氧血症,早期低氧血症的临床症状不明显,需监测脉搏氧饱和度才能发现,苏醒期应常规吸氧。

麻醉后循环系统的管理应尽量维持血容量和心排血量正常,纠正低血压,适当输液和补充电解质。术后要注意体温变化,新生儿手术后要保温,应将新生儿置于暖箱内观察及护理,幼儿及儿童要防止体温升高。小儿全麻苏醒期常可发生寒战,可能与血管扩张,散热增加有关。寒战使耗氧量增高,对寒战患儿应面罩给氧。虽然新的全麻药已用于临床,但全麻后恶心呕吐仍时有发生,苏醒期应严密观察。

对椎管麻醉患儿,术后要注意麻醉平面恢复情况,有无神经系统并发症、尿潴留、头痛、恶心呕吐等,此外,也应注意呼吸循环情况。

对小儿可按清醒程度、呼吸道通畅程度以及肢体活动度进行全麻苏醒评分,具体见表21-1。

表 21-1　全麻苏醒评分表

项　　目	评　　分
清醒程度	
完全清醒	2
对刺激有反应	1
对刺激无反应	0
呼吸道通畅程度	
可按医嘱咳嗽	2
不用支持可维持呼吸道通畅	1

项　目	评　分
呼吸道需支持	0
肢体活动度	
肢体能有意识的活动	2
肢体无有意识的活动	1
肢体无活动	0

苏醒评分总分 6 分,评分需达到 4 分才能离开麻醉苏醒室。

Aldrete 评分或改良 Aldrete 评分达到 9 分以上,也可以作为离开麻醉苏醒室的主要标准。由于评分系统的局限性,笔者所在的医院(厦门市儿童医院)还要求复苏时间不少于 60 分钟,以弥补评分系统的不足。

第二节　术后镇痛

小儿对疼痛可产生明显的应激反应,表现为血浆肾上腺皮质激素、儿茶酚胺、生长激素、胰高糖素增高而胰岛素降低。围手术期代谢反应包括手术时血糖、乳酸盐、丙酮酸盐增加,非酯化脂肪酸、甘油、酮体增加。手术后蛋白质分解表现为尿 3-甲基组胺酸与肌酐的比例及氮丧失均增加,这些反应可被完善的麻醉镇痛减轻。因此,对小儿疼痛必须和成人同样进行治疗。

一、非阿片类镇痛药

(一)剂量

非阿片类镇痛药主要用于治疗轻度疼痛,也可作为中度至重度疼痛治疗的重要辅助药物。大多数非阿片类镇痛药产生剂量依赖反应,但有封顶效应,它们经常与阿片类药合用,以减少其用量和副作用(表 21-2)。

表 21-2　非阿片类药的口服剂量指南(美国标准)

药　名	<60 kg 单次剂量/(mg/kg)	≥60 kg 单次剂量/(mg/kg)	间隔时间/小时	<60 kg 最高剂量/(mg/(kg・d))	≥60 kg 最高剂量/(mg/(kg・d))
对乙酰氨基酚	10～15	650	4	75	3000
布洛酚	6～10	400～600	6	40	2400
奈普生	5～6	250～375	12	10	1000
双氯芬酸	1	50	8	3	150
酮咯酸	0.5	30	6～8	2	120
曲马多	1～2	50	6	8	400

(二)给药方法

肌内注射本身可引起疼痛,小儿应避免肌内注射镇痛药,可改用肛门塞药或静脉单次或持续给药(用输液微泵控制)。对乙酰氨基酚(paracetamol,acetaminophen)是小儿常用的非阿片类抗炎镇痛药,它抑制中枢神经系统的环氧化酶(cyclo-oxygenase),由此抑制前列腺素和血栓素合成,而产生镇痛作用。对乙酰氨基酚副反应较少,不抑制呼吸,也无中枢作用,无成瘾性,应用较大剂量(每天 60 mg/kg)仍属安全,主要用于术后轻度疼痛,常用量 30 mg/kg 肛门塞药。非激素类抗炎镇痛药如消炎痛(indomethacin)、萘普生(naproxen)也可使用。这类药镇痛作用较弱,且用至一定剂量后有"封顶作用"(ceiling effect),即镇痛作用不再随剂量增大而提高。小儿使用非激素类镇痛药的胃肠道症状比成人少见,即使出现症状也较轻微。环氧化酶抑制可导致出血时间延长,但用于小儿并未见出血时间延长。

二、阿片类药

(一) 药物剂量

阿片类药主要用于中重度疼痛患儿的治疗。吗啡是一种阿片类药,最常用作儿童中度至重度疼痛的一线治疗,因此,也是临床医生最有经验的药物。表 21-3 列出了阿片类药的相对效力和临床常用的建议初始剂量。

表 21-3　阿片类药相对作用强度和初始剂量指南(美国标准)

药　名	与吗啡相比的作用强度	口服剂量	静脉注射剂量	静脉口服比(强度)
吗啡	1	0.3 mg/kg,3～4 h 缓释剂: 20～35 kg:10～15 mg,8～12 h 35～50 kg:15～30 mg,8～12 h	单次注射:0.1 mg/kg,2～4 h 输注:0.03 mg/(kg·h)	1:3 1:6 (幼儿)
二氢吗啡酮	5～7	0.04～0.08 mg/kg,3～4 h	单次注射:0.02 mg/kg,2～4 h 输注:0.006 mg/(kg·h)	1:4
芬太尼	80～100	NA	单次注射:0.5～1 μg/kg,0.5～2 h 输注:0.5～2 μg/(kg·h)	NA
可待因	0.1	0.5～1 mg/kg,4～6 h	NR	NA
羟可酮	1～1.5	0.1～0.2 mg/kg,4～6 h	NA	NA
氢可酮	1～1.5	0.1～0.2 mg/kg,4～6 h	NA	NA
美沙酮	1	0.1～0.2 mg/kg,6～12 h	0.1 mg/kg,6～12 h	1:2
纳布啡	0.8～1	NA	50～100 μg/kg,3～6 h	(4～5):1

注:NA,未使用;NR,不推荐。

(二) 给药方法

阿片类药用于术后镇痛时,既需维持有血药浓度在治疗范围,又要减少副作用,如镇静和呼吸抑制等。

1. 口服用药　口服用药适用于轻中度术后镇痛,如局麻下的门诊短小手术。局部麻醉的作用可在术后持续一段时间,弥补了口服用药起效慢的缺点。氢可酮和羟可酮是常用的两种口服处方用药。

2. 静脉用药

(1) 间断静脉注射:因为简单方便而比较常用。中短效阿片类药作用时间短,血药浓度不稳定,易发生过度镇静或镇痛不足;长效镇痛药的副作用持续时间长,剂量需精确;可选择按需镇痛的方法:再次追加用药时,根据患儿意愿进行选择。

(2)持续静脉注射:对于不能使用 PCA 的中度至重度疼痛的儿童,如婴儿、幼儿和认知功能受损或身体残疾的儿童,持续静脉注射阿片类药是一种极好的镇痛方法。一旦初始用药后达到有效血药浓度,就可以选择适宜的输液速度来维持该浓度,而不会出现过度波动。然而,阿片类药易引起剂量依赖的呼吸抑制。术后早期镇静催眠药物的残留和协同作用进一步增加了阿片类药诱导的呼吸抑制的风险。在早产儿和足月婴儿中尤其如此,应权衡利弊作出选择并注意观察。

(3)患者静脉自控镇痛(patient control analgesia,PCA):适用于 6 岁以上能合作的小儿,应用前要详细解释,教会患儿根据需要使用此仪器按钮,必要时应教会家长协助小儿使用。自控镇痛泵可调节每小时镇痛药输入量,患儿按需的单次静脉注射量以及间隔时间。以吗啡为例,开始时先静脉注射 0.05 mg/kg,继而以每小时 10～20 μg/kg 持续静脉滴注,如滴注期间患儿仍感疼痛,可使用自控剂量 10～20 μg/kg,锁定的间隔时间为 15～30 分钟(表 21-4)。使用阿片类药自控镇痛时要严密观察,且不能合用其他镇静镇痛药。

表 21-4　患儿自控镇痛用药剂量指南(美国标准)

药　　物	自控剂量/(μg/kg)	锁定时间/分	背景输注/(μg/(kg·h))	4 小时限量(μg/kg)
吗啡	10～20	8～15	0～20	250～400
二氢吗啡	2～4	8～15	0～4	50～80
芬太尼	0.5	5～10	0～0.5	7～10

三、硬膜外或骶管术后镇痛

(一)吗啡剂量

0.04～0.05 mg/kg 吗啡,加 0.9%氯化钠注射液 10 mL 注入硬膜外腔,镇痛持续时间 18～28 小时,给药后血压、脉搏、呼吸、血氧饱和度、呼气末二氧化碳浓度均在正常范围,故应用是比较安全的。曾有报道 57 例 11 个月至 6 岁小儿手术后骶管内注入布比卡因 0.8 mg/kg 及吗啡 0.05 mg/kg,与单用布比卡因 0.8 mg/kg 比较,镇痛时间前者(21.45±5.81)小时,后者 6.38 小时,前者显著延长。应用硬膜外注入吗啡 0.04 mg/kg 及氟哌利多 0.03 mg/kg,与单纯注入吗啡比较,两组镇痛时间无差别,但恶心呕吐、尿潴留并发症显著减少,呕吐发生率自 25%～50%下降至 0,尿潴留自 12.4%～50%下降至 8.33%。硬膜外注入氟哌利多后对血压呼吸无明显影响。

(二)硬膜外或骶管

可用持续点滴法输注 0.1%布比卡因做术后镇痛,剂量是每小时 0.4～0.5 mg/kg,新生儿及婴幼儿不用布比卡因连续输注。如输注上述布比卡因剂量小儿仍感疼痛,可静脉推注吗啡 20 μg/kg 一次。

(三)小儿术后镇痛

应用硬膜外腔注入吗啡等阿片类药,可发生呼吸抑制、恶心呕吐、尿潴留、瘙痒等并发症,用药后要严密观察,及时处理各种并发症,具体见表 21-5。

表 21-5 小儿硬膜外注入吗啡并发症的处理

并 发 症	处 理
瘙痒	异丙嗪 0.5 mg/kg 静脉注射
恶心呕吐	禁食、甲氧氯普氨(胃复安)0.1 mg/kg 或氟哌利多 0.03 mg/kg 静脉注射
尿潴留	导尿
过度镇静	吸氧、纳洛酮 1 μg/kg 静脉注射
呼吸幅度降低	面罩加压吸氧,辅助呼吸
呼吸抑制	纳洛酮 5～10 μg/kg 静脉注射

（向强）

第二十二章
神经外科手术的麻醉

第一节　小儿神经药理

常用麻醉药物对脑血流（CBF）、脑氧代谢率（$CMRO_2$）及脑脊液（CSF）循环的影响情况见表 22-1。由于目前没有有关婴儿及儿童的麻醉药物的药代动力学和药效学的具体资料，故假设小儿对麻醉药的反应与成人相似。婴儿特别是新生儿，对镇静药、安眠药和麻醉药的敏感性增加，个体差异较大。为避免致命的心血管反应，这些药物必须缓慢地滴注。

表 22-1　麻醉药物对脑循环和脑脊液的影响情况

麻醉药物	脑血流变化	脑氧代谢率变化	自动调节	颅内压变化	脑脊液生成	脑脊液重吸收
静脉麻醉药						
硫喷妥钠	↓↓	↓↓	保留	↓↓	—	—
芬太尼	—	—	保留	—		
依托咪酯	↓	↓	保留	↓		
利多卡因	↓	↓	保留	↓	未知	未知
氟哌啶	↓	—	保留	↓	未知	未知
地西泮	↓	↓	保留		—	
氯胺酮	↑↑	—	未知	↑↑#		↑
吸入麻醉药						
一氧化二氮	↑*	↑	保留	↑		
氟烷	↑↑	↓	消失	↑#	↓	↑
恩氟烷	↑	↓	消失	↑#	↑↑	↑
异氟烷	↑	↓↓	保留	↑#		↓

一、吸入全身麻醉药

目前使用的所有吸入麻醉药，均有不同程度的心脑血管扩张和心肌抑制作用。为了避免新生儿的心血管抑制,吸入麻醉药必须减量,其减少幅度呈年龄依赖性。

(一)一氧化二氮

国内少用。

(二)异氟烷

异氟烷有升高颅内压(ICP)的作用,对于体积较大的颅内占位性病变并有明显中线偏移的患者,在监测颅内压前或硬脑膜打开前,停用异氟烷。

(三)七氟烷和地氟烷

成人在使用七氟烷和地氟烷时,脑血流、脑氧代谢率、颅内压也同样受到影响。虽然目前的研究尚缺乏儿童在这方面的根据,但动物模型上已显示出七氟烷颅内压增高少于异氟烷。地氟烷的化学性质与异氟烷相似,它有一显著的物理化学特性,即血气分配系数比 N_2O 还低,因此用地氟醚麻醉时麻醉苏醒和药物消除均较快。

二、静脉全身麻醉药

除氯胺酮可使脑血流、颅内压升高外,其他静脉麻醉药均使脑血流、颅内压降低或无影响。

(一)巴比妥类

巴比妥类呈剂量依赖性地降低脑血流、脑氧代谢率和颅内压。可用于防止置入喉镜及插管时造成的颅内压增高。不影响脑血管的自动调节和脑血流对 $PaCO_2$ 的反应。巴比妥类可明显抑制心血管收缩,降低收缩压和脑灌注压(cerebral perfusion pressure,CPP)。它同样可用于癫痫急性发作。

(二)依托咪酯

依托咪酯可使脑血流降低 34% 和脑氧代谢率降低 45%,结果使颅内压降低。同样,它可保留脑循环对 $PaCO_2$ 变化的反应性。作为诱导用药,其优点是心血管抑制少。如在气管插管时合用临床剂量的利多卡因可使脑血流减少,同时减轻颅内压升高程度。

(三)异丙酚

异丙酚是快速诱导用药,可减少脑血流、脑氧代谢率和颅内压。应用于小儿神经外科手术时和巴比妥类相似,因其降低平均动脉压,可影响颅内压增高患者的颅内压,故要小心应用。

(四)苯二氮䓬类

苯二氮䓬类药物(如地西泮、氯硝安定、咪达唑仑等)可使脑血流和脑氧代谢率降低约 25%。临床剂量的安定和咪达唑仑对颅内压并无明显的影响。

三、麻醉性镇痛药

除非发生呼吸抑制或 $PaCO_2$ 升高,小剂量阿片类药对脑血流、脑血容量或颅内压等几乎无影响。在严重脑外伤和脑顺应性极差的患者中,舒芬太尼可使颅内压一过性轻微升高,增加幅度小于 10 mmHg。

(一)芬太尼族

芬太尼复合 N_2O 可降低脑血流、脑氧代谢率,维护脑的自动调节功能。脑血管对 $PaCO_2$ 的反应不受影响。芬太尼对新生儿的脑循环没有影响,甚至降低脑血流的生成。阿芬太尼使脑瘤患者的脑血流压力增加。但这种影响低于舒芬太尼,却远高于芬太尼。

（二）氯胺酮

与其他静脉麻醉药不同,氯胺酮强烈作用于脑血管,是有效的脑血管扩张剂。因此,对于脑顺应性降低的患者应禁用氯胺酮。

四、肌松药

所有肌松药对脑循环的影响都很小。颅内顺应性降低的患者中琥珀酰胆碱可使脑血流增加,使颅内压增高。

非去极化肌松药对脑血流、脑氧代谢率、颅内压的影响很小。但是,维库溴铵配伍阿片类制剂如舒芬太尼时,会引起小儿心动过缓。应辅助使用抗胆碱药拮抗迷走神经。当快速给苯妥英钠、苯巴比妥、三甲双酮等抗惊厥药时,可以增强非去极化肌松药的肌松效果。但是在接受长期抗癫痫药物的患者,由于酶诱导作用,可使患者对非去极化肌松药（包括潘库溴铵、甲酮箭毒及维库溴铵,但阿曲库铵除外）的敏感性降低,接受卡马西平治疗的患者也产生潘库溴铵的抵抗反应。

五、血管扩张剂

直接扩张血管的药物有硝普钠、ATP、腺苷、硝酸甘油、氯甲苯噻嗪、肼苯达嗪等,可使脑血流增加,颅内压增高。钙离子通道阻滞剂也可以使脑血流增加,颅内压增高。因此,脑顺应性降低的患者应该避免使用上述药物,除非已经切开硬脑膜,并监控颅内压时。非直接作用的抗高血压药物,包括咪噻吩（一种神经节阻滞剂）、普萘洛尔和艾司洛尔（β受体阻滞剂）以及拉贝洛尔（α、β受体阻滞剂）则并不会引起脑血流增加,颅内压增高。故对于高颅压患者,可用这些药来有效地控制血压。但是咪噻吩可导致瞳孔扩大、睫状肌麻痹、瞳孔大小不等,从而干扰患者的神经系统的检查。

硝普钠可降低脑血管自动调节的范围,与用咪噻吩降压或放血降压的患者相比较,用硝普钠降压的患者,其脑表面氧张力较高、同时脑生化代谢障碍的程度较轻（如乳酸、丙酮酸及磷酸肌酐水平较低）。因为在平均动脉压维持在 50 mmHg 水平时,硝普钠比咪噻吩更能将患者的脑血流、脑氧张力、神经功能和脑代谢维持在正常水平,故目前主张选择硝普钠进行缓慢降血压。

第二节　小儿神经外科疾病的特点

（1）小儿脑瘤的发病率远高于成人,约占全身肿瘤的 7%（成人占 1.8%）,仅次于白血病而居儿童期肿瘤的第二位。

（2）儿童期小脑天幕下肿瘤占多数,由于肿瘤阻塞第Ⅳ脑室,引起梗阻性脑积水,故颅压增高症状出现早且程度重。婴幼儿因颅缝裂开,可只表现为进行性头颅增大,常由于某些外因（外伤、发热）而诱发,麻醉难度大,预后亦差。

（3）小儿脑瘤误诊率高。在到神经外科就诊之前有各种误诊的占小儿脑瘤总数的28.4%。

（4）神经系统的先天性疾病,多发生于新生儿及婴幼儿,如脑脊膜膨出,狭颅症。麻醉诱导过程操作不当或术中牵拉等均可间接或直接压迫呼吸循环中枢发生呼吸骤停。

（5）小儿颅脑外伤发生率虽低于成人，但脑组织对创伤的反应却较成人剧烈。一旦发生脑疝，则进展迅速，预后不佳。

第三节　术前评估

除了常规评估内容之外，最重要的是判断患儿是否存在高颅压情况，是否存在反流和误吸的危险，估计术中所需的体位及其对麻醉的影响。

（一）颅内压检查

患儿高颅压的临床表现与年龄大小及高颅压持续时间长短有关。当患儿颅内压急性大幅度地升高时，不管年龄多大均会引起昏迷。伴有高颅压的婴幼儿常表现为易激惹、喂养困难、疲倦、前囟饱满、头皮浅表静脉扩张、头颅扩大变形、下肢运动障碍等。当颅内压升高至一定程度时可出现呕吐、意识水平下降、重影、发音困难、吞咽困难，如果中脑受压还会出现步履不稳等表现（表22-2）。

表22-2　婴儿和儿童高颅压时的临床表现

婴儿的表现	儿童的表现	婴儿和儿童均有的表现
易激惹	头痛	意识不清
前囟饱满	复视	脑神经（第Ⅲ、Ⅳ）麻痹
颅缝扩大	视神经乳头水肿	患儿不能上视（落日现象）
头颅增大		呕吐、脑疝征象、Cushing三联征、瞳孔变化等

在急诊判断患者病情时，Glasgow昏迷评分表（表22-3）很有用。如得分在6分以下提示可能存在急性颅内压升高。Cushing三联征：过度通气、心动过缓及高血压等，它常是高颅压的晚期并发症。高颅压的其他晚期征象则与脑疝综合征有关，包括瞳孔不对称、瞳孔散大或偏离中心、脑神经麻痹（尤其是第Ⅲ、Ⅵ对脑神经麻痹）、呼吸不规则（尤其是以陈氏呼吸多见）以及发生低血压现象。出现以上情况时提示患者可能会发生脑死亡，应及时积极处理，包括气管插管、过度通气及静脉输注甘露醇等。

表22-3　Glasgow昏迷评分

运动反应		言语反应		睁眼反应	
项目	评分	项目	评分	项目	评分
遵命动作	6	回答正确	5	正常睁眼	4
定位动作	5	回答错误	4	呼唤睁眼	3
肢体回缩	4	含混不清	3	刺痛睁眼	2
正常屈曲反应	3	唯有声叹	2	无反应	1
肢体过伸	2	无反应	1		
无反应	1				

（二）听诊检查

肺部听诊可确定患者有无误吸或肺水肿等情况。神经源性肺水肿（可能是髓质缺血及脑干牵拉变形所致）常与颅内多种病变有关。

（三）实验室检查

实验室检查结果有助于抗利尿激素分泌异常综合征（SIADH）的诊断，同时由于长时间的严重呕吐可造成水、电解质平衡紊乱，也需靠实验室检查结果来确定。麻醉医生应注意神经外科患者的解痉药物史。如颅咽管瘤等蝶鞍部肿瘤常会引起垂体功能异常，故术前应对包括甲状腺、肾上腺功能全面评估。

（四）放射成像学检查

颅骨平面成像学检查可显示出由于颅内压的慢性增高而引起的颅缝的变化和破罐征（beaten copper sign）。在婴儿中颅缝宽度不超过 2 mm，且颅缝闭合不完全。

第四节　围手术期的麻醉管理

一、术前用药

神经外科手术的患儿应避免术前使用镇静药。必须使用时，可以选用咪达唑仑 0.5 mg/kg，在术前 1 小时口服。术前用药后应有人看护。因其可引起呕吐及呼吸抑制，术前不使用镇痛药。术前经常癫痫发作的颅内占位患者，可于麻醉前 30 分钟肌内注射苯巴比妥 5～8 mg/kg。

二、诱导

因存在饱胃及颅脑顺应性低的风险，多选择快速静脉麻醉加起效快的肌松药诱导。吸入麻醉诱导仅用于建立静脉通路困难、非饱胃的患儿。对使用琥珀胆碱禁忌的患儿不能采用吸入麻醉诱导，以免发生喉痉挛时不好处理。

三、麻醉维持

头皮切开前局部浸润麻醉很有好处。如果局麻药中内含肾上腺素还可减少头皮出血。

（一）基础麻醉加局麻

1. 适应证　5 岁以下儿童的各种诊断性造影术；手术时间短的清创缝合术。

2. 方法　氯胺酮剂量按 4～6 mg/kg（复合咪达唑仑 0.1～0.2 mg/kg）肌内注射。如手术时间超过半小时，可酌情追加首次量的 1/3～1/2。

3. 注意事项

（1）麻醉前必须禁食，减少误吸发生。

（2）常规术前阿托品，减少呼吸道痉挛。

（3）准备好气管插管用具。

（4）有气管炎症的患儿不宜采用。

（二）气管内插管全身麻醉

气管内插管全身麻醉是最常采用的麻醉方法。气管内插管全身麻醉应维持浅而平稳,有利于保持自发呼吸和通气正常,防止二氧化碳蓄积,术毕苏醒快,避免躁动。麻醉维持可以选择吸入麻醉、静脉麻醉或静吸复合麻醉。吸入麻醉剂均能增高颅内压,不宜单独采用,可以通过过度通气降低或抵消这类药的副作用。七氟烷是神经外科麻醉最常用的吸入药物。

静脉麻醉维持＋脱水利尿剂是当前比较理想的方法。

芬太尼无组胺释放作用,常用于神经外科手术。麻醉诱导:5～10 μg/kg。麻醉维持:1～3 μg/(kg·h)。给药方法可以是间歇性或连续性。手术结束前一小时停药。颅内神经外科手术的患儿对深度麻醉是相对禁忌的。

静吸复合麻醉和全凭静脉麻醉均适应于体重大于 15 kg 的小儿,常用的药物组合为小量分次静脉注射 1～2 μg/kg 芬太尼,辅助异氟烷或七氟烷的吸入(0.5～1 MAC)。肌松药以短效非去极化为宜,注意药物的相互作用,术中对呼吸循环的影响等,以期达到对脑血流量无影响,不增加颅内压;对通气量影响小,不产生显著的呼吸抑制,可降低咽喉及气管敏感性,有利于浅麻醉下保留气管导管;对循环抑制轻微,可增加心肌对缺血的耐受性,不影响心排血量,更适宜于休克、体弱及危重的小儿。

四、呼吸管理

（1）患有脑干及后颅窝病变及枕颈畸形的小儿,插管时禁忌头部后仰。

（2）插管最合适的导管是容易通过声门及声门下狭窄部的最大内径气管导管。

（3）除特殊需要外,一般不用经鼻腔插管及清醒插管,以免损伤呼吸道。拔管时应避免呛咳或挣扎,防止喉痉挛发生。

（4）颅脑手术用控制呼吸还是自主呼吸有不同意见。为有利于监测延髓功能(如颅后凹手术时),应保持自主呼吸。

（5）术中重要步骤应采用过度通气,避免缺氧及二氧化碳蓄积。利用 CO_2 能自由地通过血脑屏障,有直接扩张及收缩血管作用。

五、体液管理

在神经外科患者中为避免出现脑水肿及颅内压增高,要限制液体摄入量。因为细胞外液中的白蛋白不能自由通过完整的血脑屏障,故在接受神经外科手术的患者中经常给予胶体溶液。白蛋白比等渗晶体溶液更能有效地减轻脑水肿。

（一）麻醉前水电失衡的纠正

（1）脑性失盐综合征见于脑炎、延髓型脊髓灰质炎、颅内出血、硬膜下血肿、颅咽管瘤等。治疗:除迅速补足液量恢复血液循环、纠正休克外,还应注意给予足够的钠盐以维持正常血钠浓度。

（2）脑性水中毒发生在中枢神经系统急性感染、创伤及手术后。患儿有明显的烦渴及水中毒症状。应限制入水量,供给足够的钠盐。

（3）无症状低钠血症多见于弥漫性脑损害,与抗利尿激素分泌过多有关。因低钠发生缓慢,脑细胞已基本上适应,故无症状。

（二）麻醉过程中液体的补充

（1）术中输液的管理:术前禁食以前存在的脱水情况;术前禁食引流的液体丧失量;手术

时维持液体的需要量；手术创伤所致的细胞外液丧失量；体温的改变。

（2）凡健康小儿手术时间短（1小时以内），术前失液少，术中出血少，组织创伤小，且术后可早期经口进食者，术中可以不做静脉输液。如小儿的脊膜膨出修补术、闭合型的小儿凹陷骨折复位术等。

（3）用时较长的手术均应静脉输液，输液量根据每天维持需要量确定，如有体温增高加速液体蒸发，使用脱水药丢失液体，应酌情调整滴速。避免常规输注葡萄糖，因大脑缺血会增加葡萄糖的无氧代谢，在神经组织产生乳酸血症。

（4）手术创伤及出血应额外补充损失量。一般多选择乳酸钠复方氯化钠溶液。常通过外科敷料评估失血量，但需排除手术冲洗液体的量。术前术野局部应用 1：200000 至 1：400000 的肾上腺素可以将术中出血减少到最小。

（5）输血量应精确估计出血量，及时等量输血。小儿全血量平均 75～85 mL/kg。对创伤和失血耐受差，失血量达体重的 1/10 即可引起休克。因此，术前必须开放一条可靠的静脉通路，或行深静脉穿刺置管，妥善固定。输血量要量出而入。

六、患儿体位

体位对小儿神经外科麻醉特别重要，颅内压增高的患儿送到手术室时应头部保持正中位抬高，以利于脑静脉血回流。坐位患儿有发生体位性低血压或静脉气体栓塞的可能。静脉中的气体先到达心脏后再到肺部。只要不存在生理性分流，少量的气体在通过肺组织时被滤去，不会引起心脏血流发生从右到左的分流。大量的气体聚积在肺部，可以使肺泡死腔增大、CO_2 潴留、通气与血流失衡、低氯血症、肺动脉高压，最终造成肺循环气体栓塞。对于房缺的患者来说，除非外科医生强烈要求，否则，对于这类患者不应采取坐位。

七、体温维持

小儿的体表面积/体重为成人的 2 倍。散热快，容易发生体温过低。热量的丢失是通过传导、对流、辐射和蒸发。小儿神经外科手术中热量丢失的一大难题为 30% 的热量是从小儿头部损失的。由于几个小时的手术过程中头部完全暴露，这使热量的损失非常高。

为防止人为的体温过低，有必要保持手术间的温度，做好术前准备。

八、治疗颅内压增高

（一）过度通气

可降低颅内压及脑血容量，减少术野出血以有利于外科医生的手术操作。利用标准的麻醉回路，只要增加每分通气量就可达到过度通气的目的。

（二）减少脑容量

术中持续引流脑脊液。留置蛛网膜下腔引流导管，在术中持续或间断引流出脑脊液。这种技术只有在绝对保证脑室腔与脊柱中的蛛网膜下隙通畅的基础上才能实施。

（三）控制性降压

控制性降压减轻脑水肿有一定的危险性。如硝普钠等血管扩张剂（尤其以单次推注方式给药时）在血压降低前先有一过性的血压升高现象。如硝普钠通过泵注缓慢给药时可以避免以上并发症。

（四）药物治疗颅内压增高

（1）甘露醇：常用20%甘露醇脱水利尿降低颅内压。在病灶较大时，甘露醇的作用效果可减弱，这主要是因为随着血脑屏障的破坏，甘露醇会进入脑内使得血脑屏障两侧的渗透梯度减小。甘露醇起效时间为10～15分钟，持续时间可达2小时。一般剂量为0.5～1 g/kg，30分钟内静脉输入，2～6小时后可重复使用。给药1～2分钟内，可发生血流动力学的改变，不能输入过快。对于脑缺血患者，尤其在小婴幼儿中，甘露醇剂量应有所增加（剂量可达到2 g/kg），但此时用甘露醇应比较慎重。

（2）速尿、利尿酸等袢利尿剂：可通过利尿作用减轻脑水肿，减少脑脊液生成，增加脑细胞水运转，但它不如甘露醇有效。儿科患者单用速尿时的首次剂量为0.6～1.0 mg/kg，如合用甘露醇时其首次剂量可以是0.3～0.4 mg/kg。在甘露醇产生血容量增加效应前运用速尿可产生很好的利尿脱水作用。但过度的利尿脱水会引起水电解质代谢平衡紊乱。为了避免血管内循环容量一过性增加，故目前建议速尿应在甘露醇之前给药。

（3）皮质激素：皮质激素类药物在脑肿瘤引起的脑水肿治疗中有重要作用。皮质激素类药物（可在麻醉诱导时给予地塞米松0.1 mg/kg，此后每隔6小时给药一次，共3次，总剂量可到10 mg为止），可减轻肿瘤周围半暗影区的水肿情况，但此效果只在用药后的12小时或几天后才能表现出来，缓解神经系统的病理症状。

九、围手术期监测

常规的监测项目包括心前区置听诊器、心电图、无创血压监测、体温、脉搏氧饱和度、呼气末二氧化碳。

（一）呼吸及麻醉气体监测

应持续监测潮气量、呼吸次数、气道压力、流量和呼气末二氧化碳分压，特别是在脑干及周围部位占位手术时，呼吸指标的变化对术者的操作有指导意义。通过呼气末CO_2浓度监测既可评估麻醉中的通气状态，也可及时发现其他意外情况，这一监测常作为神经外科手术的标准化监测。

（二）循环系统及血流动力学监测

对于大的神经外科手术，如在可能发生的大失血（失血量达估计血量的20%）或快速失血（15分钟内失血达估计血量的10%）的颅内手术中，需要行动脉穿刺置管，以便术中监测动脉血压和采集动脉血，完成血气分析、血电解质、红细胞比容连续监测。有时，还应监测中心静脉压，由于神经外科手术部位、小儿身材的影响，颈内静脉穿刺置管有时会妨碍手术消毒，侧卧位、俯卧位时锁骨下穿刺留置的导管可能移位或卡住不通，这些病例可选择颈外静脉、锁骨下静脉或做股静脉穿刺置管。中心静脉置管也便于右心房内空气吸出。

（三）肌松药监测

神经外科手术中发生咳嗽或体动，将导致严重后果，使用肌松药可以预防。

（四）血糖监测

当麻醉时间较长时，所有的患者都应监测血糖水平，血样可从中心静脉抽取。应注意婴儿的血糖正常水平低于成人，新生儿只有3～4 mmol/L。

（五）尿量

尿量监测对于术前使用脱水药、已有或可能会发生尿崩症、昏迷、术中大量失血的病例十分重要,对开颅手术小儿应常规监测。

（六）心脏多普勒监测

做后颅窝手术时常需坐位。此时容易形成空气栓塞。用于监测静脉气栓的技术按照敏感性大小排列如下:心前区多普勒超声检查、呼气末 CO_2 分压、中央静脉压监测和外周血压监测等。

（七）颅内压监测

颅内压监测在神经科监护室中列为常规监测项目,但由于它可影响外科医生的手术操作,故在术中进行颅内压监测应用并不很广泛。

（八）其他监测

术中进行脑电图的连续监测时有利于癫痫病灶的切除,枕骨下颅骨切开术或椎板切除术如予以躯体感觉电位或听觉诱发电位连续监测,可防止术中脊髓或脑干损伤。

第五节 苏 醒

神经外科手术中脑保护是麻醉管理的一项重要工作,其目的是避免脑水肿、脑缺氧、脑缺血、高代谢、神经元膜功能损伤。其方式和功能见表 22-4。

表 22-4 神经保护方式

方 式	功 能
头高 30°倾斜正中位	维持脑灌注压增加脑静脉回流
激素	改善脊髓损失预后 降低肿瘤患者血管源性水肿 稳定神经元膜 清除自由基
控制呼吸	维持 $PaCO_2$ 在正常偏低水平
肌松	避免咳嗽、用力、活动
脑室引流	降低颅内压
抗高血压、抗癫痫	防止脑水肿、脑缺血、脑出血进一步发展
低温	防止癫痫;降低脑氧代谢率,降低糖代谢率
巴比妥昏迷	产生膜稳定作用 降低脑血流及脑氧代谢率

苏醒及拔管应平稳,防止颅内压、动静脉压的波动。呕吐会影响颅内压,所以应尽力抗呕吐。血性脑脊液及术后镇痛用药是很强的致吐因素,地塞米松、胃复安、氟哌啶以及枢复宁联合应用比各自单独应用止吐效果好。

拔管前静脉利多卡因(1.0~1.5 m/kg)有助于抑制拔管引起的咳嗽,或给予芬太尼也有同样作用。

肌松作用应给予对抗剂,这种手术后患儿对残余肌松的耐受性很差,残余肌松也不利于神经等检查。

第六节 几种常见手术的麻醉

一、脑积水脑室分流术

（一）病因和术式

脑积水本身不是一个独立疾病，它是许多疾病发展的结果。脑积水分为先天性和后天性，其产生有四个原因：①先天异常（脑脊液重吸收减少）；②肿瘤（脑脊液回流受阻）；③炎性反应；④脑脊液产生过多（如脉络膜丛乳头状瘤）。目前，解决脑积水最常用的方法是脑室腹腔脑脊液引流术。通常脑室分流术有三种类型：脑室-腹腔、脑室-前房和脑室-胸膜分流术。对有严重神经外科疾患的小儿通常需要分次放置和修改分流通道。脑室-腹腔引流时引流管常会出现异常情况，常需对引流管进行修复。

（二）麻醉前准备和麻醉管理

1. 麻醉前评估 手术前必须注意患儿的意识水平，并评估是否合并颅内高压和其他器官的功能异常，包括贫血、肺顺应性差、肾功能不全等。

2. 麻醉诱导 常规监测。无高颅压表现时，吸入或静脉麻醉诱导均可；有高颅压及胃排空延迟等情况时，可选择快速诱导。已禁食的患儿可以慎重使用硫喷妥钠、异丙酚、利多卡因。静脉复合肌松药和小量阿片类药完成气管内插管。

3. 麻醉维持 常用七氟烷吸入麻醉或异丙酚静脉麻醉，辅用小剂量阿片类药。颅内高压的患者应过度通气，维持 $PaCO_2$ 在 $28\sim30$ mmHg 之间。为了防止气胸发生，在皮肤下置入引导器时，尽量避免自主呼吸。通常将患儿置于平卧位，头略抬高 $25°\sim30°$。如果使用 1%（婴儿用 0.5%）普鲁卡因做局部浸润麻醉，将大大减少麻醉维持用药量，使麻醉更平稳和术后早恢复。

4. 术中处理

（1）脑室-腹腔分流术通常不会导致明显的失血和第三间隙丢失，但突然大量地损失脑脊液会引起心动过缓和低血压。因此，应及时输注平衡液补充由于呕吐和利尿药引起的体液丢失。

（2）仰卧位时应注意脑静脉回流是否通畅，对于有神经系统损伤的患儿需要 $30°$ 的头高位，以加快脑静脉回流。由于脑积水患儿脑脊液引流管常先从颅的后部引流出直到腹部，故需使患儿头部放置于适当位置。由于整个手术过程中，婴儿的头、胸、腹部暴露在外面，所以应尽量避免发生低体温。最好将非手术区用温暖的毯子包裹，并将室温提高至 $32\sim33$ ℃。

（3）早产儿动脉血氧饱和度维持在 $95\%\sim97\%$ 的水平，以降低视网膜病的发生率。为避免气压伤应注意防止肺充气压过高；矫正胎龄小于 50 周的早产儿更易发生术后呼吸暂停，应注意监测。

二、脑肿瘤手术的麻醉管理

脑肿瘤常是占位性病变，可导致颅内压增高、脑灌注压降低及脑缺血反应等。脑肿瘤常伴有脑积水。临床上可以根据不同部位来区分脑肿瘤，在表 22-5 中列举了儿科脑部肿瘤的分类情况,如从麻醉处理的效果来看可分为幕上肿瘤、后颅凹肿瘤和颅咽管瘤。

表 22-5　儿童脑部肿瘤的分类情况

类　别	具 体 肿 瘤
来源于中枢神经上皮的肿瘤	星形细胞瘤;星母细胞瘤;脉络膜乳头状瘤或癌;成室管膜细胞瘤;室管膜细胞瘤;神经节神经胶质细胞瘤;成神经管瘤(原发性神经外胚层肿瘤,PNET);少突胶质细胞瘤;上皮下瘤
来源于脑膜的肿瘤	脑膜瘤;原发性软脑膜黑色素瘤;原发性脑膜肉瘤
发育不良的肿瘤	颅咽管瘤;皮样囊肿;表皮样瘤;错构瘤;颅内脂肪瘤;腊特克沟囊肿
胚胎细胞瘤	绒毛癌;胚胎瘤;内胚窦瘤;生殖细胞瘤;畸胎瘤
血管瘤	动静脉畸形;毛细血管瘤;脑静脉血管瘤

(一)幕上肿瘤

幕上肿瘤发生率占儿科颅脑肿瘤的 $40\%\sim45\%$,瘤体压迫脑组织并引起脑积水。婴儿脑幕上肿瘤多见于大脑半球内,如星形细胞瘤等。婴儿期颅内肿瘤发生率是儿童期总发生率的近 2 倍,(前者是 37%,后者是 $16\%\sim24\%$)。

1. 麻醉前评估

(1)颅内压增高和脑积水:在制订麻醉方案时常需先复习患者的 CT、MRI 等检查结果。

(2)饱胃:由于患者颅内压升高可导致胃排空延迟。

(3)水电解质平衡状况:患者有颅内病变时,常会引起水电解质平衡紊乱,有时可能还会出现抗利尿激素异常分泌综合征(SIADH)等。

2. 麻醉管理

(1)接受幕上手术治疗的患儿,常取仰卧位,同时头稍高的倾斜位以利于脑静脉回流。用棉垫或棉卷保护好四肢以防四肢受伤,也应采取有效措施保护好患儿眼睛。有关俯卧位时的注意事项将在后颅窝手术中予以详细讨论。

(2)麻醉时必须防止颅内压增高,注意使胃排空,并要在过度使用利尿剂的状况下,保持体液、电解质平衡。

(3)术中有创监测,便于血流动力学监测和生化检查。估计这类手术的术中出血较多,血流动力学不稳定。对于空气栓塞发生可能性较大的患儿需要进行中央静脉穿刺置管。

(4)留置导尿管可监测体液平衡,并作为渗透性利尿治疗的监测手段。这些患儿均已经接受了脑脱水治疗,可引起患儿血管内容量骤降。

(5)麻醉诱导与颅内压正常的患儿不同,患有脑幕上病变的儿童进行麻醉诱导时应尽可能减少操作刺激,迅速建立人控气道并及时进行过度通气。已行甘露醇脱水治疗的患儿麻醉药的用量应减少。

(6)调节通气:$PaCO_2$ 维持在 $30\sim35$ mmHg 水平。有脑静脉回流障碍的患儿避免呼吸末正压通气(PEEP),防止降低脑灌注压。

(7)切皮和截骨时会发生大量出血,通过监测中心静脉压评估患儿的血容量,可选择 5%白蛋白等胶体溶液进行扩容。对于颅内压不高、术中出血不多的简单的颅脑外科手术只需补充晶体溶液即可。

(8)体温情况:为了有效地保护脑组织,应将体温维持在 $34.5\sim35$ ℃之间。

3. 麻醉恢复时应考虑以下情况

（1）麻醉药物的消除情况。

（2）神经肌肉阻滞恢复情况。

（3）胃排空是否延迟。

（4）颅内压是否增高。

4. 术后注意事项 幕上神经外科手术后的注意事项如下。

（1）患者氧合情况及呼吸状况。

（2）体温是否稳定。

（3）镇痛情况。

（4）神经系统功能检查情况。

（5）是否存有高血压。

（6）是否发生癫痫。

（二）颅后窝肿瘤

常见四种肿瘤是：成神经管细胞瘤占 30％、小脑星形细胞瘤占 30％、脑干神经胶质细胞瘤占 30％、室管膜瘤占 7％，余下的包括：听神经瘤、脑脊膜瘤、神经节源性胶质瘤等。

1. 颅后窝麻醉时应考虑因素

（1）患者的病理生理状况。

（2）伴有脑积水时，常需在麻醉诱导后即开始脑脊液引流。

（3）颅后窝病变时胃排空延迟，易发生反流现象。

（4）脑干受压时，心血管系统敏感性增强，可有高血压反应。阿-基氏畸形脑干受压时常可引起上呼吸道梗阻及吸气性喘鸣等。常可发生中枢性睡眠呼吸暂停等，有时甚至可延续到术后一段时间。

（5）空气栓塞（详见"静脉空气栓塞"）。

（6）术前脱水处理（降颅压）后，可能引起水电解质紊乱。

2. 麻醉管理

（1）选择合适的术前药。

（2）麻醉诱导：避免颅内压增高。

（3）麻醉维持：控制呼吸，丙泊酚＋非去极化肌松药＋芬太尼静脉复合麻醉。

（4）体位管理：颅后窝的手术患者有特殊的体位。颅后窝手术有俯卧位、坐卧位、侧卧位三种体位，50％的患者采用俯卧位。

（5）术中监测：颅后窝手术的麻醉基本监测与脑幕上外科手术麻醉监测相同，但在延髓和脑干肿瘤切除术中，还需要进行心前区多普勒监测以便及时发现空气栓子，同时进行神经诱发电位监测。

（6）术后镇痛：为减少术后疼痛，缝合时伤口注射局麻药。为避免术后呼吸抑制，谨慎使用麻醉性镇痛药。

（7）评估：目前尚无最优麻醉方法。麻醉维持方案应根据患者情况及手术需要来进行设计。推荐皮肤消毒后，局部浸润麻醉、切皮前增加麻醉深度和维持 $PaCO_2$ 在 28～30 mmHg 之间。

3. 保留自主呼吸的全身麻醉 适用于延髓及临近部位可能损伤呼吸中枢的手术。

（1）麻醉诱导：静脉注射阿托品 0.01～0.02 mg/kg 后，给予 γ-羟丁酸钠 80～100 mg/kg

(有癫痫史者不用,延髓占位一般无此病史)。地西泮 0.2～0.3 mg/kg,表面麻醉下气管插管。

(2) 麻醉维持:微量注射泵静脉输注丙泊酚 4～8 mg/(kg·h)、氯胺酮 2～3 mg/(kg·h),并追加 γ-羟丁酸钠。血压高、心率快的给予尼莫地平、艾司洛尔对症处理。婴儿呼吸肌容易疲劳,在全身麻醉下难以维持长时间自主呼吸,需要间断辅助通气。麻醉中常规监测 $P_{ET}CO_2$ 和动脉血气,如出现呼吸性酸中毒时要及时辅助通气以免脑组织肿胀。

适量芬太尼代替氯胺酮作止痛药不会发生明显呼吸抑制,有时能使麻醉更为满意、提高术后清醒质量。但应谨慎使用:①术前体质虚弱、呼吸功能已受抑制或心率慢者禁用。②不同年龄段的小儿用药规律有很大不同。③一次量 1～3 μg/kg 时,注入时间不少于 3 分钟;要控制在手术刺激强时起作用(上头架、切皮等)。严禁大量快速注入或时机掌握不当。④手术操作对呼吸已有影响时不用。⑤没有经验者不推荐使用。

(3) 麻醉恢复:长效镇静药和氯胺酮于手术结束前 30 分钟停用。拔管时保证患者血流动力学稳定及安静状态。中央导水管中的成神经管细胞瘤切除术后 1 小时内患者呼吸正常,但由于术后局部脑组织水肿,患者很快表现为呼吸抑制反应。高位延髓肿瘤切除术后,患者必须留置气管导管。术后避免应用对神志和瞳孔大小有影响的药物。

三、脑血管病与麻醉管理

在小儿患者中大脑后动脉与盖仑(galen)静脉畸形比较常见。患儿在新生儿期就有严重的充血性心力衰竭。此时盖仑静脉囊状扩张,同时由于西尔准压斯(sylvius)导管(即中脑水管)受阻而引起脑积水。

(一) 临床表现

有以下临床表现时就可怀疑有脑损伤:

(1) 血栓栓塞或猝死性出血;

(2) 中性结构受压偏移;

(3) 血液分流至脑内窃血;

(4) 充血性心力衰竭及低灌注。

(二) 麻醉管理

(1) 术前镇静。

(2) 持续有创监测。

(3) 气管插管时,防止血压升高。

(4) 避免 $PaCO_2$ 分压过低。因为 $PaCO_2$ 分压过低时可降低正常血管灌注,增加向低阻血管的血液分流,同时增加动静脉畸形血管的出血发生率。

(5) 控制性降压。

(6) 脑内大动脉、大静脉畸形时常会降低脑血流阻力,使回心血流增加,导致高排血量性充血性心力衰竭。可测量患儿的心排血量以确定畸形血管是否已完全分离结扎。当畸形血管结扎时,心排血量、体循环阻力及混合静脉血中的氧分压均会恢复至正常水平。

(7) 麻醉维持与幕上肿瘤类似。

(8) 容量管理:为防止术中血管破裂大出血,术前建立一个以上的快速静脉通路,做好术中输血的准备。大量输液及输血时,很难保持正常的体温。好在低温可降低脑氧代谢率,而且不增加术后并发症。

（9）无合并脑神经损伤的患儿可于术毕拔管。手术创面大的患儿术后会出现严重脑水肿。术前有充血性心力衰竭的患儿应保留气管导管。

（三）麻醉后处理

（1）脑水肿：因病变本身或继发于外科手术操作引起的脑水肿在术后还需进一步进行治疗，治疗措施可包括持续机械通气、药物治疗等。此时患者应转入 ICU 中。

（2）充血性心力衰竭：虽然动静脉畸形结扎后可减少右向左分流，术前有心力衰竭病史的患儿应有充分的心力衰竭治疗准备，并转入 ICU 中进行密切观察和治疗。

（3）高血压反应：由于血压骤升会导致颅内再出血，术后有效镇痛或应用抗高血压药可防治血压骤升。

（4）脑血管痉挛：虽然术后发生率并不高，但可加重神经功能损伤。引起血管痉挛的原因目前还不清楚，但确诊时间的早晚均可对患者的神经功能预后产生明显的影响。

四、脑和脊髓损伤的麻醉管理

在所有儿科疾病中，脑外伤的发病率和死亡率均很高。因头外伤而住院的儿童中颅骨骨折发生率超过 25%，致命性脑外伤儿童超过 50%。颅骨骨折分类见表 22-6。

表 22-6　儿童颅骨骨折分类

颅骨骨折分级	颅骨骨折类型	颅骨骨折分级	颅骨骨折类型
Ⅰ	线性骨折	Ⅲ	开放性骨折(线性或凹陷性)a
Ⅱ	凹陷性骨折	Ⅳ	颅骨基底部骨折 b

a.开放颅骨骨折必须在麻醉状态下进行神经外科手术以便恢复受损组织血液灌流并给予清创；b.怀疑有颅骨基底骨折累及前颅窝者，不宜进行鼻气管插管。

颅脑创伤包括多种形式的脑损伤和颅骨损伤，这可根据脑外伤后的病理、生理变化分为颅内血肿（硬膜外、硬膜下、脑内血肿及脑挫伤等）、脑水肿及脑外伤引起的全身性改变。儿童颅脑创伤的损伤形式与成人不同。成人较易出现颅内血肿，而儿童则更易发生弥漫性脑水肿。伴有脑水肿的患儿死亡率是不伴有脑水肿患儿的 3 倍。由于婴儿及小儿颅脑体积及重量与身体其他部分相比较相对较高，故伴有头颅外伤的患儿常同时伴有颈椎损伤。小儿单纯的脊柱损伤不多见。一旦发生脊柱损伤常不伴有呼吸困难，却出现低血压，甚至心搏骤停。

（一）麻醉前评估

（1）进行心肺脑复苏，保持机体内环境稳定。心肺脑复苏（保持气道通畅、建立人控呼吸、维持有效循环）是麻醉医生术前访视患儿的首要内容。颅脑创伤患儿常有发生酸碱、电解质平衡紊乱等一系列病生理异常情况。有时糖代谢平衡及体温调节也可能受到影响。

（2）神经功能评价：可应用 Glascow 昏迷评分表对患儿进行评估以便预测患儿可能发生的变化。根据患儿临床表现，判断是否存在高颅压情况。

（3）是否合并联合伤：小儿脑损伤常是由于高速运动引起的，故颈部，胸部或腹部脏器均有可能累及。

（4）饱胃情况：如果患儿发生呕吐时提示可能存有肺部误吸或呼吸系统并发症存在。

（5）与年龄有关的病理生理变化。

（二）麻醉监测

除了常规监测外，尚需监测有创动脉压和中心静脉压。

（三）麻醉诱导前准备

颅脑损伤 72 小时内进行 CT 扫描检查。根据检查结果制订麻醉方案。为了保证麻醉的安全性，除了应该有效地控制颅内高压外，还需维持气道通畅、呼吸及血流动力学稳定。保证脑灌注和脑组织氧和能力充分，对损伤区域周围脑细胞的复苏及功能恢复有重要的作用。

（四）麻醉诱导及插管

颅脑创伤患儿保证气道通畅是麻醉中的重要方面。在保障有效通气的同时可以改善颅内高压。婴幼儿中常存在脑和颈部的联合伤，因此要求诱导和插管时应避免频繁操作。

（五）麻醉维持

麻醉维持措施与脑幕上肿瘤相似。

（六）麻醉后恢复及注意点

严重颅脑创伤的患儿术后仍需留置气管导管，以便进行继续通气支持及控制因脑水肿引起的高颅压。麻醉恢复后将患儿送至 ICU 继续进行治疗。

五、脊髓发育不良

（一）病理生理

脊髓发育不良的患儿中枢神经系统组织暴露在外，极易发生局部感染，这是这些患儿最常见的死亡原因。Arnold-Chiari Ⅱ 畸形的脊髓发育不良，最后导致梗阻性脑积水，原则上患儿要在治疗原发疾病之前接受脑室-腹腔分流术。

（二）麻醉管理

（1）麻醉前评估时常可发现患儿存在不同程度的神经系统功能缺陷。对于大面积的脊髓脊膜膨出的手术，为防止神经囊受压，要于头、肩、腿外放上衬垫。麻醉用药为咪达唑仑、异丙酚等和肌松药。

（2）隐性失血量可能较多，需要输血治疗；脑膨出患儿手术时需要开颅，因而必须动脉置管监测血压和血红蛋白浓度；鼻内脑膨出患儿常采用半卧位。

（3）在麻醉诱导期时控制脊髓脊膜处水分过度丢失，术前充分补液。

（4）气管插管均比较困难，做好困难插管的准备。

（5）通常选用七氟烷维持麻醉。如果术中不使用神经刺激法评估神经功能，可复合使用非去极化肌松药。

（6）小儿的红细胞比容（hematocrit，HCT）通常为 $50\% \sim 55\%$，可以耐受丢失相当一部分红细胞。如出血量多则要输血。

（7）有些枕部脊膜膨出手术后的新生儿，在咪达唑仑使用后的 12 小时内仍有呼吸暂停发生，所以术后应送 ICU 监测，并在监测下拔气管导管。

（8）由于手术创面较大，常会导致体热丢失过多，术中应注意保温。

第七节　神经外科手术麻醉常见并发症以及预防和处理

一、静脉气栓

只要手术部位高于心脏,就存在静脉气栓(VAE)的危险。颅内静脉窦与硬脑膜相连,不会塌陷,容易发生气栓。当气体进入中心循环时,右心室排血量降低,当进入肺循环时,会产生肺水肿及支气管收缩,进一步发展会导致急性心肺衰竭。气体也可以通过心内分流进入体循环。一旦气栓造成肺动脉高压,心内分流就会开放,进入体循环的气栓可以阻塞脑动脉或冠状动脉导致脑梗死或室颤。

静脉气栓处理的关键是迅速识别。心前多普勒超声是监测气栓最快和最敏感的指标,能在不良后果出现前明确诊断。监测呼气末 CO_2 对静脉气栓的诊断及其影响(严重性、作用时间)有很大帮助。当静脉气栓发生时,呼气末 CO_2 会突然降低(图 22-1)。对静脉气栓监护的目的是在静脉气栓尚未引起明显的生理性改变之前就检测出是否有空气进入患者的静脉系统内,然后麻醉医生将有关信息反馈给外科医生,外科医生积极采取措施防止空气继续进入患者体内。治疗方法的选择应与空气栓塞程度相关。

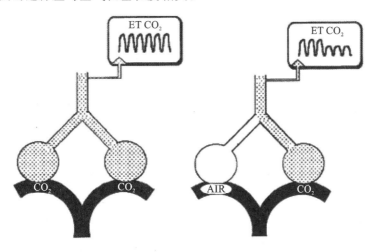

图 22-1　肺气栓使呼气末 CO_2 降低的机制

外科医生需努力找到空气进入静脉处,然后采取措施封闭进口(如用骨蜡封闭骨断端)或用生理盐水浸漫淹没术野。如果此时空气栓塞已经引起患者明显的生理改变,即呼气末 CO_2 分压下降,则需要立即纯氧通气。同时,压迫患者的颈静脉以延缓空气进入中心循环。假如静脉气栓时,患者出现严重低血压性,则置患者头低位使下肢静脉血加快回流到心脏,同时延缓空气进入心腔的速度。放有中心静脉导管时可试着回抽气体。如果血流动力学持续不稳定,应及时翻转患者并迅速进行心肺复苏。心脏按压时,可使停留在右心流出道口的空气栓子发生移动。在有些情况下,可适当地进行静脉补液,并给予正性肌力药物及血管收缩剂等。呼气末正压通气可提高中心静脉压,但会降低心脏充盈压,降低血压。静脉气栓发生后,经中心静脉导管抽吸空气很少能成功,除非进入的空气量特别多。儿童颅骨切开术中发现有静脉空气栓塞时,吸出这些空气的成功率为 $38\% \sim 60\%$。患者情况稳定后,手术可以重新开始。

静脉气栓并非使用呼气末正压通气(PEEP)的指征。理论上讲,呼气末正压通气可以提高静脉血压从而减缓空气进入静脉的速度,但实际上,呼气末正压通气($10\ cmH_2O$)不能使静脉压提高到足以对抗空气进入静脉的程度;相反它可进一步引起心排血量降低及右心房压力增高,甚至超过左心房压力;而如果用止血带压迫颈部静脉却可以使脑静脉压力增加到超过大气压力水平。因此,静脉气栓的治疗应包括压迫颈静脉,而不提倡使用呼气末正压通气。

二、呼吸系统

(一) 喉痉挛

预防及处理:应以预防为主。婴幼儿应吸入温暖湿润的气体,并避免使用有刺激性的吸入麻醉药或拔管前将吸入麻醉药排净代以静脉药维持;小剂量苯二氮䓬类镇静剂能有效预防喉痉挛。实际上,婴儿比成人容易耐受气管导管,血压也更为稳定。先在深麻醉下呼吸道吸引,待患儿基本清醒时再拔管是最安全的做法。拔管后如果出现喉痉挛,要立即扣面罩以 100% 氧气手法正压通气,不缓解且伴心动过缓者,要立即再行气管内插管。

(二) 咽喉痛和喉头水肿

开颅手术使患儿头部经常晃动,导致气管导管对黏膜的摩擦增加,加上手术时间一般比较长,可能造成损伤。通过术后随访以及观察二次手术患儿的喉部黏膜,证明术后咽喉痛和喉头水肿比较常见。一般并不严重,可不必处理。

预防:气管插管操作技术水平至关重要,头位摆放、喉镜片置入、导管号码的选择、插入深度及固定都应做到稳定、准确、一步到位。婴幼儿选择无气囊导管,既不影响控制呼吸,又有轻微漏气。如插入操作有明显阻力,或气道压大于 $30\ cmH_2O$ 后仍不漏气,应及时更换小一号的导管。如手术时间较长,可以静脉注射地塞米松 $0.2 \sim 0.3\ mg/kg$。

(三) 单肺通气

手术过程中可能需要改变头位,尤其是头前屈时,气管导管可能深入一侧支气管,这种情况婴幼儿比年长儿及成人多见。表现为一侧呼吸音减弱或消失、气道压升高、血氧饱和度下降,控制呼吸的患儿可能出现自主呼吸。气管插管固定得太深,也是造成单肺通气的重要原因。

预防及处理:麻醉医生应熟记小儿气管插管深度计算公式,并根据具体情况予以修正。在改变头位操作时,一旦出现上述情况,要立即核实、及时处理,重新固定导管。

(四) 痰多、呼吸困难

由术前呼吸道感染并且不能及时咳痰所致,多见于术前一般状况差,意识不好,肿瘤压迫后组脑神经导致气道保护反射消失以及长期应用肾上腺皮质激素的患儿。术前应给予抗生素及对症治疗,选择好手术时机。气管插管后立即吸痰,麻醉维持中气体应加湿,也可以用人工鼻保湿。术后吸痰时可向气管内注入 $2 \sim 3\ mL$ 生理盐水。吸痰可能比较费时,应在一定麻醉深度下进行,避免频繁呛咳增加手术部位出血的危险性。必要时,及时做气管切开。

三、心血管系统

心动过缓及心律不齐:除了颅内压高的原因外,脑干及其临近部位手术过程中如果出现严重的心动过缓及心律不齐(有时伴有高血压),极有可能是术者操作直接或间接刺激延髓的迷走神经核团或牵拉迷走神经干所致,严重的可以导致心搏停止。此时应立即停止手术操作,静脉注射阿托品(最好从中心静脉)。婴儿心动过缓常常是低氧血症的信号,值得警惕。

心动过速:排除失血、血容量不足、疼痛和麻醉过浅的原因,突然出现的心动过速一般是由于脑外伤或手术操作刺激心血管运动中枢引起;可以注射 β 受体阻滞剂,如盐酸艾司洛尔(esmolol)$0.25\sim0.5$ mg/kg 静脉注射,并以 $0.025\sim0.075$ mg/(kg·min)的速度维持。

（钟良）

第二十三章
眼科手术的麻醉

眼科手术短小精细，要求患儿术中绝对制动，以全麻辅助肌肉松弛为主。眼科患儿也常常合并许多全身性疾病。术前应全面了解病史和体格检查，评估手术方式对气道管理的影响。对术后恶心呕吐的预防和术后镇痛处理也很重要。球后阻滞可用于患儿的术后镇痛，并发症与成人相似。

第一节 常见眼科手术

小儿眼科常见的检查和手术列表于 23-1。眼科疾病可以单独存在，也可以伴发于许多全身性问题（表 23-2）。麻醉医生应该熟悉全身性疾病对眼科情况的影响。

表 23-1 小儿眼科常见的检查和手术

检　　查	手　　术
麻醉检查	
斜视检查	斜视矫正术
早产儿视网膜病检查	激光与冷冻手术
	眼睑下垂矫正术
	白内障摘除和(或)人工晶体置换术
	角膜移植术
眼穿通伤评估	泪囊切开术和泪囊修补术
	眼球摘除术
	眶后蜂窝组织炎减压术
	玻璃体切除术

短小手术和检查仅需：①吸入麻醉；②口服水合氯醛麻醉；③静脉注射氯胺酮或静脉注射丙泊酚麻醉。短小手术面罩通气；中等手术喉罩通气；长时间手术可行气管插管。

表 23-2 全身疾病和眼科情况

全身疾病	眼科情况
胎儿乙醇综合征	斜视、视神经发育不良

全身疾病	眼科情况
半乳糖血症	新生儿白内障
遗传性黏多糖贮积症	角膜粘连;可能需要角膜移植
心脏传导阻滞	色素性视网膜炎
斯特奇-韦伯综合征	青光眼
早产儿	早产儿视网膜病、斜视
法布里病	螺纹状角膜混浊
黑蒙性家族性痴愚	眼底黄斑樱桃红斑点
成骨发育不全	蓝巩膜
颅面综合征(颅面狭窄症、阿佩尔、法伊弗)	突眼、斜视、青光眼

第二节　与眼科疾病相关的全身疾病

一、早产儿

许多早产儿在出生不久后需要接受手术治疗,如先天性白内障和青光眼手术。早产儿也可能合并严重的全身性疾病,包括呼吸系统、循环系统和神经系统。

(一)呼吸系统

(1)气道管理:极低体重儿常常需要辅助通气,因此眼科检查常在新生儿重症监护室(NICU)内完成。

(2)给氧:为了防止新生儿氧中毒,术前应与经治医生沟通,了解最佳氧饱和度标准,一般控制氧饱和度在90%～95%之间;高碳酸血症和低氧血症可增加脉络膜血容量和眼压,应加以控制;婴儿眼心反射(the oculocardiac reflex,OCR)的风险高于儿童和成人,在进行手术或任何可能涉及牵拉眼外肌或压迫眼球的检查之前,应建立静脉通路。

(3)呼吸暂停:早产儿围手术期呼吸暂停可能会延迟气管拔管的时间,矫正胎龄(postnatal-postconceptual age PCA＝出生时妊娠周数＋出生后周数)低于60周的患儿,术后至少需要12小时的呼吸和循环监测,直到呼吸暂停症状消除。

(二)循环系统

高碳酸血症可以增加肺动脉压,术前应了解患儿是否存在肺动脉高压及其严重性。

体重低于2千克的新生儿体外循环困难。眼科手术前,许多患儿心脏病并未纠正。有些先天性心脏病患儿手术前也需要进行眼科检查,如先天性肿瘤、白内障、青光眼等。这类患儿术前应与小儿心脏病专家有效沟通。

(三)神经系统

脑室内出血是早产儿死亡的主要原因之一。这类患儿可发生梗阻性脑积水并发症,需要脑脊液分流减压。此类婴儿有些也需要手术修复斜视。麻醉医生术前应评估神经功能和引流效果。脑室内出血也有一些远期并发症,应该注意有无癫痫发作病史及相关的药物治疗。

（四）体温控制

早产儿体温调节功能不完善。体温过低可降低大多数药物的代谢,延长麻醉药的呼吸抑制作用,应注意保温。

二、唐氏综合征

唐氏综合征即 21-三体综合征(trisomy 21 syndrome),又称先天愚型,是最早被确定的染色体病,60%的患儿在胎内早期即夭折流产,存活者有明显的智力落后、特殊面容,生长发育障碍和多发畸形。唐氏综合征的患儿常因新生儿白内障、屈光不正(如远视、散光)、斜视、青光眼、圆锥角膜、鼻泪管阻塞和眼球震颤等疾病需要手术治疗。几乎一半的患儿有先天性心脏病;患儿也常见气道异常,表现为在全麻后气道梗阻和缺氧。

患儿颈椎不稳,尽管麻醉过程中出现颈椎半脱位的报道少见,但在气管插管和手术中应尽量避免头颈部过度屈伸。麻醉前,评估其颈项活动范围,了解某些特定体位时的手脚麻木或刺痛感,脊椎与颈部的手术史。

有些患儿可能伴发先天性甲状腺功能减退症,使用七氟烷麻醉时,可出现心动过缓。如果发现甲状腺肿块和(或)有甲状腺功能减退的症状(即如长时间的黄疸、体温过低、便秘、皮肤干燥、巨舌症或心动过缓),应在术前确诊。

三、Alport 综合征(遗传性进行性肾炎)

Alport 综合征是一组家族性眼肾疾病。分类为 Lowe(眼-脑)综合征和家族性肾-视网膜营养不良。表现为感音性听力障碍、进行性肾脏疾病和多种眼科疾病,包括白内障、视网膜剥离和圆锥角膜。肌病和肾功能衰竭是主要的麻醉问题。如果患儿有肌病,应避免琥珀酰胆碱,选择作用时间短或不经肾脏排泄的药物。

四、马方综合征、埃勒斯-当洛斯综合征和同型高胱氨酸尿症

马方综合征、埃勒斯-当洛斯综合征和同型高胱氨酸尿症与结缔组织损伤有关。

（一）马方综合征

马方综合征(Marfan syndrome)是一种遗传性结缔组织疾病,为常染色体显性遗传,患病特征为四肢、手指、脚趾细长不匀称,身高明显超出常人,伴有心血管系统异常,特别是合并的心脏瓣膜异常和主动脉瘤。该病同时可能影响其他器官,包括肺、眼、硬脊膜、硬颚等。这些患儿有视网膜脱离、晶状体脱位,青光眼和白内障发生率增高。术前全面心血管系统的评估有利于发现隐性问题。控制血压是预防主动脉夹层的关键。

（二）埃勒斯-当洛斯综合征

埃勒斯-当洛斯综合征是一种有遗传倾向、影响结缔组织的疾病,与胶原代谢缺陷相关。患部皮肤过度伸展,触摸柔软,犹如天鹅绒感。因皮肤过度伸展、易碰伤、血管脆而易破裂、皮肤青肿,常并发关节脱臼、心血管、胃肠道可膨大呈现管壁瘤、胃肠憩室、膀胱憩室或破裂穿孔等。本病多见于早产儿、婴儿,常有家族发病情况。该病无根治方法。根据临床特点与遗传学特征,可将本病分为 11 个亚型。并不是所有亚型都表现出明显的眼部病变。从麻醉医生的角度来看,体位对避免皮肤损伤是很重要的,因为这些患儿会出现轻微创伤性出血,伤口愈合也

会延迟。应该对心脏病变进行全面的术前评估,避免高血压,减少动脉瘤破裂的风险。Ⅲ型埃勒斯-当洛斯综合征患儿使用局麻药后的作用时间短,应做好应急处理的准备,包括球后阻滞或全身麻醉。

(三)同型高胱氨酸尿症

同型高胱氨酸尿症(homocystinria)又称高胱氨酸尿症,是蛋氨酸代谢过程中由于酶缺陷,蛋氨酸代谢紊乱而致疾病,是一种含硫氨基酸的先天性代谢障碍性疾病,是累及眼、心血管、骨骼、神经系统的综合征。本病临床罕见,主要发生在儿童和婴儿。胱氨酸滞留在细胞的溶酶体中,其结晶沉积在角膜、结膜、骨髓、淋巴结、白细胞、肾等内脏,致肾小管和肾小球功能损伤,最后发展成尿毒症,多于青春期前死亡。这些儿童患有白内障、视网膜变性、视神经萎缩、青光眼和晶状体脱位。心血管疾病包括年轻时的冠状动脉疾病。由于儿童可能具有高凝状态,因此,更容易发生血栓栓塞。禁用一氧化二氮,因为它会抑制蛋氨酸合成酶,阻碍同型半胱氨酸向蛋氨酸的转化。

五、颅面综合征

颅面综合征可表现为颅缝早闭或仅累及中、下面部结构。有可能伴发许多眼部疾病,包括严重的眼球突出,可影响面罩通气,也可发展为慢性气道梗阻。面部和下颌骨生长不对称的儿童可能出现开口受限。颅缝早闭患儿先天性心脏病的发病率高。麻醉前应进行心脏评估。在这组患儿中,神经系统疾病和癫痫更常见。

六、瘢痣病

瘢痣病(phakomatoses)是一种伴有多种病理过程的神经皮肤综合征。这些综合征包括神经纤维瘤病、脑三叉神经血管瘤病、结节性硬化症,色素失调症和共济失调性毛细血管扩张症。患儿可能有发育迟缓、癫痫和明显的神经症状。围手术期应继续服用抗惊厥药物、检查电解质、肝功能和抗癫痫药物的血药浓度。

第三节 眼科生理

麻醉医生主要关注两个问题。一个是房水的产生、运输和对眼内压(intraocular pressure,IOP)的影响;另一个是眼心反射(oculocardiac reflex,OCR)。麻醉药会影响眼内压。在穿透性眼外伤患者中,眼内压的增加可导致眼球组织的外渗和视力的不可逆受损。

一、眼内压

任何增加脉络膜血容量的药物或代谢(如高碳酸血症、咳嗽、中心静脉压升高)都会导致脉络膜充血和眼压升高。如果眼球破裂,眼球充血可能会挤出眼内容物。儿童青光眼的病因有很多。高碳酸血症、缺氧和某些已知或可疑的药物(如琥珀胆碱、氯胺酮)应避免或谨慎使用。减少患儿的恐惧和哭闹,避免中心静脉压的增加也是重要的考虑因素。

琥珀胆碱可使眼内压增加 $6\sim10$ mmHg,1 分钟内起效,持续 10 分钟。大多数全麻药会降低眼内压,氯胺酮对眼内压的影响存在矛盾的报道。当不能进行静脉注射或患儿的心血管状况需要使用氯胺酮时,患儿的整体安全应优先于氯胺酮对眼内压的可能影响。为了避免气管插管导致的眼内压过高，一般在麻醉后和插管前测量眼内压。

二、眼心反射

眼球在摘除、受压或眼肌牵拉时受机械性刺激，引起迷走神经过度兴奋，导致心律失常，包括窦性心动过缓或交界性心动过缓、房室传导阻滞、室性早搏、心搏停止，称为眼心反射。反射弧：三叉神经眼支→三叉神经脑桥核→迷走神经背核——心肌作出反应。

球后注射局麻药可刺激三叉神经反射，而局麻药并不能完全阻滞术中眼心反射。临床上常在麻醉诱导前静脉注射阿托品（20 μg/kg）或胃长宁（10～20 μg/kg）防止眼心反射。虽然这些药物不能阻止心动过缓的发生，但可降低心动过缓的严重性和持续时间。因为抗胆碱能药物会引起瞳孔扩张，所以不会对手术野带来不利影响，但可能会轻微增加眼内压。

如果出现明显心动过缓，应该要求手术医生停止手术，并静脉注射阿托品（5～10 μg/kg）。很少需要静脉注射肾上腺素（1～10 μg/kg），但应该是可用的。麻醉医生应确保充分的氧供，避免高碳酸血症或缺氧强化眼心反射。

其他降低眼心反射的方法有局部使用利多卡因或静脉注射氯胺酮。在一项四组研究中，氯胺酮类麻醉剂（10～12 mg/(kg·h)）与其他三种麻醉剂相比，眼心反射的发生率较低；七氟烷麻醉和地氟烷麻醉相比，眼心反射的发生率相似。

第四节　眼科用药及对全身的影响

一、眼科用药

眼科多经局部途径给药，最大作用时间为数分钟到 1 小时不等。局部用药可经结膜和鼻黏膜吸收进入循环。为了减少药物的全身毒性作用，需要对药物进行稀释。抗胆碱能药、拟交感神经药和抗组胺药有扩瞳和阻碍房水流动的作用，可增加眼内压。表23-3 列出了儿童眼科学中较常用药物。

（一）扩瞳药

扩瞳药是苯肾上腺素和 α_1 肾上腺素受体激动剂。2.5％的苯肾上腺素易被吸收。小婴儿使用时可导致血压升高和反射性心动过缓。

（二）抗胆碱能药

抗胆碱能药有麻痹睫状肌、扩瞳和抑制晶状体的作用，可用于眼底检查和评估屈光不正。使用盐酸环喷托酯滴眼液（0.5％）后，极少数儿童可能会出现精神方面的症状，包括共济失调、语无伦次、坐立不安、幻觉、功能亢进、癫痫、时间和地点定向力障碍和不能识别人。0.5％～2.0％阿托品溶液和 0.25％东莨菪碱溶液被用于麻痹睫状肌和瞳孔扩张。这些药物被全身吸收后可导致抗迷走神经的反应，包括心动过速、口干、瞳孔扩张、皮肤潮红、发热和定向障碍。

（三）β肾上腺阻滞剂（倍他洛尔）

β肾上腺阻滞剂有降低眼内压治疗青光眼的作用，全身吸收后可引起抑制交感神经的症状。表现为心动过缓、心血管危象和支气管痉挛。如果怀疑β肾上腺阻滞剂中毒，可用直接心血管兴奋剂（肾上腺素）拮抗，而非麻黄素等间接兴奋剂。

表 23-3　眼科常用药物

药　　物	治疗作用	副　作　用
胆碱能受体激动剂		
氨甲酰胆碱	瞳孔缩小	角膜水肿、视网膜剥离
毛果云香碱	治疗青光眼	角膜水肿、视网膜剥离
胆碱酯酶抑制剂		
毒扁豆碱	治疗青光眼	视网膜剥离、瞳孔缩小
碘化磷酰硫胆碱	治疗青光眼	视网膜剥离、瞳孔缩小
抗胆碱药		
阿托品	扩瞳验光	光敏感、视力模糊、心率增加、口干
东莨菪碱	扩瞳验光	光敏感、视力模糊、心率增加、口干
后马托品	扩瞳验光	光敏感、视力模糊、心率增加、口干
环喷托酯	扩瞳验光	光敏感、视力模糊、心率增加、口干
托吡酰胺	扩瞳验光	光敏感、视力模糊、心率增加、口干
拟交感剂		
肾上腺素异戊酯	治疗青光眼	光敏感、超敏性
肾上腺素	治疗青光眼	光敏感、超敏性
苯肾上腺素	瞳孔放大	光敏感、超敏性
阿可乐定	治疗青光眼	光敏感、超敏性
溴莫尼定	治疗青光眼	光敏感、超敏性
可卡因	局麻药	瞳孔不等大、角膜损伤、光敏感、超敏性
羟基苯丙胺	治疗青光眼	瞳孔不等大、光敏感、超敏性
萘甲唑林	抑制充血	光敏感、超敏性
四氢唑林	抑制充血	光敏感、超敏性
α肾上腺素阻滞剂和β肾上腺素阻滞剂		
达哌唑（α）	拮抗扩瞳作用	结膜充血
倍他洛尔（选择性β₁）	治疗青光眼	心动过缓和低血压
卡替洛尔（β）	治疗青光眼	降低心率和血压、支气管痉挛
左布诺洛尔（β）	治疗青光眼	降低心率和血压、支气管痉挛
美替洛尔（β）	治疗青光眼	降低心率和血压、支气管痉挛
噻马洛尔（β）	治疗青光眼	降低心率和血压、支气管痉挛

（四）局麻药

小儿很少使用局麻药，除非是非常配合的儿童用于测眼压或拆除缝线。

（五）非甾体抗炎药（NSAIDs）

非甾体抗炎药可用于某些眼部抗炎治疗，但在儿童围手术期不常使用。某些非甾体抗炎药（酮咯酸和布洛芬）有抗凝血作用，可增加围手术期出血。在美国有五种非甾体抗炎药被批准用于眼科患者：双氯芬酸、溴芬酸、氟比洛芬、酮咯酸和海普芬酸。双氯芬酸、溴芬酸和尼帕芬酸用于术后的抗炎作用。酮咯酸用于白内障术后黄斑水肿的治疗。

（六）碘化磷酰硫胆碱

碘化磷酰硫胆碱是一种胆碱酯酶抑制剂，有缩瞳作用，用于青光眼的治疗。当全身吸收后，会抑制血浆胆碱酯酶，降低某些药物（如琥珀胆碱）的代谢，延长其作用时间。乙酰胆碱代谢的减少可导致胆碱能相对增高，引起心动过缓和支气管痉挛。解磷定（静脉注射 25 mg/kg）可拮抗碘化磷酰硫胆碱的毒性作用。不处理，全身毒性作用可持续 4～6 周。

毛果云香碱是一种直接作用的胆碱能受体激动剂，通常用于治疗青光眼，它已经取代了碘化硫代碘。通过多种作用，改善房水的流动。如果被吸收，可能会引起心动过缓。

眼科手术有时需要使用一些玻璃体替代物。包括非膨胀性和膨胀性气体（如六氟化硫）、全氟碳液体和硅油。当准备使用这些物质时，眼科医生应通知麻醉医生禁用一氧化二氮，以避免眼压升高和视网膜血流量减少。

目前使用的一种治疗视网膜新生血管疾病的新药是贝伐珠单抗（Avastin），它可以抑制新生血管的形成。正常使用剂量时不存在麻醉问题。但在整个围手术期，必须监测婴儿视力变化。

二、急迫、急诊和选择性手术

小儿开放性眼球穿通伤麻醉中最大的挑战是如何处理好误吸和眼内压增高的矛盾。为了防止眼内压的升高，气管插管时需要深麻醉加肌松。而急诊手术的患儿多呈饱胃状态。麻醉药、肌松药和气管插管的操作又能增加误吸的风险。

眼球穿通伤手术麻醉时，可使用罗库溴铵替代琥珀胆碱。大剂量罗库溴铵既能提供快速良好的气管插管条件，又能松弛眼外肌，降低眼内压。静脉注射 1～2 mg/kg 的利多卡因能降低气管插管时的血流动力学、咽喉和气管反应（有争议）。用阿片类药预处理（舒芬太尼 0.05～0.15 μg/kg、吗啡 0.03 mg/kg 和瑞芬太尼 0.1 μg/kg）后，也能达到类似的效果。但阿片类药也可能引起呕吐，增加眼内压。

建立静脉通路是快速诱导麻醉的基本条件。为了输注抗生素，一些患儿术前已经建立静脉通路。没有建立静脉通路的患儿，可选择：氯胺酮、琥珀胆碱或罗库溴铵肌内注射；七氟烷面罩诱导、骨内刺针输液、直肠美索比妥钠（30 mg/kg）或氯胺酮给药。

急迫手术的患儿尽量建立静脉通路，选择丙泊酚和罗库溴铵诱导下快速气管插管。视网膜病变的处理或眼窝蜂窝织炎减压虽然是急诊手术，但仍然有几个小时的禁食时间。多数眼科手术是择期完成的，应常规完成术前评估、禁食和建立静脉通路。

三、麻醉的诱导和维持

（一）麻醉诱导

静脉或吸入方式均可选择。1 岁前的患儿术前可不使用抗焦虑药，1 岁后的患儿根据情况和其家长协商是否使用抗焦虑药。单纯的焦虑或在诱导过程中挣扎通常不会影响大多数眼科手术，除非是穿透性眼睛损伤。

静脉注射丙泊酚、依托咪酯或氯胺酮麻醉诱导平稳。多数情况下，七氟烷吸入麻醉诱导，麻醉平稳，如果在诱导过程中出现喉痉挛，应立即静脉或肌内注射神经肌松药或丙泊酚（静脉注射 1～2 mg/kg）。在心动过缓发生前静脉或肌内注射阿托品（20 μg/kg）。气管插管时，选择静脉注射非去极化肌松药。如果没有建立静脉通路，肌内注射琥珀胆碱或罗库溴铵也可能导致喉头痉挛。

其他诱导方法包括肌内注射氯胺酮（4～10 mg/kg）；婴儿经直肠给予美索比妥（25～30 mg/kg）。氯胺酮可能增加眼压，但它已成功地用于儿童眼科手术。经直肠美索比妥给药起效时间为 7～8 分钟，但其消除半衰期可能有很大差异，呼吸抑制作用可能持续较长时间。

（二）麻醉维持

除了眼科检查和鼻泪管探查的麻醉之外，大多数眼科手术首选气管插管。吸入麻醉苏醒快。术中需要绝对制动时，通常辅助非去极化肌松药，并监测神经肌肉阻滞效果。如果预估术后疼痛明显，可谨慎辅助阿片类药。

麻醉药和手术方式影响术后恶心呕吐的发生率。儿童斜视手术时，术后恶心呕吐的发生率高达 45％～85％。通气方式不影响术后恶心呕吐的发生率。输液对术后恶心呕吐有显著影响。避免斜视手术中使用阿片类药也可能是有效的。可使用非阿片类镇痛药，如醋氨酚，双氯芬酸和酮咯酸。如果需要使用阿片类药，尽量选择短效药物：瑞芬太尼、阿尔芬太尼或芬太尼。有证据提示：手术涉及的肌肉越多，术后恶心呕吐的发生率就越高。

许多药物可以显著影响术后恶心呕吐的发生率。防范措施包括：术前使用苯二氮䓬类药物、避免一氧化二氮、补充平衡盐溶液；使用丙泊酚、可乐定、5-HT$_3$ 受体拮抗剂、晕海宁、胃复安或地塞米松；术后延迟口服补液可降低术后恶心呕吐的发生率。可乐定和 5-HT$_3$ 受体阻滞剂（地塞米松除外）与术后恶心呕吐的发生率呈剂量相关性。老的止吐药如氟哌利多非常有效，但副作用明显，如镇静作用和 QT 间期延长（小儿并不多见）。

在斜视手术中，可选择多模式的方法来防止术后恶心呕吐。包括术前口服咪达唑仑、优化麻醉、静脉补液、联合使用 5-HT$_3$ 受体拮抗剂和地塞米松。有先天性 QT 间期延长的患儿，使用 5-HT$_3$ 受体拮抗剂会增加不良事件的风险。

静脉输液能够降低术后恶心呕吐的发生率。患儿术前 2 小时禁饮，在术后第一个 4 小时内静脉输注 10 mL/(kg·h) 的平衡液，恢复有效血容量，避免激活抗利尿激素和醛固酮系统。输液速度减半，第一个 10 kg 的输液速度为 2 mL/(kg·h)；第二个 10 kg 的输液速度为 1 mL/(kg·h)；20 kg 以上的输液速度为 0.5 mL/(kg·h)，直到患儿能口服进饮。手术不影响眼内压时，可全量补充缺失液。

为防止眼内压增高，术后提倡深麻醉下拔管。但对于大多数患儿来说，短时间内眼压升高并不会影响手术效果，如斜视、上睑下垂或早产儿视网膜病。适当的术后镇痛是必要的，包括局部麻醉、对乙酰氨基酚和阿片类药。因为担心手术野出血，一般不用非甾体抗炎药。但酮咯酸是有用的。氯硝西泮也可能有一些效用。

第五节 特殊眼科手术

一、斜视矫正术

斜视矫正术是常见的小儿眼科手术。手术方法是，将眼外肌分离并重新连接到眼球壁后调整眼球的视轴。婴儿手术时，选择吸入或静脉麻醉诱导，辅助非去极化神经肌松药。斜视可能是一个独立的疾病，也可以是全身性疾病的一部分。麻醉医生应详细了解病史，做好相关准备。斜视患儿可能合并神经肌肉疾病(恶性高热的高风险患儿)、心血管疾病和呼吸疾病史。术中牵拉眼外肌可诱发眼心反射,可术前使用阿托品或胃复安预防。同样原因,术后恶心呕吐也很常见,应做好相应处理(表23-4)。患儿最好避免使用琥珀胆碱,此药可影响手术或诱发恶性高热。如果仅仅施行眼外手术,可保留自主呼吸,如果手术涉及眼内,则应控制呼吸。有些麻醉医生选择喉罩通气条件下保留自主呼吸。

表 23-4　术后恶心呕吐的防治模式

模　式	药物和剂量
丁酰苯类(多巴胺拮抗剂)	氟派利多(10~70 $\mu g/kg$) 昂丹司琼(0.1 mg/kg) 格拉司琼(10~40 $\mu g/kg$)
5-羟色胺受体拮抗剂	多拉司琼(0.35 mg/kg)
丙泊本酚为基础的全凭静脉麻醉	丙泊酚(100~175 $\mu g/(kg \cdot min)$)
局部麻醉	利多卡因局部或全身用药(1~1.5 mg/kg)
阿片辅助镇痛减少 局麻药用量	布比卡因球后阻滞
其他用药	地塞米松(10~500 $\mu g/kg$);最大剂量 8 mg 晕海宁(0.5~1 mg/kg) 胃复安(0.15~0.25 mg/kg) 苯二氮䓬类(氯羟安定、咪达唑仑)(10~100 $\mu g/kg$) 避免使用笑气(N_2O) 避免使用中长效阿片类药 使用酮咯酸(0.5 mg/kg 口服,静脉给药,肌内给药),对乙酰胺基酚 (30~40 mg/kg 直肠给药或 15 mg/kg 静脉给药),(1 mg/kg 直肠给 药),短效阿片类药(瑞分太尼、阿芬太尼、芬太尼)
非药物辅助疗法	静脉输液、胃减压

二、前房穿刺术

前房穿刺术主要用于葡萄膜炎、感染、肿瘤的诊断和引流降低眼内压。术中需要患儿绝对制动,选择全身麻醉。

三、泪囊鼻腔探通术

婴儿出生时可能有鼻泪管狭窄,需要手术治疗。此类手术时间较短,可在几分钟完成。但有些眼科医生习惯使用探针或向鼻泪管注射荧光素来了解手术效果。荧光素或血液都可能流经咽喉部,引起憋气或喉痉挛,应调整体位注意引流。可选择面罩吸入或静脉麻醉,肉眼观察和呼吸末二氧化碳监测呼吸。术后镇痛可选择扑热息痛或阿片类药,或联合用药。鼻内窥镜可用于复杂或复发性泪囊手术。手术时间明显延长,需全麻醉气管插管控制呼吸。

四、上睑下垂修复

上睑下垂可能是先天性的,也可能是后天形成的,可伴发弱视或散光。如果在婴儿期眼睑完全闭合,就会发生遮盖性弱视,需要尽快处理。上睑下垂手术通常在早期完成。

五、白内障手术

各种原因导致晶状体蛋白质变性而发生混浊,称为白内障。儿童白内障的病因可能是先天性的、外伤后的或代谢性的。先天性白内障应早期手术,恢复视网膜的光刺激。虽然手术可以在门诊进行,但早产儿和小婴儿应注意防止呼吸暂停。白内障与一些全身性疾病有关,应仔细排除患儿畸形,注意气道管理和呼吸循环的问题。人工晶状体植入术常用于改善长期视力预后。

六、眼球摘除术

当儿童患有眼内肿瘤(如视网膜母细胞瘤)、交感性眼炎、疼痛的盲眼时可能需要摘除眼球。局部浸润麻醉可降低眼心反射的发生率。预防性的抗吐药通常在手术后使用。

七、玻璃体切除术

玻璃体切除术适用于非开放性损伤导致的视网膜损伤或剥离。任何怀疑受虐待而导致的急性闭合性头部损伤的患儿,都应进行眼科检查。眼眶的组织结构脆弱,受伤后,可能需要治疗、手术或长期随访。恶性青光眼患儿,切除前部玻璃体皮质,解除房水向前引流阻滞,使高眼压得到控制。

八、早产儿视网膜病变的治疗

早产儿眼科疾患中视网膜病变最常见。病因尚不清楚,但与高浓度氧疗有关。常选择激光和冷冻治疗。由于激光手术需要精细,麻醉中应常规气管插管和使用神经肌松药。术中注意保温,术后防止呼吸暂停,密切监测患儿呼吸。

(杨隆秋)

第二十四章
耳鼻喉科手术的麻醉

耳鼻喉科手术的范围在头颈部和颜面部,其解剖结构复杂,病变及手术操作多与上呼吸道密切相关,术野小,操作困难,显微外科手术操作精细,难度大。在全麻苏醒期呼吸道管理也比较困难,这些均对麻醉提出了一些特殊要求,需要麻醉医生在围手术期做好充足的准备。

第一节　麻醉一般原则

小儿耳鼻喉科手术以全麻为主。麻醉医生多被要求远离气道,术中注意连接好监测装置(心电图、动脉压、体温、血氧饱和度),固定好气管导管和呼吸肌管道系统,避免术中导管脱出、折弯或松动。

在拔管之前,应充分清理口腔分泌物,确认无出血或无异物(纱布、牙齿或肿瘤残余物)。在患儿清醒、咳嗽及吞咽反射恢复后拔管。咽喉手术后出血水肿可能引起术后拔管困难,如患者术前就存在上呼吸道梗阻的因素,加上术后术野出血水肿,术后早期发生上呼吸道梗阻的可能性极高,常需要带气管导管进入监护病房,待患者完全清醒及术野出血、水肿减轻后再拔除气管导管。

估计气管插管困难或有呼吸道梗阻体征时,应充分做好困难气管插管的准备,必要时可行清醒气管插管及气管切开。

有些耳鼻喉科手术时间较短,对麻醉深度要求又较高,因此宜选用起效快作用时间短的麻醉药物。

手术操作和头位的改变可能导致气管内导管扭曲或变位,甚至引起导管脱出声门或滑入远端一侧支气管,可能发生气管阻塞、单肺通气或肺不张。

第二节　耳 部 手 术

一、麻醉相关问题

术中慎用高浓度一氧化二氮,如使用其浓度应控制在 50% 以下,缝合中耳之前,停吸一氧化二氮 15 分钟以上,在关闭中耳前空气冲洗中耳。

手术医生常使用血管收缩剂(如肾上腺素),麻醉医生应避免使用氟烷,选用七氟烷、异氟烷更为合适。

手术对肌松要求不高,一般可不用肌松药。

术中颈项过伸可能损伤臂丛神经,头部过度扭转可能影响颈动脉血流灌注。

由于迷走神经紊乱所致术后恶心呕吐很常见,可预先使用镇吐药(如昂丹司琼)。

耳部疾病与先天性的上呼吸道畸形有关,如腭裂、Pierre Robin 综合征,应仔细检查其上呼吸道,做好术前气道评估。

患儿常伴有上呼吸道感染。因此,手术时机的选择要权衡呼吸道感染的严重性和手术的紧急性(如急性中耳炎)的关系。如患儿体温正常,胸片无异常表现,才可进行手术。

二、耳科小手术

术前:这类手术常在门诊进行,一般不需要镇静,但对一些特别紧张或不安的小儿可口服咪达唑仑。

术中:可静脉注射丙泊酚诱导,面罩吸入 N_2O 和七氟烷(或氟烷)维持麻醉,一般不需气管插管,但要准备喉镜和气管导管以防意外。手术过程中,应确保患儿的头不动。

术后:一般不需要术后镇痛,若耳痛比较剧烈,可给予适量的对乙酰氨基酚。

三、乳突根治术和鼓室成形术

慢性乳突炎患儿需择期行乳突根治术,鼓室成形术常用于鼓膜穿孔或中耳畸形的患儿。不合作者及儿童需全身麻醉,行气管插管控制呼吸。

选择静吸复合麻醉。较小儿童诱导可面罩吸入氧气、N_2O、七氟烷,较大儿童可用麻醉性镇痛药、丙泊酚、肌松药诱导。

鼓室成形术在放置筋膜移植物过程中及之后,避免使用 N_2O,因为 N_2O 会增加密闭腔隙中的压力,使移植物移位,咽鼓管不通的患者,吸入 N_2O 还会使鼓膜穿孔和出血。可使患儿头抬高 $10°\sim20°$,减少出血。

中耳手术经常涉及面神经周围的分离,为防止术后面神经麻痹,术中需检查面神经的刺激征和对伤害刺激的运动反应。

中耳的显微手术要求术野无血,即使少量出血也可使解剖结构模糊不清。局部应用肾上腺素可减少出血,此时应避免用氟烷维持麻醉。

平稳拔管很重要。尽量避免咳嗽,可预注利多卡因及在较深麻醉状态下拔管。术后给予镇痛、止吐。

四、耳部手术的神经安定镇痛法

神经安定镇痛麻醉是神经安定药丁酰苯类如氟哌利多和麻醉性镇痛药芬太尼复合应用的一种静脉复合麻醉方法。某些手术(如听小骨重建术),术中手术医生需要了解患儿的听力。采用安定类药物配合局部麻醉,大多数年长儿合作良好。

(一)术前

(1)向患儿解释手术操作,并使他们相信手术过程不会有任何痛苦。

(2)口服足量的咪达唑仑,保持术前一定的镇静效果。

（二）术中

（1）使用局麻药镇痛，建立静脉通路后给予氟哌利多 0.1 mg/kg 静脉注射，缓慢注射少量芬太尼 1～2 μg/kg，以患儿感到舒适为原则。常规剂量的阿托品可以减少术中恶心呕吐的发生率，加强镇痛可再给予芬太尼 1～2 μg/kg。

（2）将患儿安置在舒适的体位，提醒患儿不要咳嗽及转动头部，与患儿交谈以观察药物疗效，如不需要患儿合作可给小剂量的丙泊酚。

（3）观察通气情况，必要时定期提醒患儿深呼吸。

（三）术后

（1）大部分患儿给予小于常规剂量的镇痛药后达到足够的镇痛效果。

（2）安定类药物在术后仍有一定的抗呕吐作用。

第三节　鼻窦内窥镜手术

鼻窦内窥镜手术（endoscopic sinus surgery，ESS）已经成为治疗慢性鼻窦炎最重要的手术，ESS 可以精确地去除病变组织和解除梗阻，使鼻窦开口扩大，恢复鼻窦的正常生理功能。

适应证：窦口鼻道复合体阻塞，如筛泡肥大、中鼻道黏膜肥厚、息肉样变、中鼻甲息肉样变等；慢性鼻窦炎，包括保守治疗无效的单组或多组鼻窦炎、鼻息肉、鼻咽纤维血管瘤；脑脊液漏。

小儿 ESS 需在全身麻醉下进行，术前用药物收缩鼻腔黏膜，麻醉可采用静脉诱导、吸入维持。

麻醉科医生除采用气管插管密闭气道、维持通气外，鼻内镜手术有时可能出现较为严重的出血，必须有处理大量失血的准备。

术中出血不仅影响操作，还可能危及生命。术前开放静脉通路，放置动脉测压管连续监测直接动脉压，可进行中心静脉压、尿量、血气分析监测。可采用控制性降压，以增加肿瘤摘除的安全性。

第四节　鼻后孔闭锁手术

鼻后孔闭锁为胚胎时期鼻发育异常所致，发病率约为 1∶80000。主要表现为出生后鼻塞，如双侧闭锁，出生后即有呼吸困难及不能吮奶，严重者可出现窒息死亡。完全闭锁约占 90%，可以是隔膜或骨性闭锁。如出生后即引起呼吸阻塞，应放置口咽通气道解除梗阻以等待手术纠正。一旦确诊，应经口放置一根胃管喂奶。健康的足月儿可在出生后 1～2 日进行造口术，留置软管扩张 3～6 个月。根治术需待小儿长大后进行，手术在经口气管插管吸入全身麻醉下进行，手术结束时插入一根或两根短导管到鼻咽部，固定在鼻前庭，以保证通畅。早产儿或合并有其他畸形（如 CHARGE 综合征）的患儿可经鼻穿刺。CHARGE 综合征指包括眼组织缺损、先天性心脏病、鼻后孔闭锁、生长发育迟缓、耳畸形、泌尿生殖器官发育不全和畸形。

一、术前

经口咽通气道通气，不使用镇静药。

二、术中

（1）监测所有新生儿必须观察的指标。

（2）正确放置口咽通气道，经面罩给纯氧。

（3）吸入七氟烷麻醉诱导，确定口咽通气道位置正确，经面罩人工通气良好后给予短效肌松药，再插入异型导管。

（4）N_2O 和低浓度的七氟烷维持麻醉，控制通气。

（5）手术结束时咽喉部吸引干净，确定扩张管通畅。

（6）患者完全清醒后拔管。

三、术后

（1）吸入湿化氧气，用细管子定期吸引扩张管并保持清洁。

（2）严密观察，防止误吸发生。

（3）如术后再狭窄，可待小儿长大后进行整形，麻醉处理并无特殊性。

第五节　鼻咽肿瘤手术

需要手术切除的小儿鼻咽部肿瘤有畸胎瘤、皮样囊肿、鼻膨出等。幼年型鼻咽部血管纤维瘤是一种少见的良性肿瘤，常可见于有反复鼻出血的 7 岁以上的男孩，富含血管。

肿瘤组织活检可能导致难以控制的出血，因此一般通过 CT 和颈动脉造影观察有无颅内浸润。

手术切除肿瘤组织可引起大出血，麻醉医生应做好迅速地补偿大量失血的准备，外科操作解剖肿瘤时可能需行控制性降压。

术后可能发生顽固的鼻腔阻塞及出血，要等到患者完全清醒后才能拔除气管导管。

第六节　扁桃体腺样体切除术

扁桃体和腺样体切除术可能是小儿最常见的手术。全身麻醉下切除扁桃体和腺样体越来越为麻醉科医生和耳鼻喉科医生所接受。手术后并非无并发症或死亡的危险，常见的死亡原因是术后出血引起低血容量及（或）血液误吸而致呼吸道阻塞。手术主要适应证是扁桃体反复或慢性感染、扁桃体窝脓肿，以及扁桃体和腺样体增生所致的上呼吸道阻塞。

（1）患者多为学龄前儿童，麻醉风险较高。

（2）术前需使用抑制腺体分泌的药物。

（3）插管前在声门和声门上部局部喷射 2％利多卡因表面麻醉可降低术后喘息和喉痉挛的发生率。拔管前静脉注射利多卡因（1 mg/kg）也可产生同样的效果。

（4）手术出血易流入气道，因此选择带套囊的气管导管。

（5）术中密切注意观察术者手术操作是否碰到气管导管，一旦发现气管导管被带出声门，应立即行再次气管插管。

(6) 术后应充分清理口腔分泌物,术野无活动性出血,患者清醒及气道保护反射恢复后拔除气管导管。

第七节　阻塞性睡眠呼吸暂停低通气综合征手术

阻塞性睡眠呼吸暂停低通气综合征(obstructive sleep apnea syndrome,OSAS)是以睡眠期间反复发作性呼吸暂停,每次持续时间10秒以上为特征的一种疾病,是目前扁桃体切除术最常见的指征。患该病的小儿一般比较肥胖,白天嗜睡,行为异常,夜间打鼾,大汗淋漓,父母偶尔能观察到孩子睡眠中有呼吸暂停的情况。

美国睡眠医学学会(AASM)提出的OSAS的诊断标准是AHI≥15或AHI≥5并伴有症状,如白天嗜睡,大声打鼾或观察到睡眠时气道阻塞。呼吸暂停低通气指数(apnea-hypopneaindex,AHI)是指睡眠时每小时出现异常呼吸的平均次数,呼吸暂停是指气流暂停10秒,而低通气是指气流减少伴血氧饱和度下降程度超过4%。AHI＝每小时呼吸暂停次数＋低通气次数。

如果小儿有上述症状,应检查多导睡眠图,如结果显著异常,手术后应留院观察。需留院观察的异常包括以下几个方面:二氧化碳分压达6.66 kPa(50 mmHg)或更高;清醒时血氧饱和度90%或以下;阶段性血氧饱和度80%或更低;每小时睡眠时间有10次以上的呼吸暂停。

患有阻塞性睡眠呼吸暂停低通气综合征的患儿,术前充分评估气道风险,充分氧合,术前术后应避免使用强效镇静剂。90%以上的患儿术后症状得到改善,症状没有改善的患儿,应进一步检查,可能有残余软组织引起阻塞,需接受扁桃体和腺样体切除术或悬雍垂软腭咽成形术。

第八节　气管异物取出术

小儿气管异物是耳鼻喉科常见的急诊,多见于3岁以下的婴幼儿,男孩发病率高于女孩,农村儿童发病率高于城市儿童。80%以上的气道异物位于一侧支气管内,少数位于声门下及主气道内。目击误吸异物后剧烈咳嗽,是气道异物最重要的诊断依据。临床表现有咳嗽、喘息、发热、呼吸困难、喘鸣、发绀等。双肺听诊可闻及异物侧呼吸音弱,当异物位于声门下时常可听到特征性的声门下拍击音,而双肺呼吸音对称。胸透、胸片、颈侧位片、CT等影像学检查可以协助诊断。胸片结合胸透检查可以提高早期诊断率,颈侧位片有助于发现声门下气道异物,CT三维重建技术可以准确地识别异物,检查结果与传统硬支气管镜检查结果的符合率较高。可以作为诊断气道异物的一个选择。

一、常见异物种类

植物性:最多见,如花生、豆类含游离脂肪酸,刺激性大,可引起急性弥漫性炎症反应。

动物性:鱼刺、虾、肉骨等,对局部刺激较矿物性大。

矿物性:硬币、小石子等,引发炎症反应轻微。

二、异物存在部位

与解剖有关,也与异物大小、刺激轻重有关。因为右主支气管与气管长轴相交角度小,几乎位于气管的延长线上,而左主支气管则与气管长轴相交角度较大,同时右主支气管较左主支气管短而管径粗。气管隆突偏于左侧,吸气时气体进入右侧较左侧多。因此,呼吸道异物除气管异物最多外,其次即属右侧支气管异物。而停留在喉或声门裂的异物最少。

三、异物吸入气道造成的损伤

可分为直接损伤和间接损伤。直接损伤又包括机械损伤(如黏膜损伤、出血等)和机械阻塞。异物吸入后可能嵌顿在肺的各级支气管,造成阻塞部位以下的肺叶或肺段发生肺不张或肺气肿。间接损伤是指存留的异物导致炎症反应、感染或肉芽形成等。

四、症状(分四期)

一期为异物进入期:憋气和剧烈咳嗽。

二期为安静期:症状消失或极轻微。

三期为刺激及炎症期:可有咳嗽、喘息等症状及肺不张、肺气肿的表现。

四期为并发症期:轻者有支气管炎和肺炎,重者可有肺脓肿和脓胸等。

五、麻醉处理

气管异物取出术的关键是术中通气的维持。

(一)术前

(1)快速评估患者有无窒息、呼吸窘迫、发绀、意识不清等需要紧急处置的危急情况,若患者一般情况比较平稳,可以做详细的麻醉前评估。

(2)麻醉前必须了解患儿全身情况,异物性质、部位、症状分期、评价气道通畅程度和呼吸状况。

(3)制订麻醉方案和方法,麻醉原则是维持气道通畅,保证氧合充分,减少并发症的发生。选择麻醉用药,如无法确定气道是否通畅时,不给予大剂量的镇静药。

(4)术前可给予阿托品,以减少气管支气管的分泌,并可预防由于喉部和支气管操作所致的心动过缓和心律失常。术前给予咪达唑仑或复方冬眠灵,使患者安静,减少耗氧量。

(二)术中

(1)小儿保留自主呼吸的麻醉方法有多种。

①预计异物容易取出时,可以采用吸入七氟烷的方案。

②预计异物取出困难、手术时间长时,一般选择全凭静脉麻醉方案,可采用右美托咪定方案或丙泊酚复合瑞芬太尼方案。采用瑞芬太尼方案时,需警惕因瑞芬太尼呼吸抑制而导致保留自主呼吸失败,此时可以手动辅助呼吸保证通气。无论采用哪种方案,使用 $1\% \sim 2\%$ 的利多卡因($3 \sim 4$ mg/kg)行气管内表面麻醉都有助于保持麻醉平稳,需注意的是表面麻醉的实施必须在足够的麻醉深度下完成,否则表面麻醉操作本身容易引起屏气、喉痉挛等不良反应。除非患儿已有呼吸功能不全,否则应保留自主呼吸。

③吸入七氟烷方案:面罩吸入 8% 七氟烷诱导,保留自主呼吸,开放静脉通路,静脉注射阿

托品 0.01 mg/kg、地塞米松 0.2 mg/kg。观察呼吸幅度和频率,麻醉达到一定深度,2%利多卡因 3～4 mg/kg 在声门上和声门下行喷雾表面麻醉。手术结束时,继续面罩吸氧至苏醒。

④右美托咪定方案:七氟烷吸入麻醉诱导后开放静脉通路,静脉注射阿托品和地塞米松,负荷量右美托嘧啶 2～4 μg/kg,注射时间持续 10 分钟以上,观察自主呼吸频率和胸廓起伏,根据呼吸情况调整七氟烷吸入浓度和氧流量。10 分钟后停止吸入七氟烷,调整右美托咪定 1～3 μg/(kg·h),声门上、下行利多卡因喷雾表面麻醉。手术结束时停用右美托咪定,面罩吸氧,有舌根后缀者可放置口咽或鼻咽通气道,至完全苏醒。

⑤瑞芬太尼复合丙泊酚方案:七氟烷吸入麻醉诱导后开放静脉通路,静脉注射阿托品和地塞米松,停止吸入七氟烷。持续泵注丙泊酚 200 μg/(kg·min),瑞芬太尼起始速度 0.05 μg/(kg·min),逐渐增加,直至呼吸频率降至接近生理值。声门上、下行利多卡因喷雾表面麻醉,手术结束后停止输注丙泊酚和瑞芬太尼,面罩吸氧至苏醒。

(2) 置入气管镜后,经侧孔给氧(5 L/min),当患者出现呼吸抑制时,观察心率,经气管镜的窥视孔进行辅助或控制呼吸。如能进行喷射通气,则更为安全,可控性更好。高频喷射通气驱动压力 0.3～1.0 kg/cm^2,频率 100～120 次/分,增加氧流量,以胸廓起伏来判断通气量是否足够。

(3) 当支气管镜进入患侧时间较长引起低氧血症时,应及时让手术医生将支气管镜退至主气道,待通气改善、脉搏氧饱和度上升后再行手术,如情况仍无好转,应立即退出支气管镜,予面罩通气或行气管插管。

(4) 整个操作过程中,监测心电图、观察胸廓和腹部呼吸运动或用听诊器监测呼吸情况,连续监测血氧饱和度。浅麻醉、低通气、缺氧及迷走神经的紧张性增加可引起心律失常,包括结性节律、室性早搏、室性心动过速,这些心律失常经常用手控过度通气,充分供氧及加深麻醉来处理。

(三) 术后

(1) 术毕放置口咽通气道,面罩吸氧。

(2) 继续严密监测心电图、SpO$_2$,直至完全清醒。

(3) 禁食 2 小时(利多卡因喷雾后)。

(4) 密切观察患儿是否有喘鸣、呼吸窘迫或声门下水肿的隐性体征。

(5) 吸入湿化氧气和雾化消旋肾上腺素常能改善呼吸道梗阻。

六、注意事项

小儿出现发绀或吸气性阻塞体征等紧急情况时,紧急插入气管导管或支气管镜,予以正压通气,使异物移动并推向一侧主支气管。

如 X 胸片提示肺气肿,应避免使用 N$_2$O,因 N$_2$O 会引起患侧肺膨胀。

如一侧主支气管阻塞,吸入麻醉诱导比正常小儿慢。

如异物有可能碎裂,应将小儿置于侧卧位,异物侧在下。

第九节　喉乳头状瘤手术

本病属良性肿瘤,由人类乳头状瘤病毒引起,常见于 2～4 岁小儿,极少恶变,易复发。首先表现为声嘶,逐渐进展为失音和呼吸困难。有各种治疗方法,目前比较推崇的是激光切除。但无论何种疗法均不能根治,肿瘤常反复生长、反复切除,出现声嘶和呼吸困难则预示着需要再次喉镜检查和手术,青少年时期可自愈。

小儿喉乳头状瘤的瘤体都比较大,且小儿喉乳头状瘤切除手术操作和麻醉操作都必须在患儿气道内进行,所以麻醉的实施比较困难。术前气道评估重点在于了解喉阻塞程度,临床表现主要为吸气性呼吸困难、吸气性喉鸣、吸气性软组织凹陷、声音嘶哑或失声。术前避免使用镇静剂和麻醉性镇痛药,可使用抗胆碱药物减少呼吸道分泌物。是否采用气管插管以及插管方式应根据患儿喉阻塞程度、手术方式及医生经验而定,麻醉医生需和手术医生充分沟通。诱导时,尽可能保留自主呼吸,在诱导过程中使用面罩正压辅助呼吸($5\sim10$ cmH$_2$O)以拮抗呼吸道阻塞所产生的阻力,只有在能确保维持面罩正压通气的情况下才能使用肌松药。清醒时部分梗阻的气道在麻醉后可能转变为完全梗阻,甚至无法维持面罩正压通气,因此诱导时务必做好气管切开的准备,须准备好各种型号的气管导管、不同硬质导芯、肉芽钳、气管切开器械、抢救设备和药品。

诱导方案首选吸入,可使用8%七氟烷,氧流量8 L/min以上,面罩吸入,待患儿意识消失后,喉镜轻挑会厌,1%利多卡因声门上喷雾表面麻醉,继续面罩吸氧,调节七氟烷吸入浓度及氧流量以保留自主呼吸,待患儿眼球固定、下颌松弛后,窥清声门裂大小选择合适型号的导管行气管插管。术中麻醉与通气方式根据患儿喉阻塞程度和手术需要进行调整。术毕不主张在深麻醉下拔管,以免分泌物、血块、肿瘤碎片流入气道,患儿无力咳出,再次造成气道梗阻或诱发喉痉挛。待患儿恢复自主呼吸,吞咽呛咳反射活跃,神志清醒,彻底清除口腔、咽喉和气道内分泌物、血块及肿瘤碎块,确认没有活动性渗血后拔管。

(刘华　程静)

第二十五章
口腔科手术的麻醉

口腔颌面外科学包括牙槽外科、口腔颌面部感染、损伤、肿瘤、颞下颌关节疾病、口腔颌面部后天畸形、神经疾病、先天性唇腭裂和面裂和牙颌面畸形等。在口腔颌面外科中,小儿多因先天性畸形而施行手术治疗。许多先天性颅颌面畸形如唇裂、狭颅症等都主张患儿在 1 岁内接受手术治疗,以改善外形和功能、减少并发症并获得较佳的发育条件。小儿各时期的解剖生理特点随年龄的增长而不断变化,年龄越小与成年人之间的差距就越大。在小儿口腔颌面部和整形手术麻醉期间,气道评估和管理是确保围手术期安全的关键。

第一节 概 述

一、病情特点

(1) 先天性畸形居多。

(2) 低龄儿及多期手术。

(3) 多处畸形并存:先天性颅颌面畸形的患儿可能同时存在其他重要脏器的畸形。唇颚裂并存先天性心脏病的发生率高达 3%～7%。

(4) 上呼吸道梗阻:对有颅颌面综合征的患儿,需警惕气道管理困难的可能性。例如 Pierre-Robin 综合征的小颌和舌塌陷、Rouzon 综合征中的上颌骨后缩和鼻后孔闭锁、Down 综合征中的大舌畸形、Tteacher-Collins 综合征中的小颌畸形和软骨发育不全导致鼻后孔狭窄等,围手术期均有发生上呼吸道梗阻的可能。

二、手术影响和要求

(一)手术部位

口腔颌面外科需在头面部进行手术操作,手术范围涉及口底、口咽部、舌、颌骨等区域,应注意这些部位手术所带来的麻醉处理上的变化。

(1) 气道方面:术中,由于手术野在气道入口处,异物、分泌物和血液有误入气道的危险,加上手术过程中可能需要经常变动患儿头部位置和麻醉医生的远距离操作,均可给气道管理带来不利影响。术后,因口咽部组织肿胀、血液或分泌物堵塞、动脉结扎线头脱落而导致出血、失去颌骨支撑、颌间结扎固定以及多层敷料包扎等因素影响,易在拔管后发生气道梗阻,应注意加强观察和管理。有些手术患儿可能在术后行气管切开或留置气管导管以保证气道通畅。

（2）颅脑方面：口腔颌面外科的手术，如涉及颅底肿瘤的手术，往往需要进行颅内外联合根治。在这些手术中，麻醉医生应注意监测并控制颅内压、预防脑水肿，从而配合手术医生顺利完成手术。

（3）不良神经反射：颌面和颈部神经十分丰富，手术操作易诱发不良神经反射。例如，颌面外科中的 Lefort Ⅲ 型手术，术中在将中面部整块颌骨牵拉前移的过程中会刺激眼球，发生眼心反射；外科手术中施行颈动脉结扎、淋巴结清扫时，可因局部压迫、操作刺激引起颈动脉窦反射。一旦发生不良神经反射，会立即出现心率、血压下降甚至呼吸暂停、心搏骤停，后果十分严重，应注意防治。

（二）手术失血

口腔颌面部血运丰富，止血困难，加上麻醉药的扩血管作用，常可造成这些部位的手术失血量较多。在手术过程中应尽量精确估计出血量。

（三）手术范围和时间

口腔颌面外科的许多手术如恶性肿瘤根治、颅颌面严重畸形整复、游离组织瓣修复巨大缺损等手术范围十分广泛，精细的操作步骤如神经、小血管的吻合和移植还需借助显微外科技术才能完成。麻醉医生需注意长时间、大范围手术给患儿带来的生理变化。

（四）手术对麻醉的要求

口腔颌面外科要求麻醉平稳、术中镇痛镇静完全，而对肌肉松弛的要求不高。在估计有严重失血可能的手术中，常需采用控制性降压的措施，以尽可能减少术中出血，而对失血量大并需进颅的手术，还需实施低温，以增加患儿组织、器官对缺血、缺氧的耐受性。

（五）麻醉恢复期的管理

口腔颌面外科手术后常需头颈部包扎，下颌骨骨折术后上下牙列的咬合关系需要固定，患儿术后短期内不能张口，因此应待其完全清醒后方可拔除气管导管。如果拔管过早，则较易出现呼吸道梗阻，再次插管通常较为困难，容易导致缺氧，危及患儿的生命。

小儿气管黏膜和喉头柔嫩，血管丰富，长时间气管插管后有可能造成喉水肿，这是气管插管最严重的并发症，应注意预防和观察，必要时可行紧急气管切开术。

手术后要特别注意呼吸系统护理。早期低氧血症的临床症状不明显，需监测脉搏血氧饱和度方能发现，苏醒期应常规吸氧。手术后循环系统的管理应尽量维持血容量和心排血量正常，纠正低血压，适当输液和补充电解质。同时，应注意体温变化。新生儿手术后要保温。患儿苏醒时应保持安静，无恶心、呕吐、躁动和哭闹，避免伤口感染、缝合口裂开，必要时可给予适当的镇痛、镇静药物。

第二节　麻醉原则

一、一般原则

（1）在口腔科手术中，因为不合作，小儿使用全麻的比例高于成人。

（2）对于那些有行为异常或发育迟缓，尤其是自闭症患儿需特殊考虑。其他需要特殊考虑的状况还有先天性心脏病等。

(3) 口腔科手术的患儿选用经鼻气管插管方便手术操作。但是鼻插管和菌血症相关,如果患儿存在心脏疾病,经鼻插管则是预防性使用抗生素的指征(预防心内膜炎)。多发龋齿的儿童在口腔科手术后显示血培养阳性。

(4) 手术结束后确保无异物遗留在气道(特别是咽部填塞物)。清点咽部填塞物是最基本的要求,拔管前必须进行直接喉镜检查以确保气道通畅。

(5) 病损范围广泛时,手术时间可能会延长。在这种情况下,不能像小手术那样很快恢复到正常饮食。因此,需要术中充分补液。门诊手术全麻时间应该限制在 4 小时以内,并且安排在上午进行。

(6) 选择局部麻醉复合镇静的手术,其监测项目同全身麻醉。

(7) 偶有空气涡轮牙钻致皮下和纵隔气肿,出现气道阻塞和气胸。如果发生面部肿胀,则应停止使用一氧化二氮,检查是否有气胸形成,准备通气支持。这些并发症极罕见于拔牙术后。

二、全身麻醉的管理

(一) 术前

(1) 在口腔科就诊的患儿也会发现一些先前没有认识到的重大疾病,需要在麻醉前完成全面评估和进行一些必要的特殊检查和治疗。

(2) 焦躁不安的儿童,术前口服适当剂量的咪达唑仑可能有帮助(小于 6 岁的儿童用量为 0.75 mg/kg,大于 6 岁的儿童为 0.3～0.5 mg/kg)。

(3) 确保所有的特殊用药的时机选择(例如,心脏病的患儿抗生素的使用)。

(4) 极其烦躁和不配合的患儿,可能合并有行为疾病或发育延迟,应在父母的陪伴下开通静脉和(或)完成麻醉诱导。

(二) 术中

(1) 麻醉监测:常规监测。

(2) 麻醉诱导:①吸入麻醉,麻醉诱导成功后,建立静脉通路,经鼻气管插管;②静脉麻醉,建立静脉通路后,静脉推注丙泊酚和(或)非去极化肌松药,充分给氧,经鼻气管插管;③文献报道经鼻气管插管可引发菌血症,因此高危者建议术前采用预防心内膜炎的措施。

(3) 麻醉维持:吸入或静吸复合麻醉。短小手术可保留自主呼吸,较长时间手术行控制呼吸。

(4) 输液管理:术中输液应包括补充术前禁食的缺失量。

(5) 手术结束:撤掉所有手术器械后,应进行轻柔的喉镜检查,确保气道内无异物残留后再拔除气管导管。注意口腔科医师留置的咽喉填塞物。

(三) 术后

(1) 术后镇痛:局麻药神经阻滞可减少止痛药的需求;对乙酰氨基酚可满足牙科修复术;乳牙根部短,拔出后不引起疼痛,但是如果拔出较多的牙齿则通常需要吗啡或酮咯酸止痛和提供出院后使用的止痛药物。

(2) 虽然牙科手术后恶心呕吐的发生率不高,但有时也需要止吐药。

(3) 持续静脉输液直到患儿出院。

三、深度镇静的管理

（1）可以选用巴比妥类、苯二氮类、水合氯醛和阿片类药。丙泊酚是最受麻醉医生青睐的静脉麻醉药，在获得良好镇静的同时，可确保快速苏醒。

（2）术前管理及术中监测同全身麻醉。

（3）术中必备气管内插管所需的药物、器械以及供氧通气装置。

（4）选用给氧和兼带呼气末二氧化碳采样功能的鼻导管。

第三节　小儿牙科门诊手术镇静与镇痛

小儿牙科门诊治疗主要包括拔牙、牙齿修复、牙髓治疗和牙齿排列畸形矫正等。常用的麻醉方法主要有局部麻醉、静脉镇静、吸入镇静和全身麻醉。

一、一般原则

（1）小儿牙科操作中实施全身麻醉的比例明显高于成人，尤其是经历过局部麻醉下牙科操作带来不适的儿童。

（2）伴有行为、精神障碍和其他并发症（如先天性心脏病等）的患儿应特别注意。

（3）牙科手术的麻醉常需经鼻气管插管。

（4）牙科操作中使用空气涡轮钻时应警惕发生皮下和纵隔气肿的可能，术中应注意颈面部有无气肿出现，如可疑则立即停用一氧化二氮，检查呼吸音，行呼吸支持。

（5）牙科手术结束后应使用喉镜仔细检查咽喉部有无残留异物，确定无残留异物后才可拔除气管导管。

（6）牙科手术时间较长，术中和术后应补充液体。

（7）牙科手术如采用镇静复合局部麻醉时，术中监测如同全身麻醉。

二、局部麻醉

（1）常用局部麻方法：表面麻醉、浸润麻醉和神经阻滞。

（2）浸润麻醉又分为骨膜上浸润法和牙周膜注射法。

（3）神经阻滞麻醉包括上颌神经阻滞、上牙槽神经阻滞、眶下神经阻滞、腭前神经阻滞、鼻腭神经阻滞、下颌神经阻滞及下牙槽神经阻滞等。

（4）局部麻醉仅适用于合作的患儿，一般由牙科医生操作完成。大多数局部麻醉患儿恢复期无痛，优于全身麻醉，并且局部麻醉患儿恢复期较全身麻醉患儿更安静。

三、术中镇静

（1）术中有效镇静可以使不合作患儿顺利完成牙科治疗，并可避免牙科治疗给患儿带来的紧张、焦虑及精神伤害，牙科术中镇静复合局部麻醉可取得更好的效果。

（2）一氧化二氮应用于牙科手术镇静已经有 100 多年的历史，是一种常用吸入麻醉药。一氧化二氮麻醉诱导及苏醒迅速，有一定的镇痛效果，对气道黏膜无刺激。一氧化二氮须与氧气合用，吸入一氧化二氮的浓度一般为 60% 以下。为维持牙科治疗中镇静深度，需使用特殊鼻罩。一氧化二氮的镇痛对大部分患者是有效的（83%～97%），特别适合于正畸治疗和拔除少于4颗牙齿的儿童。吸入麻醉药镇痛的并发症很少见，应用者满意度高，但一氧化二氮的职业暴露可能对医务人员造成潜在的危险。

（3）咪达唑仑是一种代谢快，持续时间短的苯二氮䓬类药物。它具有快速明显的抗焦虑、抗惊厥以及镇静、安眠等作用。咪达唑仑的给药途径包括口服、滴鼻、经直肠和经静脉给药。滴鼻和经直肠给药尤其适用于较难合作的患儿。国内外相关的临床研究证实，咪达唑仑用于儿童口腔治疗是安全有效的，并可能替代一氧化二氮成为儿童口腔治疗常用的镇静药物。口服咪达唑仑0.5 mg/kg安全有效，可以使一部分常规治疗有困难的患儿顺利接受治疗，有广阔的应用前景。

（4）右美托咪定是一种选择性α₂肾上腺素受体激动剂，能够产生剂量依赖性的镇静和抗焦虑作用，它的镇静特征是使患儿的呼吸稳定，且易唤醒。肥胖、阻塞性睡眠呼吸暂停低通气综合征、先天性颅面畸形等患儿易出现高风险的呼吸系统并发症，右美托定无疑是比较合适的镇静药物。

（5）丙泊酚是常用的较为理想的药物，起效快，易维持，并能确保术后快速苏醒，但丙泊酚具有一定的呼吸抑制作用，尤其复合应用阿片类镇痛药时。术中要和全身麻醉一样监护，操作前必须备好抢救药物、气管插管和通气设备。

四、全身麻醉

复杂、长时间牙科手术，特别是智障患儿，常需要选择全身麻醉。全身麻醉管理与一般小儿全身麻醉相同，但也有其特点。

（1）术前完善病史和体格检查，有其他明显伴发疾病的患儿应进行专门的检查和治疗。不合作的小儿可口服适量的咪达唑仑（6岁以下小儿0.75 mg/kg，6岁以上0.5 mg/kg）。对于极不合作或存在行为异常、精神障碍的患儿，应在父母的配合下建立静脉通路。

（2）术中进行必要监测，包括心前区听诊、血压、心电图、脉搏血氧饱和度和体温监测。采用吸入麻醉药、硫喷妥钠或丙泊酚麻醉诱导。给予肌松药，经鼻气管插管（插管前用温水软化气管导管末端并润滑）。麻醉维持选择七氟烷。短时间手术可保留自主呼吸，长时间手术控制呼吸。建立静脉通路，给予维持液体及禁食所致的欠缺量，除了小的牙科手术，术后静脉通路一般应保留至恢复经口摄入。手术结束后在拔除气管导管前，应与口腔科医生确认口腔内无渗血或异物残留。

（3）术后按需给予镇痛药（神经阻滞可以减少其需要）。大的拔牙等手术常需一定剂量的吗啡或酮咯酸。静脉补液应持续至患儿离院。

第四节　唇腭裂手术麻醉

一、麻醉前访视与术前用药

麻醉前访视时，麻醉医生应仔细了解患儿是否合并其他的先天性畸形，评估有无气道困难存在、有无呼吸和循环代谢功能减退、有无营养不良和发育迟缓、是否存在呼吸道感染和严重贫血。

（一）气道评估

术前能否准确评估困难插管是确保安全的首要问题。最常见异常是下颌骨发育不全。

（二）呼吸道感染

一般认为,小儿单纯上呼吸道感染 2～4 周之内呼吸道的应激性均较高,至少应该在感染症状控制消失 1 个月后再考虑重新安排手术。对于哮喘发作期或缓解期症状加重者则需延期手术。有哮喘史但目前无症状的患儿不需做进一步的处理。

（三）先天性心脏病

唇腭裂患儿中较常见的是单纯的房间隔缺损和室间隔缺损。体格检查中一旦发现心脏有杂音或患儿哭闹后口唇有青紫,应立即行心脏彩超检查,明确诊断。一般情况下左向右分流的非发绀型心脏病患儿没有出现肺动脉高压,完全可以接受麻醉和手术,右向左分流或出现双向分流的发绀型先天性心脏病患儿对麻醉的耐受力差,可以先请小儿心脏外科医生会诊并做进一步的检查,必要时先行心脏手术,情况稳定后再择期行唇腭裂修复术。

（四）心理准备

唇腭裂患儿因外观和语言功能的异常,在与人交往中有意无意地遭到排斥,可导致患儿自卑、敏感等心理障碍,一部分已接受早期手术治疗的患儿,手术麻醉的痛苦体验与不良回忆常使其对再次手术存在极度恐惧、焦虑甚至拒绝的心理。在与患儿的交流中发现并表扬患儿的优点则有助于其增强自信并更好地配合麻醉。

二、麻醉管理

（一）术前用药

小儿可视具体情况在麻醉前给予镇痛镇静药物,麻醉诱导前给予咪达唑仑糖浆口服 0.50～0.75 mg/kg 或右美托咪定 1～2 μg/kg 滴鼻即可使患儿很好地配合。唇腭裂患儿口服术前药时注意避免呛咳。

（二）麻醉选择

气管内插管全身麻醉是小儿唇腭裂手术最常用的麻醉方法。除咽成形术应选经口插管外,大多唇腭裂手术可选用经口插管,也可选用经鼻插管。

（三）麻醉诱导

（1）合作的患儿适宜使用吸入麻醉药诱导,常用七氟烷。

（2）不合作的患儿应中止吸入麻醉诱导,改用静脉、肌肉、直肠给药进行诱导。

（3）已建立静脉通路的患儿可采用静脉诱导。

（四）术中管理

（1）唇腭裂患儿插管时,喉镜凸缘叶常会嵌入裂缝组织中,使喉镜移动困难,并可能对咽喉组织造成损伤、出血,采用低凸缘的弯镜片如罗伯特-肖（Robert-shaw）或牛津（Oxford）镜片有助于解决这一问题。或者垫一小块纱布与裂缝中使镜片有所支撑亦可,当然使用小儿专用的可视喉镜也不失为一种好方法。

（2）对于麻醉前预测无气道困难的患儿,麻醉诱导后确认面罩通气无异常后使用肌松药进行气管插管。

（3）对可能产生困难气道的患儿，麻醉诱导时不能使用肌松药，尽量保持自主呼吸进行气管插管。制订一整套气道管理方案，准备好多种气道管理工具（可视喉镜、纤维支气管镜、多型号的喉罩或插管型喉罩）。

（4）RAE 导管适宜在唇腭裂手术中使用，有助于暴露手术视野，对防止导管在头位变动时导管突然滑脱有一定作用。

（5）固定导管时注意不能对唇和面部周围组织形成压迫或外形上的改变，以利于手术修复的进行，通常将导管置于中线位置。

（6）手术时头位经常发生变动，患儿头部被手术巾覆盖，麻醉医生应密切观察，及时发现导管的扭曲、弯折、滑脱及接口脱落。

（7）一般情况下，单侧唇腭裂手术失血量多在 20～30 mL；双侧唇裂、腭裂手术失血量为 50～100 mL；而齿槽裂手术失血量为 100～200 mL。术中根据血红蛋白基础水平、已有的潜在疾患和术中失血估计量，综合考虑决定是否需要输血。一般认为，输血仅在小儿失血量大于 10%，甚至 20% 才予以考虑。

（五）麻醉后苏醒期

唇腭裂手术后尽可能减少经口鼻做口咽部吸引和放置口咽通气道，以免损伤缝合修补的部位，术前已有中重度气道阻塞的患儿，采用牵拉舌缝线的方法可防治舌后坠。小儿拔管后确定气道保护性反射和通气功能恢复良好，才可给予术后镇痛。但咽成形术后，因腭咽腔明显缩小、局部组织肿胀可出现鼻腔通气不畅、睡眠时严重打鼾甚至呼吸道梗阻症状，这类小儿应慎用术后镇痛。

第五节　口腔颌面创伤手术

一、麻醉特点

（一）口腔面部的特殊位置

口腔面部下方与颈椎相连，口咽、食管贯通其中，有许多重要的结构，对呼吸道影响显著。口腔颌面部创伤时，这些组织极易受累，从而严重影响人体正常功能，甚至引起呼吸道梗阻，危及生命。

（二）及时止血

口腔面部血运丰富，动脉吻合支众多，创伤后极易发生大出血，有时会形成窦腔内积血而被忽略。如发现活动性出血应立即止血。

（三）并发呼吸道梗阻

口腔颌面部创伤很容易并发呼吸道梗阻。特别是颅脑外伤时，患者处于神志不清昏迷状态，血液、异物、舌根后坠、胃内容物反流都可阻塞呼吸道。有报道，合并颅脑外伤昏迷时，由于呼吸道梗阻误吸引起的死亡率，往往高于创伤本身引起的死亡率，所以麻醉医生一定要为患者开通一个可靠的呼吸通道，排除一切可引起呼吸道梗阻的因素。

（四）合并颈部创伤

下颌骨骨折常会合并颈部创伤，此两处创伤常可同时存在。因为此两处是相邻部位，而颈部有大血管,颈椎又是中枢神经的通路,颈椎脱位、骨折会引起高位截瘫,甚至影响呼吸,是严重的并发症。如果创伤初期得到正确、及时的治疗,可以减少发生严重终生后遗症的可能性。搬运颈椎创伤患者时,需固定患者头部,使之保持与躯干的轴线相一致,不能让其转动。平卧时,颈后必须垫以软巾,以保持颈椎的正常生理弧度。总之,该类患者的处理原则是尽量不让其遭受第二次损伤。

(五)合并颅脑损伤

口腔颌面外伤合并颅脑损伤,临床极为常见,其发生率接近39%。

二、麻醉前评估

通过对患儿的评估,麻醉医生在对患儿病情全面了解的基础上,应迅速而有重点地进行麻醉前准备,尽可能地保证患儿重要系统和脏器的功能正常或使其维持在代偿状态,以保证麻醉安全,手术顺利进行和术后的康复。

(一)控制呼吸道

对于口腔颌面外伤的患儿,控制气道、保证充足的氧供是首要问题。其处理包括:认真检查呼吸道,保证无异物和液体如胃内容物或出血阻塞气道;给予面罩吸氧;颈部外伤部位用沙袋固定,大流量氧吸入。对于昏迷、呼吸道梗阻、复苏后缺氧、心搏骤停和全身衰竭的患儿,可以紧急行气管插管,辅助呼吸,以改善缺氧和二氧化碳潴留。如果插管有困难、有插管禁忌证或需要长时间控制或辅助呼吸者,可行气管切开术。

(二)循环系统的维持

影响循环系统稳定的因素很多,其中大量失血可引起长时间的休克导致心肌缺血。创伤时产生的心肌缺血因子,可使心肌收缩能力减弱。口腔颌面部的创伤可导致患儿血容量降低发生严重的失血性休克。以迅速恢复有效循环血量和保障血液正常的携氧能力为处理原则。

(三)纠正水电解质紊乱

口腔颌面创伤的急诊患儿水、电解质紊乱(脱水、低钾或高钾)较为常见。急诊患儿脱水一般为等渗性脱水,由大量失血等因素造成,可在纠正低血容量后使脱水状态得到纠正。大面积创伤,尤其是肌肉组织挤压伤可造成血钾升高,而大量呕吐等可造成低钾。由于血钾异常对患儿的呼吸和循环功能有严重影响,甚至可引起心搏骤停,故严重创伤的患儿术前应进行血钾检查,术中进行血钾监测。低钾患儿在扩容后有尿排出后方可静脉补钾。补钾注意速度必须缓慢,浓度不应超过0.3%。对高血钾的患儿可首先给予10%葡萄糖酸钙缓慢静脉注射,防止血钾对心脏的抑制作用。也可使用葡萄糖和胰岛素的混合液静脉注射。胰岛素以0.5~1 U/kg计算,1 U胰岛素需葡萄糖4 g,一般在注射30分钟后血钾开始下降,可持续4小时。还可使用5%碳酸氢钠2~4 mL/kg,缓慢静脉注射,虽无酸中毒但仍有使用的必要。

(四)饱胃患儿的处理

口腔颌面外伤的患儿麻醉过程中,需特别注意患儿的饱胃问题。由于饱胃在麻醉过程中易引起呕吐、反流和误吸,可造成患儿急性呼吸道梗阻、Mendelson综合征、吸入性肺炎和肺不张。饱胃患儿在麻醉状态下发生反流的概率为4%~26.3%,其中62%~67%的患儿出现误吸,误吸大量胃内容物的患儿死亡率达70%。创伤患儿的胃排空时间与正常情况相比明显延长。故急诊患儿一律按饱胃处理。

三、麻醉管理

患儿进入手术室后麻醉医生应再次检查评估,判断其一般情况,开放静脉补液,进行各项生命体征的监测。选择适当口径的导管进行气管插管。术中给予静吸复合麻醉,控制呼吸,麻醉期间注意观察患儿心率、血压、中心静脉压、尿量等变化,同时可反复监测酸碱、血气、红细胞比容以及凝血功能。

所有患儿术后均应在肌松药作用完全消失、意识清醒后拔除气管导管。在此过程中,应注意保证患儿供氧和及时清除口腔及呼吸道分泌物。

(王书安 冯刚才)

第二十六章
胸外科手术的麻醉

第一节 概　　述

一、原则

(一) 术前准备

拟行胸外科手术麻醉的小儿,除完成特殊的影像学检查之外,术前准备与普通大手术无显著性差异。

(二) 有创监测

拟行胸内直视手术或有严重肺部疾病拟行胸腔镜手术的患儿,术中需留置动脉导管。在监测胸内操作过程中的血压波动和在单肺通气(single-lung ventilation,SLV)时,有创监测可方便采集动脉血液监测血气。如果外周静脉通畅,一般不建议留置中心静脉导管。

(三) 麻醉维持

吸入麻醉或静脉麻醉均可选用。异氟烷对缺氧性肺血管收缩的保护作用抑制较轻,过去作为首选,但因为苏醒慢,国内多换用七氟烷。静脉阿片类药能降低吸入麻醉药浓度,减缓对缺氧性肺血管收缩的抑制作用,可足量使用。一氧化二氮(笑气)降低吸入氧气浓度,也可致肠胀气,增加膈疝的体积,禁用于胸外科手术麻醉。

(四) 术后镇痛

术后有效镇痛有利于深呼吸和咳嗽,可防止肺不张和感染。术后镇痛的方法有多种,包括全身用药镇痛和局部用药镇痛。皮肤切口布比卡因浸润镇痛优于静脉芬太尼镇痛。

二、胸外科手术对通气灌流比值的影响

(一) 重力的影响

成人下肺通气量高于上肺(手术肺),重力影响导致下肺灌注也高于上肺,因此,成人通气量与灌流量相互匹配;婴儿胸廓前后径短,重力的影响不明显,通气量与灌流量比值失衡。

(二) 手术和麻醉的影响

可导致功能余气量减少、侧卧位下肺受压、手术操作影响呼吸循环、单肺通气、缺氧性肺血

管收缩、吸入麻醉药或血管扩张药影响肺循环灌注。

（三）氧合的影响

侧卧位时，因为手术操作的干扰，成人下肺是氧合的优势肺；婴儿胸廓柔软，容易受压、在正常通气的情况下，下肺气道也容易闭锁、由于胸廓内径短，重力对下肺灌注增加的影响不明显。因此，上肺是氧合的优势肺。

（四）呼吸参数

婴儿需氧量增加、功能余气量减少、术中耗氧量高达 $6\sim8$ mL/(kg·min)（表 26-1）。

表 26-1　婴儿与成人呼吸参数比较

呼 吸 参 数	婴 儿	成 人	婴儿/成人
耗氧量/(mL/(kg·min))	$6\sim8$	$2\sim3$	2
呼吸频率/(次/分)	$40\sim60$	12	$3\sim5$
潮气量/(mL/(kg·min))	$6\sim8$	7	1.0
总肺容量/(mL/kg)	53	85	0.6
气管内径/mm	5	$14\sim16$	0.3
支气管内径/mm	4	$11\sim14$	0.3
细支气管内径/mm	0.1	0.2	0.5

三、胸腔镜手术

（1）随着设备的进步、器械的微型化和小儿外科医生经验的增长，胸腔镜手术的应用越来越广泛。常见的婴幼儿胸腔镜手术种类如下：

①诊断性胸腔镜；

②肺活检；

③胸廓成形；

④肺脓肿引流；

⑤胸膜剥脱术；

⑥支气管肺隔离切除；

⑦先天性肺囊性瘤；

⑧肺气肿切除；

⑨支气管囊肿切除；

⑩双食管切除；

⑪先天性膈疝修补术；

⑫食管闭锁和气管食管瘘；

⑬胸腺切除术；

⑭主动脉固定术；

⑮血管环切除术；

⑯PDA 结扎术；

⑰胸导管结扎术；

⑱交感神经切除术；

⑲纵隔肿瘤切除术；

⑳前路脊柱融合术。

（2）与开胸手术相比，胸腔镜手术的优点是切口小、术后疼痛轻、恢复快。

胸腔镜手术的优势如下：

①缩小手术瘢痕；

②减轻术后疼痛；

③降低应激反应；

④早日恢复肠道功能和进食；

⑤早日恢复活动；

⑥缩短住院时间；

⑦降低远期并发症；

⑧外观美化。

（3）胸腔镜手术减少了患儿开胸后脊柱侧弯的发生率。

（4）小儿胸腔镜手术时，可保持双肺通气，胸腔缓慢充入 CO_2（$1\ L/m^2$）气体，压力控制在 $4\sim6\ mmHg$ 范围内。也可选择单肺通气。

四、小儿单肺通气

（一）单腔支气管插管

这是最简单的单肺通气（single-lung ventilation，SLV）方法，主要适用于气管内径小、手术时间短的新生儿。

1. 单管法

（1）插管方法（左肺）：气管导管插入气管后，头面部向右旋转 90°、气管导管前端斜口向左旋转 180°，监听双肺呼吸音的同时推进气管导管，直到右肺呼吸音消失。也可在纤维支气管镜（fiberoptic bronchoscope，FOB）的引导下将气管导插入支气管。新生儿气管内径小，不适合纤维支气管镜引导插管。使用带套囊气管导管时，套囊长度不能长于左主支气管，以免阻塞左肺上叶（图 26-1）。

（2）特点：因为单肺通气时间不能过长，此法适用于短小手术。但湖北省妇幼保健院成功完成了多例长时间单肺通气的病例。其中一例婴儿，单肺通气时间长达 11 小时。如果选择的气管导管过细或不带套囊时，有发生双肺隔离效果不佳的可能。

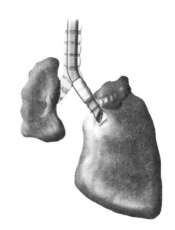

图 26-1 左侧单腔支气管插管

2. 双管法 首先将气管导管插入主气管，再在纤维支气管镜的引导下，经主气管导管内插入另一根更细的气管导管入支气管。此方法，易损伤气管黏膜。也会因为气管导管内径小而影响通气。

（二）球囊阻塞导管（图 26-2）

1. Fogarty 球囊导管

（1）特点：Fogarty 球囊导管主要用于动脉血栓摘除术。麻醉医生将其转用于小儿支气管

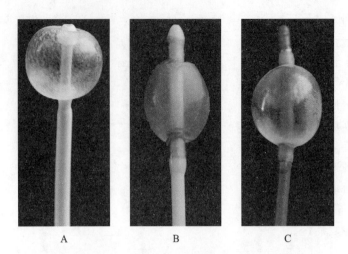

图 26-2 用于单肺通气的各种支气管球囊阻塞导管
A. 箭牌球囊嵌入导管；B. Cook 氏阻塞管；C. Fogarty 球囊导管。

阻塞，行单肺通气。该导管内含导丝、带球囊、可弯曲调整进管方向。缺点：导管球囊顺应性较低，充气少了有滑入气管发生梗阻的风险，充气过多易压迫管壁致黏膜坏死。

（2）方法：将单腔导管插入支气管，经导管内腔插入导引丝，退出气管导管到气管，经导引丝将阻塞导管插入支气管，在纤维支气管镜引导下，固定球囊在主支气管近端，术中球囊充气或注水 1~3 mL。

2. Cook 氏阻塞管

（1）特点：该导管是专用于小儿的支气管堵塞器，效果较好。导管前端有开口，便于术中吸引、双肺通气和膨肺。另配有一个四通道适配器，可同时行纤维支气管镜检、通气、吸引和阻塞管置入的操作。阻塞器球囊呈椭圆形，充气时与支气管腔一致。常用阻塞器（5F）的最大外径为 2.5 mm（包括未充气球囊），内径 0.7 mm，球囊 3 mm，长 1.0 cm，对应于 2 岁大的幼儿。现在国内也有同类产品上市。

（2）方法：插入气管导管，连接适配器，纤维支气管镜和阻塞管从不同的开口进入气管，阻塞管前端的套索套在纤维支气管镜的前端，共同置入支气管，解索后退出纤维支气管镜（图 26-3）。2 岁内的幼儿气管内径小，不能同时置入阻塞管和纤维支气管镜。可先将单腔气管导管插入支气管，后经气管导管将阻塞器插入支气管，再将气管导管退回气管。

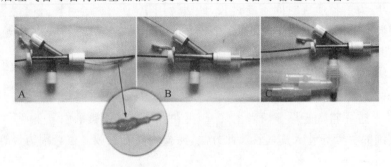

图 26-3 Cook 氏阻塞管适配器

（三）Univent 导管（图 26-4）

Univent 导管是单腔导管内带一个支气管堵塞器，主要用于 6 岁以上的大儿或成人，与双腔气管导管相比,堵塞部位的选择较灵活,可自由移动。堵塞管内是中空的,术中可吸引、通气和膨肺。另有一种是一体的,堵塞器固定在导管内,可防止术中堵塞器移动。

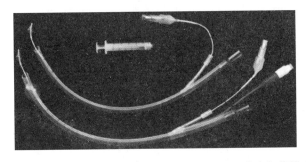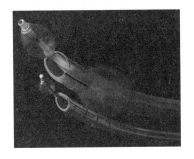

图 26-4 两种支气管堵塞器

(四)双腔气管导管

双腔气管导管是传统的单双肺通气方法,操作上没有什么特殊性,适合于 8 岁以上的儿童。由于双腔气管导管外径较大,可能会导致气管损伤。术后需机械通气的小儿要换成单腔气管导管时,需做好困难换管的准备。

(五)单肺通气的气管导管

单肺通气的气管导管的选择见表 26-2。

表 26-2 小儿单肺通气导管的选择

年龄/岁	单腔气管导管/ID	支气管阻塞器/F	Univent 导管	双腔气管导管/F
0.5~1	3.5~4.0	2		
1~2	4.0~4.5	3		
2~4	4.5~5.0	5		
4~6	5.0~5.5	5		
6~8	5.5~6.0	5	3.5	
8~10	6.0(套囊)	5	3.5	26[l]
10~12	6.5(套囊)	5	4.5	26[l]~28[l]
12~14	6.5~7.0(套囊)	5	4.5	32
14~16	7.0(套囊)	5,7	6.0	35
16~18	7.0~8.0(套囊)	7,9	7.0	35,37

(六)小儿单肺通气的管理原则

1. 一般处理 患儿侧卧位之后,再次确认气管导管或阻塞器的部位正确;在单肺通气前尽可能延长双肺通气时间;术中纯氧通气。

2. 呼吸参数 如果双肺通气时的气道峰压是 20 cmH$_2$O,单肺通气时,在潮气量不变的情况下,气道峰压不能超过 40 cmH$_2$O;新生儿双肺通气的气道峰压一般维持在 15~20 cmH$_2$O 之间。发生低氧性肺血管收缩时,PaO$_2$ 维持在 150~210 mmHg 之间;SLV 时,潮气量维持在 8~10 mL/kg、呼吸频率根据 PaCO$_2$ 调节,维持 PaCO$_2$ 在 45~60 mmHg 之间(排除代谢性酸中毒)。潮气量不足可导致肺不张、功能余气量减少、灌注死腔增加、肺内分流和低氧血症。潮气量过大迫使血液流向非通气肺时,也可增加肺内分流。呼气末正压(PEEP)维持在 4～8 cm H_2O 之间。

3. 低氧的处理 小儿单肺通气后,PaO_2 可能会一过性下降。如果低氧持续时间过长,可作如下处理。

(1)纤维支气管镜重新确认导管或阻塞器的部位。

(2)手术肺持续纯氧正压通气,通气压控制在 10 cmH_2O 左右,多数情况下能有效改善缺氧。

(3)低 PaO_2 无法改善,特别是突然显示气道压增加、潮气量减少或二氧化碳曲线变形时,则应警惕导管或阻塞器移位。如果插入的是双腔气管导管,可请手术台上外科医生协助定位。

(4)低氧血症和(或)高碳酸血症的原因无法确定时,在通知外科医生之后,恢复双肺通气。

第二节 先天性肺囊肿手术

一、术前评估与处理

(一)病理生理

先天性肺囊肿是一种肺部先天性畸形,是儿童时期常见慢性呼吸疾病之一,也可见于新生儿。病变肺组织出现一个或多个囊肿,可累及一个或数个肺叶,包括支气管源性囊肿(肺囊肿)、肺泡源性囊肿、肺大叶气肿(肺大疱),囊性腺瘤样畸形和先天性囊肿性支气管扩张等。本病发病无性别差异,双肺发病率相等,囊肿内含气体或液体或二者兼而有之。这些病变常引起患儿气道阻力增加、功能残气量增加、第一秒用力呼气量(FEV_1)和肺总量减少,肺纤维化和囊肿内的液体会使 V/Q 下降,PaO_2 降低。

(二)症状和体征

小支气管囊肿无症状,仅在 X 线胸部检查或尸检时才被发现。一旦囊性病变与小支气管贯通,可出现咳嗽、咳痰、小量咯血、低热等症状;若囊肿长大后压迫周围组织,可出现哮鸣音、胸痛等压迫症状;若通向囊腔的支气管有不全阻塞,可形成张力性囊肿甚至张力性气胸。

(三)诊断

本病为先天性肺发育异常,可因囊肿大小,有无与支气管气道相通,有无继发性感染,就诊年龄差异,而出现各种不同的临床症状。若单凭这些症状极易误诊,需进行 X 线检查,注意鉴别诊断,X 线胸部检查显示边缘清晰的圆形或椭圆形的致密阴影,或形成空洞,有液平面。另外,肺功能检查、支气管造影、CT 扫描也有利于本病的诊断。

(四)治疗

肺囊肿诊断明确后,在无急性炎症情况下,均应早期手术。本病药物治疗非但不能根治,相反,由于肺囊肿容易继发感染,反复多次感染后容易引起胸膜粘连,反而增加手术难度。具体治疗原则可分以下几种情况:①无症状的婴幼儿,可密切观察数月或数年后,择期手术,以增加手术耐受力;②儿童或成年人在控制感染后,尽早手术,以避免继发感染及出现其他并发症;③张力性囊肿或并发张力性气胸,应急诊手术,抢救患儿。

二、麻醉管理

（一）术前准备

（1）尽可能全面评估患儿肺功能；评估手术预期、患儿对单肺通气的耐受，以及是否合并其他疾病，是否影响心肺功能。

（2）完善血气分析和其他相关检查，确保患儿在择期手术前处于最佳状态。

（3）术前交叉配血。

（4）术前对患儿进行系统的呼吸护理。

（5）对于年龄较大的患儿，鼓励并指导其进行术前及术后呼吸练习。

（6）适当术前镇静，注意预防呼吸抑制（常用咪达唑仑 0.5 mg/kg，口服或 0.05 mg/kg 静脉注射）。

（二）术中管理

（1）术中监测有创动脉血压、体温和动脉血气等。

（2）静吸复合麻醉，纯氧通气，禁用一氧化二氮。

（3）患儿体位一般为侧卧位，注意防止臂丛神经、眼和耳、导尿管、股静脉、外阴等部位受压。体位变动后应重新确定导管位置，评估肺顺应性、肺隔离和氧合情况。

（4）术中单肺通气。避免容量过度、右心衰竭和肺水肿。如失血过多时考虑输血治疗。术中监测血气，调整呼吸参数，维持 SaO_2 在 95% 以上，$P_{ET}CO_2$ 在 35～45 mmHg 之间。

（5）单肺通气发生低氧血症（血氧饱和度持续低于 90%）时应积极处理：①评估并调整导管位置，吸引肺内及导管内血液及分泌物，保持气道通畅；②患肺纯氧持续正压通气，气道压维持在 10 mmHg 左右，呼气末正压通气；③必要时可将单腔气管导管退至主气管行双肺通气；④若低氧血症持续存在，外科医生可钳闭术侧肺动脉来减少肺内分流。

（6）关闭胸腔前手控通气，施用 30 cmH_2O 气道压测试支气管缝合处是否漏气，并同时膨肺，若有局部肺小叶膨胀不良，可请术者协助按摩未膨胀肺小叶。

（7）术后患儿自主呼吸恢复良好，无明显呼吸、循环系统并发症时拔除气管导管，如需带管辅助通气也应该尝试尽早拔管，避免正压通气引起支气管缝合处漏气。

三、术后恢复与镇痛

（一）术后恢复

（1）术后胸腔闭式引流，排除胸腔内空气，恢复胸腔内负压，预防术后肺不张。

（2）监测动脉血气、摄胸片等评估通气效果，及时发现并处理术后可能发生的残余气胸或肺不张、低氧血症、高碳酸血症、呼吸性酸中毒、急性呼吸循环衰竭等。必要时进行再次插管，辅助呼吸。

（二）术后镇痛

术后有效镇痛有利于深呼吸和咳嗽，可防止肺不张和感染。术后镇痛的方法同一般小儿胸科手术后镇痛。

第三节　先天性膈疝手术

一、术前评估与处理

（一）病理生理

小儿先天性膈疝（congenital diaphragmatic hernia，CDH）是一种由于胚胎发育异常，膈肌缺损，腹腔脏器疝入胸腔，压迫组织导致肺和血管发育不良、肺动脉高压的高风险先天性疾病。小儿先天性膈疝的发生率为 1∶5000～1∶2000。死亡率为 40%～60%。根据其发生部位，小儿先天性膈疝分为：胸腹裂孔疝，又称 Bochdalek 孔疝，占 85%～90%；胸骨后疝，占 2%～6%；食管裂孔疝，仅占少数。

（二）症状和体征

出生后新生儿哭闹致肠管充气扩张，压迫心脏和纵隔导致呼吸窘迫症状加重、肺动脉高压、动脉导管未闭（右向左分流）。重症患儿呼吸困难、舟状腹、患侧胸腔可闻及肠鸣音。轻症病例：当腹腔内容物通过膈肌小的缺损逐渐突入胸腔后，在数小时或数天出现轻度呼吸困难。

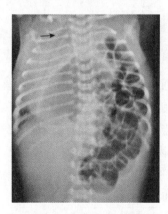

图 26-5　左侧先天性膈疝

（三）诊断

超声检查可以做出产前诊断。妊娠前 6 个月发现胎儿先天性膈疝者，如果不及时处理，存活困难，可选择胎儿手术。出生后行胸部 X 线检查。如果缺损很大，可显示胸腔内充气肠袢（图 26-5）、心脏及纵隔移位。如果出生后在新生儿尚未吞入多量气体前做 X 线检查，则患侧胸腔内表现为不透明的无气体肿块阴影。

（四）治疗

1．呼吸管理　为防止自主呼吸和面罩给氧时胸腔内肠管充气扩张，压迫肺组织，重症患儿出生后立即气管插管控制呼吸。重症患儿选择高频振荡通气，维持气道压在较低的水平。

2．肺动脉高压的处理　药物治疗：静脉注射碳酸氢钠减轻肺血管收缩。扩管药物治疗：前列环素、二吡啶达莫和一氧化氮。严重肺高压或纯氧通气 PaO_2 仍低于 50 mmHg 时，应尽早行体外膜肺氧合（extracorporeal membrane oxygenation，ECMO）治疗。先天性膈疝伴发心脏畸形，术前肺-动脉氧分压差高于 50 mmHg 或严重的高碳酸血症者，则预后尤其差。

3．手术治疗　经腹或经胸还纳疝内容物入腹腔，并修复缺损膈肌。现在更多选择胸腔镜微创手术治疗。

二、麻醉管理

（一）术前准备

（1）明确心血管合并疾病的诊断和肺发育不全的严重程度。

（2）改善心肺功能，纠正酸中毒。

（3）呼吸困难的患儿需气管插管，控制呼吸，首选高频振荡模式，有效镇静和肌松，降低耗氧量。

（4）患儿半卧位或半侧卧位，留置胃肠引流管，持续负压吸引。

（5）建立有效的静脉通路，一般选择上肢静脉，防止疝内容物复位后，腹内压增加致静脉受阻。

（6）注意保暖，密切监测深部体温。

（二）术中管理

（1）选择静吸复合麻醉。足量芬太尼辅用低浓度吸入麻醉药。禁用一氧化二氮。

（2）术中监测有创动脉血压、中心静脉压、体温和动脉血气。

（3）空气、氧气混合通气，防止早产儿晶状体后纤维化。

（4）控制呼吸，维持气道压不超过（25～30 cmH_2O）、高频和低潮气量通气。术前使用高频振荡通气的患儿，最好继续使用。

（5）警惕健肺发生气胸：一旦呼吸循环突然恶化可考虑气胸的可能，立即行胸腔引流（或术前留置胸腔引流管）。

三、术后镇痛

术后镇痛有利于患儿呼吸和咳嗽，防止肺不张和肺部感染，促进早日恢复，缩短住院时间。镇痛方法包括非甾体抗炎药镇痛，静脉阿片类药镇痛，局麻药镇痛（神经阻滞镇痛、胸膜镇痛、皮肤切口浸润镇痛）。

（1）非甾体抗炎药（表 26-3）镇痛：适用于轻中度疼痛的大儿，如胸腔镜手术后镇痛。用于胸内直视手术的患儿时，可与静脉阿片类药合用，既可增强镇痛效果，又可减少阿片类药用量，降低其副作用。小儿用药多为非静脉途径。非甾体抗炎药的不良反应有蛋白结合率高、镇痛效果封顶作用和器官损伤。

（2）静脉阿片类药（表 26-4）镇痛：适用于中重度术后疼痛。芬太尼静脉自控镇痛（PCA）是小儿术后镇痛的一线用药。

（3）局麻药镇痛（表 26-5）：局麻药镇痛的效果优于静脉阿片类药镇痛，副作用小，但是操作要求高。硬膜外腔、神经丛旁导管留置可持续 3 天，皮下埋藏导管可留置 7 天。

表 26-3　常用非甾体抗炎药

药　名	不足 60 kg 体重的单次剂量/(mg/kg)	60 kg 及以上体重的单次剂量/mg	间隔时间/小时	不足 60 kg 体重每日最大剂量/(mg/kg)	60 kg 及以上体重每日最大剂量/mg
醋氨酚	10～15	650	4	75[+]	3000
布洛芬	6～10	400～600	6	40	2400
萘普生	5～6	250～375	12	10	1000
双氯酚酸	1	50	8	3	150
酮咯酸	0.5	30	6～8	2	120
曲马多	1～2	50	6	8	400

表 26-4　静脉阿片类药镇痛剂量

药　名	自控用量 /(μg/kg)	锁定时间 /分钟	背景输注 /(μg/(kg·h))	24 小时限量 /(μg/kg)
吗啡	10～20	8～15	0～20	250～400
二氢吗啡	2～4	8～15	0～4	50～80
芬太尼	0.5	5～10	0～0.5	7～10

表 26-5　常用硬膜外镇痛药

药　名	剂　量	副作用	备　注
局麻药		运动神经阻滞	6 个月内的婴儿剂量减少 30%；左旋体局麻药的毒性作用比消旋体低 20%～30%
布比卡因	0.2～0.4 mg/(kg·h)		
罗哌卡因	0.2～0.5 mg/(kg·h)		
左布比卡因	0.2～0.5 mg/(kg·h)		
氯普鲁卡因	1%～1.5%；0.2～0.8 mL/(kg·h)(新生儿)		
阿片类药		呼吸抑制、镇静、瘙痒、尿潴留	
芬太尼	0.3～1 μg/(kg·h)		脂溶性，易吸收，扩散范围有限
二氢吗啡	1～2.5 μg/(kg·h)	扩散范围广	水溶性，吸收慢，扩散范围广
吗啡	1～5 μg/(kg·h)		
辅助药			
可乐定	0.1～0.5 μg/(kg·h)	大剂量时，有镇静、呼吸抑制、低血压作用	新生儿呼吸暂停的风险增加

第四节　食管闭锁和气管食管瘘手术

一、术前评估与处理

(一)病理生理

先天性食管闭锁(congenital esophageal atresia,CEA)和气管食管瘘(esophageal tracheal fistula,TEF)是新生儿严重的先天性畸形之一,多在胚胎期第 3～6 周发生。新生儿发生率为

1/4000～1/2000。孕妇常伴发羊水过多,30%～40%早产。约22%伴有先天性心脏病,还有胃肠道畸形(如幽门狭窄)、肾和泌尿系畸形、VATER综合征(脊柱畸形、肛门闭锁、气管食管瘘、再生障碍性贫血、肾脏畸形)和VACTERL综合征(VATER综合征的五种畸形加上先天性心脏病和肢体畸形)。

1. 分型 见图26-6。

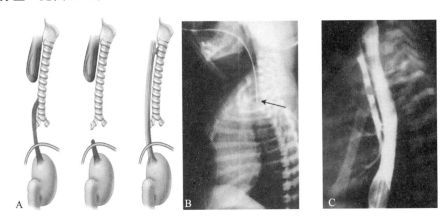

图26-6 常见三种类型食管闭锁和气管食管瘘的解剖变化

A. 发生率占85%以上的最常见的三种类型(Ⅰ、Ⅲ和Ⅴ型);B. 箭头显示鼻胃管无法通过上端闭锁食管,
导致新生儿分泌物过多;C. Ⅴ型影像学资料,解剖呈"H"样显示。

Ⅰ型:食管上下两段不连接,各成盲端,无食管气管瘘,占4%～8%。

Ⅱ型:食管上段与气管相通,形成食管气管瘘,下段呈盲端,占0.5%～1%。

Ⅲ型:食管上段为盲管,下段与气管相通,气管内瘘管开口高于气管分叉处超过2 cm者称A型,不到1 cm者称B型,占85%～90%。

Ⅳ型:食管上下段分别与气管相通连,占1%。

Ⅴ型:无食管闭锁,但有瘘与气管相通,又称H型,为单纯食管气管瘘,占2%～5%。

2. 全身影响 不同分型有不同的病理变化。小儿口腔分泌液或乳液积聚在食管上段盲袋内,均可回流至咽部,被吸入呼吸道。食管与气管有瘘者可直接流入气管。食管下段与气管相通,胃液可反流入气管,导致吸入性肺炎。约50%食管闭锁同时合并其他畸形,Ⅰ型最易发生,先天性心脏病(19%～35%)和肠闭锁、肛门闭锁(20%～40%)最常见,其次为生殖泌尿系(10%～15%)、肌肉骨骼系统、颜面(兔唇、腭裂)、中枢神经系统畸形。合并的畸形有的也危及生命或需紧急手术者。

(二)症状和体征

此疾病常在新生儿第一次喂养时发现。也可在产前超声诊断时发现。胸片显示胃管在食管上段卷曲,胃内如有积气,表明瘘管存在,即可诊断。禁用食管造影诊断,因为造影剂会被吸入肺内,引起肺损伤。无瘘管的食管闭锁(Ⅰ型)是第二种常见类型,这种类型食管上段和下段之间可能存在较大间隔,胃管不可能通过食管进入胃,同时胃内也没有积气。食管上段内容物误吸入肺是危险的,因此,术前需持续食管吸引。第三种常见类型是无闭锁的H型瘘,诊断较困难并且通常诊断延误,这类患儿通常有吸入性肺炎史,即使使用内镜检查也很难发现瘘管位置。一旦发现瘘管,均应进行瘘管结扎。

（三）诊断

本病在出生前即可做到早期诊断,特别是母体有羊水过多时,提示患儿有消化道畸形的可能,在产前应做 B 超检查。由于喂养困难,食管闭锁的患儿通常在出生后几天内就诊,因为较多见的Ⅲ型食管闭锁胃部积气引起反流,患儿常合并肺炎,严重者出现青紫甚至呼吸衰竭。

（四）治疗

根据分型,制订手术方案,现在多选择胸腔镜手术处理。

（1）首选一期完全性修补（瘘管结扎和食管吻合术）。

（2）分期修补（胃造口术,然后瘘管结扎、修补食管）。

二、麻醉管理

（一）术前准备

（1）患儿多为早产儿,病情复杂,常合并其他疾病（如先天性心脏病）,术前需进行全面评估。

（2）患儿易发生吸入性肺炎和肺部感染。应加强呼吸道护理,减少肺部并发症:避免患儿平卧、持续食管上段吸引减压、防止误吸。

（3）建立静脉通路,术前备血。

（4）病情严重的早产儿,常合并呼吸窘迫综合征。肺顺应性降低,气道压高,需要机械通气维持氧供。高压机械通气可加重胃肠胀气而导致胃破裂,也增加了气管反流的风险。临床发现:接受肺泡表面活性物质治疗的患儿胃积气的风险降低,可能的原因是肺顺应性增加、气道压下降。

（二）术中管理

1. 气道管理　原则是既要隔离双肺,又要防止经瘘管反流的创面血液、分泌物和胃内容物（图 26-7）。

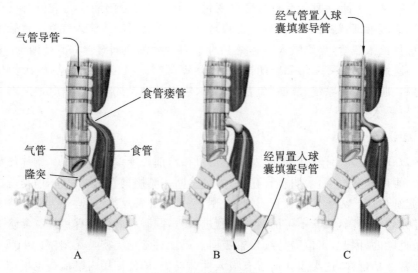

图 26-7　瘘管填塞

A.瘘管离隆突较远时,可用气管导管气囊隔离瘘管;B 和 C.经气管和胃置入球囊填塞导管。

（1）瘘管距离隆突较高时,用气管导管气囊隔离瘘管,缺点是不能隔离双肺。

（2）瘘管距离隆突较短时,行单管单肺通气。理论上单肺通气的时间有限。但我院完成的一例婴儿最长连续单管单肺通气时间超过 11 小时。

（3）支气管填塞:经主气管导管通气,用球囊堵塞患肺支气管隔离双肺,缺点是不能隔离瘘管。

（4）瘘管填塞:经胃造口置入球囊堵塞瘘管,缺点是二期手术经主气管导管旁置入球囊堵塞患肺支气管时,新生儿操作困难。

（5）新生儿手术时最好选择单管单肺通气,特别是对于瘘管开口较低的患儿(ⅢB 型)。优点是可同时阻隔双肺和瘘管。

（6）患儿可能存在气道狭窄,准备多个不同型号的气管导管,做好困难插管准备。

（7）全麻诱导,保留自主呼吸或控制呼吸。

（8）瘘管开口较高时,气管导管前端尽量抵近隆突,隔离瘘道。

（9）确定导管位置后立即进行气管支气管吸引,清除气道分泌物。

（10）新生儿手术气道隔离失败时也可选择双肺通气,但要严防气管导管阻塞。我院曾经有一例气管食管瘘新生儿,在双肺通气的条件下行胸腔镜手术,术中换管三次。

（11）如果气道隔离效果不好,理论上在瘘管结扎前,维持自主呼吸,有利于防止误吸和胃胀。瘘管结扎后,改控制呼吸。

2. 术中监测 连续监测有创动脉压和血气,至少保证两条通畅静脉。

3. 麻醉维持 静吸复合麻醉。

三、术后恢复

食管闭锁患儿多为早产儿,肺发育不良,有时还合并肺部感染。术后一般带气管导管回 ICU 继续呼吸支持治疗,等到评估时机成熟时再作决定。

第五节 纵隔肿瘤手术

一、术前评估与处理

（一）病理生理

纵隔是胸腔的一部分,位于胸腔的中部,其前界是胸骨,后面是脊柱,两侧为纵隔胸膜,上与颈部相连,下延伸至膈肌。纵隔内有许多重要器官和结构,如心脏、大血管、气管、食管等。小儿常见的纵隔肿瘤包括:淋巴瘤、畸胎瘤、皮样囊肿、神经母细胞瘤、胸内甲状腺肿、胸腺瘤等。儿童纵隔肿瘤的发病率较成人低,但癌变可能性大。

（二）症状和体征

纵隔肿瘤临床表现不一,约有 2/3 的患儿早期有咳嗽、低热、呼吸困难等症状,这与儿童胸腔容量小有关。另外,肿瘤可以压迫气道、心脏、大血管导致气道受压、肺动脉受压和上腔静脉受压形成上腔静脉综合征。

（三）诊断

胸部 X 线正侧位检查可显示肿瘤位置、密度、外形、边缘是否清晰光滑、有无钙化或骨影等;CT、MRI 可进一步显示肿瘤和邻近组织器官的关系;必要时可做血管造影或支气管造影,进一步鉴别肿瘤的相通部位以及与心脏大血管或支气管、肺的关系,提高确诊率;超声扫描有助于鉴别肿瘤实质性、血管性或囊性。

(四)治疗

除恶性淋巴源性肿瘤适合放射治疗外,绝大多数纵隔肿瘤只要无其他禁忌证均应外科治疗。对于巨大纵隔肿瘤必要时可在麻醉手术前先行放疗,使肿瘤缩小,症状改善,防止麻醉肌松后肿瘤压迫呼吸道和心脏。

二、麻醉管理

(一)术前准备

(1)术前仔细评估患儿,预测气道和循环风险,了解是否存在端坐呼吸、气道梗阻、上腔静脉受压症状及上半身水肿情况。

(2)术前 X 线及肺功能评估:

①胸片:拍摄后前位(PA)胸片,评估是否有气管受压、变形(若存在受压或变形应进一步进行气管软化实验)。

②CT 扫描:以评估气道受损程度及心脏大血管受压情况,如果气道面积低于 50% 以上,建议暂停手术,可行类固醇激素治疗以缩小肿瘤体积,减轻气道梗阻。

③超声心动图:评估心脏结构(右心房或肺动脉受压)和心包受累(心包积液或收缩性心包炎)。

④流量-容积环:若呼出气体流速减少 50% 或更多,应谨慎。

(3)术前需备血并确保快速输液通路畅通。

(4)纵隔肿瘤压迫气管和气管受累患儿,取消术前用药中的镇静药物。

(5)麻醉诱导前应准备好各种规格的气管导管、喉镜片、纤维支气管镜。

(二)术中管理

诊断性小手术,如组织活检应尽可能行局麻辅以轻度镇静。大手术选择全麻。

(1)吸入麻醉诱导,尽量保留自主呼吸,慎用肌松药,在肿瘤压迫缓解之后使用,防止肌肉松弛后肿瘤位置变化压迫气道造成梗阻。

(2)持续监测呼吸波、呼气末二氧化碳分压和动脉血氧饱和度(尤其是患儿体位变化后)。

(3)应急处理:

①气管插管前出现气道塌陷或二氧化碳分压波消失,立即气管插管并改变体位:侧卧位、倾斜位或俯卧位。

②若已给予麻醉药,患儿生命体征消失,外科医生可用巾钳提起胸骨减轻胸骨对纵隔的压力。

③为防止气管导管受压变形,应选择内衬钢丝的加强型气管导管。

④如果气管插管失败,可用纤维支气管镜辅助插管。

⑤危急情况下可行紧急开胸。

(4)麻醉维持:七氟烷或异氟烷+纯氧通气,最好维持自主呼吸。

(5)术中连续有创动脉压监测和中心静脉压监测和血气分析。注意操作时对呼吸循环的影响:心排血量的减少、心律失常和血压下降等。

（6）请外科医生行肋间神经阻滞。

（7）术毕能否拔管应严格掌握指针,避免拔管后气管软化及塌陷。需待患儿完全清醒,通气量和血气基本正常,方可考虑拔管,危重患儿带管送 ICU 行呼吸支持治疗。

（三）术后恢复与镇痛

术后应密切观察,防止肺水肿、支气管痉挛等并发症。维持循环稳定,适当补液和镇痛。

第六节　重症肌无力手术

一、术前评估与处理

（一）病理生理

重症肌无力（myastheniag ravis,MG）是一种主要累及神经肌肉接头处突触后膜上乙酰胆碱受体（Ach-R）的,由其抗体（AChRAb）介导的自身免疫性疾病。

（二）症状与体征

婴幼儿重症肌无力主要有三种表现形式。

（1）新生儿暂时性重症肌无力:重症肌无力产妇娩出的新生儿中,约有 1/7 体内遗留母体抗 Ach-R 抗体,可出现全身低张力和喂养困难。数天或数周后,婴儿体内抗 Ach-R 抗体消失,肌力即可恢复正常。

（2）先天性重症肌无力:因遗传性 Ach-R 离子通道异常而患病,与母体是否患重症肌无力无关,患儿出生后全身肌无力和眼外肌受累,症状持续、不会自然缓解,胆碱酯酶抑制剂和血浆置换治疗均无效果。

（3）儿童期重症肌无力（自身免疫性肌无力）:临床上可表现出全身性肌无力,活动后四肢肌肉疲劳无力甚至呼吸肌无力危及生命,也可表现出局部单纯眼外肌受累,一侧或双侧眼睑下垂。甲亢和重症肌无力都是自身免疫性疾病,二者在病程中可先后或同时发生。

（三）诊断

通过典型的临床表现、药理学试验、重复神经电刺激（RNS）、单纤维肌电图（SFEMG）、血清学抗体检测及胸腺 CT/MRI 检查,可明确 MG 的诊断。

（四）治疗

（1）抗胆碱酯酶抑制剂,是多数患儿主要治疗药,首选药物是溴吡斯的明。

（2）血浆置换和静脉注射丙种免疫球蛋白,部分患儿有效,但两者的价格均昂贵,且一次治疗维持时间短暂,需重复用药以巩固疗效。

（3）糖皮质激素:基于自身免疫发病机制,各种类型的重症肌无力均可使用糖皮质激素,首选药物为泼尼松。

（4）胸腺切除:对于药物治疗难以控制的病例可考虑胸腺切除术。早期病例手术效果更好。

二、麻醉管理

（一）术前准备

（1）抗胆碱酯酶药物治疗可引起呼吸道分泌物增多，术前减少或停用抗胆碱酯酶药。

（2）术前备血。

（3）肌无力可导致患儿围手术期通气功能障碍、呼吸衰竭，应减少患儿术前用药，禁止阿片类药，避免加重呼吸抑制。

（4）患儿围手术期可能发生肌无力危象（肌无力本身病情加重，呼吸肌无力呼吸衰竭）和胆碱能危象（出汗、流涎、支气管分泌物增多、瞳孔缩小、肌肉麻痹伴呼吸衰竭），应做好充分术前准备，有严重症状患儿术前可进行血浆置换。

（二）术中管理

（1）麻醉诱导：七氟醚或丙泊酚诱导。

（2）麻醉维持：七氟醚吸入麻醉或全凭静脉（丙泊酚和瑞芬太尼）维持麻醉。

（3）谨慎使用肌松药：对去极化肌松药表现为耐药性或早期Ⅱ相阻滞，若选用琥珀酰胆碱应注意脱敏感阻滞而引起的延迟性呼吸抑制。对非去极化肌松药敏感，应选短时效并酌情减量。

（4）开胸手术时，可联合使用胸段硬膜外麻醉。既可减少全麻药用量又能提供满意的术后镇痛。

（5）手术结束后，待患儿恢复自主呼吸后拔除气管导管。对于术前评估存在呼吸功能不全的患儿，术后拔管需谨慎。

（三）术后恢复与镇痛

（1）术后加强监护及呼吸护理。

（2）减少或停止抗胆碱酯酶治疗（以减少胆碱能危象的发生）。

（3）定期进行腾喜龙试验（0.2 mg/kg，最大不超过 10 mg，静脉注射，1 分钟后肌力明显改善）以指导抗胆碱酯酶药治疗，若注射小剂量的腾喜龙后肌力无明显改善则有可能发生胆碱能危象。

（4）术后镇痛慎用阿片类药，可用区域神经阻滞（如连续硬膜外）镇痛。

第七节　脓　胸　手　术

一、术前评估与处理

（一）病理生理

脓胸是小儿肺部感染引起的严重疾病，胸膜或淋巴组织受化脓性病原体感染，产生脓性渗出液积聚，可形成脓胸。按病变范围分为全脓胸和局限性脓胸。

（二）症状和体征

多表现为肺炎的症状。婴儿发生脓胸时，表现为呼吸困难加重，高热不退。新生儿对炎症的局限能力很差，易并发败血症、胸壁感染，甚至呼吸衰竭。

（三）诊断

呈中毒症状、呼吸困难、气管和心浊音界向对侧移位、病侧叩诊呈大片浊音且呼吸音明显降低，可初步诊断为脓胸。新生儿脓胸的临床表现缺少特征性，出现呼吸困难、口周发绀时应仔细检查胸部。叩诊出现浊音或实音、语颤降低、呼吸音降低或完全消失，表示有胸水，须进一步行 X 线检查。必要时 CT 检查可以弥补 X 线检查的不足。脓胸确诊必须根据胸腔穿刺抽得脓液并进行细菌培养。

（四）治疗

慢性脓胸可合并营养不良、贫血、慢性脱水及淀粉样变。常使用大剂量抗菌药物结合中药治疗，持续 3～4 周。体温正常后再巩固治疗 2～3 周。急诊病例，辅助静脉及肠道高营养治疗。诊断性穿刺主要用于早期抽脓。慢性脓胸，长期脓液不减、高热不退，行胸腔引流，脓液量仍大者，考虑手术治疗。手术治疗可采用胸腔廓清加纤维素或纤维板剥脱术。急性脓胸也可以在胸腔镜下清除脓苔及坏死组织，术后放置闭式引流管。结核性脓胸应抗结核治疗 3 个月以上，结核得到控制，病变稳定后再行手术，结核性脓胸的手术主要为胸廓成形术和胸膜全肺切除术。

二、麻醉管理

（一）术前准备

（1）脓胸患儿多有体弱、贫血、低蛋白血症，呼吸受限，通气功能下降等病变。麻醉风险大，术前应给予充分的支持治疗，加强营养，纠正水、电解质及酸碱平衡紊乱。

（2）肺功能状况对手术的耐受性至关重要，是必要的术前检查（患儿可配合情况下）项目。肺活量/潮气量≥3 有利于术后有效咳痰；若肺活量低于预计值的 50%，会增加胸部手术后发生并发症的风险。必要时采用支气管扩张剂治疗，改善肺功能；评估患儿心功能，检查（心电图 ECG）、超声心动图以明确是否有先天性心脏病及传导障碍等；检查凝血功能，贫血患儿红细胞比容小于 25% 应术前备血。

（3）结核性脓胸需要正规治疗，并进行专业评估。

（二）术中管理

（1）麻醉选择：全麻诱导和维持，尽量使用呼吸循环干扰小的麻醉药，避免使用 N_2O。维持适宜的麻醉深度。

（2）尽量选择单肺通气，防止脓液及污染物流至健肺。

（3）常规监测 BP、ECG、SpO_2、$P_{ET}CO_2$，病情危重者需进行有创动脉及中心静脉置管测压。

（4）术中加强呼吸道管理，及时清除呼吸道分泌物，保持呼吸通畅。剥脱纤维板时，控制气道压力不宜过大，以免肺泡破裂。剥脱胸膜后防止纵隔摆动和反常呼吸。

（5）精准控制扩容速度，既防止容量不足而致循环功能不全，又要避免过量而导致急性肺水肿。

（6）病灶清除后，缓慢膨胀患肺，防止复张性肺水肿的发生。

（三）术后恢复与镇痛

（1）脓胸术后肺水肿、气管痉挛、喉痉挛等呼吸道并发症的发生率较高，应密切观察和处理。

（2）继续全身抗感染治疗和支持治疗。

（3）脓胸患儿的术后镇痛，需警惕硬膜外间隙感染以及椎管内阻滞后并发全身性败血症的可能，多采用非硬膜外镇痛。

（余慧　程静　余凌）

第二十七章
心血管手术的麻醉

　　小儿先天性心脏病麻醉处理原则是建立在全面了解先天性心脏病病理生理变化和手术矫治目标的基础上,利用有效的监测手段,综合调整,优化左右心或体肺循环平衡,使心脏尽快适应畸形矫治后解剖学变化,以维持稳定的血流动力学,保障全身组织灌注。

第一节　先天性心脏病麻醉的一般原则

　　各种类型先天性心脏病(congenital heart disease,CHD)(简称先心病)的病理改变有很大差异,主要的病理改变包括:①心内分流,增加或减少肺血流;②肺血流不足或心内分流而致的低氧血症;③血容量增多或心脏负荷过重而致的充血性心力衰竭;④肺血管阻塞性病变,使肺血流增多或肺血管阻力增高;⑤因各瓣膜狭窄而致的左侧或右侧心脏流出道梗阻;⑥先天性缺损或医源性侵入而致的冠状动脉缺血等。先心病麻醉处理应根据不同的病理生理特点采取相应的措施。

　　平衡心内分流是先心病麻醉管理的主要任务。心内分流的血流动力学很复杂,主要取决于分流量的多少,根据分流的大小和方向又可分为单纯分流和混合分流。分流的大小与方向往往取决于分流的类型,而某些改变肺或全身血管阻力的操作也可能会影响分流的大小和方向。

一、单一分流

　　单一分流(不伴有阻塞性病变)者,右侧流出道的阻力相等于肺血管阻力(PVR),左侧流出道的阻力相等于全身血管阻力(SVR)。分流量和分流的方向主要取决于肺血管和全身血管之间阻力的差别,即过两侧的压力差以及缺损的大小。

　　在心脏缺损较大的病例(如大室间隔缺损、气囊房隔切开术),基本不存在压力阶差,通过缺损的分流量主要取决于PVR/SVR的大小,此为非阻力性分流;如果心脏缺损较小,通过缺损的分流量相对固定,PVR/SVR的大小仅起很小作用,为阻力性分流。非阻力性分流患儿的麻醉管理较阻力性分流者更为困难,因为麻醉和手术主要影响PVR/SVR的大小而并非心脏缺损的大小。

二、混合(双向)分流

　　当心内分流非常大时,两侧心腔和大血管即成为共同心腔,此时有或多或少的完全性混合

（双向）分流发生，通常将引起不同程度的低氧血症。在两个方向的分流量相等时，即使肺血流正常或略有增加，心腔内也可能含有混合血，而在双向分流的分流量不等时，血液将向一侧（肺循环或体循环）转移。

在共同心腔时，有完全性的混合血但没有流出道的梗阻，肺循环和体循环的血流完全取决于 PVR/SVR，因为正常情况下 PVR 常低于 SVR（年长儿和成人 PVR 仅为 SVR 的 1/20）。非限制性单纯分流时，肺血流可能非常多，特别是在新生儿期，此时可能需要采用某些方法来限制肺血流，因为肺循环容量超负荷将导致充血性心力衰竭、体循环血流不足和进行性酸中毒。当有混合血存在时，动脉氧饱和度与体循环血流和肺循环血流的量（QP/Qs）有关，因为氧离曲线的特征，动脉氧饱和度的增高需大量增加肺血流量，而如此高的肺血流量常会导致充血性心力衰竭，肺循环容量超负荷还将影响体循环，使心排血量减少。

三、不同类型分流的处理方法

（一）低氧血症（发绀）

先心病患儿严重低氧血症多数可能是由肺血流不足或混合性病变而致。麻醉诱导和手术应激时的心脏储备及氧释放功能是很有限的。

红细胞增多可引起下列情况：血液黏滞度增高，因而增加心脏做功，降低心排血量；血栓形成的趋势增加；如果血液黏滞度增高并伴有病理性症状（晕厥）或红细胞比容（HCT）在 60%～70%，术前有指征进行血液稀释，但应谨慎控制，HCT 不应小于 50%。因为这些患儿如果血液稀释至正常的 HCT 水平，有时会导致严重的心血管虚脱并可能增加右向左的分流。

严重低氧血症的患者由于有心内分流的存在，麻醉中应注意改善肺血流和动脉氧饱和度。在麻醉诱导后，由于肌松作用使机体耗氧量降低以及高浓度氧的吸入，全身静脉血氧饱和度增高，含氧量较高的静脉血通过分流至全身循环，低氧血症的程度可得到减轻。

先心病患儿的严重低氧血症不一定全部是心脏疾病导致的，还应考虑其他原因并做全面检查。引起发绀的其他原因：支气管插管；气胸（中心静脉穿刺置管引起）；气管导管阻塞（扭曲、分泌物）；肺水肿；肺栓塞（空气或其他物质）；气道痉挛；通气不足（横膈活动受限）；心排血量降低；血管阻力的突然变化；药物（如前列腺素不恰当地停用）；手术干扰或刺激等。因此，遇有严重发绀还应考虑排除其他原因并予以及时处理肺动脉高压（肺血流增多）。肺血流增多在先心病中是常见的，并可能产生诸多心肺并发症。长时间的容量超负荷将损害心脏的储备功能，产生临床症状不明显但病情严重的充血性心力衰竭。肺动脉压力增高和肺血流增多可能通过多种机制影响气体交换。

肺血管阻塞性疾病是由于长时间肺血流增多和肺高压引起的，肺动脉内层肥厚是其解剖病变（内膜变厚）的结果，导致肺血管阻力和反应性增加。在有肺血流增多趋势并伴有轻度低氧血症的先心病患儿，麻醉管理中应避免 PVR 的降低，因为 PVR 降低将加重肺血流的增多，导致心血管代偿失调。

（二）充血性心力衰竭

先心病患儿的充血性心力衰竭，可能是由于压力、容量或伴有心室负荷增加而引起的。容量负荷增加是由心内分流或瓣膜关闭不全引起的；压力负荷增加则是由于瓣膜梗阻、大血管或肺动脉狭窄以及弥散性肺血管阻塞性疾病引起的。

在严重病例术前可考虑给予地高辛和利尿剂治疗，但应注意可能会有代谢性低氯性碱中

毒并伴有 K^+ 的丢失。在对任何程度充血性心力衰竭患儿的麻醉管理中,必须避免对心肌的过度抑制以及对 SVR 或 PVR 的影响,以免加重心力衰竭。在严重充血性心力衰竭或有不可避免的病理生理状况改变时,麻醉处理应包括适当的措施和正性肌力支持。

(三)梗阻性病变

血液从心脏流出受限的病变(如肺动脉瓣或主动脉瓣狭窄)可能有以下情况:心排血量固定,在代谢需要改变和外周血管阻力变化时无力代偿;心肌肥大,可能伴有心肌灌注不足,特别是心内膜下心肌缺血;充血性心力衰竭;突发严重的心律失常等。

1. 左心室流出道梗阻(全身血流梗阻) 先天性病变导致的左心室流出道梗阻,包括主动脉瓣膜周围的狭窄(瓣膜、瓣上或瓣下水平)、主动脉瓣缩窄(管前、管内或管后水平)、主动脉弓中断、二尖瓣狭窄和闭锁以及左心室发育不良综合征的严重病例。术前应使用 PGE_1 以保持动脉导管的开放,持续输注 PGE_1 0.03~0.1 $\mu g/(kg \cdot min)$ 直至体外转流开始。

左心室流出道梗阻患儿的胸片常提示有左心室肥大,心电图显示心律异常和(或)缺血性改变。由于左心储备功能通常处于临界状态,因而特别容易发生室颤,麻醉处理应考虑降低心肌氧耗并增加供氧。

2. 右心室流出道梗阻(肺血流梗阻) 在右心水平发生的肺血流梗阻可致右心室高压和低氧血症,其结果取决于梗阻发生的部位以及是否存在心内分流,这些问题可能是肺动脉狭窄、肺动脉瓣或肺动脉瓣下狭窄的结果,也可能是肺血管阻塞性疾病导致的。当右心室腔内压力接近或超过全身动脉压力,冠状动脉灌注不足,右心衰竭导致心肌缺血时,可采用 α 肾上腺素能药物(如去氧肾上腺素)予以紧急处理,其目的在于提高全身动脉压,以改善右心室冠状动脉灌注,即使在肺血管阻力较低且不伴有全身(冠脉)灌注压降低时也有益。

右心室流出道梗阻患者的右心储备功能非常有限,因而易发生不明原因的肺循环阻力增高,并导致急性顽固性心力衰竭,甚至引起死亡,因而遇到这种情况应及时处理,麻醉管理时尤应考虑降低肺血管阻力。

第二节 先天性心脏病手术特点

婴幼儿心脏病手术麻醉的安全实施和手术的成功与否,很大程度上取决于对心脏和非心脏畸形的认识以及术前必要的处理,在制订小儿先心病麻醉计划时,还应充分考虑小儿的生理与心理特性。

一、麻醉前评估

(一)临床病史

(1)术前详细了解病史是术前评估的重要环节。应详细了解小儿的症状、体征、活动、喂养,以及现病史、过敏史等。继往手术麻醉记录有重要参考价值,但不能确切预示当前手术麻醉时小儿可能的反应。仔细询问有关呼吸道情况,如缺齿、打鼾、感染等。新生儿应追问母亲的病史、孕产过程、分娩情况、Apgar 评分等。

(2)病史可以估计小儿病情和心肺功能损害程度。根据小儿运动耐受能力可估计心功能受损严重程度。新生儿和婴儿喂乳时的情况很重要,如哺乳时出汗、呼吸急促、发绀、激动和易疲劳,表明严重慢性心功能不全(CHF)和(或)低氧血症。较大患儿可参照正常同龄儿童估计其活动能力和生长发育水平。体重不增、生长曲线平缓或体重明显低于同龄儿童,均表明缺损严重。晕厥常见于严重的左心室梗阻。左冠状动脉由右心室发出的小儿在哺乳时常激动不安,表明可能出现婴儿心绞痛。蹲踞或急性发绀史,表明肺血流通道不稳定,肺血流处于边缘状态。

(3) 用药史掌握目前用药情况,使用药物及剂量。洋地黄(除用于控制心律失常外)和利尿药在术前晚用最后一次后停药。用于控制法洛四联症或心动过速的普萘洛尔,应持续至术日。用于治疗心功能不全的血管活性药物或钙通道阻滞药、维持动脉导管开放的 PGE_1 须持续使用。

(二)体格检查

(1) 一般情况检查:在进行任何可能激惹小儿的其他检查前,应首先获取安静状态下小儿的心率、呼吸频率和血压等基础参数。婴儿最好由父母抱在膝上进行检查,新生儿和非常小的婴幼儿最好在熟睡时进行检查。

(2) 体检时应注意观察肤色、发育状态。通过对呼吸频率、方式及伴随症状的观察,如鼻翼扇动、三凹征和鼾声等,有助于评价呼吸功能,并为术后拔除气管导管提供参考。主动脉缩窄或减状手术后,检查四肢肢端动脉搏动很重要。触诊检查脉搏结合脉压差,可发现主动脉瓣关闭不全和动脉导管未闭。脉压随呼吸改变常表明血容量不足或心包填塞。

(3) 重点检查呼吸道、心脏和肺脏,应进行心肺听诊。密切注意呼吸道、胸廓畸形、四肢血压、腹部肝脏位置等。根据手术瘢痕和位置可了解外科手术史。应注意检查周围脉搏搏动情况和建立静脉通路的难易程度。

(4) 注意合并畸形:有约30%的先天性心脏病合并其他畸形,通常以骨骼畸形为主。心内膜垫缺损小儿常伴有唐氏(Down)综合征,动脉导管未闭新生儿常伴有呼吸窘迫综合征和肾功能受损等。注意检查呼吸道及外周血管的合并畸形。

(三)特殊检查

1. 心电图 与成人相比婴幼儿正常心电图的变异较大,且随着年龄增长心电图也在变化,心电图正常并不能排除先天性心脏病。

2. 胸部 X 线 术前胸部 X 线检查可以发现肺血流的增多或减少、心脏形状大小和气道有无压迫等。可观察心脏及主动脉弓的位置,同时可发现内脏位置和肺脏浸润性改变。

3. 实验室检查 常规检查外,重点注意血气、红细胞比容、SaO_2、电解质和尿素氮等。根据需要可进行其他检查。

4. 超声检查 超声可显示解剖和血流动力学异常,可测量心腔和血管的直径、心室功能、估计肺动脉压力等。多普勒超声提供血流方向、速度和压差等资料。

5. 心导管检查 明确解剖关系,提供分流(位置、方向和程度)、心腔压力、肺血管阻力和全身血管阻力是术前明确诊断、指导治疗的最佳方法。

(1) 分流:通过股静脉向心腔置入导管,在右心房、右心室和肺动脉采集血样进行血氧分析,可以确定左向右分流的存在和位置。如果 SaO_2 存在"递升",提示在该水平存在心内左向右分流。根据 Fick 原理推导,可以估算肺体血流比值(Q_p/Q_s)

$$Q_p/Q_s = (SaO_2 - SvO_2)/(SpvO_2 - SpaO_2)$$

式中:SaO_2 为体循环动脉血氧饱和度;SvO_2 为混合静脉血氧饱和度;$SpvO_2$ 为肺静脉血氧饱

和度;SpaO$_2$为肺动脉血氧饱和度。如果体循环血氧全部饱和(SpvO$_2$=SaO$_2$),则不存在分流;Q_p/Q_s>1,表明存在左向右分流;Q_p/Q_s<1,表明存在右向左分流。

(2)压力和阻力:通过对心腔内和大血管内压力的测定,对确定绝对压力和跨瓣压力梯度、梗阻及分流程度很重要。例如,继发于中层平滑肌肥厚的不可逆性肺血管阻力增高,预示预后不佳。因此,区分肺动脉高压是起源于高分流还是高阻力非常重要。吸氧试验或吸入强力肺血管扩张气体(一氧化氮),监测肺血管阻力是目前常用的方法。肺血流增多的肺动脉高压(Q_p/Q_s增高)比肺血流低的肺动脉高压(Q_p/Q_s正常或降低)预后要好,因为后者源于肺血管阻力增高,但肺血流增多和肺血管阻力增高常同时存在。肺血管阻力可通过下式计算:

$$肺血管阻力=(肺动脉压-左心房压)/肺血流量$$

如果肺血管阻力增高,确定是否具有可逆性非常重要。

(3)介入治疗:肺循环与体循环分离(如完全性大动脉错位伴室间隔完整)或肺血流减少者,通过增加血液混合以改善症状,可经心导管进行卵圆孔扩大和房间隔造口术。通过右心房将带气囊的导管置于卵圆孔,充气后迅速撤回右心房,做气囊房间隔切开术。通过心导管可以栓堵动脉导管、室间隔缺损、气囊房间隔和支气管肺动脉的侧支循环,对狭窄血管或瓣膜可以进行气囊成形术。

(4)缺陷:心导管检查资料是在人工控制条件下获取的,镇静和全麻可引起或加重原先存在的缺氧、高碳酸血症和肺动脉高压,麻醉药、造影剂和酸碱平衡异常也可影响检查结果。

二、麻醉前准备

(一)患者准备

1.禁饮食 禁饮食时间过长有引起脱水、代谢性酸中毒的危险,应根据麻醉诱导前需要空腹的时间来确定何时开始禁饮食。以年龄为基础的标准禁饮食时间,应根据小儿个体不同进行调整。发绀患儿因红细胞增多(特别是红细胞比容超过60%者),脱水使血液黏滞性增加,脑、肾栓塞的危险增加,甚至导致缺氧发作。但充血性心力衰竭的小儿通常需要限制液体,以预防心室功能的进一步恶化,可耐受稍长时间的禁饮食。大于3岁的小儿,术前6~8小时禁食,术前2~4小时禁水。婴幼儿或发绀型先心病,母乳、牛奶和固体食物禁食4~6小时,术前2~4小时可喂糖水。

2.静脉输液 禁食后静脉输液有益,接台或手术延迟者应适当静脉补液,使麻醉诱导前空腹时间适当延长。术前液体治疗应严格管理,严重发绀的小儿可能需要1~1.5倍维持量的液体,而充血性心力衰竭的小儿可能仅需要1/4~1/2的维持量液体。另外,静脉通路的建立也利于麻醉诱导。

3.血液准备 术前进行交叉配血为围手术期输血做准备。再次手术、贫血和发绀等胸壁侧支循环较多的小儿,手术开始前应做输血准备。因为未成熟的心脏对生理性贫血的耐受能力较差,而且出生后的数月内骨髓制造红细胞的能力较低,故婴幼儿输血治疗的指征较成人宽。

4.术前用药 合适的术前用药可以减缓小儿与父母分离时的焦虑紧张,尽量避免不良刺激(如肌内注射)引起的不利生理反应。注意给予必要的安慰和解释,创造轻松的环境(玩具等),与患儿建立良好的关系。

(1)术前用药的选择通常以小儿年龄和体重、心脏缺损性质、药物治疗情况和用药习惯为基础。

(2)术前用药具有易与父母分离、镇静合作、麻醉诱导平稳并减少麻醉药物用量等优点,但存在呼吸抑制、丧失呼吸道反射和心脏抑制等缺点,应权衡利弊。

(3) 小儿患者给药途径的选择也非常重要,如肌内注射常引起小儿恐惧、哭闹和挣扎,氧耗急剧增加,有可能诱发小儿缺氧发作。通过口服或舌下用咪达哇仑 0.3～0.6 mg/kg,可避免肌内注射引起哭闹。如果已建立静脉通路,在小儿与父母分离前可静脉使用催眠药物。

(4) 5 岁以下或全身条件较差的小儿可免去术前用药,改为手术室内基础麻醉。年龄较大的患儿,可以用吗啡 0.15 mg/kg 和长托宁 0.02 mg/kg 混合后肌内注射。

(二) 手术室内准备

1. 麻醉设备 小儿心脏麻醉的仪器设备与成人相似,但有其特殊性。

(1) 麻醉环路:现代麻醉机具有无重复吸入的麻醉环路,适用于所有小儿的麻醉呼吸管理。

(2) 常规准备:气管内插管物品和负压吸引设备。

(3) 监测设备:除常规的监测设备外,还应备有呼气末二氧化碳浓度监测、经食管超声等。

2. 静脉通路 特别注意从所有静脉通路中仔细排气,对右向左分流者尤为重要,但左向右分流者同样需要,因为在某些情况下会出现短暂的右向左分流(正压通气、人工挤压心脏或咳嗽等)。婴幼儿应备用微量输液器或输液泵,以精确控制液体输注。因存在缺血、缺氧,高血糖可加剧神经系统并发症,术中是否输注含糖溶液目前尚有争论。武汉亚洲心脏病医院对年龄不足 1 岁或体重不足 10 kg 者,通常在麻醉诱导后输注一组含糖溶液(5% 葡萄糖 5 mL/kg),有助于防治因禁食引起的低血糖。

3. 药物准备 使用合适的注射器将常规和抢救用药抽好备用,同时应算好剂量以便快速精确用药(表 27-1)。

表 27-1 小儿心脏手术常用药物剂量

药　　物	用量(静脉注射或输液)
阿托品(atropine)	0.02 mg/kg
氯化钙(calcium chloride)	5～15 mg/kg
地西洋(diazepam)	0.05～0.2 mg/kg
肾上腺素(epinephrine)	0.05～10 μg/kg
芬太尼(fentanyl)	0.25～100 μg/kg
氯胺酮(ketamine)	1～2 mg/kg
利多卡因(lidocaine)	1～2 mg/kg
咪达唑仑(midazolam)	0.01～0.1 mg/kg
吗啡(morphine)	0.05～0.5 mg/kg
新斯的明(neostigmine)	0.05 mg/kg
去氧肾上腺素(phenylephrine)	0.05～0.5 μg/kg
舒芬太尼(sufentanil)	0.05～10 μg/kg
维库溴胺(vecuronium)	0.1～0.2 mg/kg
罗库溴胺(vecuronium)	0.6～1.0 mg/kg
米力农(milrinone)	0.375～0.75 μg/(kg・min)
氨力农(amrinone)	5～10 μg/(kg・min)

药　　物	用量(静脉注射或输液)
多巴酚丁胺(dobutamine)	2.5～10 $\mu g/(kg \cdot min)$
多巴胺(dopamine)	2.5～15 $\mu g/(kg \cdot min)$
肾上腺素(epinephrine)	0.05～0.5 $\mu g/(kg \cdot min)$
异丙肾上腺素(isoproterenol)	0.05～0.5 $\mu g/(kg \cdot min)$
硝酸甘油(nitroglycerin)	0.05～7.0 $\mu g/(kg \cdot min)$
前列腺素 E(prostaglandin E)	0.05～0.4 $\mu g/(kg \cdot min)$
硝普钠(sodium nitroprusside)	0.05～8 $\mu g/(kg \cdot min)$

4. 监测物品

(1) 动脉套管针:经皮穿刺在桡动脉或股动脉置入动脉套管针,用于监测动脉血压变化,并采集动脉血样。新生儿和 5 kg 以下的婴幼儿,桡动脉穿刺选 24 G 动脉套管针,股动脉穿刺选择 22 G 动脉套管针;其他小儿桡动脉穿刺选 22 G 动脉套管针,股动脉穿刺选择 20 G 动脉套管针。新生儿可通过脐带动脉、静脉置入套管针,用于术中和术后监测。

(2) 中心静脉套管:中心静脉通路用于监测 CVP、给予血管活性药和快速输液,使用多腔中心静脉套管可同时完成多项功能。不同年龄的小儿应选用不同型号的中心静脉套管,新生儿可选择 4 F(1 F=0.33 mm)中心静脉双腔套管;10 岁以上或体重大于 30 kg 儿童选择 7 F 中心静脉双腔套管;其他小儿可选择 5 F 中心静脉双腔套管或 5.5 F 中心静脉三腔套管。

(3) 压力监测装置:至少应准备两条通路压力监测装置,备术中监测动脉压、静脉压等。同时准备额外的监测管道,以备外科医生术中直接测定心内各腔和大血管内的压力。

5. 环境要求　对于常温非体外循环手术,或体外循环前后,手术室温度要预热至 28 ℃ 左右,同时要使用变温毯、复温毯等保温措施,以避免低温对末梢循环、肺血管床和心肌的有害作用。要注意低温对婴幼儿的有害影响,注意保暖,保持合适的冷热环境特别重要。

三、小儿气管内插管

(一) 气管导管选择

(1) 应选用内径较大的导管,因为较大的导管除可降低呼吸做功外,还有利于肺内吸引,不易被分泌物堵塞并且抗扭结性能强。对全身水肿(可能累及气道)的患者应准备略小于正常的导管。

(2) 根据小儿年龄估计所需气管导管内径,6 岁以下的儿童,可以选用不带气囊导管,当吸气峰压达 20～30 cmH$_2$O 时导管周围有非常轻微漏气最佳,选用不带气囊导管可允许插入内径较大的导管,有助于减少气道阻力;另外,导管周围轻微漏气可减小环状软骨内表面压力,有助于降低拔除气管导管后发生声门下水肿的危险。选用带气囊的导管时,因气囊的存在所以导管内径应稍细,气囊充气不可过多,避免发生声门下水肿。

(3) 确定气管导管内径后,应同时准备大于和小于该导管半个号的导管各一根。

(二) 插管

(1) 婴幼儿、复杂畸形和术后带管时间较长患儿,一般多选择经鼻气管内插管。经鼻插管具有耐受性好、带管时间长、易于固定和容易口腔护理等优点,但插管技术要求高,插管操作不当易引起鼻腔出血。

（2）畸形相对简单的先天性心脏病或年龄较大的患儿多选择经口腔气管插管。

（三）插管深度

（1）新生儿到1岁小儿主气管（从声门至隆凸）长度变异很大（5～9 cm），因此插管深度应视小儿具体情况而定。一般大多数3个月至1岁婴儿，门齿位于气管导管10 cm标记处时，导管口正好在隆突上方。早产儿和足月新生儿插管稍短些，2岁小儿插至门齿位于气管导管12 cm处较合适。

（2）大于2岁的小儿可用下式估算：插管深度（cm）＝年龄（岁）/2＋12 或体重（kg）/5＋12。

（四）经鼻腔气管内插管

体重低于15 kg的婴幼儿多采用经鼻腔气管内插管，主要缺点是插管时可引起鼻腔出血。因此，要掌握正确的插管方法，避免导管误入中鼻道或上鼻道，操作轻柔可大大降低其发生率。插管过程中导管对下鼻道黏膜可有不同程度的损伤，但导管固定后有一定的压迫止血作用，除非反复试插导管误入中鼻道或上鼻道，鼻腔出血并不常见。

插管过程中除一般的给氧通气、临床常规监测和插管后确认外，经鼻腔插管有其特殊性。

（1）鼻腔的准备：无鼻道畸形的小儿均适用于经鼻插管，术前探视时应注意检查上呼吸道特别是鼻腔有无畸形，以避免插管困难引起损伤。清洁鼻腔很重要，可防止插管时鼻腔内异物如鼻垢等进入气管或气管导管。检查两侧鼻腔的通畅情况，选择较通畅的一侧鼻腔进行插管准备。

（2）鼻道的检查与润滑：小儿一般下鼻道较宽且黏膜血管较少，较适合鼻插管。用石蜡油棉签润滑下鼻道时，应注意探查下鼻道宽敞程度和走行。通常在麻醉诱导给药后用面罩给氧期间进行。

（3）导管的准备：导管的准备同经口插管，一般选用无套囊的气管导管，并同时准备三根号码相邻的导管。为了减弱插管时的阻力，导管表面涂液状石蜡至预计的插管深度处。导管腔内插入一吸痰管，吸痰管的大小应能占据气管导管内腔，以防止异物进入导管引起堵塞。

（4）气管导管的置入：气管导管应由下鼻道插入，否则插管困难易引起鼻腔出血。通常麻醉医生以左手拇指在鼻体部向头侧牵拉鼻翼暴露鼻腔后，右手将导管垂直插向枕部。由于小儿鼻翼比较短，导管进入鼻腔后如先指向头侧，易误入中鼻道或上鼻道引起出血。

（5）导管钳的使用：喉镜明视下，以大小合适的导管钳将导管送入声门。导管钳不要误伤周围组织，夹住导管后应由助手配合缓慢送入导管。必要时将小儿头部边前倾边滑入导管。

（6）插管困难或鼻腔出血：导管进入鼻道后发紧、受阻或不能出鼻后孔时，可旋转导管，如仍不能出鼻后孔，应拔出导管充分通气后再行插入。经鼻腔插管确有困难者，应改为经口插管。对于插管过程中引起鼻腔出血者，注意观察，用负压吸引清洁鼻咽腔和气管导管。

（7）导管留置深度：在经口插管留置深度的基础上增加2～3 cm。同时，根据临床表现如双侧胸廓运动幅度、呼吸音是否对称、脉搏血氧饱和度和呼气末二氧化碳浓度监测等进行校正，术后可根据胸部平片再次校正。

（五）气管内插管后处理

（1）观察两侧胸廓呼吸动度及是否对称、听诊两侧呼吸音、监测呼气末二氧化碳分压和脉搏血氧饱和度。当脉搏血氧饱和度出现持续性下降时，立即检查核实气管导管深度，而不是增加吸入氧浓度。

（2）固定时以牢固、不滑、不折为原则，避免对鼻翼的压迫。一般选择以鼻腔为中心的三条胶带（鼻中至前额、左上唇至腮和右上唇至腮）来固定。

（3）负压吸引清除口腔和气管导管内分泌物，以免口腔分泌物流入呼吸道和气管导管内分泌物堵塞导管。手术结束后应充分吸痰膨肺，如必要可更换气管导管。

（4）鼻道出血经鼻插管失败的鼻腔出血患儿，首先清理鼻咽腔并压迫止血，再清理后可滴入少量麻黄碱，继续观察。特别是肝素化后出血不止者，可向鼻道内填入消毒后石蜡油纱条压迫止血。术后以生理盐水冲洗鼻咽腔，重新固定气管导管，并视情况决定是否请耳鼻咽喉科医生处理。另外，应注意是否有血液流入气管和肺内，并与气管或肺内出血进行鉴别。

四、术中麻醉处理

（一）麻醉诱导

（1）根据先心病类型、心室功能、年龄和合作程度、术后是否需延长机械通气等因素，选择麻醉诱导的方法和药物。无论采取何种方法，目的是要保证诱导时平稳和安全。

（2）大部分不合作的患儿选择氯胺酮（0.5～1 mg/kg）和长托宁（0.02 mg/kg）静脉注射，待患儿入睡后在无创监测下（心电图、袖带血压、心前区听诊器和脉搏血氧饱和度等）完成外周静脉通路和有创直接动脉压监测。合作患儿可以局麻下完成外周静脉通路。在此基础上，多选择静脉麻醉诱导。

（3）静脉麻醉诱导：可供选择的静脉麻醉诱导药物很多，如芬太尼、舒芬太尼、咪达唑仑、依托咪酯等，配合肌松药（维库溴胺、泮库溴胺和哌库溴胺等）完成气管内插管。

①发绀型：使全身血管阻力增高，降低肺循环阻力，减少右向左分流，可以选择氯胺酮、芬太尼等。静脉麻醉药到达脑循环的时间较快，麻醉诱导速度加快。

②合并慢性心功能不全型：理论上应避免应用对心肌明显抑制的药物，氯胺酮对心肌的直接抑制通常由其升高交感神经张力相抵消，可以选择氯胺酮和芬太尼。左向右分流对诱导速度无明显临床意义。

（4）吸入麻醉诱导：吸入麻醉诱导的优势在于可以控制麻醉的深度和通过肺快速清除，优点是降低心肌耗氧量、降低心肌收缩力和利于早期气管拔管。但需要患儿合作或处于睡眠状态较理想。经面罩诱导的药物以氟烷、七氟烷最优。

①发绀型：吸入麻醉诱导可降低耗氧量和提高混合静脉血氧饱和度。氧合改善的其他机制有缓解右心室流出道痉挛、增加肺血流和负性肌力效应等。理论上，吸入麻醉药有负性肌力作用，降低 CO 和血压，增加右向左分流。但临床上在吸入合适的浓度时，通常改善氧合。理论上，右向左分流使吸入麻醉诱导减慢，但临床意义不大。

②合并慢性心功能不全型：吸入麻醉诱导不是最佳选择。

（5）麻醉诱导完成气管内插管，必要时留置胃管，排出胃内气体。静脉适当输液（血液稀释）可降低外周阻力并增加肺血流。控制呼吸并根据患者具体情况和缺损性质进行调整，调整潮气量、呼吸频率、吸入氧浓度，吸入气体流量应大于 1 L/min。

（6）中心静脉穿刺置管和留置导尿管。根据手术给患者摆体位，并进行最后的准备如插入直肠温度和鼻咽温度探头，计划深低温停循环者应准备头部放置冰袋。

（7）采集动脉血样进行血气分析和测定活化凝血时间（activated clotting time，ACT）。检查准备好备用血浆和库血，特别是二次手术或侧支循环血管丰富的发绀患儿。

（二）麻醉维持

（1）麻醉维持技术的选择：根据病情、预计手术时间和气管拔管时间来决定。大剂量阿片类麻醉，可以提供稳定的血流动力学，对心肌的抑制很小，减低肺血管的反应性。缺点是需要延长术后机械通气时间。吸入麻醉维持，可提供不同的血流动力学效应，满足不同麻醉深度的调节能力，通过肺快速清除。

（2）切皮前及时追加麻醉维持药物，多选择芬太尼单次静脉注射，辅助吸入麻醉。体外循环前可以再次追加适当剂量芬太尼和肌松药。

（3）虽然低温减少对镇痛性麻醉药的需求，但仍需使用一些辅助用药如阿片类、睡眠药和肌松药等，通过体外循环回路也可使用挥发性麻醉药。给药剂量应考虑体外循环中分布容积的扩大。体外循环期间可以选择地西泮、咪达唑仑等药物辅助麻醉。复温后要及时追加肌松药，在加深麻醉的基础上，如果血压仍较高，可以选用血管扩张药物。

（4）为了避免手术结束后麻醉突然减浅，导致血流动力学波动，对非早期气管拔管者，在止血关闭胸腔期间适当静脉追加麻醉辅助药物。

（三）液体管理

（1）液体管理与先天性心脏病性质和年龄有关。液体管理除维持血流动力学稳定外，还应维持 $0.5\sim1.0$ mL/(kg·h)的排尿量。液体冲击量后如仍不能维持适当的尿量和心功能，应考虑使用甘露醇($0.5\sim1$ g/kg)和呋塞米($0.25\sim1$ mg/kg)。

（2）体外循环前静脉液体种类的选择很大程度上以年龄为准。麻醉及体外循环的小儿即使不使用含糖溶液，血糖也会增高。术中高血糖的程度与术后神经系统并发症有关。目前，糖类液体仅用于低血糖和年龄小于 1 岁的小儿。1 岁以上的小儿只用乳酸林格液。对第三间隙液体丧失（开胸手术可超过 4 mL/(kg·h)）和血液丧失的补充，所有年龄小儿均可用乳酸林格液，必要时补充血浆或浓缩红细胞。

（3）在切开心包暴露心脏前，可根据动、静脉压维持 10 mL/(kg·h)的速度。心脏暴露后可直接观察心脏收缩性和充盈程度，指导静脉补液速度和量。当小儿尿量少于 1 mL/(kg·h)、病史（使用利尿药或超过 4 小时未进食水）或临床表现中心静脉压低或使用异氟烷时血压明显降低表明血容量明显不足，应及时补充血容量。

（4）主动脉插管前小婴儿通常应维持比较充足的容量，因插主动脉管时失血相对较多。主动脉插管后可由体外循环泵直接向主动脉输入，以补充血容量的不足。

（5）体外循环前、中、后不同阶段液体总入量，可简单地估算：体外循环前总入量＝晶体量＋主动脉输血量－估计失血量－尿量，一般主动脉输血量略多于估计失血量；体外循环中总入量＝总预充量－尿量－滤液量－机器余血量，注意观察体外吸引器的使用以估算失血量；体外循环后总入量＝晶体量＋静脉输血量－尿量，注意观察渗血情况，以决定输血量。

（6）应考虑活动性出血、渗血和心肌保护液回收情况，提示外科医生注意正确使用左、右心吸引和体外吸引器。

（7）拔除主动脉插管前，经主动脉插管缓慢输血补充血容量，以避免主动脉插管拔出后出现血压波动。体外循环中液体总入量：小于 1 岁小儿为 $60\sim80$ mL/kg，$1\sim3$ 岁小儿为 $40\sim60$ mL/kg，$3\sim6$ 岁小儿为 $30\sim40$ mL/kg。以上数据仅供参考，应综合考虑各项血流动力学指标、心脏充盈程度、心肌收缩情况、畸形矫正满意程度、麻醉深度和体外循环时间等因素。

（8）体外循环时间较短、无血红蛋白尿，拔除主动脉插管后仍可经静脉回输肝素血，但应注意无菌操作,每输入 100 mL 肝素血追加鱼精蛋白 3~5 mg。

（9）体外循环后液体的补充和体外循环中的处理与停机时小儿各种生理指标密切相关,如心肌收缩情况、血红蛋白稀释程度、晶胶比例、酸碱及电解质平衡、尿量、术中超滤液、停机后体外循环余血的回输情况、各项循环指标和血管活性药物的应用等。停机后除补充电解质（如钾）使用晶体外,一般以输血和胶体为主。

（10）为了精确掌握液体量,体重低于 15 kg 的小儿,所有液体均用微量泵输注。输注速度可根据血流动力学指标确定,另外,可参考尿量和创面出血情况等。

五、体外循环

（一）体外循环灌注技术

（1）过去婴幼儿体外循环手术并发症和病死率较高,部分原因是对婴幼儿体外循环的有害性理解和认识不足,如血液稀释、血液成分的损害和全身炎症反应系统的激活等。例如,体外循环预充液与血管内容量比,通常成人为 0.25∶1,而婴幼儿可能为 3∶1。因此,体外循环中循环容量的成分以预充液成分为主,这是婴幼儿预充液中加红细胞的原因之一。

（2）体外循环预充由于新技术和设备的使用,预充液量大幅度减少,根据婴幼儿体重一般在 1000 mL 以下。通常需要加入浓缩红细胞和白蛋白,以维持红细胞比容和胶体渗透压。适当加入碳酸氢钠（对抗酸中毒）、甘露醇（利尿）和钙盐等。

（3）因婴幼儿不存在阻塞性血管疾病（动脉粥样硬化等）,血管床对血流的阻力较小。因血管阻力较低,体外循环时常表现为血管流量较高,可高达 150 mL/(kg·min),但动脉压较低（20~40 mmHg）,但婴幼儿通常能很好地耐受。因此,灌注流量比动脉压更重要。但应认识到,上腔静脉压的轻微升高（由静脉插管位置异常或梗阻引起）,即可明显降低脑灌注压,从而引起脑组织缺血、缺氧。

（4）深低温停循环,体重不足 10 kg 的婴幼儿经常使用,可能他们更易接受深低温低流量。核心温度在 15~20 ℃时,为保证无神经损伤,深低温停循环时间不应超过 1 小时。同时注意使用头部冰帽、甲泼尼龙（甲基强的松龙）和加深麻醉等措施,并避免血糖升高。

（二）体外循环监测

1. 抗凝　通常在动、静脉插管前使用肝素抗凝 4 mg/kg。活化凝血时间超过 480 秒,表明抗凝满意。体外循环中应至少每隔 30 分钟就要监测活化凝血时间。体外循环后使用鱼精蛋白拮抗引起的低血压,在婴幼儿不如成人常见和严重,必要时可使用抗组胺药,但对肺动脉高压者应慎重。

2. 动脉压　尽管在小儿对器官的灌注流量较压力更重要,但仍然需要维持适当的动脉压。动脉压过低通常表明存在全身血管阻力低、支气管肺动脉侧支或主动脉插管位置异常等。动脉压高通常表明动脉插管位置异常、全身血管阻力高或麻醉偏浅。

3. 中心静脉压　当深静脉导管置入过深,右心房打开时中心静脉压升高,此时因阻断上腔静脉而导致阻断后回抽无血。由于静脉回流到回流室的虹吸作用,中心静脉压可以是负值。静脉压增高通常表明容量过多、静脉插管位置异常或静脉引流管道梗阻。

4. 温度　低温是器官保护的基础。体表降温有利于全身均匀降温。采用体外循环搏动灌注并使用血管扩张药（如酚妥拉明）,可加速中心脏器降温。在降温和复温过程中需要监测中心（鼻咽部、鼓膜）和体表（直肠、腹壁）温度。中心温度的变化较体表温度慢,中心温度与体表温度平衡的速度是组织灌注的指标之一。

5. 器官灌注 尿量(在中度低温期间正常情况下可能就较少)、混合静脉血氧饱和度和酸碱状态,可以反映灌注是否满意。

6. 气体交换 通过监测 PaO_2 和 $PaCO_2$ 可反映呼吸交换情况。使用持续红外线探头,在体外循环管道监测,不用反复进行血气分析。

（三）体外循环期间管理

（1）建立体外循环并阻断上、下腔静脉后可停止机械通气。检查中心静脉压和头面部充血情况,防止腔静脉插管位置异常或静脉引流不畅。

（2）体外循环中持续监测动脉压、静脉压、尿量、温度、pH 和混合静脉血氧饱和度。

（3）准备好正性肌力药、血管扩张药、起搏器和新鲜血液等。使用气道湿化器,静脉液体预热。心脏复苏前校正压力传感器。

（4）复温开始后根据需要追加阿片类药、睡眠药和肌松药。去除头部冰袋,打开变温毯,升高手术室室温。

（5）在开放主动脉前即开始使用血管活性药,开始通气前应先吸痰再膨肺。

（6）手术操作结束完成复温后,有时通过暂时部分钳夹腔静脉管使心脏充盈射血,以观察心肌功能和缝合线的完整性。充分排气和止血后,如果一切满意,准备脱离体外循环。

（7）脱离体外循环时必须满足脱机标准,肛温超过 36 ℃,心律和（或）心率正常,而且电解质、酸碱状态和血红蛋白在可接受的范围,确认呼吸功能和呼吸机工作正常。检查各项血流动力学监测,根据具体情况备好血管活性药,以及备好血小板或新鲜冰冻血浆等。在脱机过程中和脱机后血流动力学尚不平稳时,应纯氧通气并检查呼吸音。

（8）脱离体外循环困难,不一定是由于心力衰竭,应考虑下列因素。

①畸形纠正是否满意:检查缝线的完整性、补片是否裂开以及瓣膜是否完好。

②残余分流:心腔内血液分流可妨碍脱离体外循环。残余分流可能是缺损修补不完全或多发室间隔缺损的漏诊。

③动脉流出道或静脉流入道梗阻:动脉流出道梗阻常涉及残余的解剖梗阻性缺损、手术修复不完善或动脉插管位置不当;静脉流入道梗阻可能是心房手术的并发症(如完全性肺静脉畸形引流、Fontan 手术)或静脉插管位置异常,导致全身静脉和肺静脉充血而心脏充盈不足。

④肺动脉高压:脱离体外循环期间常见的问题之一。根据心排血量低、右心压力高和右心衰竭等作出判断。

⑤肺泡通气不足:正常心肌功能的维持有赖于充分的氧合。在脱离体外循环时,肺脏必须承担起呼吸交换功能。肺泡通气或交换不足,引起低氧血症或高碳酸血症,造成脱机困难。

⑥医源性原因:对心肌有抑制作用的药物或血管扩张药使用不当,以及其他未意识到的因素。

⑦心力衰竭:如果存在心力衰竭,应寻找可能原因,如高钾血症、心肌抑制、失血过多或过快等。使用正性肌力药物或继续进行体外循环辅助,直至心肺功能改善。

（9）患者脱离体外循环,且血流动力学稳定,可给予鱼精蛋白拮抗。

（10）根据创口出血情况、尿量、心脏充盈程度、动静脉压和心肌收缩力等补充血容量。

（四）心肌保护

（1）虽然对心肌保护的机制了解不多,但未成熟心肌能较好地耐受缺血,部分原因与未成熟心肌可通过糖酵解途径产生 ATP 的能力增强有关。全身低温体外循环、主动脉阻断并灌注冷晶体(心脏停搏液,4 ℃)是最常用的心肌保护方法。心包腔内放置冰盐水或冰屑可使心脏局部低温。在体外循环结束时可用温血停搏液灌注。

(2)1 岁以下的婴幼儿(通常体重不足 10 kg)和某些特殊的心脏缺损手术(如主动脉弓修补),可采用深低温停循环。深低温停循环具有术野清晰、外科操作无血溢出的优点,通过减少非冠状动脉血流也加强心肌保护,由于缩短了体外循环时间,减少了血液损害。采用极低流量体外循环替代深低温停循环有可取之处。

(3)体外循环降温至肛温 18~20 ℃,鼻温至 15~17 ℃,可进行深低温停循环。降温过程通常需要 25~30 分钟,使用血管扩张药如酚妥拉明 0.5 mg/kg 可加速降温,同时可使用变温毯体表降温。

(4)尽管体外循环中,心室颤动下做心内操作很少使用,可用于不需要阻断循环的短小手术。

六、体外循环后的处理

(一)血流动力学管理

(1)为维持血流动力学稳定,停机时所用的正性肌力药物和其他血管活性药物应继续使用。

(2)注意容量的补充。体外循环后容量的补充常常以胶体为主,如体外循环后剩余的肝素血、血浆或 5% 白蛋白。必要时补充新鲜全血、血小板或其他凝血因子。注意每输入 100 mL 肝素血追加鱼精蛋白 3~5 mg。体外循环时间过长,血液破坏较重,出现血红蛋白尿者,剩余肝素血不宜使用。

(二)手术室内拔管

(1)手术结束后准备在手术室内拔除气管内插管者,必须满足气管拔管的有关标准。早期拔管可避免持续带管、肌肉松弛(管道脱开引起的窒息、气管导管内梗阻)和正压通气(气道压增高、肺循环阻力增大、静脉回流减少和气胸等)所带来的潜在危险。

(2)手术室内拔管的标准:患者初醒、肌力恢复、温暖;吸入 50% 氧、自主呼吸时血气正常未用体外循环或使用体外循环心肌阻断时间少于 30 分钟;肺动脉压正常;血流动力学稳定,未用高剂量正性肌力药物支持;止血彻底完善,渗血量少等。

(三)回重症监护室(ICU)前处理

(1)麻醉医生和外科医生应对患者的血流动力学状态满意,并备好抢救药物、氧气袋、简易呼吸器和转运监测仪等。

(2)为使插管患者平稳送到 ICU,必要时适量追加肌松药和阿片类药。

(3)术毕应检查气管内插管,双肺听诊以判断气管导管深度,气管插管内径过细(小于 4.0 mm)很容易被分泌物和血液堵塞,患者术后需长时间机械通气者,必要时在离开手术室前可选择性地更换气管内插管。

第三节 动脉导管未闭

一、概述

动脉导管未闭(patent ductus arteriosus,PDA)是小儿常见的先天性心脏病,其发病率占先天性心脏病15%～21%,女性多于男性。

本病可单独发生,也可合并其他心血管畸形,有时作为某些发绀型先心病的代偿机制而存在。

二、病理解剖

动脉导管连接于主动脉峡部和肺动脉分叉处,是胎儿时期的正常结构,起源于胚胎第6主动脉弓,是胎儿赖以生存的生理性血流通道。绝大多数小儿于生后24小时因导管平滑肌收缩而产生功能性闭合,通常在出生后2～3周完全自行解剖闭合而成为动脉导管韧带,如果一周岁后仍未闭合即为病理性动脉导管未闭。

动脉导管通常分为五种类型。①管型:导管两端直径相等,此型最为常见。②漏斗型:主动脉端较肺动脉端明显粗大,形似漏斗。③窗型:动脉导管呈粗短型,主、肺动脉几乎相连。④哑铃型:动脉导管中间细,两端粗,似哑铃状。⑤动脉瘤型:动脉导管中部呈瘤样扩张,管壁变薄。

三、病理生理

动脉导管未闭构成主动脉与肺动脉之间的异常通道,血液从主动脉经动脉导管向肺动脉分流,其分流量取决于导管的粗细和主、肺动脉之间的压力阶差。由于不论在收缩期或舒张期,主动脉压力均高于肺动脉压力,所以血液从主动脉连续流入肺动脉,即左向右分流。肺血流量增加,左心房压力增高,左心室容量负荷加重,左心室扩张肥厚,甚至导致充血性心力衰竭。长期的肺血流量增加使肺小动脉发生痉挛,肺小动脉壁内膜和中层增厚,管腔变小,进一步使肺循环阻力增加,出现梗阻性肺动脉高压。当肺动脉压力接近或超过主动脉压力时即可产生双向分流或右向左分流,临床上出现发绀,称为艾森曼格(Eisenmenger)综合征。

四、临床表现和诊断

临床症状取决于导管的粗细、分流量的大小以及肺血管阻力的高低。导管细小者通常无症状而仅有体征,导管粗且分流量大者,则有反复发生呼吸道感染、气急、乏力、发育障碍,甚至心力衰竭等。早产儿动脉导管未闭有时可产生呼吸窘迫综合征。若并发亚急性细菌性心内膜炎,则有全身感染症状。

听诊时于胸骨左缘第2～3肋间可闻及典型的机器样、连续性杂音,并向左锁骨上窝传导,局部常可触及震颤。肺动脉第二心音亢进,但常被杂音所掩盖。当伴有肺动脉高压或心力衰竭时,可仅有收缩期杂音,或者听不到杂音。由于收缩压正常,舒张压降低,所以脉压增大,可出现水冲脉、枪击音、毛细血管搏动等周围血管征。

动脉导管未闭的诊断并不困难,依据典型的连续性心脏杂音、心电图、胸部X线片、超声心动图检查即可确诊,如果伴有严重肺动脉高压或者合并其他心内畸形则应行心导管造影检查,以进一步明确其病理解剖和病理生理学改变,有助于治疗方法的选择。

（一）心电图

分流量小者心电图正常。大部分患者表现为左心房、左心室扩大,严重时出现双心室肥大或以右心室肥大为主。

（二）胸部 X 线

细小的动脉导管未闭,其心影和肺血可无明显改变。分流量大者表现为双肺充血,左心室扩大,主动脉结增大,肺动脉段隆起,可有"漏斗征"。

（三）超声心动图

为无创性检查方法,对诊断及鉴别诊断具有重要价值。可显示动脉导管的粗细、形态、血流的方向以及合并的心内畸形,同时对肺动脉压力进行估测。

（四）心导管检查

婴幼儿患者一般无需此项检查。对于不典型病例、伴发严重肺动脉高压和合并心内畸形者可选择使用。

五、手术操作

单纯动脉导管未闭者,在常温、控制性降压麻醉下进行导管结扎、切断或钳闭。婴幼儿还可经左后外切口,胸膜外游离并处理动脉导管。近年开展经胸腔镜游离并处理动脉导管和心导管介入栓塞动脉导管。对年龄大并有重度肺动脉高压的动脉导管未闭,可在体外循环、低温低流量下,经肺动脉直接缝闭或补片修补。

并发症如下。

（1）后负荷增高可引起左心功能紊乱。

（2）误扎左肺动脉和降主动脉,可引起缺氧和体循环低灌注。

（3）导管破裂出血或术后导管再通。

（4）喉返神经损伤。

六、麻醉要点

（1）因发育不良和合并肺部疾病者,容易导致缺氧,术前应吸氧、限制液体入量。

（2）新生儿有时只需用阿片类药和肌松药就可进行气管内插管。年龄较大者,可以在手术室内拔管。非体外循环者,麻醉维持可以选择异氟烷吸入,辅助控制性降压,利于早期气管拔管。

（3）术中常规进行直接动脉测压,监测心电图、SpO_2、温度和呼气末 CO_2 分压（$PetCO_2$）。挤压术侧肺脏有时可以引起缺氧,应维持 SpO_2 在 95% 以上。控制性降压期间密切注意心电图、SpO_2 的变化,可反映降压时外周和心肌的灌注状况。直接动脉测压部位应选择右侧上肢和下肢,以避免术前漏诊主动脉缩窄或误操作涉及左锁骨下动脉和降主动脉等情况发生。

（4）常温结扎时可以用硝普钠或硝酸甘油降压,平均动脉压在结扎或切断时可以暂时控制在 40～50 mmHg。结扎后由于分流到肺的血流重新分布到外周,可出现舒张压升高和脉压缩小。

（5）低流量体外循环经肺动脉缝闭时,应警惕主动脉进气,采取头低位利于头部灌注和防止气栓。

第四节　室间隔缺损手术

一、概述

室间隔缺损(ventricular Septal Defect,VSD)为最常见的先天性心脏病,约占出生婴儿1.5‰,占所有先天性心脏病的20%,如包括合并其他畸形的室间隔缺损在内,将超过所有先天性心脏病的50%。室间隔缺损大小不一,可单发或多发,并可以合并其他心内和心外畸形。

二、病理解剖

室间隔缺损根据其解剖位置可分为五种类型。

(一)膜周型

膜周型也可称为室上嵴下型或膜部缺损型,占室缺类型的80%左右,最为多见。其位置在三尖瓣隔瓣和前瓣交界处,包括膜部间隔,也可向前延伸至肌部室间隔,向上延伸至圆锥隔,向下延伸至隔瓣后。

(二)漏斗部室间隔缺损

漏斗部室间隔缺损约占室间隔缺损的20%,可分为圆锥间隔缺损和肺动脉瓣下型室间隔缺损。

(1)圆锥间隔缺损:其缺损四周均为肌肉组织,即室间隔缺损上缘至肺动脉瓣环之间有肌性组织隔开。

(2)肺动脉瓣下型室间隔缺损:其上缘直接与肺动脉瓣环和主动脉瓣右冠瓣相连,即室间隔缺损与肺动脉瓣环之间无肌性组织。室间隔缺损位于主动脉瓣右冠瓣叶下缘,使右冠瓣处无室间隔组织连接支撑,同时心内左向右分流,导致主动脉瓣叶经室间隔缺损向下脱垂。长期脱垂将导致主动脉瓣关闭不全。

(三)肌部缺损

肌部缺损较少见,可发生在肌部的任何部位。整个缺损的边缘为肌性组织,好发于心尖部,由于肌小梁的阻挡,可形成许多大小不等的缺损,称为Swiss-Cheese型缺损。

(四)房室通道型

房室通道型也可称为隔瓣后型。较少见,仅占室间隔缺损的5%。缺损位于右心室流入道、隔瓣后,前缘为肌部室间隔,上缘可延伸至膜部。

(五)混合型

同时存在以上缺损的任何两种以上者称为混合型。膜部缺损伴肌部缺损较为多见。

三、病理生理

室间隔缺损的血流动力学变化与缺损大小,左、右心室压力阶差以及肺血管阻力高低有关。

小型室间隔缺损其直径不超过主动脉根部直径1/4,左向右分流量小,肺循环与体循环血流量之比小于 2：1，左心室容量负荷增加，肺动脉压力正常。

中型室间隔缺损的直径为主动脉根部直径的 1/4～1/2，心内流量为（2～3）：1，回流至左心房和左心室的血流量明显增加，左心室舒张期负荷增加，使左心房、左心室扩大。

大型室间隔缺损的直径超过主动脉根部半径或等于主动脉直径。肺循环与体循环血流量之比大于 3：1，不仅左心房和左心室扩大，而且由于肺循环血流量增加，肺小动脉产生动力性高压，右心室收缩期负荷增加，导致右心室肥大。随着病理进展，肺动脉压力进一步增高，使心内左向右分流量减少，后期出现双向分流，最后导致右向左分流，即艾森曼格综合征，肺血管发生六级病理改变，将失去手术机会。

四、临床表现和诊断

患儿的临床表现与室间隔缺损的大小有关。一般新生儿出生时由于肺血管阻力没有下降，心内分流量不大，此时并没有症状。随着出生后肺血管阻力的逐渐下降，胸前区出现收缩期杂音。如缺损较大，患儿可出现喂养困难、体形瘦小、面色苍白、吸奶后气促，甚至出现反复呼吸道感染，并发肺炎，严重者出现慢性充血性心力衰竭。

小型室间隔缺损在临床上可无任何症状，仅仅表现为胸前区收缩期杂音，对活动和生长发育无影响。中型室间隔缺损其分流量大于 1.5：1，可表现为心前区胸骨隆起，胸骨左缘 3～4 肋间闻及收缩期杂音，伴震颤。大型室间隔缺损，其分流量大于 2.5：1，可同时在左心尖区听到轻度舒张期杂音，此为舒张期大量血流通过二尖瓣，形成二尖瓣相对性狭窄所致。肺动脉压力增高，表现为肺动脉瓣区第二心音亢进。如肺动脉压力进一步增高，心内出现双向分流时，胸前区杂音反而变得柔和而短促，震颤也减轻，但肺动脉瓣区第二心音亢进，呈单一金属音，外周经皮血氧饱和度可下降，为 95% 左右。

（一）X 线检查

心脏阴影扩大，肺纹理增多。室间隔缺损中等大时，肺野明显充血，左心室增大，肺动脉段凸出。缺损大、重度肺高压时，可见肺动脉段明显凸出，左、右心室都扩大，肺纹理扩散到外侧带。当患儿出现肺血管阻塞性病变时，胸片示心脏阴影扩大化较原来缩小，肺门血管阴影增大，但肺野外侧的肺纹理反而减少。

（二）心电图检查

心电图表现与室间隔缺损大小、肺血管阻力有关。早期肺血流量增加，左心室舒张负荷加重显示左心室肥大。随着肺血流增多，肺动脉压力增高，右心室负荷加重，可出现右心室肥大或双室肥大。当肺动脉压力进一步增高为重度肺动脉高压时，心电图可出现 S-T 段变化。

（三）超声检查

二维多普勒超声的检查正确率相当高，可准确了解 VSD 的大小、位置、肺动脉血流的流速以了解肺动脉压力，同时可测定各房室瓣关闭情况，心内解剖位置是否异常是否伴心内其他畸形等，是目前诊断先心病的重要手段。由于其无创伤性，对单纯 VSD 诊断明确可直接手术，不需作心导管检查。

（四）心导管检查

心导管检查是诊断室间隔缺损的重要手段，特别是重度肺动脉高压患者。通过股动脉和股静脉穿刺，送入心导管至心脏各部位测定压力，抽取血标本做血氧饱和度测定，以及注射造影剂通过电影摄片了解心脏内解剖情况。

通过心导管测定肺动脉和体循环收缩压力,计算其体循环与肺动脉压力比值(P_p/P_s),一般认为 P_p/P_s 在 0.3～0.45 之间为轻度肺动脉高压,0.45～0.75 为中度肺动脉高压,而 0.75 以上为重度肺动脉高压。同时可测肺小动脉或肺静脉嵌压,以了解肺动脉高压的病理变化。

心血管造影主要通过左心室造影,可明确室间隔缺损位置、大小、数目,对疑有多发性室间隔缺损,可排除是否伴有动脉导管未闭或主动脉瓣关闭不全等。

五、手术操作

通常经肺动脉或三尖瓣途径修补室间隔缺损。位于心室尖或右心室流出道的缺损,需要切开心室进行修补。修补缺损的方法包括单纯缝合法和补片法。采用正中或右外侧开胸,在体外循环下手术。并发症如下。

(1)肺循环阻力增大或心室切开可引起右心室衰竭和心律失常。

(2)巨大室间隔缺损和肺含水量增加的患者可出现呼吸衰竭。

(3)损伤传导束,引起房室传导阻滞。

(4)如果存在残余左向右分流,可能出现右心室容量负荷过重。

(5)偶尔,由于补片位置欠佳,可出现右心室流出道梗阻;或由于修补瓣下室间隔缺损,使隔瓣受到牵拉或扭曲,导致主动脉瓣反流。

六、麻醉要点

(一)术前用药

术前用药取决于心室功能,目的使小儿进入手术室时处于睡眠状态,避免因哭闹和挣扎进一步加重对循环系统的损害。严重肺动脉高压术前用药剂量减少或取消,因为呼吸抑制引起的 $PaCO_2$ 升高,可进一步增高肺动脉压,并减少肺血流量。在术前用药的同时应注意给氧。

(二)麻醉诱导

可用艾司氯胺酮或阿片类药麻醉诱导,能耐受一定程度心肌抑制的小儿,也可考虑使用吸入麻醉诱导。麻醉后应注意补充静脉血容量。如室间隔缺损为非限制性且肺血流增多,应维持正常二氧化碳分压并限制吸入氧浓度,以预防肺循环阻力降低引起肺血流进一步增加(肺窃血),而使体循环血流减少。

(三)动脉高压

原有肺动脉高压、右心室功能紊乱以及需要切开心室进行修补者,脱离体外循环时有困难,可以联合使用正性肌力药和血管扩张药。在脱离体外循环前应设法降低肺循环阻力,维持最低的右心室后负荷。脱离体外循环时特别困难,应考虑是否存在多发室间隔缺损。

(四)传导阻滞

房室传导阻滞时有发生,通常与手术操作引起传导系统周围水肿、缝合部位不当、不正确的缝合技术有关。短暂者可以使用山莨菪碱、阿托品或异丙肾上腺素等纠正,必要时使用临时起搏器。

(五)肺循环阻力

肺动脉高压体外循环后可以采取以下措施,降低肺循环阻力,维持血流动力学稳定。

(1)维持一定的麻醉深度,加强镇痛和镇静,降低肺血管的反应性。

（2）纯氧通气，防止缺氧性肺血管收缩。过度通气，维持 $PaCO_2$ 在 25～28 mmHg。吸入 $(0.05～80)×10^{-6}$ g/mL 的 NO。

（3）选用血管扩张药：硝普钠 0.1～8 $\mu g/(kg \cdot min)$；硝酸甘油 0.1～7 $\mu g/(kg \cdot min)$；PGE_1 0.05～4 $\mu g/(kg \cdot min)$ 结合去甲肾上腺素（NE）左心房输注；酚妥拉明 1～20 $\mu g/(kg \cdot min)$；异丙肾上腺素 0.02～20 $\mu g/(kg \cdot min)$。

（4）右心衰竭选用：多巴酚丁胺 2～20 $\mu g/(kg \cdot min)$；多巴胺 3～6 $\mu g/(kg \cdot min)$；氨力农 5～20 $\mu g/(kg \cdot min)$；米力农 0.5～0.75 $\mu g/(kg \cdot min)$；右心室机械辅助装置。

（5）术后镇痛常选用芬太尼 1～10 $\mu g/kg$ 单次负荷剂量后，开始输注速度 5～10 $\mu g/(kg \cdot h)$ 维持。由于芬太尼可引起胸壁强直，应同时使用肌松药（如泮库溴胺、维库溴胺和派库溴胺等）。患者对芬太尼往往很快适应，有时需要每天增加用药剂量。芬太尼可减缓气管内吸引所致的肺（体）血管反应。对已知肺血管反应性较高的患者，可在气管内吸引前追加芬太尼。镇静常用咪达唑仑和地西泮等。

第五节　法洛四联症根治术

一、概述

在青紫型先天性心脏病中，法洛四联症（TOF）最多见。由于法洛四联症的解剖变化很大，可以伴有严重肺动脉闭锁和大量的侧支血管，也可仅为室间隔缺损伴流出道或肺动脉瓣轻度狭窄，因此其手术疗效和结果有较大差异。目前一般法洛四联症的手术治疗死亡率已降至 5% 以下，如不伴有肺动脉瓣缺如或完全性房室通道等，其死亡率低于 2%。

二、病理解剖

法洛四联症意味着患者心脏有四种畸形，包括室间隔缺损、主动脉骑跨、右心室流出道梗阻和右心室肥厚。这些畸形的基本病理改变是漏斗部的圆锥隔向前和向左移位导致的。

（一）室间隔缺损

非限制性的缺损，由漏斗隔及隔束左移对位不良引起，因此可称为连接不良型室间隔缺损。室间隔缺损上缘为移位的漏斗隔的前部；室间隔缺损的后缘与三尖瓣隔前瓣叶相邻；其下缘为隔束的后枝，而前缘为隔束的前枝。传导束穿行于缺损的后下缘。虽然室间隔缺损通常位于主动脉下，但当漏斗隔缺如或发育不完时，缺损可向肺动脉部位延伸，或形成肺动脉瓣下缺损。

（二）主动脉骑跨

主动脉根部向右移位，使主动脉起源于左、右心室之间。主动脉与二尖瓣纤维连接总是存在，即使在极度骑跨的病例亦如此。当主动脉进一步骑跨，瓣下形成圆锥时被认为是右心室双出口。

（三）右心室流出道梗阻

由于漏斗隔发育不良，漏斗部向前向左移位引起右心室流出道梗阻。从漏斗隔向右心室游离壁延伸的异常肌束亦可造成梗阻。肺动脉瓣环一般小于正常，肺动脉瓣叶常增厚且与肺动脉壁粘连,二瓣畸形多见,仅有少量病例肺动脉瓣狭窄成为流出道最窄部位。梗阻亦可发生在肺动脉左右分支的任何水平,有时可见一侧分支发育不良。左肺动脉可以缺如,而起源于动脉导管,也有局限性左右肺动脉开口狭窄。

(四)右心室肥厚

随着年龄增长,右心室肥厚进行性加重,包括调节束和心室内异常肌束的肥厚、增粗进一步加剧右心室梗阻,使右心室压力增高,甚至超过左心室压力,患儿青紫加剧,出现缺氧发作。右心室肥厚晚期使心肌纤维化,影响右心室舒张功能。并发如下畸形。

(1)肺动脉瓣缺如:大约5%的法洛四联症病例伴肺动脉瓣缺如。右心室流出道梗阻位于狭窄的肺动脉瓣环,常有严重肺动脉瓣反流。瘤样扩张的肺动脉干和左右肺动脉分支可压迫支气管分支。

(2)冠状动脉畸形:5%病例伴冠状动脉畸形,最多见为左前降支起源于右冠状动脉,横跨右心室流出道,右心室流出道切口易造成其损伤。

(3)伴随畸形:法洛四联症主要伴随畸形最多见的为房间隔缺损、动脉导管未闭、完全房室间隔缺损和多发室间隔缺损。

三、病理生理

右心室压力增高使室间隔缺损引起的左向右分流减少,主动脉的右跨使右心室血分流入主动脉,产生右向左分流,且逐渐加重。肺血减少主要取决于右心室流出道狭窄的严重程度。右心室流出道与肺动脉梗阻越重,肺部血流越少,发绀和组织缺氧就越严重。严重法洛四联症伴有粗大的体肺动脉侧支。肺动脉远端发育不良者则常有严重发绀。由于左心发育较差,右心负担重,且随年龄的增长日益加重,最终导致心力衰竭。

四、临床表现及诊断

法洛四联症的临床表现取决于右心室流出道梗阻的程度。出生时发绀不明显,随年龄增长,由于右心室漏斗部肥厚的进展,到6~12个月时,发绀才趋向明显。可发生缺氧发作。发绀为四联症病例的主要症状。收缩期杂音来源于流出道梗阻,在有较大侧支血管供血时,患儿背部和两侧肺野可闻及连续性杂音。肺动脉瓣缺如病例常伴呼吸窘迫症状,且可闻及肺动脉反流的舒张期杂音。较年长患儿可见杵状指(趾)。

小部分病例在出生或生后不久即出现严重发绀。这组病例主要肺动脉瓣环发育不全。在法洛四联症伴肺动脉狭窄时外周肺动脉可发育不良,但通常肺动脉分支大小尚可。年长的法洛四联症病例因长期发绀,可有杵状指(趾)、气急、运动耐力差、脑脓肿和伴肺脑栓塞。

辅助检查包含以下内容。

(1)心电图表现为右心室肥厚。与新生儿期的正常右心室肥厚一致,在3~4个月龄前不能清楚地反映出任何畸形。

(2)胸片右心室肥厚引起心尖上翘和肺动脉干狭窄使心脏左上缘凹陷形成靴形心。心脏大小基本正常,肺动脉段相对凹陷。当侧支血管较多时,外周肺纹理常紊乱和不规整。

(3)超声心动图能很好地显示对位不良型室间隔缺损,主动脉骑跨和右心室流出道梗阻。冠状动脉开口和大的分支有时亦能显示。

(4)心导管和心血管造影可较好显示右心室流出道狭窄的范围,左右肺动脉分支狭窄程度和有无汇合。主动脉造影可显示主肺动脉侧支血管。与横隔水平降主动脉的比较可估测肺动脉瓣环和肺动脉干及其分支的大小,以决定手术方案。

(5) 多排螺旋 CT 及 MRI 能对主肺动脉和左右肺动脉进行准确测量,并可直观地了解肺动脉的形态及其与主动脉的关系,同时对室间隔缺损的大小、部位和右心室流出道狭窄的部位和程度得出准确的诊断。

五、手术操作

根治性手术操作:原有体-肺分流性减状手术者,对体-肺分流进行结扎。切除右心室流出道室壁和室间隔肌束,右心室流出道补片加宽(瓣环下或跨环),疏通右心室流出道,补片闭合室间隔缺损。肺动脉瓣闭锁或冠状动脉左前降支走行异常者,可用右心室至肺动脉的外通道。

并发症:残余右心室流出道梗阻;心律失常;右心室衰竭(特别是右心室切开者);三度房室传导阻滞;通过支气管肺动脉侧支或残余室间隔缺损,造成肺血流过多。

六、麻醉要点

(一)术前

详细查阅病历的重要资料,了解"缺氧发作"的频率和程度,有无减状手术史和心力衰竭的症状与体征。熟悉心导管检查资料,重点了解肺动脉的大小,是否存在跨过右心室漏斗部的异常冠状动脉左前降支,心室功能和肺动脉瓣环的大小。

(二)体外循环前

维持血管内有效容量,维持体循环,减弱肺循环(尽管引起肺血流梗阻的主要原因是狭窄的右心室流出道),预防缺氧发作。负性肌力药物,如吸入麻醉药、普萘洛尔或艾司洛尔,可能有助于缓解漏斗部痉挛和增加肺血流。如果采用静脉麻醉诱导,需注意维持适当的体循环,可以选择氯胺酮和舒芬太尼。体外循环前低血压,常常是由于血容量不足,一般对静脉补液反应良好,可以静脉注射去氧肾上腺素 $1\sim2~\mu g/(kg \cdot min)$ 暂时纠正。通过放血进行血液稀释,降低血液黏滞度,对增加肺血流和心排血量临床上有一定作用,对体重超过 20 kg,红细胞比容超过 50% 者,可以考虑放血 $10\sim20$ mL/kg 备用,但应注意麻醉管理和无菌操作,主张在体外循环初始,通过腔静脉引流管放血,安全可靠。

(三)体外循环后

应支持右心室功能,同时降低肺循环阻力。成功地脱离体外循环,有赖于成功地进行手术矫正,并恢复右心室功能、肺动脉大小和反应性,并使心肌受到保护。体外循环后需要使用正性肌力药物如多巴胺 $3\sim10~\mu g/(kg \cdot min)$,特别是婴幼儿和右心室切开者,必要时加用肾上腺素和米力农。对短暂房室传导紊乱需要安置临时起搏器。

第六节 完全性肺静脉异位引流手术

一、概述

完全性肺静脉异位引流(total anomalous pulmonary venous connection,TAPVC),为左、右肺静脉直接或间接与右心房相连接,使肺静脉血回流至右心房,和上下腔静脉血在右心房内混合后通过房间隔缺损进入左心房。

二、病理解剖

临床上一般以解剖类型分类。

(一)心上型 TAPVC

心上型 TAPVC 指肺静脉异位回流连接至心上体静脉系统,包括上腔静脉,左上腔静脉或奇静脉。约占 TAPVC 的 45%。也有汇总静脉从右侧上腔静脉后缘直接连接。

(二)心内型 TAPVC

心内型 TAPVC 指肺静脉异位连接至右心房,约占 TAPVC 的 25%。大部分患儿的肺静脉总干与冠状静脉窦连接。

(三)心下型 TAPVC

心下型 TAPVC 指肺静脉直接与下腔静脉相连,约占 TAPVC 的 20%。肺静脉总干在食管前方穿过膈肌进入腹腔,与门静脉或静脉导管相连;也有肺静脉总干直接与下腔静脉相连。

(四)混合型 TAPVC

混合型 TAPVC 指患儿同时具有上述两种以上的肺静脉异位回流,占 TAPVC 的 5%~10%。

三、病理生理

由于肺静脉氧合血的回流全部进入右心房,必须通过房间隔缺损才能进入左心房,因此影响本病患儿血流动力学的因素包括肺静脉回流是否梗阻以及心房内分流量的大小。如房间隔缺损足够大,肺静脉回流无梗阻,患儿可无任何症状直至学龄前才被发现;相反,如肺静脉回流有梗阻,或房间隔缺损为限制性,患儿早期即出现青紫,充血性心力衰竭,需急诊手术。

非梗阻型 TAPVC,肺血流量明显增多,早期出现肺动脉高压。由于左心房的回心血流量较少,左心房往往偏小,左心室也相对较小。

梗阻型 TAPVC,出生后早期肺循环静脉端压力增高,引起肺水肿和肺血流量减少,并迅速导致进行性低氧血症,如果不加以治疗,血流动力学就会衰竭。

四、临床表现和诊断

临床表现与心房内分流量大小有关系。大部分患儿心脏杂音不明显,肺动脉瓣区第二心音亢进。无肺动脉高压时,与房间隔缺损相似,发绀轻,活动后无气促、乏力。典型心上型 TAPVC 可表现为雪人形或 8 字形,心电图示电轴右偏,右心房右心室肥大。超声检查可以非常清楚地显示肺静脉异位连接部位,是否伴肺静脉回流梗阻,以及并发其他心内畸形。

TAPVC 伴肺动脉高压时,可表现为呼吸气促,出现发绀,伴有反复肺炎史和慢性心功能不全。心脏收缩期杂音明显,肺动脉瓣区第二心音明显亢进,分裂。胸片心脏阴影明显扩大,肺动脉段突出,肺充血严重。同时伴有肺静脉回流梗阻时,往往出现呼吸衰竭,发绀明显,肝大,四肢水肿,严重者出现右心衰竭。

梗阻严重的新生儿,血气分析显示严重的低氧血症($PO_2 < 20$ mmHg),伴代谢性酸中毒。胸片示心脏大小可正常,但伴严重肺水肿。二维超声可以明确 TAPVC 的诊断。梗阻严重的患儿应避免导管检查,因血管造影引起渗透压增高,可加剧肺水肿,因此一般不主张常规做造影检查。

五、手术操作

（1）重建肺静脉引流，使肺静脉血引入左心房，闭合气囊房间隔。通常在左心房后面将肺静脉与左心房吻合，并结扎异常的静脉。心内型通常切开冠状静脉窦进入左心房，使用补片将肺静脉回流血液通过气囊房间隔引入左心房。对混合型因畸形引流不同，手术方法各异，需根据具体情况而定。有时甚至难以将所有的肺静脉隔入左心房，可能残余 1 支肺静脉入体静脉系统，对手术效果及远期疗效影响不大。

（2）问题和并发症：肺静脉梗阻；肺血管反应性增高；肺器质性疾病。

六、麻醉要点

（1）术前重点在于维持正常的肺循环和支持心室功能。继发于肺血流增加或肺静脉梗阻的肺水肿，可能需要正压通气和正性肌力药的支持。为控制肺血流的进一步增加，避免过度通气和适当限制吸入氧浓度。

（2）术中通常以阿片类麻醉药物为主，因它对心肌抑制轻微。因手术后血流动力学的改变，左心室功能容易受损，应通过颈内静脉预先置入 20 G 深静脉导管，术中由外科医生置入左心房，备术后左心房测压。脱离体外循环时需要采取降低肺循环阻力的措施（过度通气、纯氧通气、轻度碱血症），通常需继续使用正性肌力药物，以支持心脏功能，给予血管扩张药（硝酸甘油、米力农），以降低肺动脉压。

（3）术后需要机械通气，为减弱肺血管反应性，术后要有足够的镇静。

第七节 主动脉缩窄矫正术

一、概述

先天性主动脉缩窄是较为常见的一种先天性血管畸形，发病率约万分之四，占先天性心脏病的 5%～8%，东方国家比西方国家发生率稍低。本病死亡原因主要为心力衰竭、主动脉破裂、脑血管意外及细菌性心内膜炎等。

二、病理解剖

主动脉缩窄是指在动脉导管或动脉韧带邻近区域的主动脉狭窄。当主动脉横截面积缩小超过 50% 时会出现明显压力阶差。临床上根据缩窄部位在导管近侧端或远侧端而分为导管前型（婴儿型）和导管后型（成人型）。导管前型缩窄多位于动脉导管近侧端和左锁骨下动脉远侧端之间，也可累及主动脉弓部，多为弥漫性狭窄。导管后型缩窄多位于动脉导管或动脉韧带附着处的远侧端，大部分动脉导管已闭合，狭窄段常较局限，有时呈隔膜状，侧支循环丰富。

三、病理生理

主动脉缩窄的血流动力学改变主要是狭窄近心端血压增高，使左心室后负荷增加，出现左心室肥大劳损，从而导致充血性心力衰竭。缩窄远端血管血流减少，严重时可出现下半身及肾脏血供减少，下肢血氧饱和度降低，造成低氧、尿少、酸中毒。随着侧支循环的建立，症状可改善。

主动脉缩窄常合并主动脉瓣二瓣化、主动脉瓣狭窄、二尖瓣病变、房间隔缺损、室间隔缺损、动脉导管未闭、左心发育不良、左心室流出道梗阻等。侧支循环是主动脉缩窄的重要病理特征。

四、临床表现和诊断

主动脉缩窄的新生儿和婴幼儿常出现呼吸急促、喂养困难、多汗等心力衰竭表现,有些患儿下肢皮肤较上肢略呈暗紫。年龄稍大若无合并其他心内畸形,多无明显症状,部分可主诉头痛、活动后心悸、气促、下肢乏力、易疲乏,甚至出现间歇性跛行。

桡动脉搏动增强,股动脉及足背动脉搏动减弱甚至消失。上肢血压高于下肢。胸骨左缘可闻及收缩期杂音,背部肩胛区常可听到侧支循环形成的收缩期或连续性杂音。新生儿和婴幼儿患有严重导管前型主动脉缩窄伴动脉导管未闭时,可出现右向左分流。

(1)心电图检查:新生儿或婴幼儿多表现为右心室肥厚,部分可出现双心室肥厚或单纯左心室肥厚。

(2)X线检查:可表现为心影正常或不同程度心影增大及上纵隔影增宽。

(3)超声心动图检查:超声心动图是主动脉缩窄的主要诊断方法,可显示新生儿和婴幼儿的主动脉缩窄部位及长度以及其他心内合并畸形,彩色多普勒可见血流通过狭窄部位时呈五彩高速血流,连续多普勒可测出高速血流速度,并推算出压差。

(4)主动脉造影及心导管检查:主动脉造影可确定缩窄部位范围、程度与周围血管的关系和侧支循环分布。心导管检查可测定心排血量及缩窄部位的压力阶差。

(5)数字减影血管造影、磁共振成像检查(MRI)和 EBT 检查:对主动脉弓降部进行连续扫描,可以清楚显示主动脉缩窄位置、长度以及侧支血管,尤其是三维重建技术更有直观立体效果。

五、手术操作

主动脉缩窄一经确诊,应尽早手术。手术方法有主动脉缩窄加宽成形术、主动脉缩窄段切除和端端吻合术、人工血管移植术和锁骨下动脉近端与主动脉狭窄远端吻合术等。并发症如下。

(1)术后高血压,可以持续数周至数月,需要降压和扩血管治疗。

(2)腹痛可能与肠系膜动脉痉挛或缺血有关。

(3)脊髓缺血性损伤,罕见。

六、麻醉要点

(1)术前:合并左心衰竭的新生儿,输注 PGE$_1$ 可以维持远端血流和减少酸中毒。如果已经进行了气管内插管,要过度通气和给予碳酸氢钠。要持续给予血管扩张药。

(2)术中:动脉压监测应进行右桡动脉和下肢动脉同时直接测压。阻断升主动脉时,引起上部高血压、颅内压升高,而下部远端可以出现低灌注、酸中毒或脊髓缺血。在阻断前就应该开始应用硝普钠等血管扩张药,适度控制血压和维持下部侧支循环。适度的浅低温(34 ℃)可能有助于减少神经并发症。

(3)年龄:较大的主动脉缩窄小儿,一般不会出现心力衰竭,可以选用吸入麻醉药。术中高血压可用艾司洛尔等 α 受体阻滞药辅助治疗。

(4)术后:宜早期气管拔管,避免气管内插管引起的高血压。

第八节 血管环肺动脉吊带手术

一、概述

血管环是主动脉弓及其分支的先天性发育异常,可环绕造成气管和(或)食管压迫并产生一系列相应症状。肺动脉吊带是左肺动脉异常起源于右肺动脉,并向后经气管分叉后方、食管前方向左行走,最后到达左侧肺门处,形成气管周围的吊带压迫。目前,纠治术已越来越成熟,手术经胸骨正中切口在体外循环辅助下进行,气管狭窄的解除也有多种方法。

二、病理解剖

由于主动脉弓及其分支发育的多样性,导致了血管环的发生。部分病例甚至造成气管和(或)食管的压迫,因此将其分为三组:完全性血管环、不完全性血管环和肺动脉吊带。

(一) 完全性血管环

(1) 双主动脉弓:若胚胎发育期左右第四弓均持续存在,则可形成双主动脉弓。左主动脉弓(简称左弓)通常位于气管的左前,于形成降主动脉时发出动脉导管或动脉韧带。右主动脉弓(简称右弓)则位于食管的右后方,与左弓结合后形成降主动脉,造成完全性血管环。右颈总动脉和右锁骨下动脉起源于右弓,而左弓则依次发出左颈总动脉和左锁骨下动脉。

(2) 右位主动脉弓:若胚胎发育期左侧第四弓消失,就形成右位主动脉弓,其中最常见的是食管后左锁骨下动脉伴动脉导管或动脉韧带以及镜像分支伴动脉韧带。镜像分支是由于右侧第四弓持续存在,而左锁骨下动脉和降主动脉之间的左弓消失造成的。若导管韧带起源于降主动脉,则形成完整的血管环,若导管韧带起源于无名动脉,则不会形成血管环。

(3) 左位主动脉弓:左位主动脉弓合并右降主动脉、右侧动脉导管或韧带,此时可形成完全性血管环,压迫气管、食管。

(二) 不完全性血管环

(1) 左位主动脉弓伴迷走的右锁骨下动脉:当胚胎发育时期右锁骨下动脉和右颈总动脉之间的第四弓缺失时,会导致右锁骨下动脉成为降主动脉的分支并行走于食管后方,造成食管压迫,但并未形成完全性血管环,这是最常见的主动脉弓畸形,约占总人数的 0.5%。

(2) 无名动脉压迫:无名动脉正常走行于气管前方,部分病例会造成气管压迫和呼吸道梗阻症状,目前原因尚不清楚,可能是由于无名动脉的起源较一般正常偏后,以至于它向右上走行时向后压迫气管前壁。

(三) 肺动脉吊带

(1) 左肺动脉异常:右肺动脉正常起自肺动脉主干,而左肺动脉自右肺动脉后上方发出,先向后向上越过右主支气管,然后向左支气管、食管间经过,一般相当于气管分叉水平或略高于气管隆突,最终进入左侧肺门。

(2) 气管狭窄:由于起源及行走异常的左肺动脉压迫气管后壁,肺动脉吊带的患者常伴有气管狭窄,尤其是在隆突上和右主支气管起始部。

三、临床表现和诊断

临床表现一般与气管食管受压迫程度密切相关,症状出现一般在 6 个月内,严重者 1 个月甚至出生时即有吸气时喘鸣表现。有些患儿没有明显喘鸣症状,则表现为气息粗浊,并存在咆哮样咳嗽。严重者甚至发生呼吸暂停、发绀、意识不清。反复呼吸道感染也是较为常见的临床表现。

血管环和肺动脉吊带的诊断除了临床表现外,主要依靠影像学方法,包括胸部正侧位 X 线摄片、食管钡餐造影、计算机断层扫描(CT)、磁共振成像(MRI)、超声心动图(ECHO)、心导管造影以及气管镜气管造影检查等。

(1)胸部正侧位 X 线片可以根据主动脉弓的位置及与气管的关系判断是左位主动脉弓还是右位或是双主动脉弓。尤其是侧位片,92％的病例可见到气管前压迹,77％可以发现存在气管狭窄。

(2)食管钡餐造影是最有价值、最可靠的诊断方法。根据食管内钡剂的形态可以判断特异的血管环类型。

(3)CT 在诊断主动脉弓和大血管畸形方面可以提供完美的影像学资料。

(4)MRI 对诊断血管畸形和气道狭窄很有价值。近年来有应用 MRI 和 CT 检查同时造影并行三维重建,对于血管环和肺动脉吊带的确诊有很大帮助,但 MRI 的缺点是检查时患儿必须镇静,如患儿移动则会影响图像质量。而对于患有血管环和肺动脉吊带的患儿来说,完全镇静常会加重呼吸困难,甚至发生呼吸暂停而造成生命危险。

(5)超声心动图对血管环和肺动脉吊带的诊断是敏感而有效的,甚至对于新生儿和婴幼儿病例也极有价值。

(6)心导管造影检查:心导管造影可以诊断双主动脉弓,并明确是以哪一侧弓占优势。通过心导管造影可以清楚显示左肺动脉异常起源,并明确有无合并其他心内畸形。

(7)气管镜检查:气管镜检查可以更直观地发现气道狭窄的部位、程度,同时可以排除其他原因引起的呼吸窘迫如气道异物、先天性气道狭窄及先天性声门下狭窄等。

(8)气管造影:早年曾应用气管造影检查来明确诊断,但因其可能进一步造成通气功能障碍,目前已被 CT、MRI 所替代。

四、手术操作

(一)双主动脉弓

一般来说位于前位的左主动脉弓常发育较小,因此手术多选择左后外侧切口,先钳闭并切断动脉韧带,两端分别缝闭。左主动脉弓离断部位的选择非常重要,因此手术前均应持续监测两侧上肢和一侧下肢的血压及血氧饱和度,在阻断左主动脉弓后再请麻醉师仔细检查两侧颈动脉及桡动脉搏动,保证这些血管的血流正常,血压、血氧饱和度亦正常,才可将血管环离断。如双主动脉弓以左弓占优势,则经右后外侧切口离断右主动脉弓。如双弓大小基本相等,则大多选择左后外侧切口。当伴有心内畸形时,需经胸骨正中切口,同时体外循环纠治心内畸形。

(二)右位主动脉弓

经左后外侧切口,充分游离组织后切断动脉韧带或动脉导管并予缝闭。由于憩室扩大到一定程度可压迫食管和气管,因此术中切除憩室非常重要。在切除憩室同时部分病例需要将左锁骨下动脉移植到左颈总动脉,以便解除左锁骨下动脉对气管的"吊带样"作用。

(三) 左主动脉弓

手术方法与右位主动脉弓相同,只是手术径路采用右后外侧切口。

(四) 无名动脉

压迫左前侧胸部切口,用带垫片的缝线将无名动脉悬吊到胸骨后壁。手术中同时行气管镜检查,了解无名动脉悬吊后气管压迫的松解情况。当气管镜证实气道通畅,压迫已完全解除时说明手术成功。

(五) 肺动脉吊带

传统手术是经左侧胸部切口纠治,但早年术后左肺动脉狭窄的发生率很高。近年来更多的是采用胸骨正中切口并在体外循环辅助下手术,充分游离左右肺动脉及其周围组织,包括气管后壁和食管前壁,离断并缝闭动脉韧带或动脉导管。于起始部切断左肺动脉,缝闭右肺动脉切口,将游离的左肺动脉自心包孔穿过,直接与肺动脉主干吻合。如同时伴有气管狭窄,可在体外循环下纠治气管狭窄。

(六) 气管狭窄处理

(1) 短段狭窄:行单纯狭窄段切除端端吻合。

(2) 长段狭窄:包括自体心包片气管成形术、自体游离气管片移植术、Slide 气管成形术。

气管狭窄的病例在完成气管吻合后均应检测吻合口有无漏气,并予以修补。术后患者头颈避免头部过伸位影响气管吻合口愈合。对于有肉芽颗粒组织形成、有残余狭窄或其他气道问题的病例应进行气管镜检查,及时发现问题并尽早处理。

五、麻醉要点

麻醉时注意以下因素。

(1) 麻醉医生首先做好对气道狭窄程度精确评估,避免快速诱导后通气困难和插管困难,造成患者因通气不足造成的缺氧乃至窒息死亡。

(2) 肺动脉吊带患儿通常都有不同程度的呼吸道症状,在麻醉药物选择上应避免使用能引起组胺释放的药物,尽可能避免气道痉挛的发生。吸入麻醉药都有一定的舒张气管平滑肌的作用,且对心率、平均动脉压及动脉氧含量均不会造成影响,有推荐吸入麻醉药在 0.5~1.0 MAC,还可以减少对缺氧性肺血管收缩(HPV)的影响。而大剂量阿片类药可减少患儿应激反应。使用地塞米松可以减轻心肌损伤和炎症反应,减少不良反应的发生。

(3) 气管插管不当,如浅麻醉下气管插管、拔管,刺激气管黏膜,气管插管过深刺激气管隆突等均可使神经节后胆碱能神经纤维释放乙酰胆碱,成为支气管痉挛的主要诱发因素。

(4) 麻醉深度不够,不能有效抑制气管插管所致的神经体液反射及手术刺激引起的肺血管收缩。

(5) 术中气道管理,要注重观察气道压的变化,术前使用抗胆碱药,及时吸尽气道分泌物,减少导致气道痉挛的诱因。

必要时可根据术中情况静脉滴注硝酸甘油,降低肺动脉压有利于手术操作。

第九节 完全性大动脉转位手术

完全性大动脉错位(complete transposition of the great arteries,TGA)是一种较常见的发绀型先天性心脏畸形,其发病率仅次于法洛四联症。一般在出生后即出现青紫,室间隔完整的大动脉错位患者,由于出生后几天动脉导管自行关闭,如未经治疗,则在新生儿期就死亡。如伴有室间隔,则可以延长生存,但易发生肺血管病变,如没有肺动脉狭窄,往往出生后第一年死亡。

一、概述

完全性大动脉错位占先心病发病率的 7%~9%。大动脉错位的定义为心房与心室连接一致,而心室与大动脉连接不一致,其含义指主动脉发自右心室,而肺动脉发自左心室,这样主动脉内接受的是体循环的静脉血,而肺动脉接受的是肺静脉的动脉血。

患儿出生后即青紫、严重低氧血症,绝大部分患儿必须即时手术,否则 50%左右在 1 个月内夭折。

早期为了缓解青紫和低氧血症,采用房间隔造口方法姑息性治疗大动脉错位;后来 Mustard 的心房内调转术由于远期的腔静脉回流梗阻和房性心律失常的发生率较高,又逐渐被 Sennig 手术替代。直到 Jatene 的大动脉转换术(Switch术)成功,从解剖上彻底纠治,提高了大动脉错位的远期手术疗效。目前,大动脉转换术已在临床上普遍开展,并且对失去早期手术机会或以前行心房内翻转术出现体循环心室功能不全的患者行二期大动脉转换术。

二、病理解剖

大动脉错位最明显的特征之一是主动脉圆锥或漏斗部上移,远离心脏的其他三组瓣叶。肺动脉瓣与二尖瓣之间存在纤维连接,这种连接方式如同大动脉位置关系正常时主动脉瓣与二尖瓣之间的纤维连接。主动脉下圆锥的存在使主动脉瓣位置比肺动脉瓣高。大动脉错位一般都伴有动脉导管,可伴有卵圆孔未闭或继发型房间隔缺损。

(一)室间隔缺损

大约 50%大动脉错位的患儿伴有室间隔缺损,主动脉通常是主肺动脉直径的 1/2~2/3,当主动脉瓣环或主动脉下圆锥发育不良时,主动脉比主肺动脉细小。可伴有右心室、三尖瓣发育不良,主动脉弓发育不良、狭窄或主动脉弓中断。

(二)左心室流出道梗阻

大约 20%大动脉错位伴有室间隔缺损的患儿在出生时就有左心室流出道梗阻。室间隔完整的大动脉错位患儿,偶伴有左心室流出道梗阻。它可以是功能性的,当肺阻力下降右心室压力相对升高时,室间隔凸向左心室侧,导致左心室流出道梗阻。随着病程的进展,梗阻可由动力型发展为固定的纤维化的隧道样梗阻。

(三)冠状动脉畸形

由于胚胎期冠状动脉主干与来源于主动脉的乏氏窦异常融合导致冠状窦口闭锁和冠状窦口狭窄。也可发生壁内冠状动脉和冠状窦口起源偏移所导致冠状动脉狭窄。

（四）单冠状动脉开口

通常是壁内冠状动脉的极端例子。在较长的壁内途径中，畸形的冠状窦口与另一个冠状窦口距离较近，或完全融合，形成一个真正的单冠状动脉开口。

（五）冠状动脉分类标准

（1）LEIDEN 标准：大动脉错位冠脉分支最常用的分类方法。最初是由荷兰 Leiden 的 Quaegebeur 工作小组的解剖学家 Gittenberger-Degroot 和 Sauer 倡导的。邻近观察者右边肺动脉的冠状窦定义为 Sinus 1，邻近观察者左边肺动脉的冠状窦定义为 Sinus 2。这样，冠状动脉最常见的分布形式，Sinus 1 指解剖上位于左后的冠状窦，发出前降支和回旋支冠状动脉，Sinus 2 指解剖上位于右后的冠状窦，发出右冠状动脉，缩写为 1LAD，Cx，2R。

（2）Yacoub 和 Radley-Smith 分类标准：另一常用的大动脉错位冠状动脉解剖的分类方法由 Yacoub 和 RadleySmith 在 1978 年提出。这种分类方法的 A 型相当于最常见的冠状动脉分布形式，B 型为仅有一个冠状窦口，右冠状动脉从主动脉和肺动脉间通过。

三、病理生理

大动脉错位生理学的特点是肺动脉的血氧饱和度高于主动脉。这是两个并行循环所导致的。回流到右心室的体静脉血泵到了体循环，同样方式，回流到左心室的肺静脉血泵到肺动脉，出现严重的低氧血症。患儿为了生存，并行循环之间必须有一定程度的动静脉混合。由于出生时卵圆孔和动脉导管的存在，使一部分含氧的动脉血经过卵圆孔和动脉导管进入体循环。动脉导管闭合后，如无伴随房间隔缺损或室间隔缺损，患儿将不能存活。

室间隔完整型大动脉错位，随着胎儿出生后肺阻力开始下降，左心室压力也相应下降。生后 4～6 个月，左心室将不能适应体循环压力负荷的急剧增加。肺阻力下降的另一结果是导致肺血流增加，甚至比体循环血流多 3～4 倍，此时伴有左心室扩张。因此大动脉错位是一肺血流不减少，实际上比正常增加的发绀型心内畸形。

如果伴有室间隔缺损，左心室的压力将由通过室间隔缺损血流的限制程度决定。但如果大动脉位置关系正常的室间隔缺损，膜周部室间隔缺损有自发闭合的倾向时，则几周之内左心室压力有可能从接近体循环压下降至不足体循环压的 2/3。这时，如果没有预先对左心室进行准备的处理，左心室肌肉的质量将不能耐受大动脉 Switch 手术。

（一）肺血管疾病

大动脉错位伴有室间隔缺损时，如不进行治疗就会很快发生肺血管疾病。由于高流量、高压力和高的肺动脉氧饱和度，可很快导致不可逆的肺血管疾病。大动脉错位伴有室间隔缺损的患者在生后 6 个月时就可能失去手术机会。

（二）左心室流出道梗阻

左心室流出道梗阻时，肺血流减少。结合大动脉错位的病理生理，肺血流减少将导致严重发绀。

（三）差异性发绀

伴有主动脉弓狭窄或中断时，下半身的血流必须靠动脉导管供给。但从左心室经由动脉导管流到下半身的血是含氧血，而流到上半身的血是静脉血，这就导致了临床上出现的下趾端粉红，而手指端呈蓝色，这是大动脉错位伴有主动脉弓中断的诊断性特征，即差异性发绀。

四、临床表现和诊断

（一）临床表现

完全性大动脉错位出生后的临床症状取决于体循环和肺循环的血液混合程度。如果心房内分流很小，动脉导管自然关闭，那么出生后即严重青紫，呼吸促，对吸入纯氧无变化。但如果心房内分流大，同时伴有动脉导管未闭或室间隔缺损，则青紫较轻，由于体循环和肺循环血液的大量混合，发绀不明显，但早期出现充血性心力衰竭，对内科药物治疗效果往往不明显，严重者出现心率快、呼吸促、肝大等心力衰竭表现。如果合并大室间隔缺损和左心室流出道狭窄，出现类似于法洛四联症的症状，肺血流减少，低氧血症，则心力衰竭症状较轻。

（二）实验室检查

（1）心电图：示窦性心律，电轴右偏较多，右心室肥大，左心室肥大或双室肥大少见。由于严重缺氧，ST 段和 T 波可出现缺血性表现。

（2）胸片：心脏阴影随着出生逐渐扩大，上纵隔变窄，以右心室扩大为主，心影呈鸡蛋形扩大。肺门血管影扩大。如伴肺动脉狭窄，肺血管阴影减少。

（3）超声心动图：二维超声心动图对大动脉错位具有诊断性价值。

（4）心导管和心血管造影检查：虽然球囊房间隔造口术在稳定大动脉错位患儿病情和随后围手术期处理是有益的。右心和左心导管检查，主要了解各心房、心室和大动脉的血氧含量及压力测定，以确定心内分流存在和肺动脉高压。由于导管检查的创伤较大，目前临床上对新生儿大动脉错位的导管检查应用很少。

心血管造影可进一步明确大动脉位置，心房或心室内分流，有无肺动脉瓣或瓣下狭窄，左右肺动脉发育情况，特别是左右肺动脉和远端肺动脉的发育情况。更重要的是了解左右冠状动脉开口有无异常，冠脉口分布情况，对做大动脉转换术的决定非常重要。

五、手术操作

（一）改变血流方向

心房内折流术（马斯塔德（Mustard）手术）或心房分隔术（森宁（Senning）手术）均为房水平改变血流方向的手术，使用房内通道使全身血流回流到左心室（和肺动脉），肺静脉血流回流到右心室（和主动脉），达到生理学而不是解剖学上的根治。Mustard 手术使用心包或涤纶织物在右心房内建成屏障，置于上、下腔静脉的周围，将腔静脉血（即体循环的静脉血）引向二尖瓣口，经左心室到肺动脉，将肺静脉血引向三尖瓣口，经右心室入主动脉，解剖学上使畸形更复杂，血流动力学上达到生理要求。Senning 手术用房间隔组织与心房壁做成心内与心外隧道纠转静脉血流，只需较小补片做心房内隧道，不像 Mustard 术后血流在房间隔水平通过，而是经心脏外通道，术后心房功能不受影响，不易发生腔静脉及肺静脉阻塞。

（二）大动脉调转术（switch 手术）

在冠状动脉口以上横断大动脉，将冠状动脉口像"钮扣"一样从主动脉壁上切下。主动脉放置在肺动脉后方，近端肺动脉横断后将冠状动脉口植入。在冠状动脉口上方，将主动脉与近端肺动脉缝合，建立正常的左心循环。肺动脉移到前方与右心室流出道缝合。使用心包片缝合切除冠状动脉口后留下的缺口。最理想的手术方法为"双调转术（double switch procedure）"，同时进行心房水平和大动脉水平的两次"调转"，即 Senning 手术与 switch 手术结合，进行完全的根治。

（三）内隧道外通道手术［拉斯泰利（Rastelli）手术］

比较适用于伴有室间隔缺损和左心室流出道梗阻的完全性大动脉错位。切断肺动脉，缝闭其瓣口。用人工补片将室间隔缺损和主动脉口同时隔于左心室，使左心室血液射入主动脉。使用带瓣外通道连接右心室和肺动脉。

（四）并发症

（1）Mustard 手术或 Senning 手术：房性心律失常（病窦综合征）；全身或肺静脉回流梗阻（继发于心房内的间隔）；右心室衰竭；三尖瓣反流；残余房内分流。

（2）switch 手术：心肌缺血；左心室衰竭；吻合口出血；肺动脉瓣上狭窄（晚期）；主动脉瓣反流；心室上主动脉狭窄（罕见）。

（3）Rastelli 手术：通道梗阻；残余房内分流。

六、麻醉要点

（1）术前：所有动脉导管依赖性缺损的新生儿，使用 PGE$_1$ 维持动脉导管的开放。尽管动脉导管维持开放，由于肺循环和体循环隔离，血液混合不足，可出现严重的低氧血症。在心导管检查时可行气囊房间隔切开术，该手术可在左、右心房间建立较大的交通，从而在房水平改善血液混合。

（2）麻醉诱导：注意不要引起肺循环的剧烈波动（升高或大幅降低）。麻醉维持可选择大剂量阿片类药，辅助异氟烷吸入，维持正常的 PaO$_2$、pH 平衡、氧合和适当的麻醉深度。体外循环开始后停用 PGE$_1$。术中注意保护心肌和冠脉循环，可输注硝酸甘油［0.5～1 μg/（kg·min)］，特别是 ST 段抬高者。怀疑冠脉气栓时，可在主动脉插管远端间歇、短暂阻隔主动脉，使冠脉"超灌注"，有助于通过心肌循环排除气栓。一般情况下左心室可很好地接受并适应体循环。

（3）术后一般应维持 24 小时机械通气。监测心肌缺血，出现心肌梗死后应积极治疗（供氧、监测心电图、硝酸甘油、降低后负荷并控制心律失常）。备好血液制品，必要时输注血小板。

（袁辉　黄维勤）

第二十八章
普通外科手术的麻醉

在儿外科手术构成中,普通外科手术占比较大,其中以腹腔手术为主。腹腔上以膈肌为界紧邻胸腔,下接盆腔,包含消化、泌尿、生殖、内分泌等多系统脏器,手术种类多且各具特点。在婴儿期以后,幼儿各项生理特征会逐渐向成人发展,但各器官功能尚不成熟,因此在麻醉管理上仍有其特殊性,例如气道管理、体温调节、液体平衡等。

第一节　麻醉一般原则

一、麻醉选择

麻醉方式和药物选择应该根据手术方式、部位、手术需要、患儿基础情况进行制订。普外科手术绝大多数采用静吸复合全身麻醉,对于少数下腹部非腔镜手术如腹股沟疝修补术、腹壁包块切除术等,在患儿配合的情况下可单纯行椎管内麻醉、神经阻滞、局部麻醉或与全身麻醉复合应用。

二、麻醉管理

(一) 术前准备

(1) 术前访视时应与患儿及其家属进行良好沟通,充分告知麻醉相关注意事项及可能出现的风险,取得患儿及其家属信任。

(2) 术前评估时应详细了解现病史、目前的治疗措施、既往麻醉史、药物过敏史以及家族史。

(3) 体检应着重于重要脏器,尤其是呼吸系统和心血管系统,通过上述资料可以确定采用何种麻醉方式、是否需要麻醉前用药、是否有静脉穿刺困难以及是否需要有创监测等,同时可根据患儿配合程度准备多种麻醉方案。

(4) 术前应检测血常规、电解质、凝血功能,以判断是否存在贫血及血液系统疾病,病情严重来不及检查时可通过患儿肤色、唇色、精神状态以及生命体征初步评估,可在进入手术室后急查血气分析评估脱水及电解质紊乱的性质从而快速纠正。

(5) 术前禁食与其他手术要求相同,特殊胃肠道手术按手术医生要求执行。美国麻醉医师协会推荐的禁食时间:清液体 2 小时,主要包括清水、糖水、碳酸饮料、清茶、黑咖啡(不加奶)

及各种无渣果汁,但均不能含有酒精,饮用量应不超过 5 mL/kg(或总量不超过 300 mL);母乳 4 小时;牛奶、配方奶和易消化固体 6 小时,易消化固体主要指面粉和谷类食物,如馒头、面包、面条、米饭等,其主要成分为糖类;不易消化固体 8 小时,主要指脂肪类固体食物。有下列情况者有必要延长禁食时间:严重创伤患儿,进食时间至受伤时间不足 6 小时;消化道梗阻患儿;肥胖患儿;颅脑损伤、颅内高压、昏迷等中枢神经系统疾病患儿。消化道手术或者其他手术对术前禁食禁饮有特殊或更高要求者,应按专科医生要求实施。急诊手术按饱胃患儿麻醉处理,有条件时可在术前行超声或 CT 检查明确胃内容物体积,虽不能降低误吸风险,但可为麻醉医生提供重要信息从而调整麻醉方式。

(6)小儿胃肠道疾病伴随的呕吐、腹泻等症状容易引起脱水、低血容量和电解质失衡,择期手术术前应尽可能纠正,若怀疑肠道扭转、缺血或坏死时则无需等待,麻醉诱导与电解质纠正应同时进行,减少患儿切除肠道的风险。严重的消化道梗阻使腹内压增高,膈肌上抬影响呼吸且误吸风险增加,有条件的可在术前放置鼻胃管引流减压。

(7)肠道疾病引起的菌群易位严重时可导致败血症,尤其在肠道缺血、坏死时可释放大量毒素进入血液,由此引发的感染性休克会导致术中严重的血流动力学不稳定,术中纠正肠道缺血时,再灌注可能会引起循环急剧变化,因此术前需备好各种血管活性药物。

(二)术中管理

(1)普外科手术尤其是腹腔镜手术,考虑到腹腔操作对呼吸的影响多采用气管插管全身麻醉,便于呼吸道管理,可单纯使用全身麻醉或与椎管内麻醉和神经阻滞复合使用。

(2)年龄较大,配合度较高的患儿行下腹部手术时可单纯行椎管内麻醉。硬膜外麻醉和区域阻滞可使用 1% 利多卡因或 0.2% 罗哌卡因,根据阻滞部位和患儿体重调整剂量。

(3)术前已建立静脉通路的患儿可选择全静脉诱导:咪达唑仑 0.1 mg/kg,丙泊酚 2~3 mg/kg,芬太尼 2~4 μg/kg,罗库溴铵 0.3~0.6 mg/kg 或顺式阿曲库铵 0.1~0.15 mg/kg。术前因患儿吵闹难以建立静脉通路时可选择七氟烷 2%~4% 吸入麻醉诱导,待患儿入睡后建立静脉通路,术中可使用丙泊酚、瑞芬太尼全静脉维持或与七氟烷配合使用静吸复合维持。

(4)小儿全麻诱导时应充分给氧去氮,急诊手术怀疑饱胃时需在自主呼吸状态下充分给氧,没有留置胃管时避免加压给氧,麻醉诱导使用快速起效的肌松药,以免气管插管时引起呛咳反应。对于小儿插管,如非情况特殊,尽量避免采用清醒气管插管,尤其对于年龄较大已有记忆的患儿容易导致终生心理创伤。

(5)术中常规监测无创血压、心电图、血氧饱和度、呼气末二氧化碳,根据气道压力及呼气末二氧化碳调整呼吸参数。腹腔镜手术建立气腹时,气管导管容易移位,饱和度急剧下降时要及时查找原因。重大手术需行中心静脉压及有创动脉血压监测。

(三)液体及体温管理

围手术期的液体补充主要包括生理维持量,术前缺失量和术中丢失量。生理维持量按体重和禁食时间计算;术前有呕吐、腹泻症状的患儿术前缺失量大于其他手术患儿,应适当补充;术中丢失量主要包括失血量和第三间隙丢失量。术中失血量根据吸引瓶的收集量及浸血纱布量来估算。普外科手术尤其是长时间开腹手术,隐性丢失量更大,约 6 mL/(kg·h),可依据中心静脉压、血压和尿量调整补液速度。

小儿患者尤其是婴幼儿体表面积大,体温调节机制尚未发育成熟,热量丧失明显快于成人,因此术前提高手术室的室温,术中通过覆盖无菌单、加热冲洗液、使用加温毯以及加温输液器来维持患儿体温,有利于术后快速苏醒。

第二节　肝脏囊性疾病手术

一、术前评估与处理

（一）病理生理

囊性纤维性变（cystic fibrosis，CF）是一种外分泌腺功能紊乱的常染色体隐性遗传性疾病，主要由囊性纤维性跨膜调节因子（CFTR）基因突变引起。在 CFTR 蛋白缺乏或功能失调时会损害胆道上皮的分泌功能，造成高黏胆道分泌物的沉淀和累积。浓缩的胆汁累积，会导致胆管损伤，从而导致肝实质损伤。

（二）症状和体征

囊性纤维性变在新生儿、婴幼儿期即可出现临床症状，儿童时期更为明显，主要累及胃肠道和呼吸系统，其中肺囊性纤维化发病率最高，以肺脏感染为主要症状。肺外表现主要发生在肠道、胰腺和肝胆系统。肝脏受累以胆汁分泌不足为特征，可能导致胆汁性肝硬化和门脉高压及其引起的脾脏肿大、血管扩张。囊性纤维病患者中肝硬化的发生率为 $15\%\sim20\%$，胆管可从局部阻塞到全部阻塞。

（三）诊断

主要根据临床症状结合实验室检查以及超声显像、CT、经内镜下逆行胆胰管造影（ERCP）及胆道造影等影像学检查来诊断。临床症状包括梗阻性黄疸、肝肿大、门脉高压等；实验室检查以汗液中氯化物增加为金标准，血清 ALT、AST、碱性磷酸酶升高以及肝活检异常也可以辅助诊断；超声及 CT 可表现为肝脂肪变性、局灶性胆汁性肝硬化、多叶肝硬化、门脉高压症及其相关并发症；ERCP 和胆道造影可见肝内胆管串珠样扩张和狭窄等异常，胆囊不显影。

（四）治疗

治疗效果欠佳，以对症支持治疗为主，如通过抗生素控制肺部感染、补充胰酶及加强营养等。肝移植可提高生存率。

二、麻醉管理

（一）术前准备

（1）充分调整好心功能和水、电解质及酸碱平衡，对症处理各种并发症。

（2）抗生素控制肺部感染，支气管扩张剂和氧疗改善肺功能。

（3）纠正凝血功能紊乱，使凝血时间趋于正常；如果病情允许，术前 3 天可以通过肠外营养给予维生素 K，其可以在 24～36 小时内改善凝血异常。

（4）根据患儿的病情合理安排饮食，可给予肠内营养和肠外营养，以维持适当的能量摄入。

（5）纠正贫血和低蛋白血症。

（二）术中管理

（1）选择经口气管插管全身麻醉，创伤小，便于呼吸管理；尽量选用体内代谢快，对循环和肝功能影响小的麻醉药物,吸入麻醉药首选七氟烷,主要经呼吸道排出,对肝功能依赖小;静脉麻醉药应使用短效药物如丙泊酚、瑞芬太尼;肌松药使用不依赖肝脏代谢的阿曲库铵和顺式阿曲库铵。

(2)术中监测中心静脉压、有创动脉血压、体温和动脉血气。肝脏疾病患儿凝血功能异常,反复穿刺易导致穿刺点出血和局部血肿形成,通过超声技术辅助深静脉置管时,可缩短操作时间,提高成功率并减少并发症。

(3)防止低温:低温可降低血小板功能和凝血因子的活性,引起组织灌注不足,加重酸中毒等,因此手术中的保温措施很重要。

(4)通过血气分析调整电解质和酸碱平衡,尤其在新肝开放后需警惕无氧呼吸引起的酸中毒及肝脏保存液中 K^+ 释放入血引起的电解质紊乱。

(5)循环维持:肝移植手术创伤大、出血量较大,应及时补充血容量,多输胶体,维持血红蛋白不低于 70 g/L,可使用多巴胺或肾上腺素等血管活性药物调节心率、血压。

三、术后恢复与镇痛

(一)术后恢复

(1)术前肺功能正常的患儿尽早拔除气管导管,以免加重肺部感染。

(2)术前已有严重肺功能受损或重度肺部感染的患儿术后容易出现心肺功能恶化,需在重症监护室持续观察。

(3)凝血因子:术前缺乏及术中大量消耗会导致术后凝血功能异常,引起术后出血。有条件可使用血栓弹力图监测。

(4)排斥反应的处理(详见肝移植手术)。

(5)心肝肺联合移植的患儿往往在术前已处于肝衰竭状态或心肺功能极度恶化,术中及术后死亡率极高,应随时做好抢救准备。

(二)术后镇痛

(1)良好的术后镇痛可减少患儿因疼痛导致的躁动,减轻应激反应,有利于术后肺功能恢复、缩短带管时间、避免肺部感染、促进术后早日康复。

(2)肝脏手术患儿多存在凝血功能障碍,椎管内阻滞、区域阻滞等均会加重出血风险,不宜采用,镇痛方法以口服、直肠、静脉给药为主。

(3)非甾体抗炎药为小儿镇痛首选药物,因其镇痛效果好,安全剂量范围大。虽不能完全取代阿片类药,但具有协同作用,联用可减少阿片类药用量和呼吸抑制、恶心呕吐等副反应。

(4)自控镇痛:用于 7 岁以上患儿中重度疼痛的术后镇痛并取得了很好的效果。配方中需减少阿片类药用量并警惕其副反应(如呼吸抑制等)。

第三节 先天性胆道闭锁手术

一、概述

(一)病因

胆道闭锁是指肝内外胆管部分或全部发生闭锁的畸形,多因胚胎时期肝胆发育障碍所致,在产前难以确诊。由于胆汁不能排泄而形成梗阻性黄疸,可致肝脏功能衰竭,需要手术治疗。虽然手术方式不断改进,但最终约有 2/3 的胆道闭锁患儿在成人之前需要进行肝移植救治。

(二)临床表现

患儿多为足月产,生后 1~2 周内表现多无异常,往往在生后两周生理性黄疸消退后又出现巩膜、皮肤黄染,持续性加重,尿色加深,甚至呈浓茶色。有的患儿生后粪便即成白陶土色,病程较长者粪便又可由白色变为淡黄色。这是由于血液中胆红素浓度过高,少量胆红素经过肠腺排入肠腔与大便相混之故。

(三)病理生理

随着黄疸加重,肝脏也逐渐增大、变硬,患儿腹部膨隆更加明显,伴脾脏增大,最后出现腹壁静脉怒张、腹水、食管静脉曲张等门静脉高压的表现。患儿最初 3 个月营养状况尚可,随病程进展逐渐出现营养发育障碍。胆管长期梗阻会出现胆汁性肝硬化和肝功能受损,若不治疗,多数患儿在 1 岁以内会因肝功能衰竭死亡。

二、手术方式

小儿先天性胆道闭锁症目前以外科治疗为主。手术的早晚与手术后效果有明显关系。出生 2 个月内,病变较轻,胆管可能尚未完全纤维闭塞,因而黄疸消退较彻底,肝功能保留较好,手术疗效较好,生存期较长。手术成功的关键在于肝门处仍残留开放的胆管;远期效果取决于是否有肝硬变、门脉高压和胆道感染;但大多患者均属无法矫治的,而且部分患儿因延误诊断而丧失最佳手术时机,患儿因瘀胆性肝硬化、门脉高压,食道、胃底静脉曲张反复发作,上消化道出血而死亡。

三、麻醉管理

(一)术前评估

1. 病情评估 先天性胆道畸形患儿的全身状况通常很差,经常并存营养和发育不良、肝功能损害、出血倾向,有的患儿可能合并严重胆管感染、重症黄疸、囊肿破裂引发胆汁性腹膜炎,甚至感染中毒性休克。术前应尽量改善一般状况,重点是改善营养状态和肝功能,控制感染,纠正出血倾向等。

2. 禁食 术前禁食无特殊要求。

3. 术前用药 小于 6 个月的婴幼儿一般不需要术前用药,较大患儿可根据病情、麻醉诱导方法、患儿和家长的心理状况等来决定是否术前用药,但合并肝功能损害和严重感染者需谨慎术前用药。给药途径包括口服、肌内注射或经直肠内灌注等。

(二)麻醉方法和麻醉药物的选择

麻醉药物选择没有特殊禁忌,但应注意以下问题。

(1)先天性胆道畸形患儿常合并肝功能损害,应认真选择麻醉药物,原则上禁用对肝功能有损害的药物。

(2)行先天性胆道畸形手术的患儿年龄往往较小,大多不足 2 个月,肾功能和肝脏代谢功能尚不成熟,要特别注意避免药物过量引起心肌抑制等危险和因血浆药物浓度过高而导致的药物毒性。

(3)婴幼儿对阿片类药非常敏感,容易引起呼吸抑制。

（4）小儿呼吸频率快，心脏指数高，大部分心排血量分布至血管丰富的器官，加上吸入麻醉药血气分配系数随年龄而有改变，故小儿对吸入麻醉药的吸收快，麻醉诱导迅速，但同时也易过量。

（三）麻醉期间监测和管理要点

（1）术中监测：先天性胆道畸形患儿经常合并肝功能损害、重症黄疸和感染等，麻醉期间病情多变，应严密监测。监测项目包括：血压、心率、心电图、脉搏血氧饱和度（SpO_2）、$P_{ET}CO_2$、体温、尿量。

（2）静脉补液：静脉补液应考虑到其代谢率高及体表面积与体重之比较大的生理特点。术中静脉补液应包括：术前禁食、禁饮所致的液体丢失量；正常生理需要量；麻醉和手术所致的液体丢失量。小儿术中是否需输注葡萄糖至今仍然有争议。小儿术前禁食可能会发生低血糖。仅输平衡液无法纠正术前偏低的血糖水平及可能产生的脂肪消耗和酮症酸中毒。输注葡萄糖可提供热量并预防代谢性酸中毒。因此主张输注平衡液的同时适当输注葡萄糖。

（3）先天性胆道畸形患儿常合并梗阻性黄疸，伴有自主神经功能紊乱。胆红素、胆酸均可兴奋迷走神经，加之胆囊、胆道部位迷走神经分布密集，且有膈神经分支参与，手术过程中容易发生胆-心反射和迷走-迷走反射，引起反射性冠状动脉痉挛、心肌缺血、心律失常、血压下降，甚至心搏骤停。

四、术后管理和术后镇痛

（1）术后继续密切监测 SpO_2、血压、脉搏、体温、尿量等，直至病情稳定。

（2）由于先天性胆道畸形常为婴幼儿患者，要特别强调呼吸道管理。苏醒期由于全麻药物、麻醉性镇痛药和神经肌肉阻滞药的残余作用，可引起呼吸抑制、通气不足，有上气道梗阻和误吸的风险，应严密监测，防止呼吸系统并发症的发生。

（3）适当补充血容量和电解质，维持循环稳定。

（4）先天性胆道畸形手术创伤较大，应重视术后镇痛问题。如果术前放置了硬膜外导管，术后可用硬膜外阻滞镇痛。可选择局麻药加阿片类药持续静脉输注和患者自控镇痛，此时应严密监测 SpO_2，防止药物过量或持续输注造成药物蓄积而引起呼吸抑制。

第四节　先天性肥厚性幽门狭窄手术

一、概述

先天性肥厚性幽门狭窄（congenital hypertrophic pyloric stenosis，CHPS）是由于幽门肌肥厚和水肿引起的输出道梗阻。本病多见于出生后 6 个月内婴儿，病因尚不清楚，有家族史和遗传因素。先天性肥厚性幽门狭窄可并发黄疸、消化系统损害、脱水及电解质紊乱。多采用手术治疗以消除狭窄。

二、手术方式

诊断确立后，应积极完善术前准备，尽早实施手术治疗。开腹或腹腔镜下幽门肌切开术均可切断肥厚幽门括约肌,解除幽门输出道梗阻。

三、麻醉选择

(一)术前评估

患儿常因频繁呕吐而致慢性脱水、碱中毒或营养不良。积极做好术前准备,治疗原有并存疾病,如肺炎等,改善全身情况。根据患儿的临床表现及血液生化检查结果,给予静脉补液,纠正水、电解质及酸碱失衡,如有抽搐应适当补钙,必要时输血浆或全血。因大部分患儿有幽门不全梗阻,术前应停止喂养,但不必放置胃管持续减压。

(二)麻醉方式选择

首选全身麻醉。麻醉方式的选择应该在满足手术的镇痛、镇静、肌松的同时又对患儿的生理状态干扰少,以苏醒迅速彻底、术后镇痛效果良好为原则。

(三)麻醉药物选择

麻醉常规用药,术中要求肌肉松弛,便于手术操作。

四、麻醉管理

(1)术前应注意内环境的稳定。

(2)快速诱导全麻插管,选用对循环、呼吸影响小的药物,维持必要的麻醉深度,防止呕吐误吸的发生。

(3)腹腔镜下手术应控制气腹压在 6～10 mmHg,既可以满足手术操作需要,又能维持较低的气道压,避免高腹内压对呼吸和循环的不利影响,减少并发症的发生。

(4)新生儿及小婴儿的体温调节功能差,在手术室极易出现低温,故围手术期保暖显得特别重要。

(5)术中监测设备要齐全。

第五节 脐膨出和腹裂手术

一、概述

(一)脐膨出

脐膨出(omphalocele)是一种先天性腹壁畸形,又称脐突出、胚胎性脐疝,是指出生时肠的一部分通过脐部腹壁上一缺损而突出;突出的肠管覆盖着一层由羊膜和腹膜组成的透明薄膜。新生儿发生率为 1/10000～1/3200,男孩较多见。典型的脐膨出畸形表现为腹部中央脐带处有透明的囊,内含物为小肠等腹腔脏器,囊壁一侧与腹壁皮肤连接,囊壁的另一侧延续为脐带外膜。分为以下两类。

(1)巨型脐膨出:腹壁缺损环的直径>5 cm,有时达 10 cm 以上,膨出部分的直径往往还要大,可在腹部中央突出如馒头样的肿物,脐带连接于囊膜的顶部。

(2)小型脐膨出:腹壁缺损环的直径<5 cm,在腹部中央突出如橘子,甚至为橄榄样的肿物,膨出部分的直径往往较腹壁缺损环大,可形成腹部中央带蒂样物。囊内容物大多只有小

肠,有时可有横结肠。

（二）腹裂

腹裂(gastroschisis)是先天性腹壁发育不全在脐旁留有全层腹壁缺损,可有内脏自缺损处脱出。与脐膨出的差别在于脱出的器官(如肠管)周围没有保护囊,受到羊水刺激后可能会出现肠管充血、水肿、增厚,表面覆有纤维素性渗出物,肠管彼此粘连。多好发于低体重儿,是一种罕见的畸形。患儿出生后由于哭闹、吞气、肠管脱出逐渐增多且充气扩张,可合并肠嵌顿、肠系膜扭转,出现血运障碍,甚至坏死。脐带位于腹壁缺损的一侧,与缺损间有正常皮肤相隔。由于内脏外露、体液丢失,患儿有不同程度的低体温和脱水,甚至发生酸中毒。

（三）诊断

脐膨出和腹裂出生后依据临床表现,经产前 B 超、MRI 等检查均可明确诊断。患儿出生后立即进行手术治疗,可取得良好的治疗结果。

二、手术方式

脐膨出和腹裂是两种罕见的先天畸形,均为婴儿出生时一些内脏通过腹壁的缺损突出体外所致。因此绝大多数患儿出生后需立即手术治疗,否则出于局部皮肤破溃、坏死、感染,患儿很难继续生存。部分肠管脱出者可采用一期修补法,经清洗消毒后依次还纳肠管即可。如脱出肠管多、腹腔容量少、强行还纳致腹内高压者,可采用二期修补法或分期修补法。

三、麻醉选择

（一）术前评估

脐膨出和腹裂手术多为急诊手术,要尽量对早产儿各器官系统进行全面系统的评估。30%～70%患儿伴有其他先天性畸形,如肠旋转不良、梅克尔憩室、肠闭锁和肠狭窄等。术前患儿如果出现发热、流涕、分泌物较多,即使听诊没有明显啰音,也有可能合并肺炎;如果肠管直接暴露在体外,热量丧失很快,容易出现低体温;体液也可迅速丢失导致水、电解质平衡失调。

（二）麻醉方法

首选气管插管全身麻醉,便于呼吸道管理。复合骶管阻滞可明显减少全麻药用量,加快苏醒,缩短术后拔管时间,对呼吸循环影响小,可抑制手术所致的应激反应,还有利于术后较长时间镇痛。

（三）麻醉药物

合理使用肌松药。术中要求肌肉松弛,便于腹腔内容物的还纳。

四、麻醉管理

（一）呼吸管理

新生儿和早产儿的呼吸系统发育不成熟,功能残气量小,呼吸储备差,易缺氧。巨型脐膨出患儿内脏还纳后腹部膨胀使横膈抬高,胸廓顺应性降低,干扰患儿呼吸功能。可采用气管插管全麻。需保持呼吸道通畅,及时调整呼吸参数,防止气道压过高,保证充分供氧及二氧化碳排出。腹腔内压增高导致术后呼吸功能不全是患儿死亡的主要原因,一期修复者通常因呼吸障碍或下腔静脉受压所致循环衰竭而死亡。如果患儿能够适应术后腹压的增加,术毕 SpO_2、$P_{ET}CO_2$、潮气量及呼吸频率在正常范围,可尝试在手术室内拔除气管导管。对于术后呼吸浅促,气道压增高,SpO_2 不能维持正常范围者,可带气管导管 $2\sim4$ 天行呼吸机支持。

(二) 循环、水、电解质、酸碱平衡及血糖管理

内脏复位时常引起腹内压显著增高,造成腹腔器官血流灌注下降,新生儿无形失水量大,肾排泄碳酸氢盐的阈值小,易出现代谢性酸中毒。脐膨出患儿内脏暴露后易致水分丢失,电解质紊乱,应注意纠酸扩容。术中内脏还纳后腹压剧增压迫下腔静脉致回心血量减少,可致血压下降,应适量增加输液量,补充回心血量的不足。凡术中失血量估计超过体重 10% 者均应及时给予输血。少量输血输液亦可明显影响血容量,需精确计算输液的速度与容量。新生儿对脱水和失血代偿能力低,补液应先快后慢,并补充适量含糖及电解质溶液,密切注意尿量变化。

(三) 体温监测

新生儿体表面积与体重之比相对较大,体温调节能力差,易受环境温度影响,内脏暴露后更易致大量体热丧失。麻醉状态下麻醉药可抑制体温调节,加上术中实施控制呼吸,输注冷溶液等均使患儿体温进一步下降。长时间低体温易致硬肿症、呼吸循环衰竭、苏醒延迟。故围手术期体温监测和保温措施极其重要,可调高手术室环境温度,使用变温毯和温箱,加温输液器,用温盐水纱布包裹暴露的内脏,缩短手术时间等。

第六节　神经母细胞瘤

一、概述

神经母细胞瘤(neuroblastoma,NB)约占儿童肿瘤发生率的 7%,位列于白血病、中枢神经系统肿瘤及淋巴瘤之后,是儿童最常见的颅外恶性实体肿瘤。主要发生于肾上腺髓质、腹膜后的交感神经节和链,由未分化的神经母细胞构成。肿瘤生长快、转移快,病程一般 $1\sim3$ 个月,5 年生存率仅 5% 左右。年龄越小、瘤组织分化越差,则预后越差。

神经母细胞瘤属于分泌性肿瘤,可分泌血管活性肠肽及其他的血管活性物质、儿茶酚胺,引起循环、电解质等异常。

二、手术方式

神经母细胞瘤在发生部位、组织病理学及生物学特点和临床表现等方面都具有明显异质性。一些肿瘤可不经治疗自发消退,但大部分肿瘤发病隐匿,患儿就诊时已出现远处转移。因此多数患儿采取大剂量化疗加手术治疗,是国内现阶段治疗神经母细胞瘤的主要手段。手术一般在 4 个疗程后进行原发灶和转移淋巴结清除,并选择性切除远处转移灶。

三、麻醉选择

(一) 术前评估

麻醉前须充分了解患儿肿瘤的生长部位和大小,通过影像学检查了解肿瘤对周围组织结构的浸润程度。访视需注意患儿是否存在感染、贫血、高血压、凝血功能异常,以及是否有厌食

或喂养困难、恶心呕吐、精神不振、嗜睡或头痛眩晕等其他病史。

（二）麻醉方式

气管内插管全身麻醉是小儿手术的常用麻醉方法，适用于手术范围广、时间长、创伤大、出血多的手术。亦可选择椎管内麻醉，具有效果确切、并发症少、可作为术后镇痛等优点。亦可选择椎管内麻醉联合气管插管全身麻醉的方法。

（三）麻醉药物

氯胺酮、咪达唑仑、丙泊酚或七氟烷均可选用。

四、麻醉管理

（1）避免患儿因情绪变化或术中不适引起的血压波动，间断吸入七氟烷可维持满意的麻醉。

（2）麻醉监测：监测心电图、脉搏氧饱和度、呼气末二氧化碳分压、BIS指数、尿量、有创动脉压和中心静脉压。必要时监测血气和电解质。对于肿瘤大、粘连多、肿瘤浸润广泛的患儿术前必须充分备足血量，择期手术患儿要求 Hb＞100 g/L（新生儿 Hb＞140 g/L），低于此标准，麻醉危险性增加。

（3）术中输血：应根据患儿年龄、术前 Hb、手术出血量及患儿生命体征等决定是否输血。小儿血容量小，诊断性抽血可能造成不必要的明显失血，应严格控制。大量输血输液需注意凝血功能、电解质和体温变化。肿瘤切除前，手术操作可能触及肾上腺导致血压升高，可选用硝酸甘油或硝普钠控制性降压。手术切除肿瘤后，由于出血及对肾上腺的刺激解除可出现血压下降，应快速补充血容量；血压仍不能维持者，可使用去甲肾上腺素、多巴胺以及其他 α 受体激动剂（如间羟胺、甲氧明等）。

第七节　急腹症手术的麻醉

急腹症是一组起病急、变化多、进展快、病情重，需要紧急处理的腹部病症。空腔脏器的急腹症多源于穿孔、梗阻、炎症感染、出血。实质性脏器的急腹症多见于破裂出血和炎症感染。血管原因引起的急腹症在小儿比较少见，多由于其他原因所引起的器官血供障碍，如肠扭转、肠套叠等。

一、急腹症引起的病理生理变化

急腹症常引起梗阻、感染、梗死、出血等病理生理改变。急性病变常因呕吐和腹泻使水、电解质丧失过多，上消化道梗阻易发生低钠、低氯性碱中毒，而下消化道梗阻常出现低钾和代谢性酸中毒，严重的下消化道梗阻还会因为腹部扩张而影响呼吸。内环境紊乱应尽可能在术前纠正。

术前常规检查血常规和凝血功能，依据结果输注浓缩红细胞或新鲜冰冻血浆。腹腔出血的小儿，可根据血红蛋白和红细胞比容，以及患儿皮肤、唇色、哭闹及生命体征的变化来评估血容量状态。感染的患儿病情加重会导致休克，应及时使用抗生素加以控制。

二、麻醉管理

（一）术前评估与准备

术前按要求禁食禁饮，即术前 6 小时禁食固体食物，术前 4 小时禁饮母乳，术前 2 小时禁饮清淡饮料。对于急诊饱胃患儿，为预防反流误吸，麻醉诱导前需放置胃管尽量排空胃内容物。评估有无脱水及程度、有无酸中毒和低钾血症。腹胀严重患儿应放置胃管，持续胃肠减压。高热患儿术前需要物理降温，最好能将体温降至 38.5 ℃以下。评估血浆和全血的丢失情况，及时针对性地给予补充，纠正循环障碍。

（二）术中管理

急腹症手术麻醉原则是在积极纠正内环境紊乱和循环障碍的同时，为手术创造有利条件，尽早去除病因，使得患儿能尽早恢复。选择气管插管全身麻醉，术中机械通气控制呼吸，有利于保持呼吸道通畅，防止反流误吸。

1. 麻醉诱导　可选用速效、短效的静脉麻醉药或吸入麻醉药、麻醉性镇痛药、肌松药进行麻醉诱导和插管。面罩通气时，应避免胃充气。应尽快隔离气道和食管，保证气道通畅，开启有效通气，缩短无氧时间。

七氟烷诱导时间短，麻醉平稳，呼吸道激惹发生率低，是小儿麻醉的常用吸入麻醉药物。七氟烷的 MAC 在新生儿为 3.3%，可降低潮气量和减慢呼吸频率，诱导早期即需进行辅助呼吸。

丙泊酚脂溶性高，易快速进入血供丰富的器官，快速从这些器官清除。年龄小的儿童（2 岁以下儿童 2.9 mg/kg）比年长儿童（6～12 岁儿童 2.2 mg/kg）的诱导剂量大。主要缺点是注射痛，尤其是经小静脉注射时。

氯胺酮可引起大脑皮层分离而出现镇痛和遗忘作用。除经静脉和肌内注射外，氯胺酮还可以经直肠、口服或经鼻腔给药，对低血容量患儿的麻醉诱导很有利。分泌物增多是其主要副反应。急性上呼吸道感染、颅内高压、精神障碍或癫痫发作患儿应禁忌使用。

2. 麻醉维持　以静吸复合为主，肠梗阻的患儿应避免使用一氧化二氮。$P_{ET}CO_2$ 的监测十分重要，术中应根据 $P_{ET}CO_2$ 和血气分析结果及时调整呼吸参数。使用 PCV 模式通气时，应密切观察患儿的潮气量、SpO_2 和 $P_{ET}CO_2$ 的变化，一旦出现异常情况，及时处理。危重患儿或创伤大的手术除常规监测外，还应监测尿量、中心静脉压和有创动脉压。小儿围手术期体温过低可导致一系列并发症，可采用保温毯、热辐射加温器、输血输液加温器、提高室温、呼吸回路加温等措施减少体温丧失。

麻醉期间的常规监测至少应包括无创血压、心电图、体温、脉搏血氧饱和度、呼气末二氧化碳分压，必要时监测血糖。对于术前存在贫血或凝血功能障碍的患儿，可根据监测结果输注浓缩红细胞、新鲜冰冻血浆或血小板。及时补液，纠正电解质紊乱、酸碱失衡。严重营养不良的患儿应给予暂时的胃肠外营养以纠正低蛋白血症。需要手术切除坏死肠管的患儿经常合并代谢性酸中毒和感染性休克，术中应积极纠正，必要时给予血管活性药物维持循环功能稳定。

三、麻醉注意事项

（一）术中补液

围手术期补液量包括术前损失量、生理维持量、手术中出血量及不显性丧失量。目前主张在麻醉期间输注 20~40 mL/kg 平衡盐溶液,术后液体管理遵循 2:1:0.5 法则。即儿童体重在 10 kg 以内时所需液体量为 2 mL/(kg·h),体重在 10~20 kg 时额外增加液体量 1 mL/(kg·h),20 kg 以上体重再额外增加液体量 0.5 mL/(kg·h),所用液体均为等张溶液。

(二)留置胃管

为排空胃内气体和液体,腹腔手术常需放置胃管。饱胃患儿胃内食物常难以吸出。腹部急性创伤手术的患儿胃排空明显延迟,易引起呕吐、反流、误吸,应按饱胃处理。胃管放置会影响面罩与患儿面部接触的密封性,麻醉诱导时需注意。

(三)控制感染

腹部空腔脏器破裂可引起腹膜炎、感染性休克,应尽早选用有效的抗生素预防和控制感染。

第八节 肝移植手术麻醉

一、概述

小儿肝移植现已作为治疗儿童终末期肝病的一种有效方法。尽管随着外科技术的不断改进和新型免疫抑制剂的临床应用,但肝移植在国内外仍然是一种复杂、昂贵和死亡率高的治疗手段。小儿肝移植有其自身的特点:①小儿多为先天性终末期肝病,手术适应证与成人不同;②供体来源相对缺少,术前危险性高,现已形成原位劈肝肝移植术、减体积肝移植术、亲属活体供肝移植术等特殊手术方式以适应小儿的形体特点和扩大供肝来源;③术后并发症多与特定的手术方式相关;④原发病对小儿受体的远期存活影响微小,远期预后相对较好。

二、手术适应证

主要是良性终末期肝病。任何其他治疗方法无效以及危及患者生命的肝脏疾病,都应考虑行肝移植术。

(1)先天性肝病及胆道畸形:胆道闭锁约占儿童肝移植适应证的 50%,其他如 Alagille 综合征、进行性家族性胆汁淤滞等。

(2)先天性代谢性肝病:如抗胰蛋白酶缺乏症、肝豆状核性变、囊性纤维病、酪氨酸血症等。

(3)急、慢性肝功能衰竭:包括病毒、中毒、自身免疫、药物等原因引起的暴发性肝炎,新生儿原发性肝炎等所致的肝硬化、慢性肝功能衰竭等。

(4)原发性肝脏肿瘤:如肝母细胞瘤或肝癌,不能切除或累及全肝引起肝功能障碍的良性肿瘤。

三、手术方式

肝移植分两种类型:一种是异位肝移植,即将供肝移植于正常肝脏解剖位置以外的腹腔某部位(通常是右椎旁间隙);另一种是原位肝移植,即将病肝切除后,供肝移植于原肝解剖位置。目前,临床肝移植主要应用原位肝移植方法。

（一）减体积肝移植术

目前已证实选择接受减体积肝移植术的小儿生命预期值与全肝移植相同。此手术方式的应用缓解了小儿患者肝源短缺的现状，尤其是急需移植的患儿，现已成为小儿肝移植的常规手术方式。取到肝源后，在手术台上切除部分肝脏，通常放弃右叶，保留左叶或左外叶以适合放入小儿腹腔。

（二）劈肝肝移植术

劈肝肝移植，即分割成年肝源的肝血管、胆管和肝实质以得到两个功能性肝移植物，大的右叶一般移植给成年受体，小的左外叶或左叶移植给小儿。由于需要保留下腔静脉以供Ⅱ、Ⅲ段移植吻合，故肝母细胞瘤患儿不宜选择此手术方式。

（三）亲属活体供肝移植术

供体为自愿的亲属且排除手术禁忌证，如肥胖、肝功能异常、脂肪肝、病毒性肝炎、血液系统疾病、重度吸烟、高血压等。受体要求限于体重小于 15 kg 的婴幼儿，具有接受肝移植的指征。手术包括两种同时进行的术式：根据受体的体重，切除活供体的左外叶（占全肝的 15%～20%）或左叶（占全肝的 30%～35%）。受体采用驮背式移植：移植肝的肝静脉吻合于受体保留的肝后下腔静脉上，然后重建门静脉、动脉和胆系。

四、麻醉前评估

终末期肝病可累及全身诸多器官，且肝移植手术本身也会导致患者出现急剧的病理生理改变。因此，麻醉前应对受体进行全面检查和评价，并对以存在的内科方面问题加以诊断和治疗。

（一）心血管系统

许多患有肝脏疾病的患儿同时患有先天性心脏疾病，在确定移植之前应仔细检查患儿心脏功能是否适于肝移植。

（二）呼吸系统

一部分终末期肝病患儿可能发展成肺动脉分流，或伴有肺动脉高压，甚至发现杵状指等特殊体征，应引起重视，做相应肺功能或心导管检查。终末期肝病患儿腹压常明显增高，常因大量腹水所致，影响膈肌的移动和肺的扩张，引起限制性通气功能障碍和功能性残气量明显下降，易发生低氧血症。另外，患儿在术前常并发肺部感染，易导致气道高反应性的发生。

（三）中枢神经系统

部分急性肝衰竭的患儿伴有脑积水，肝性脑病。为了评价预后及移植后生命质量如何，有必要判断神经系统症状是否为可逆性改变。

（四）凝血功能

肝实质的损害可导致凝血因子合成减少、血小板减少、纤容亢进。肝病患儿可能还伴有凝血异常和出血倾向，可在术前适当补充维生素 K 和新鲜冰冻血浆，以减少术中失血。

（五）肾功能

肝移植受体在术前、术中或术后可发生肾功能衰竭，表现为少尿。但术前很少需要透析，适当补充血容量，待移植肝发挥作用后，肾功能多可恢复。

（六）代谢

肝病合并先天性代谢紊乱，有些患儿还存在潜在的遗传代谢缺陷。急性肝衰竭时，因糖原储备耗竭和糖异生减少，常发生低血糖。急性、慢性肝功能衰竭时，因胰高血糖素增加妨碍了胰岛素的作用，使糖耐量降低。各种代谢异常和酸碱失衡，在移植前均应积极处理。

五、麻醉管理

（一）标准监测

麻醉医生需对肝移植的患儿行系统监测。包括凝血功能、酸碱平衡、血电解质、液体出入量、体温、尿量、血糖、血流动力学指标、肝肾功能等。除了常规无创心电监护外，需行动脉穿刺测压、中心静脉置管。

（二）药物选择

麻醉医生应在手术前与患儿和家属建立合作关系，取得其充分信任，选择全身麻醉。术前用药可给予咪唑安定 $0.25\sim0.5$ mg/kg、氯胺酮 3 mg/kg 的糖浆口服液；麻醉诱导和维持以吸入麻醉为主，诱导时可静脉给予咪唑安定 $0.1\sim0.15$ mg/kg，顺式阿曲库铵 $0.15\sim0.2$ mg/kg，芬太尼 $2\sim4$ μg/kg 同时配合七氟醚潮气量法吸入，麻醉维持时七氟醚吸入浓度应小于 4%，必要时可泵注丙泊酚 $0.1\sim0.15$ mg/(kg·min)，同时给予瑞芬太尼 $0.2\sim0.5$ μg/(kg·min)、顺式阿曲库铵 $2\sim3$ μg/(kg·min)。

（三）术中管理

各个阶段的麻醉管理应谨记如下要点。

（1）无肝前期：充分纠正低血容量和内环境紊乱。

（2）无肝期：患儿由于腹腔静脉和下肢静脉血液无法回流到心脏，循环血量相对不足，应适度扩容，使用血管活性药物。也要防止无肝期容量过负荷。

（3）新肝期：大量高钾、低温和含酸性代谢产物的血液会快速进入心脏，对患儿可能造成致命的影响。术中监测血气指标非常重要，尤其是新肝初期，极易出现代谢性酸中毒、高血钾和低血钙。所以开放前需进行预处理，比如纠酸补钙，必要时输注葡萄糖和胰岛素对抗高血钾。低温对患儿影响很大，做好保温措施十分重要。新肝期的重点在于纠正内环境紊乱和凝血功能异常，预防循环抑制，保护脑肺肾功能。

第九节 小儿腹腔镜手术麻醉

一、概述

20 世纪 80 年代后期，随着腹腔镜设备的更新与改进，手术技术逐步提高，手术范围不断扩大，小儿腹腔镜手术的应用日益广泛。现代腔镜外科手术技术、缝合技术已满足重建外科要求。腹腔镜技术不仅仅能够精细操作，而且在有些手术改变了手术入路，使得手术效果更好。在小儿特有疾病如先天性巨结肠、高位肛门闭锁的治疗中，更能突显出腔镜外科的优势。

二、小儿腹腔镜的特点

（1）小儿腹腔小，操作空间小。术前应排空胃和膀胱，必要时放置胃管和导尿管，有时术前需灌肠，以利于腹腔镜操作和麻醉管理。

（2）小儿以腹式呼吸为主。气腹压力超过 15 mmHg 有膈肌破裂的风险。婴儿腹压一般控制在 6～8 mmHg，幼儿为 8～10 mmHg，儿童为 10～12 mmHg。使用肌松药可使腹壁充分松弛，大部分情况在压力 6～10 mmHg 时，可达到满意的视野。

（3）小儿腹壁薄，切口容易漏气，尽量选择小切口，以避免气体过快流通，造成视野不良和低体温。

（4）小儿腹腔内的器官体积小、轻、柔软，操作时务必动作轻柔，减少辅助器械的插入。小儿肝、脾偏低，膀胱偏高，后腹膜与前腹壁之间的距离浅，插入气腹针和套管针时需要加倍小心，避免意外损伤。

（5）二氧化碳气腹在腹腔镜手术中经常用到，但是它对神经内分泌以及呼吸系统都会带来不良影响。患儿对缺氧承受力较低，而腹膜对二氧化碳的吸收较快，因此易于诱发高碳酸血症。

三、手术适应证

小儿外科常见疾病如胆系疾病、脾疾病、胃部疾病、十二指肠疾病、小肠疾病、结肠疾病、先天性肛门闭锁、腹股沟斜疝与鞘膜积液、小儿急腹症、小儿泌尿生殖系统疾病以及卵巢疾病等均选择腹腔镜手术。

四、手术禁忌证

小儿腹腔镜的绝对禁忌证：先天性心脏病，尤其是肺动脉高压、发绀的患儿，无法纠正的凝血病，严重的外伤性气胸，脑损伤，肠梗阻及引起的巨腹、早产儿。

相对禁忌证包括慢性阻塞性肺病、脊柱畸形、腹内巨大恶性肿瘤等。

五、麻醉前评估

（1）病史采集应尽可能详细，手术麻醉史、过敏史，母体妊娠期间健康状态等。

（2）检查一般情况、发育状况、活动水平、运动及语言能力。是否伴有牙齿松动、扁桃体肥大、上呼吸道感染病史等。

（3）早产、感染、酸中毒、肺疾病等因素可导致高碳酸血症、酸中毒、低温、充血性心力衰竭等，应引起重视。

（4）完善相关实验室检查。

六、麻醉管理

（一）麻醉前准备

术前对所有患儿病情做出全面评估。按规定禁食禁饮、使用术前药、建立静脉通路、置入胃管等。

（二）麻醉监护

所有患儿入室后，常规监测心电图、脉搏血氧饱和度、无创袖带测压、呼气末 CO_2 分压。

选择全身麻醉。麻醉后置入导尿管检测术中尿量。病情较重者监测中心静脉压和桡动脉压以及鼻咽部温度。可适时测定动脉血气、电解质、血红蛋白及红细胞比容,维持内环境的稳定。

(三)药物选择

麻醉诱导和维持以吸入麻醉为主。诱导时可静脉给予咪唑安定 0.1~0.15 mg/kg,顺式阿曲库铵 0.15~0.2 mg/kg,芬太尼 2~4 μg/kg 同时配合七氟醚潮气量法吸入;麻醉维持时七氟醚吸入浓度应小于 4%,必要时可泵注丙泊酚 0.1~0.15 mg/(kg·min),同时给予瑞芬太尼 0.2~0.5 μg/(kg·min)、顺式阿曲库铵 2~3 μg/(kg·min)。

(四)液体管理

术中补充液体应包括术前因禁食的累计丧失量,术中生理维持量,术中液体丧失、转移以及失血所应补充的液体量。如有电解质失衡,在补充液体量的同时应纠正电解质紊乱。

(五)麻醉管理

腹腔镜气腹对其机体带来的影响主要包括高碳酸血症和腹内压增高。腹内压增高可造成胸内压明显上升,出现限制性通气功能障碍。

血液容量不足会导致心率明显增快,应及时补充。术中血氧饱和度下降时要及时查找原因,注意导管是否过深、是否意外拔出或是否出现了气体栓塞。及时发现及时处理,确保安全。

腹腔镜手术具有创伤小、术后疼痛轻、恢复快等优点,已被临床广泛使用。随着各种微型腹腔镜器械的问世,小儿腹腔镜手术会得到快速发展。

(王力甚　张鲲　但家朋　汪威廉　周倩　康春燕　谢涛)

第二十九章
泌尿外科手术的麻醉

第一节　概　　述

小儿泌尿生殖系统疾病较为常见,在小儿外科手术中,泌尿外科手术约占 30%。术中麻醉方式以全身麻醉为主,但部分短小手术可选择椎管内麻醉,婴幼儿可考虑基础麻醉复合骶管麻醉。

一、小儿泌尿生殖系统疾病特点

先天性泌尿生殖系统疾病多发生在胚胎或胎儿期,畸形发生越早越严重,甚至可能影响其他重要脏器的发育。有些泌尿生殖系统畸形可能是复杂综合征的部分表现,常合并先天性心脏病、呼吸功能发育不全和其他系统疾病等情况,如先天性腹肌缺如综合征(Prune-belly 综合征)。小儿泌尿系统肿瘤往往发病早、恶性程度高、转移早,并常伴有全身情况不良。肾脏疾病常导致水、电解质异常,内环境紊乱等病理生理改变。

二、小儿泌尿外科手术特点

小儿泌尿外科手术一般比较短小。复杂的肿瘤或修复手术持续时间长,出血量大。大量冲洗液的使用易导致小儿低体温。手术过程中需要截石位,俯卧位等特殊体位,部分手术术中需多次变换体位,麻醉医生应熟悉手术操作和不同体位对患儿的影响。腔镜手术和机器人辅助在小儿泌尿外科应用愈加广泛,对麻醉管理有更高的要求。小儿属于比较特殊的群体,疾病本身和手术可能对其身心发育产生不良影响。

三、小儿肾脏发育特点

足月新生儿肾小球滤过率(glomerular filtration rate,GFR)较低,早产儿更低,不能有效排出过多的水和电解质。小儿 GFR 在 2 岁时接近成人水平。低温、低氧、低血压、感染、心力衰竭、贫血及腔镜手术都可降低 GFR。足月新生儿保钠能力强而排钠能力差,易发生水钠潴留。早产儿保钠能力差,易发生低钠血症。新生儿及婴幼儿尿液浓缩功能差。新生儿葡萄糖肾阈较成人低,易出现糖尿。新生儿保留碳酸氢盐的能力差,易发生酸中毒。

第二节　麻醉一般原则

（一）术前准备

（1）术前评估：通过了解病史，系统回顾和有针对性地进行体格检查，对患儿进行详细的术前评估。术前准备还包括对患儿和家长的术前宣教和沟通，以缓解紧张情绪。

（2）术前用药：通常口服咪达唑仑 0.25～0.5 mg/kg，最大剂量为 10～15 mg。也可采用 1 μg/kg 右美托咪定滴鼻。

（二）麻醉诱导

面罩吸入麻醉诱导是幼儿最常用的诱导技术。诱导前需评估是否容易建立静脉通路。但对于肥胖、误吸风险高和可能存在恶性高热危险因素的患者，首选静脉诱导。由于肺和心脏生理学的差异，儿童的吸入麻醉诱导比成人更快。在诱导期间使用高剂量吸入麻醉剂的儿童有发生心动过缓和低血压的风险。七氟烷是最常用的吸入麻醉诱导剂。与其他强效吸入麻醉诱导剂相比，它起效迅速，对气道的刺激性更小。

丙泊酚（最高 3 mg/kg 静脉注射）用于大多数健康儿童的静脉诱导。通常，儿童静脉注射药物的分布量要比成人高，并且需要更高的初始剂量才能达到临床效果。

喉痉挛在儿童中比在成人中更常见，并且可以在麻醉诱导、维持或苏醒期间发生。最重要的预防措施是在浅全麻期间避免气道操作。治疗方案包括持续气道正压通气，加深麻醉，纯氧吸入，必要时静脉注射琥珀胆碱。

（三）容量控制

患儿应在术中使用等渗晶体静脉注射液。健康小儿患者的低血压通常是液体反应性的，以 10～20 mL/kg 的生理盐水或林格氏溶液推注。

（四）监测

新生儿的血氧饱和度目标低于年龄较大的儿童和成人，应相应地设置吸入氧浓度的分数。应将呼气末二氧化碳分压（$ETCO_2$）保持在 35～40 mmHg 之间。

（五）注意事项

（1）婴儿的每分通气量和耗氧量明显高于年龄较大的儿童和成人。这意味着新生儿和婴幼儿在呼吸暂停期间会迅速降低饱和度，并且采取纠正措施的时间更少。

（2）维持术中正常体温对幼儿尤其重要。可以在麻醉前和麻醉期间使用辐射加热灯、强制通风或加热毯以及保温毯。

（3）术后根据患儿的具体情况决定是否拔管。若拔管，应选择在患儿清醒或深麻醉下进行，应避免浅麻醉下拔管，以防喉痉挛。

（4）可考虑多模式镇痛，骶管阻滞，或超声引导下区域神经组织如腹横肌平面神经阻滞（transersus abdominis planeblock，TAP）等。

第三节　嗜铬细胞瘤

嗜铬细胞瘤在儿童常见于 9～14 岁，约 10% 是双侧的，10% 是肾上腺外的，10% 是恶性的,10%是家族性的。其主要症状为高血压症候群和高代谢症候群,可表现为面色苍白,或搏动性头痛伴面色潮红,甚至可发生晕厥。尿检可发现儿茶酚胺及其代谢产物升高。常伴发多发性纤维瘤,甲状腺肿瘤,多发性内分泌腺瘤。嗜铬细胞瘤首选的治疗方法为外科切除肿瘤,而手术过程中患者常有剧烈的血流动力学波动,甚至发生高血压危象、休克危及生命。

一、术前准备

患儿术前准备应在术前10～14天开始,完善的术前准备和平稳的麻醉诱导可以防止儿茶酚胺的过度释放。术前应用 α 受体阻断药如酚苄明 $0.25～1.0$ mg/(kg·d),使血压控制正常。若需服用 β 受体阻断药,需先用 α 受体阻断药使血压下降。单独服用 β 受体阻断药会由于阻断 β 受体介导的舒血管效应反而使血压升高,甚至可能发生肺水肿。

交替输注晶体和胶体,改善微循环和组织灌注,补充血容量。监测血气,及时纠正水、电解质、血糖。口服咪达唑仑 $0.5～0.75$ mg/kg 缓解患儿焦虑情绪,术前避免使用阿托品,以免诱发高血压、心动过速、心律失常等。

二、术中麻醉管理

患儿进入手术室后在监测的情况下镇静,避免紧张焦虑情绪,如果条件允许可以由家长陪伴进入手术室。麻醉选用气管导管全身麻醉,诱导过程力求平稳,插管时避免麻醉过浅。术中连续监测有创脉压、中心静脉压。

避免使用可能增加儿茶酚胺释放的药物(如琥珀胆碱)。潘库溴铵可能增加高血压的风险。避免使用引起组胺释放的药物(如阿曲库铵)。

密切关注手术进程,在分离挤压肿瘤时,要提前使用扩血管药如硝普钠等,避免儿茶酚胺过度分泌导致的高血压危象。肿瘤切除后可能会出现血压急剧下降,需快速静脉补液和使用缩血管药如去甲肾上腺素等。儿茶酚胺及胰岛素分泌量大量增加,可能发生低血糖,要随时监测血糖。

三、术后处理

术后需入住 ICU,动态监测血压,密切监测血糖。术后实施硬膜外或静脉镇痛。

第四节　肾母细胞瘤

肾母细胞瘤,在儿童恶性肿瘤中约占 5%,患者年龄多在 5 岁以下,发病率和死亡率高。通常是父母首先注意到患儿腹部凸起或触诊无痛性肿块前来就诊。一些患儿可能出现症状和体征,包括腹痛、血尿、发热、体重减轻和明显高血压,晚期患儿呈消瘦、贫血、恶病质。肾母细胞瘤常伴随各种畸形:泌尿生殖道异常如马蹄形肾、输尿管畸形、尿道下裂;偏身肥大;先天性虹膜缺如。肿瘤单发,单侧且具有低风险基因型的儿童预后良好。早期综合应用手术、化疗和放疗可显著提高患儿的生存率。

一、术前准备

除了解患儿全身基本情况外,还需详细了解肿瘤的大小及与周围器官组织间的关系,是否侵犯大血管、肺等。与手术医生充分沟通,了解手术方式和可能出血量。肾母细胞瘤瘤体巨大,可导致患儿胃排空延迟,术前可使用抗酸药物,若患儿配合,可考虑留置胃管。肿瘤本身易导致贫血,术中可能出血多,术前要做好输血准备。大部分患儿由于肿瘤影响,术前可能存在高血压,若严重,就需要进行干预。在术前可根据情况使用降压药如卡托普利等。

二、术中麻醉管理

采用气管插管全身麻醉方法,联合椎管内阻滞可减少全麻药用量。保证术中快速有效的静脉输注通道。术中行动脉有创监测,可用于密切监测血压和快速抽取血液标本。术中密切关注手术操作,术中外科操作可能会压迫下腔静脉,造成血压骤降,必要时需提醒外科医生暂停操作。已存在癌栓的患儿要警惕癌栓脱落。密切关注术中液体出入量,进行精准的容量管理。术中注意保暖,可使用加温毯、加温输液器、辐射式灯等措施。

三、术后处理

术后转入 PACU 或 ICU。术后需镇痛,可采用静脉或椎管内用药。

(夏瑞 唐丽)

第三十章
骨外科手术的麻醉

小儿骨外科手术主要包括脊柱矫形、儿童创伤、手与足的矫形、髋关节手术以及神经肌肉疾病的治疗等。

第一节　麻醉一般原则

一、术前评估与术前准备

术前评估的目的是保证患儿围手术期的安全和改善预后。麻醉之前,需要详细了解患儿的临床情况以及心理状态,并制订相应的预案,减少患儿及其家属的焦虑与恐惧。患儿禁食原则按照相关指南执行。

二、麻醉诱导与维持

没有建立静脉通路的患儿选择吸入麻醉诱导,建立静脉通路后选择静脉麻醉诱导。小儿静脉麻醉快速诱导有利于饱胃或不喜欢面罩通气的患儿。

麻醉维持在很大程度上取决于手术种类、范围、难度,以及患儿生理状态和相关的并存疾病。七氟烷呼吸道刺激作用小,常作为小儿全身麻醉的诱导与维持的首选。全凭静脉麻醉在婴幼儿和儿童的应用越来越多,其优点包括术后恶心呕吐发生率低,苏醒快速而平稳等。

三、气道管理

在小儿麻醉中,维持气道通畅和保障呼吸功能稳定是麻醉管理的关键。可选择的气道管理设备有面罩、口咽通气道、鼻咽通气道、喉罩以及气管内导管。根据患儿年龄、体重、手术类型、手术体位以及麻醉用药选择合适型号和能够保证患儿呼吸道通畅的气道管理工具。

患类风湿关节炎及强直性脊柱炎的患儿,应注意颈椎活动受限程度,有无颈椎强直、张口困难,如果明确为困难气道应选择纤维支气管镜插管。存在严重外伤和许多先天畸形的儿童,是颈椎不稳定的高危人群。尽管目前尚没有关于此类儿童术前检查的统一指南,但仍建议对有颈椎不稳定症状的患儿进行颈椎屈伸位 X 线检查并进行神经系统的会诊。如果显示颈椎存在异常情况,麻醉医生可在患儿头部处于中立位的情况下实施气管插管。

四、监测

儿科患者的监测项目和复杂程度应视患儿的严重程度和外科手术难易程度而定。常规监测项目包括无创血压、心电图、体温、脉搏血氧饱和度、呼气末二氧化碳分压以及麻醉气体浓度监测。只要使用动脉置管和中心静脉置管有利于患儿麻醉管理,就应该实施。小儿麻醉和手术期间很容易受到环境温度或输血输液的影响而发生体温变化,密切监测体温十分关键。一般而言,年龄越小,其体温越容易下降,而年龄较大者,其体温则容易上升。最佳的体温监测是直接测量中心温度。在脊柱侧弯手术中,尤其应关注诱发电位监测。

五、疼痛管理

目前用于小儿镇痛的方法包括表面浸润麻醉、对乙酰氨基酚和非甾体抗炎药、阿片类药、患者自控镇痛以及区域阻滞镇痛。早期应用多模式镇痛可减少药物副作用。只要有可能均应进行区域阻滞。超声引导下的区域阻滞为患儿在术中及术后提供了有效的镇痛。当患儿有药物镇痛需求但无法自行使用患者自控镇痛(patient control anesthesia,PCA)时,可由护士实施控制镇痛(nurse control analgesia,NCA)或监护人控制镇痛(custody control analgesia,CCA)。

第二节 先天性斜颈手术的麻醉

一、病理生理

先天性斜颈又名胸锁乳突肌挛缩性斜颈,是儿童较常见的一种颈部先天性畸形,为一侧胸锁乳突肌缩短或发生纤维性挛缩所致。可分为先天性、获得性或某种疾病的特殊亚型。先天性斜颈可能是产伤或宫内位置异常引起,婴儿分娩时表现正常,而数天及数周后,受损胸锁乳突肌形成软组织水肿,肿块消退后在胸锁乳突肌的位置残留纤维带,引起挛缩。影响颈部正常活动范围,甚至导致面部发育不对称、头部骨架发育不平衡,引起颈部发育异常。肌肉挛缩严重者需施行胸锁乳突肌切断术。

二、手术方法

胸锁乳突肌切断术、胸锁乳突肌全切术、部分胸锁乳突肌切除术、胸锁乳突肌延长术。

三、麻醉管理

现有的观点是年龄越小,胸锁乳突肌与周围软组织粘连越轻,手术后恢复好。但越小的患儿对麻醉的要求越高。此类手术均为择期手术,手术部位在颈部,手术体位一般为仰卧位。手术时间短,出血较少,对患儿生理干扰较小。麻醉方式一般选择全身麻醉,术中全凭吸入麻醉或者静吸复合维持麻醉,辅以超声引导下颈丛神经阻滞,可减少术中麻醉药的使用并能起到术后镇痛作用。气道管理工具可根据患儿情况选择喉罩和气管内导管。

第三节　小儿脊柱侧弯手术的麻醉

小儿脊柱手术包括先天畸形、原发或继发性肿瘤、动静脉畸形、椎间盘脱出以及其他疾病。脊柱手术中小儿肿瘤较少，血管畸形更少见，较为多见的是小儿原发或继发性脊柱侧弯。先天性脊柱侧弯常因正常椎体发育受阻而成，常合并泌尿生殖系统、心脏及脊髓的发育异常。先天性脊柱侧弯矫形术之前必须进行严格评估，泌尿系和先心病的纠治必须在骨科矫治之前。

小儿脊柱手术操作复杂和小儿特殊的生理特点给麻醉医生带来较大挑战。所有脊柱手术的目的都是纠正或缓解神经系统缺陷。小儿脊柱手术麻醉必须关注手术部位、术中监测、小儿病理生理、失血和脊髓血供等问题。本节着重阐述小儿脊柱侧弯手术的麻醉管理和术中关注的要点。

一、术前评估

（1）采集病史，了解手术麻醉史和有无其他畸形。

（2）全面评估神经系统缺陷，尤其是脊髓损伤和肌肉状态，有助于发现神经肌肉缺陷。

（3）关注患儿呼吸、心血管和中枢神经系统功能。

（4）评估气管插管难易程度。

（5）完善相关术前检查。脊柱手术属于小儿骨科较大手术，必须完善相关的术前检查。只要患儿能够配合，就必须进行肺功能检查。胸部及肋骨的 CT 检查有助于发现胸壁畸形以及肺发育不良。MRI 检查有助于发现脊柱裂、椎管狭窄和脊髓损伤。评估患儿的营养情况，保证脊柱手术后有足够的皮肤组织覆盖植入器械。

若患儿有上呼吸道感染，手术应当延期。若患儿合并高反应性的呼吸道疾病尚未充分治疗，也应考虑延迟手术。保证患儿的体格状态及精神状态在术前调整到较好水平，以提高对手术的耐受性。

二、术前准备

因为穿刺及置管困难，脊柱疾病的患儿较难实施硬膜外阻滞，多在全身麻醉下接受手术。困难气道的患儿应吸入麻醉保留自主呼吸或在充分镇静下行纤维支气管镜插管。除标准无创监测外，还应建立有创动脉监测及中心静脉压监测，保证两条静脉通路，以供快速输血。麻醉后、摆放体位前安置体感诱发电位电极及运动诱发电位电极。

三、麻醉管理

麻醉管理包括保证全面的术中监测、维持正常体温和血容量、稳定的血流动力学和持续的脊髓功能监测。脊柱侧弯手术麻醉管理重点是尽量减少脊髓缺血。

（一）体位

小儿体位需要特别注意避免压力和牵拉性损伤。体位对小儿的呼吸影响很大。俯卧位手术过程中，必须给患儿上胸部和臀部提供充分的支撑，尽量不要使其腹部受到压迫。胸腹部受压可引起限制性呼吸困难，使肺活量和功能残气量降低，严重时可导致二氧化碳蓄积和低氧血症；可压迫下腔静脉使静脉血回流受阻，不仅影响血流动力学稳定，同时下半身的静脉血通过椎旁静脉网回流,使脊柱手术的手术野严重淤血。应降低静脉充血,维持脊髓灌注。手术过程中,外科医生的操作会对胸部产生一定的压力,应密切注意手术操作下胸腔压力与回心血量的关系,以及气道压变化,避免通气不足或防止高气道压力。

(二)保证内环境平衡

患儿术前呼吸受限,可出现不同程度的呼吸性酸中毒、代偿性代谢性碱中毒、低氧血症、红细胞增多症、低蛋白血症、胶体渗透压低以及血容量不足。在围手术期要密切关注患儿的电解质平衡、渗透平衡及酸碱平衡,根据血气结果进行对症处理。

(三)脊髓功能监测

小儿脊柱侧弯手术术中一般均进行动作诱发电位或体感诱发电位监测,部分患者会进行唤醒试验。目的是检测脊柱操作后脊髓的功能变化。

唤醒试验的关键是在维持充分镇痛的情况下使患儿恢复知觉。需要在术前与患儿充分沟通,唤醒前根据麻醉深度监测和肌松监测结果,依次停止肌松药、吸入麻醉药、静脉麻醉药、阿片类镇痛药物的输注,待神经功能测试结束后继续输注麻醉药物直至手术结束。唤醒试验最大的缺点是对运动功能的监测不是实时的。发生于唤醒试验前后的脊髓缺血是无法确定的。若控制不好,还有可能导致意外脱管、动静脉通路脱开的风险。对于婴幼儿和较小的患儿,因不配合无法进行唤醒试验。当唤醒试验完成后,用药使患儿重新进入麻醉状态,此时应注意患儿的血容量情况,并同时检查患儿的体位,因为不少患儿在唤醒试验时除了手脚,其他部位也可能活动。若患儿能良好合作,当动作诱发电位或体感诱发电位发生变化小于基础值时,应行唤醒试验。

术中麻醉技术应与神经监测兼容:术前麻醉医生与神经监测师进行良好沟通,以确定麻醉方案,保证麻醉深度的同时不影响 MEP 和 SSEP 的记录。因为术中必须为神经监测提供足够条件。在小儿脊柱侧弯手术中,进行脊髓分离时应特别小心,避免血压剧烈变化,减少降低平均动脉压或加深麻醉对体感诱发电位波形的干扰。

若患儿合并轻度至中度的呼吸功能损伤,可能出现拔管困难。对所有的患儿,术后应进行神经监测,使患儿能有目的地活动四肢。

(四)液体治疗与血液保护

脊柱矫形手术通常伴随大量失血,患儿的失血量甚至超出全身血容量。出血量的影响因素包括:手术技术、手术时间、融合椎体数量、麻醉药物、平均动脉压、血小板异常、稀释性凝血功能障碍和原发性纤维蛋白溶解。精细的外科操作及止血,适当体位降低腹内压,在脊髓监测下的控制性降压,使用自体血回输技术、术中等容血液稀释、应用促进血栓形成的药物以及术前自体血液预存等对于减少失血和控制异体输血出血,维持患儿的血容量来说具有重要意义。在可以预计的大量出血之前,必须在半椎体切除前备好并核对完毕需要输注的血制品,快速输血应经过血液加温器以维持患儿正常体温。

第四节 四肢骨折及多发伤手术的麻醉

儿童骨折是较常见的损伤,尽管绝大多数骨折可以等待足够的禁食时间,但肘部骨折以及骨折后动脉搏动消失应立即处理。

(一) 注意事项

（1）创伤患儿应全面检查，不可遗漏较隐匿的损伤。

（2）熟悉患儿的解剖以及麻醉实施所需要的仪器。

（3）准确用药和精确计算药物剂量。

（4）为增加成功率可选择超声进行定位。超声准确定位局麻药的给药部位的方法已经在区域阻滞中得到了普及，超越了传统的坐标定位技术和神经刺激技术。

（5）创伤患儿可能是饱胃患儿。

（6）术中可能用到肢体止血带，血压、心率升高可应用短效药物控制。止血带时间应严格控制。

(二) 麻醉管理

保证气道通畅、纠正术前脱水、预防误吸、维持正常生命体征及体温、围手术期注意镇痛治疗和减少术后恶心呕吐。

四肢骨折的手术可在外周神经阻滞和椎管内麻醉下完成，根据患儿年龄及手术类型辅以不同程度的镇静，使用面罩、喉罩或者气管内插管进行呼吸道管理。

(三) 常用的神经阻滞方法

1. 上肢神经阻滞　凡骨折、上肢手术、断肢再植或需要增加上肢血流的患者都可行上肢神经阻滞。沿臂丛走向的不同部位均可进行阻滞，肌间沟阻滞的应用指征为肩部、上臂肱骨外侧及前臂手术。因并发气胸的风险较大，故锁骨上神经阻滞在小儿中较少实施。腋路阻滞是小儿臂丛阻滞最传统的方法，指征为前臂、手部手术以及需要进行交感阻滞的手术。

2. 骶管和硬膜外阻滞　骶管和硬膜外阻滞的实施快速安全，适应证多，这两种方法都可以单次给药或以留置导管的方式连续添加局麻药和辅助药。

3. 下肢神经阻滞　近年来，下肢神经阻滞也常用于儿童，相对于常用的骶管阻滞，下肢神经阻滞技术较为简便，局麻药用量少，不良反应更低。作为外周神经阻滞的一种，几乎没有椎管内阻滞的并发症。超声引导不仅提高了操作成功率，还能满足各种类型的下肢阻滞类型要求。股神经、股外侧皮神经和髂筋膜阻滞常用于股骨中断或下 1/3 骨折或腿上部的软组织手术。坐骨神经复合股神经阻滞能为小腿手术提供完善的镇痛效果。

第五节　髋关节手术的麻醉

一、病理生理

发育性髋关节发育不良（developmental dysplasia of the hip，DDH）是儿童常见疾病之一，包括髋臼发育不良、髋关节半脱位和髋关节脱位。DDH 的确切病因不明，但发病有其内在诱因和外在诱因。内在诱因包括关节韧带松弛、女性、基因缺陷、原发髋关节发育不良等。外在诱因包括臀位产、第一胎、羊水过少等。

二、治疗

目前公认的 DDH 的治疗原则是早期发现、早期治疗。治疗越早，治疗的方法越简单，更容易获得正常或接近正常的髋关节。小于 6 个月患儿常用 Pavlik 吊带矫正;6~24 个月可行闭合复位,石膏固定 6 周;2 岁后行切开复位,石膏固定 6 周。手术治疗的目的是稳定髋关节,降低退行性骨关节炎的发生。髋关节手术的并发症包括股骨头缺血性坏死和软骨溶解。

三、麻醉管理

DDH 患儿可与神经肌肉组织疾病有关,术前应由神经科医生会诊,共同分析 DDH 的原因;由呼吸科医生会诊,分析是否存在因神经肌肉异常而导致的限制性肺疾病。

常规麻醉,标准无创监测,结合并存疾病进行适当调整。术中避免贫血或血容量降低,充分气体交换,使用保暖设备维持正常体温,使用自体血回输技术节约用血。可通过浅全身麻醉复合硬膜外阻滞进行手术,术毕可用患者自控止痛,也可在超声引导下通过腰丛神经阻滞进行围手术期镇痛。

第六节　脑瘫患儿下肢肌力调整手术的麻醉

一、病理生理

脑性瘫痪(脑瘫)是造成儿童运动障碍的最常见原因,是一组持续存在的中枢性运动和姿势发育障碍的症候群。患有脑瘫的患儿可能会出现不同程度的软组织痉挛、骨骼畸形、发育迟缓、癫痫发作、感觉功能的问题。与脑瘫相关的痉挛状态是大脑皮质问题相关的直接结果。此外,脑瘫患儿常伴有其他系统疾病,包括中枢系统疾病(癫痫)、肺部疾病(支气管肺发育不良、慢性肺功能不全及频繁的肺炎)、胃部疾病(胃食管反流以及胃溃疡)等。

二、手术方式

脑瘫患儿下肢肌力调整手术的最主要的目标是改善功能,防治畸形及疼痛。对于下肢肌力调整的主要手术方案有髋部内收肌延长术、髂腰肌分段延长术、腘绳肌延长术、股骨远端伸直截骨术、股直肌远端转移术、小腿三头肌延长术等。

三、麻醉管理

此类手术一般为择期手术,在手术前应进行详细的系统评估。一般选择全身麻醉,辅以下肢神经阻滞镇痛。全麻方案的制订应该在考虑先前描述过的是否存在共存疾病及共存疾病严重程度的基础上进行。

脑瘫患儿的麻醉管理应重点考虑 7 个基本问题:行为和沟通问题;视觉和听力问题;癫痫症问题;呼吸问题;胃肠道问题;药物治疗问题;疼痛管理问题。有些患儿仅仅表现出其中的几个问题,但有些患儿会面临以上所有的问题。

此类患儿应制订完善的术前用药方案,以减少患儿的不合作动作与焦虑情绪。如果患儿有严重的胃食管反流疾病,应适当延长术前禁食水时间,并根据情况使用抗酸药和组胺 H_2 受体拮抗剂,备好吸引设备,充分预充氧后首选快速诱导。患儿由于明显的发育迟缓和萎缩的四肢,使得显露静脉困难,会导致静脉置管困难,可使用超声引导系统辅助操作。肌松药的使用并不是禁忌,可根据手术时间长短与要求进行选择。多发性关节挛缩可能会使儿易于发生压迫性组织坏死和周围神经损伤,特别是长时间手术时,术中应注意保护。许多脑瘫患儿非常消瘦,易于术中发生低体温,即使手术时间很短,也应该防止低体温。

第七节　高选择性脊神经后根切断术的麻醉

脑瘫有多种表现类型,其中痉挛性脑瘫为其典型的类型,主要表现为双下肢肌力增高、膝踝反射亢进等。目前认为选择性脊神经后根部分切断术是解除脑瘫患儿肢体痉挛安全有效的方法之一。利用术中肌电刺激来测定脊神经后根的神经束的异常肌电反应,并给予切断,术后可使肌张力恢复至基本正常范围,最大限度地保留肢体感觉,不损伤运动功能。该手术需满足脊柱外科手术及神经外科手术的麻醉要求。

麻醉方案一般选择气管内插管全身麻醉,俯卧位。手术中应保证气道通畅,谨防气管导管脱出,注意防止俯卧位相关的视力损伤等相关并发症。麻醉中关键的问题是肌松药的使用和维持合理的麻醉深度。脑电双频谱指数是目前公认的监测麻醉镇静深度的有效手段,是目前临床上监测麻醉深度的主要方法。在诱导麻醉及气管插管时,应保证一定的肌松和麻醉深度,首选短效的非去极化肌松药。此后不宜加用肌松药。全身麻醉建议由全凭静脉麻醉维持。如果对脊神经后根进行刺激,则可引起心率增快、血压升高,可进行对症处理。

第八节　先天性多指(趾)和并指(趾)畸形

多指(趾)畸形是出现附加的手指或脚趾,若不合并其他综合征,独立多指(趾)畸形并不影响全身情况,病理生理学无特殊。较小的无骨性连接的浮指可在新生儿期结扎,当涉及手指切除或部分切除术时,术前应考虑手的功能和美观。因此,手术可延迟数年至方案完全确定后进行。

并指(趾)发生率为1∶2500,男孩多见。并指(趾)可以是简单的指(趾)间皮肤连接,也可以是复杂的软组织、骨骼甚至关节的融合。并指(趾)可以单独发生,也可以是综合征的一部分。这些患儿术前需要严格评估相关畸形。若不合并其他综合征,独立并指(趾)畸形并不影响全身情况,病理生理学无特殊。

麻醉按照一般原则进行。上肢手术可选择腋路臂丛神经阻滞或者全身麻醉联合腋路臂丛神经阻滞。下肢手术可选择连续硬膜外麻醉、骶管麻醉或全身麻醉联合下肢神经阻滞。

第九节　先天性马蹄内翻足手术

先天性马蹄内翻足是常见的先天性足畸形,由足下垂、内翻、内收三个主要畸形综合而成。马蹄足患儿踝关节内收,以其足外缘行走。马蹄足发生率为10∶10000,男性发病较多,可为单侧发病,也可为双侧。马蹄足患儿常罹患神经性或结缔组织疾病。可能的病因为神经源性、结缔组织病变、运动系统病变或为特发性。

先天性马蹄内翻足矫形手术一般为择期手术,手术包括肌腱延长术、韧带松解术,使骨与关节的位置趋于正常。手术常于婴儿期实施,当手术矫形后,肌腱、韧带愈合的过程中应用石膏固定患足,以保证正确的骨性位置。手术中使用止血带减少出血。

连续硬膜外麻醉、骶管阻滞麻醉和全身麻醉均可提供满意的麻醉效果,为手术提供满意的镇痛的条件。有些患儿较小,为保证呼吸道通畅及临床安全性,现多在全身麻醉下联合超声引导下骶管阻滞。行骶管阻滞可以减少麻醉性镇痛药的用量,0.25%布比卡因0.75~1 mL/kg可提供6~8小时完善的术后镇痛。超声引导下骶管阻滞可预防血管内注射和鞘内注射的副作用,避免骶管阻滞可能产生的并发症。左旋布比卡因在儿童骶管麻醉中推荐剂量为2.5 mg/kg。

第十节　常见骨科手术后并发症

一、止血带问题

止血带用于四肢手术可以最大限度地减少出血并提供良好的手术条件,防止恶性细胞、脂肪栓子和骨水泥扩散。但止血带是非生理性过程,肢体驱血和止血带充气时回心血量增多,放气时会导致中心静脉压和动脉血压降低,引起患儿不同程度的循环波动,而且放气时无氧代谢产物进入血液循环,呼气末二氧化碳浓度明显增高。小儿四肢手术选用止血带时,无统一数值和计算方法,通常是根据患儿年龄、肢体周长和收缩压综合判定。保证压力和时间的准确,可减少止血带并发症。止血带压力设置不足可导致肢体被动性出血,压力过大则引起神经损伤,出现肢体感觉和运动障碍。通常止血带使用不超过30分钟时一般不影响肢体功能恢复,随着时间延长,细胞内广泛酸中毒,可能发生缺血再灌注损伤。可采用超声实时引导技术,监测动脉血流被阻断时的压力,实现小儿下肢手术止血带压力的个体化选择。止血带反应在麻醉状态下,仍然会发生。为了减少神经损伤,必须在每60~90分钟内放松和重新充气。麻醉期间应注意维持血流动力学稳定及内环境稳定,对于非全麻患者应注意镇静镇痛药物的使用。

二、脂肪栓塞

脂肪栓塞是由于循环血流中出现的脂滴阻塞于小血管所致,常见于长骨骨折。脂肪栓塞的病理生理是毛细血管内皮细胞破坏导致毛细血管周围出血渗出。脂肪栓塞主要影响肺和循环系统,脂肪栓塞的后果取决于脂滴的大小和量的多少,以及全身受累的程度。栓子若进入循环系统,阻塞肺内毛细血管则会引起一系列病理改变和临床表现,如呼吸急促、低氧血症、心动过速、意识改变以及在结膜、腋下、上胸部有出血点。儿童发生率仅为成人的1%,早期手术、避免髓内固定可以减少脂肪栓塞发生率。麻醉处理包括及早发现,充分供氧和控制输液量,纠正缺氧和酸中毒,防止和减轻重要器官的功能损害,促进受累器官的功能恢复。

三、静脉血栓栓塞

静脉血栓栓塞是外科手术常见的并发症,肺栓塞是造成术后死亡的主要原因。静脉血栓栓塞的风险由患儿的易感因素和手术类型(制动时间、损伤程度、术后住院时间)决定。骨科脊柱手术、下肢手术是增加围手术期静脉血栓栓塞风险的因素。对于静脉血栓栓塞的预防,及下肢静脉血栓或肺栓塞患儿的抗凝治疗方法,已有相关的抗凝医学指南发表。术后预防深静脉血栓的措施有间歇气体压迫下肢、早期下床活动、手术后当天就给予阿司匹林或华法林等。硬膜外镇痛有利于患肢的早期活动,可在术前安置静脉过滤器。围手术期如何平衡静脉血栓和出血风险是麻醉医生与外科医生需要共同探讨的问题。

(刘菊英　曾文静)

第三十一章
创伤手术的麻醉

第一节 创伤患儿的麻醉前评估

一、创伤患儿麻醉的特点与原则

(一) 创伤患儿麻醉的特点

(1) 灾害现场,环境设施简陋,与外界隔离,流动性大。

(2) 病情紧急、危重和复杂。

(3) 创伤为突发事件,如情况不明,应按饱胃处理。

(二) 创伤患儿麻醉的基本原则

(1) 满足手术需要,保证足够的镇痛与镇静。

(2) 便于麻醉操作,术中呼吸和循环管理。

(3) 麻醉实施者对所选麻醉方式、药品、设备充分了解并能熟练应用。

(4) 麻醉方案的选择原则是效果确切、操作简单、安全范围大、起效和恢复快、便于转运。

(5) 创伤患儿救治的循环管理至关重要,维持循环时要综合考虑受伤前后体液的丢失、感染、应激等因素的影响。

二、麻醉前准备与急救

(一) 了解患儿伤情,做好麻醉预案

(1) 受伤史、损伤机制、进食时间与受伤时间。

(2) 检查情况(体检情况、影像学及其他检查结果)以及伤情评估。

(3) 注意患儿在此前救治过程中已接受的药物、处理及效果。

(4) 既往病史和用药情况等。

(5) 了解切口部位、体位、手术时间、特殊操作及对麻醉的要求和影响。

(6) 对术前未能见到的患儿,麻醉医生应与外科医生对伤情进行交接。

(7) 对患儿可能发生的伤情变化、意外和并发症有预案。

（二）物品和设备准备

（1）常规准备氧源、根据条件准备麻醉机、监护仪、气管插管用具、麻醉药品、急救药品等。

（2）对可能出现困难气道伤员，准备环甲膜穿刺器、气管切开包等。

（3）大出血患儿准备全血、红细胞、新鲜冰冻血浆和血小板等。

（4）建立外周静脉通路，有条件的可行深静脉穿刺、有创动静脉监测。

（5）条件允许可备中心体温监测、加温输液和血液回收装置。

（三）麻醉前用药

（1）麻醉前用药常选用镇静催眠药、麻醉性镇痛药、抗胆碱药、抗组胺药和抗酸药等。

（2）对于伤情重或存在呼吸障碍的患儿，以及前期救治阶段已接受足量镇痛药和镇静药物处理的患儿，使用镇痛、镇静药应慎重、减量或不用。

（3）在热带及患儿高热情况下，禁用阿托品。

（四）饱胃的处理

（1）创伤后胃排空时间比正常人（4～6 小时）显著延长。如果伤情允许，可延缓手术，应禁食 8 小时以上，禁饮 2～4 小时。

（2）如不能禁食禁饮，麻醉前可安置胃管，排空胃内容物。

（3）术前应用 H_2 受体阻滞剂或胃动力药物降低胃容量及增加胃液的 pH。

（4）选择快速诱导插管时可压迫环状软骨以压闭食管。

（五）麻醉前急救

麻醉前应根据高级创伤生命支持流程对患儿进行最简要的快速评估，对存在生命威胁的伤情优先处理。

（1）伴有血气胸时，应先做胸腔闭式引流，再加压通气进行麻醉诱导。

（2）有紧急气道插管指征的患儿，先建立气管插管或外科气道以保障通气。

（3）伴活动性大出血患儿，麻醉前输液按早期容量复苏原则进行。

（4）心脏压塞：对于创伤性急性心包压塞患儿，针刺心包穿刺术可能不是一个有用的操作，应紧急行复苏性开胸手术。

（5）挤压综合征：如地震引起的长时间肢体挤压伤，若肢体已坏死，应在现场尽早用止血带（减压前用止血带更佳），以防减压后的高血钾、进一步的低血容量和酸中毒导致伤员迅速出现心搏骤停。

第二节　创伤患儿急救中的气道管理

创伤患儿急救过程中首先要评估气道通畅情况，急救过程中科学合理的气道管理是决定创伤患儿抢救能否成功的关键之一。

一、气道通畅评估

（一）创伤患儿气道特点

（1）创伤尤其是头、面、颈部创伤容易造成血液、大量分泌物等堵塞呼吸道，以及胃内容物反流引起误吸。

（2）暴力剧烈冲击头、面、颈、胸部有引起气管断裂的可能。

（3）头面部、胸部受伤引起的中枢性呼吸抑制或限制性通气障碍必要时需要人工气道和辅助呼吸来支持。

（二）创伤患儿引起气道阻塞的原因

（1）头面部、颈部直接的创伤。

（2）鼻咽部、鼻窦、口腔或上呼吸道出血。

（3）吸入胃内容物或异物。

（三）创伤患儿通气不足的原因

（1）呼吸动力消失，如脑外伤、休克、低温。

（2）气管或支气管的直接损伤。

（3）气胸或血胸。

（4）误吸。

（5）支气管痉挛。

（四）需立即行气管插管的适应证

（1）严重头部创伤患儿。

（2）严重休克。

（3）气道堵塞。

（4）心搏骤停。

二、急救与处理

（一）紧急气管插管的处理步骤

紧急气管插管的处理步骤见图 31-1。

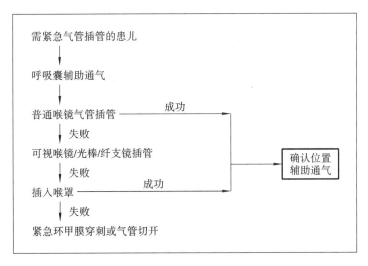

图 31-1　紧急气管插管的处理步骤

（二）插管时应注意以下问题

（1）小儿的氧储备少，耐受缺氧的能力更差，故应迅速完成气管插管。

（2）小儿气管插管前，应选择合适的气管导管，导管过小使患儿气道压力过大，长时间应用易致体内二氧化碳蓄积。插管时操作手法应轻柔，切忌导管过大、用暴力插入导管，否则极易造成气管损伤和术后喉水肿。

（3）气管插管后一定要听诊双肺呼吸音是否清晰、有无干湿啰音，观察 CO_2 波形、气道压力，确定气管导管是否在气管内合适的位置。

（4）气管导管固定前，应正确握持气管导管，确保气管导管位置没有变化。

（5）使用合适的支撑物以防气管导管扭折。经鼻插管时，注意避免导管压迫鼻翼。

三、误吸综合征

误吸综合征分为吸入性化学性肺炎和吸入性感染性肺炎。

（一）误吸的原因

（1）胃内未消化的食物和液体。

（2）血液。

（3）创伤引起的胃排空延迟。

（4）面罩辅助通气时压力过大可导致气体进入胃内。

（二）预防或减轻误吸的方法

（1）如条件允许可暂时推迟手术。

（2）可早期给予抑酸剂。

（3）辅助通气时合适的力度压迫环状软骨。

（4）辅助通气过程中尽量避免过度加压通气，压力不应超过 20 cmH_2O。

（三）误吸后的处理方法

（1）清除口腔内大块异物。

（2）意识丧失患儿应紧急气管插管。

（3）正压通气前进行吸引。

（4）一旦发生误吸，应尽快使用生理盐水冲洗气道。

（5）使用广谱抗生素。

（6）是否使用激素尚有争议。

第三节 创伤患儿早期液体治疗

创伤患儿常伴有低血容量性或失血性休克，必须引起重视。与成人不同，通过占优势的交感调节作用，儿童的循环血量流失 25％～30％时，周围血管收缩，血压仍可基本维持正常。心率加快是较血压下降更早出现的代偿表现，显示患儿血容量流失约 10％。周围灌注差表现为毛细血管再充盈延迟（2 秒以上），脉搏纤弱或呈线状，皮肤斑纹或发绀，意识受损也是较血压下降更早出现的休克表现，明显的外部失血往往会被低估。血压降低是血容量减少的结果，常预示着心血管系统即将崩溃。儿童低血压常常是失血量达到或将要接近血容量的 25％或 20

mL/kg。心率减慢预示着血液氧供不足,休克邻近或颅内压升高。

创伤患儿早期要迅速评估休克症状。创伤处理的最初补液建议使用加温的等张晶体(林格液或生理盐水)静脉输注 20 mL/kg。然后再次评估脉搏、毛细血管再灌注和血压。如果首次输液后没有反应或者这些指标只是暂时的改变,进行第二次 20 mL/kg 补液。如果需要,再给予第三次晶体补液用于维持生命体征和有效循环。继而输血 10 mL/kg 来补充有效血容量。

如果休克持续存在且对补液治疗没有反应,应考虑其他因素,包括是否存在长骨或骨盆骨折。心脏周围渗出和心脏压塞在钝性损伤中较穿透伤少见,心脏压塞典型的临床表现是休克、心音消失和颈静脉怒张,需要立即心包穿刺。

抢救阶段需要尽早建立有效的静脉通路。如果短时间内无法完成静脉穿刺,可迅速进行骨髓内穿刺建立骨内通道,以便快速扩容和完成药物治疗。

第四节 挤压伤患儿的麻醉

一、概述

(一)定义

人体肌肉丰富的部位,如四肢、躯干,受重物长时间(1 小时以上)压榨或挤压后所造成的损伤。

(二)病理生理

挤压综合征的病理变化出现在外部压力解除之后,可能是由于一些有害代谢物质在血液循环恢复后进入体内,主要病损为创伤后肌肉缺血性坏死、肾缺血和电解质紊乱。病情持续发展,最终将导致以肌红蛋白尿为特征的急性肾功能衰竭。

(三)临床表现

受压部位肿胀,感觉迟钝或缺失,运动障碍,以及肌红蛋白血症和一过性肌红蛋白尿。如果进一步出现以高钾血症与肌红蛋白尿为特征的急性肾功能衰竭,则称为挤压综合征(crush syndrome),又称创伤性横纹肌溶解症(traumatic rhabdomyolysis)。

(四)临床分级

(1)一级:肌红蛋白尿实验阳性,肌酸磷酸激酶(creatine phosphokinase CPK)大于 10000 单位(正常值 130 单位),而无急性肾功能衰竭等全身反应者。若伤后早期不做筋膜切开减张则可能发生全身反应。

(2)二级:肌红蛋白尿实验阳性,CPK 大于 20000 单位,血肌酐和尿素氮增高,无少尿,但有明显血浆渗入组织间隙,有效血容量丢失,出现低血压者。

(3)三级:肌红蛋白尿实验阳性,CPK 明显增高,少尿或无尿,休克。代谢性酸中毒以及高血钾者。

二、麻醉处理

挤压伤和挤压综合征患者的术前准备、麻醉方法的选择及术中的处理均应以不影响肾功能为前提。

（一）术前准备

维持呼吸、循环等生命体征的平稳。外伤患者要注意是否合并头、颈、胸、腹、脊柱、骨盆等其他部位的损伤，尤其要注意是否合并其他可能立即危及生命的外伤。加强全身管理，维持内环境稳定，积极纠正高血钾、代谢性酸中毒、休克及脱水，保护肾功能。其措施包括如下几点。

（1）伤后应尽快补充乳酸林格液和胶体以纠正休克及脱水，必要时，小剂量多巴胺维持肾血流灌注。若患者已发生挤压综合征，则要控制输液量。

（2）血压稳定之后，即可进行利尿，增加肌红蛋白等有害物质的排泄。可选择 20％甘露醇快速静脉输入。

（3）因挤压综合征常伴有酸中毒，利尿的同时即应早期碱化尿液，防止肌红蛋白在酸性环境中的肾小管沉积。经口服或静脉输入 5％碳酸氢钠（可反复多次应用），维持动脉血 pH 在 7.40 左右。

（4）挤压伤后，血液中肾素、组胺等收缩血管物质浓度增加，使肾血管收缩痉挛。早期应用甘露醇的同时可复合使用血管扩张药以解除肾血管痉挛，增加肾血流量。

（5）高钾血症出现心电图改变、心律失常时，可先静脉注射 10％葡萄糖酸钙 0.2～0.5 mL/kg，对抗高钾的心脏作用。静脉注射 5％碳酸氢钠 2～4 mL/kg，既可纠酸、碱化尿液，避免肌红蛋白对肾脏的损害，又可促进血钾向细胞内转移。亦可用葡萄糖胰岛素液（按 3～4 g 葡萄糖加 1 单位胰岛素计算）促进钾向细胞内转移。经上述处理仍不下降者，术前应紧急进行血液透析。

（6）搬动患儿时应固定好患肢，避免患肢过度抬高而加重肌肉缺血及坏死组织分解产物急骤进入血液循环。

（7）手术前消除疼痛及恐惧心理非常重要，手术前应给予适当剂量的镇痛、镇静药物，但应注意所用药物对循环和呼吸功能的抑制作用。

（二）麻醉方法的选择

小儿以全身麻醉为主，其他麻醉方式为辅。

1. 局部麻醉　在挤压综合征患者的手术中，使用局部麻醉的机会极少，仅适用于小范围、表浅软组织的清创和简单的骨折闭合复位；危重患者选用局部麻醉时，应确保呼吸道通畅，保证供氧，谵妄或不合作的患者应避免选用局部麻醉。

2. 神经阻滞　挤压综合征患者的肢体手术可在神经阻滞下完成。上肢采用臂丛神经阻滞；下肢采用腰丛神经阻滞和坐骨神经阻滞，可取得较为满意的麻醉效果。适用于设备简陋的基层医院和野战条件下。但在休克情况下，患者对局麻药物的耐受量相应降低，应严格控制用量，以防止发生中毒。

3. 椎管内阻滞　椎管内阻滞对机体生理功能的影响与麻醉范围直接有关。挤压综合征休克处于代偿期时，虽然患者的血压可能"正常"，但血容量已明显减少，即使小范围的硬膜外间隙阻滞，亦有导致心脏停搏的危险。

4. 全身麻醉　对于严重挤压综合征伴有低血容量性休克的患者，或头颈、胸腹部创伤和多发性骨折等患者，均应在全身麻醉下完成手术，但应避免麻醉过深。一般情况下创伤性休克患者的疼痛反应较迟钝，仅需维持浅麻醉辅以适量的肌松药即可完成手术。对挤压综合征急诊手术的患者应按饱胃处理。麻醉诱导的关键是迅速控制呼吸道，防止胃内容物反流、呕吐和误吸。丙泊酚能够抑制交感神经和心肌收缩力，对循环系统的抑制作用较为明显。氯胺酮和依托咪酯对血压的影响轻微,较适用于休克患者。低血容量性休克患者对全身麻醉药、肌松药的耐受量均明显减小,少量的吸入、静脉或静吸复合用药辅以一定剂量的肌松药就足以维持满意的麻醉效果。低浓度七氟烷对循环功能的影响较小,可用于挤压综合征患者。挤压综合征属创伤性横纹肌溶解症的一种,去极化肌松药琥珀酰胆碱可致受损肌肉释放大量钾离子,引起或加重高血钾,故应禁用。

挤压综合征患儿的全身麻醉宜采用多种麻醉药物复合的平衡麻醉原则,以尽量减轻麻醉风险,长时间应用单一的吸入麻醉药可引起麻醉药物在组织内过饱和,不仅可影响患儿的苏醒,而且容易导致手术后肺部并发症。手术中避免大量输液,维持出入量平衡,尽量不予输血,必需时应输新鲜全血。术中应加强监测与全身管理,维持血流动力学稳定。此类患儿除常规监测外,还应行直接动脉压与中心静脉压监测。呕吐误吸不仅可发生于麻醉诱导期,而且也易发生在麻醉苏醒期,应引起麻醉医生的足够重视。因此在急诊手术后,必须等待患儿咳嗽、吞咽反射恢复、呼之能应后再谨慎地进行拔管处理,必要时可暂时保留气管导管。对于昏迷患者,手术后可考虑立即行气管切开术,术后送入重症监护病房进一步治疗。

第五节 面颈部创伤患儿的麻醉

一、面颈部创伤的特点

(一)出血、血肿

(1)内耳及颞骨岩部的骨折由于其邻近颅底大血管,易发生大出血及颅内血肿。

(2)颈部组织尤其是甲状腺组织血供极丰富;经过颈部的大血管也很多,损伤后易发生急剧大出血。

(3)口腔颌面部位血管丰富,术中易大量失血。

(二)呼吸道梗阻

(1)严重损伤时可能伴有面颊软组织的缺损,不能使用面罩有效通气。

(2)常伴有颜面部肿胀、鼻阻塞、口咽出血、牙齿脱落、组织移位等,影响气道,导致插管困难,经鼻插管有引起出血、颅内感染和气道异物的可能。

(3)血肿、水肿、皮下气肿等均可压迫气管引起呼吸困难。

(4)下颌骨折、脑外伤昏迷等可因发生舌后坠而产生气道梗阻,发生呼吸困难。

(5)咽喉部、颈部气管的开放性损伤时,创面血液可直接经气管的破口进入气道而产生气道梗阻,发生呼吸困难。

(三)气管插管困难

(1)可因喉头移位、口底肿胀、下颌骨折及颞下颌关节脱位等局部解剖学结构及位置变化引起气管插管困难。

(2)咽后壁血肿,影响视线,操作时触碰后血肿破裂出血。

二、术前评估

由于颈部解剖学结构和创伤后的特点,麻醉前应就气道问题进行详细查体,仔细评估,制订相应的应对措施,根据气管插管的难易程度,选用不同的麻醉诱导方法,尤其需注意如下几点。

(1)有无面部骨折,骨折后有无移位,鼻部骨折可能与颅内相通,破坏颅腔的完整性,也可发生脑脊液鼻漏等。

(2)有无下颌关节的活动障碍。

(3)有无面部及口、鼻的肿胀、血肿、出血、异物等,以便对气道情况进行充分的评估。

(4)有无神经外科的并发症。

三、麻醉处理

(一)麻醉选择

由于小儿配合性差,对于损伤较轻、手术相对简单、意识清楚、配合良好的较大患儿,除可进行局部浸润麻醉或神经阻滞麻醉外,多数病例还可采用全身麻醉。

(二)术前用药

(1)无气道梗阻等呼吸道异常的患儿术前可给予适当的镇静和镇痛药。

(2)有气道梗阻、呼吸困难、口腔内血肿或口鼻内活动性出血患儿术前用药应慎重。

(3)对于失血较多,有休克或低血容量的患儿,麻醉诱导时应注意避免使用丙泊酚等有心血管抑制作用的药物,宜用咪达唑仑、依托咪酯等,以减少循环波动。

(4)麻醉前用药及麻醉药的选择应考虑是否会影响眼压,对前房出血等眼压可能升高的患儿应避免使用或慎用可增加眼压的药物,如肾上腺素、胆碱能阻滞药、安定类镇静药等,其他眼科手术的患儿也应考虑其对眼压的影响。

(三)全麻诱导及气管内插管

(1)无呼吸道异常但可能有困难气道的患者可按一般的全身麻醉进行快诱导及气管内插管。

(2)有气道梗阻或气道内活动性出血的患儿,一般均应进行表面麻醉或同时小量应用镇静、镇痛药物下清醒气管内插管,同时须备气管切开包,操作应力求轻柔,避免引起出血。可联合使用多种处理困难气道的方法,有条件时可考虑使用纤维支气管镜插管,必要时果断进行气管切开。

(3)呕吐、误吸鼻咽喉的创伤后,血液咽下后可使胃内积血,胃内压升高,麻醉时可能发生呕吐、反流、误吸,因而这类患儿均应视作饱胃患儿,可进行清醒气管插管。

(4)气管插管完成后应妥善固定气管导管,必要时用缝线固定,以免手术过程中气管导管位置变化甚至脱出。

(四)麻醉维持及监测

(1)所有创伤患儿均应进行心电图、血压、脉搏血氧饱和度、呼气末二氧化碳、体温等常规监测。监测血气及电解质的情况。

(2)对于手术出血量大的应尽可能进行有创动脉穿刺测压及中心静脉穿刺置管测压,以及大量失血后凝血功能的监测。

(3)咽喉部颈部的手术可能因刺激迷走神经或颈动脉窦、颈动脉体感受器而出现循环的急剧改变。眼心反射的防治。

（五）术后拔除气管导管

（1）术前无呼吸困难及气管插管困难的面颈部手术的患儿必须待患者完全清醒，各种保护性反射恢复良好后再拔除气管导管。

（2）手术后应评估其发生拔管后呼吸困难的可能性，如拔管后发生呼吸困难的可能性较大，应视情况延期拔管或进行气管切开。

（3）麻醉前可给予口、鼻、咽及气管黏膜局部表面麻醉，手术伤口局麻，以使患儿能良好耐受气管导管，减轻拔管的刺激。

（4）拔管时同时应准备好急救物品，如常规备气管切开包。

第六节　胸部创伤患儿的麻醉

一、胸部外伤的特点

（1）可能存在不同程度的呼吸功能障碍。

（2）可能存在严重的循环障碍。

（3）异物、咽喉创伤、气管损伤皆可造成呼吸道阻塞导致换气不良。

（4）很有可能存在其他部位创伤和脏器创伤。

二、胸部外伤的分类及病理生理变化

（一）张力性气胸或开放性气胸

张力性气胸时，同侧肺叶受到压迫而完全塌陷，纵隔被推向对侧导致心脏血液回流受阻，以及对侧肺叶受压迫而换气不良。临床表现是气管偏移、呼吸困难、单侧肺呼吸音减弱、颈静脉怒张、同侧胸部在叩诊时有鼓音且听诊时无呼吸声。开放性气胸时，较大的胸壁缺损若仍保持开放，会形成一个吸入式伤口，立刻使胸膜腔内的压力与大气压力产生平衡。若胸壁缺损的大小达气管口径的 2/3，则空气会从压力较小的路径进出胸腔，也就是每次呼吸时，空气会经由胸壁缺损处而不是正常呼吸道进出胸腔，有效的气体换气被抑制造成缺氧。

（二）连枷胸

连枷胸是指胸壁的一部分与其他骨骼失去连续性，主要发生在外伤后合并多处肋骨节段性骨折的患儿，会造成正常胸壁呼吸运动的严重破坏，吸气与呼气时的反方向运动，加上肺挫伤程度严重，可能导致严重缺氧。临床表现是呼气量明显减少，胸壁起伏不对称、不协调，触诊发现肋骨或肋软骨间有摩擦感。

（三）大量血胸

大量血胸多由穿刺伤造成肺血管损伤所致。大量血液压迫肺叶使肺容积缩小时，可造成换气障碍而缺氧。临床表现是患儿颈静脉可以因缺血性休克造成凹陷，也可能因大量血胸造成纵隔移位使得血液回流不畅而肿胀，呼吸音消失，叩诊实音加强。

（四）心包填塞

主要是由穿刺伤所造成，但是钝伤也可引发心脏、大血管、心包膜血管出血造成心包填塞。

只要少量的出血即可抑制正常的心脏跳动,影响心脏血液回流。诊断可能有些困难,典型的 Beck 三联征(静脉压上升,动脉压下降,心音遥远)只出现在 1/3 的患者。Kussmaul 征(自然呼吸吸气时,静脉压上升)有助于帮助诊断。

(五)胸主动脉破裂

外伤性胸主动脉破裂是车祸或高处坠落造成立即死亡的常见原因。胸主动脉破裂处常位于动脉韧带的位置,若动脉外膜层仍然维持完整则可避免立即死亡。

(六)气管支气管断裂

绝大多数是由胸部钝伤造成主支气管在隆突周围处断裂。一般来说,患儿常会出现咯血、皮下气肿、张力性气胸、纵隔移位。若胸部外伤合并气胸经胸腔闭式引流后,仍持续有大量气体逸出时,暗示有气管、支气管损伤的可能。

(七)心脏钝伤

心脏钝伤可造成心肌挫伤、心间隔破裂、瓣膜破坏,成为胸部钝伤后另一主要死亡原因。患儿会胸痛,但常会被胸壁钝伤或胸骨、肋骨骨折所掩盖,主要表现为低血压,心电图示传导障碍,心脏超声示室壁运动异常,血中心肌酶谱异常升高。

(八)横膈破裂

钝伤较易造成横膈放射性的裂伤,穿刺伤则是造成小的破洞。前后方向挤压易造成纵向破裂,左右方向挤压易造成横向破裂。受伤早期的 X 线片常因为左横膈上升、急性胃扩大、局部血气胸、肺下血肿而容易误诊为血胸或气胸,因而要靠造影剂摄影来帮助诊断。

(九)肺挫伤

在胸部外伤中,肺挫伤是具有相当高死亡率的致命性、潜在性伤害。肺挫伤所造成的呼吸衰竭并非立即出现,而是随时间延迟出现呼吸窘迫症状。因此正确的治疗需依靠持续的观察和再评估。

三、胸部创伤患儿的麻醉处理要点

(一)术前准备

(1) 了解全身受伤情况,采取初步快速应急措施。

(2) 张力性气胸在麻醉前行胸腔闭式引流,并比较双侧呼吸音差异。

(3) 心包填塞应行心包腔穿刺引流或麻醉后心包切开减压。

(4) 创伤性膈疝、饱胃者应行胃肠减压。

(二)麻醉药物选择

(1) 尽量选用对心血管抑制轻微的麻醉药物。

(2) 应避免使用 N_2O,因为它会降低吸入氧浓度。

(3) 不需要术后呼吸支持的患儿,应选择呼吸抑制轻微或不影响苏醒延迟的药物。

(三)麻醉方法的选择

胸部创伤一般选用全身麻醉(简称全麻),其优点是起效快,全麻后置入双腔管使单肺隔离,有利于外科手术操作。胸腔引流等操作可在局麻下完成。

(四)麻醉实施要点

(1) 快速气管内插管,保持呼吸道通畅和有效通气,包括先插入气管导管再根据手术要求更换为双腔导管。

（2）纯氧通气，必要时选择清醒气管插管，以免给予肌松药后看不清气道而窒息。

（3）尽快建立静脉通路，做好大量输血准备。心包填塞未引流或肺大面积撕裂伤或爆震伤者，输血（液）速度应适当控制。

（4）全面监测循环和呼吸等各项参数，常规监测直接动脉压和中心静脉压。监测血气、红细胞比容、血生化及凝血参数，测体温及尿量等。

（5）多数胸部创伤患儿常出现低容量状态，在血液未送到之前应当用足量温暖的晶体恢复灌注。

（6）当输血过多时要注意提防大量输血并发症。胸部创伤患儿因失血多，到达医院时常见低钾血症，而大量快速输血往往因发生高钾血症和枸橼酸中毒而引起低钙血症。大量输血输液造成稀释性血小板减少，如果合并长时间低温和进行性酸中毒，则可能发生致命的凝血障碍。创伤后凝血障碍死亡率可高达70%以上。

（7）创伤患儿由于暴露、休克和输冷的液体常出现低温。低温可导致心律失常、心肌收缩力受损、凝血功能障碍和寒战并增加耗氧量，因此采用液体加温，保温毯和升高室内温度很重要。

（8）对胸部创伤患儿不建议早期拔管。因为肺及胸壁的直接创伤，加上大量输血和上呼吸道水肿，所以大多数创伤患儿都需要持续呼吸支持。胸部创伤患儿拔管标准如下。

①精神状态：能遵照指示活动，无躁动，镇痛基本完全。

②呼吸道解剖和反射：能做咳嗽和张口动作，能避免呼吸道误吸，呼吸道无过度水肿。

③呼吸功能：有足够的潮气量和呼吸频率，肌张力基本恢复正常。

④全身稳定性：充分的容量复苏，观察末梢循环良好，体温正常。

（王在平　朱贤林）

第三十二章
手术室外的麻醉与镇静

第一节　小儿手术室外麻醉或镇静的种类和特点

一、概述

手术室外麻醉或镇静主要指在手术室以外的场所,为接受手术、诊断性检查或治疗性操作的患者所实施的麻醉或镇静。无论在手术室内或手术室外,麻醉的基本原则都是确保患者的生命安全,提高患者舒适度,以及便于进行各种操作。

二、分类

(1)影像学检查:心脏彩超检查、磁共振(MRI)检查、CT 检查、特殊 B 超检查(眼部、髋关节、血管等)等。

(2)功能检查:听力检查、眼科检查、神经电生理检查(诱发电位、脑电图检查)、肺功能检查等。

(3)穿刺性检查:蛛网膜下隙穿刺、骨髓穿刺等。

(4)内镜检查:胃肠镜检查术、纤维支气管镜检查术、膀胱镜检查术等。

(5)介入检查和治疗:心导管检查及治疗、呼吸病介入治疗、血管造影、局部硬化治疗和经动脉血管栓塞治疗等。

(6)小儿门诊手术:外科手术(如包皮环切、疝囊高位结扎术、小清创缝合、体表小肿物切除、组织活检、马蹄足石膏外固定)、口腔手术(舌系带松解、补牙、拔牙)、眼科手术(睑板腺囊肿切除术、外眼拆线术)、耳鼻喉科手术(鼻腔异物取出术、耳道异物取出术、腺样体消融术、扁桃体消融术)等。

三、特点

(1)独立工作:通常手术室外麻醉工作往往只派遣 1 名麻醉医生负责一个患者。虽然在危急情况下,有其他科室的医生和护士协作。但是,抢救过程并不是十分默契和顺手,效果会受到影响。

(2)场地受限:由于其他诊疗设备(如放射源、摄影机、血管造影仪器、C-臂透视仪、扫描仪及激光设备)的影响,麻醉医生观察患者困难。血管造影、CT、MRI检查和放疗操作期间,麻醉医生甚至不能与患者同处一室,需要通过观察窗或闭路电视观察患者和麻醉监护设备。

(3)时间受限:这些检查或治疗时间往往比较短暂,要求患者"快睡快醒",麻醉医生要严格地掌握适应证,并且精确地控制用药。部分患者是门诊患者,检查后就要离院回家,麻醉医生要掌握好患者离院的标准,避免麻醉后可能出现的并发症。

(4)缺乏理解:对麻醉医生来说危害性最大的一条,其他科室的医护人员和患者及家属往往认为镇静只是睡觉,而不是麻醉,从观念上没有重视,而一旦不顺利容易引起矛盾和纠纷。

第二节 小儿手术室外麻醉或镇静的人员和设备配置条件

一、人员配置

(1)至少由1名副主任医师或有3年以上小儿麻醉经验的麻醉科主治医生负责。

(2)一个操作单位配备1名以上经过麻醉或镇静培训、小儿高级生命支持培训的医护人员配合麻醉医生工作。

二、设备配置

小儿手术室外麻醉的设备配置应不低于常规手术室内的设备,具体要求如下。

(1)可靠的供氧和吸氧装置,包括氧源、鼻导管或吸氧面罩、手控呼吸气囊、简易呼吸囊等。

(2)监护仪(可监测脉搏血氧饱和度、心电图、血压、呼气末二氧化碳,有条件者应监测呼气末麻醉气体浓度及麻醉深度)以及便携式监护仪(可监测脉搏血氧饱和度和脉率)。

(3)单独的负压吸引装置。

(4)配备除颤仪,包含急救药物及心肺复苏抢救设备的急救车。

(5)足够的空间和充分的照明设备。

(6)复苏或转运手推车。

(7)有麻醉或镇静苏醒室,恢复室内应配备氧源和吸氧装置、负压吸引装置、监护仪和抢救设备。

(8)有与手术室人员快速联络的通信设备。

(9)门诊手术室及需要进行气管插管全身麻醉的场所还应配备麻醉机或呼吸机。

(10)上述所列场所可能缺乏中心气体供应,吸引器及废气排放系统。放射操作时射线增加,在患儿身边应穿射线防护衣。通过观察窗或闭路电视观察患儿和麻醉监护设备时,需格外谨慎。在暗室操作,必须有适当的灯光观察患儿皮肤颜色、呼吸运动、麻醉机和监护仪、钢瓶内气体等情况。监护仪必须考虑用电安全和导线隔离情况、电源输出和接地情况。

第三节 小儿手术室外麻醉或镇静前准备

一、麻醉或镇静前评估

麻醉或镇静前评估的要求和内容与普通择期手术的麻醉前评估一致,从病史采集、体格检查和辅助检查三个方面来进行,重点关注患儿以下方面的问题。

(一)病史采集

(1)患儿的年龄。

(2)患儿现病史,以及目前疾病对呼吸系统、循环系统、肝肾功能的影响。

(3)既往麻醉史、镇静史、手术史、用药史、过敏史和家族史。

(4)近 2 周内是否有上呼吸道感染史,是否存在打鼾、呼吸暂停、呼吸困难症状。

(5)系统回顾:患儿是否存在先天性心脏病;患儿是否存在癫痫、颅脑等神经系统疾病;患儿是否存在营养不良、水电解质紊乱等情况。

(二)体格检查

(1)身高、体重。

(2)基本生命体征:心率、呼吸频率、脉搏血氧饱和度、血压、体温。

(3)呼吸系统:患儿是否存在困难气道、呼吸道梗阻症状、呼吸音异常等,学龄期儿童注意检查牙齿松动情况。

(4)循环系统:患儿是否存在心律失常、心脏杂音等。

(三)辅助检查

(1)因影像学检查及功能检查而行中深度镇静治疗的患儿,若无特殊病史可以不要求做辅助检查。

(2)全身麻醉下进行各种检查可根据所在医院实际情况进行简化,但全身麻醉下行手术性操作的患儿,辅助检查的评估应与手术室内择期手术相同,包括基本的血常规、出凝血常规、肝肾功能、心电图、胸片。有特殊疾病或并发症的患儿根据病情需要行其他特殊辅助检查的评估。

(四)其他

(1)患儿是否存在反流误吸的风险。

(2)胃肠镜检查的患儿要特别注意是否存在消化道出血及消化道梗阻的情况。

(3)对于行介入操作的患儿要特别关注是否存在造影剂过敏史或相关药物不良反应史。

(4)手术室外麻醉的患儿较多为门诊患儿,最好能设置麻醉门诊来完成相关评估。

二、患者知情告知

(1)告知患儿及其家属麻醉或镇静的方式、目的,以及可能存在的风险,签署麻醉或镇静同意书,并告知麻醉或镇静前后的注意事项。

(2)麻醉或镇静前禁食:对于实施全身麻醉的患儿,术前禁食的原则见表 32-1。

表 32-1 麻醉前禁食时间

食物类型	术前禁食禁饮时间
清饮	2 小时
母乳	4 小时
配方奶或牛奶	6 小时
普通固体食物	6 小时
油炸、脂类固体食物	8 小时

三、仪器药物的准备

患儿在麻醉中所用到的药物和仪器都应备好。

（一）仪器准备

（1）麻醉实施中所需要用到的设备,如全身麻醉所需的气管导管、喉镜、喉罩,区域麻醉所需的神经刺激仪、穿刺包、B超仪（无相应设备的单位不推荐使用区域麻醉）等。

（2）急救所需的设备,包括不同型号的面罩、口鼻咽通气道、吸痰管、辅助呼吸装置,非气管插管的患儿还应常规准备一套气管插管所需的设备或喉罩。

（二）药物准备

（1）实施麻醉所需的药物。

（2）急救药物:包括肾上腺素、阿托品等,如实施非气管插管全身麻醉的患儿,还应常规准备一套进行快速气管插管所需的药物。

第四节　镇静与麻醉的实施

一、镇静/麻醉程度分级

根据不同检查操作的需要,镇静/麻醉程度可分为如表 32-2 所示的几个等级。

表 32-2 镇静/麻醉程度分级

	轻度镇静	中度镇静	深度镇静	全身麻醉
反应情况	对语言刺激反应正常	对语言或触觉刺激存在有目的的反应	对反复刺激或伤害性刺激有反应	对伤害性刺激无反应
气道情况	无影响	不需要干预	可能需要干预	通常要干预
自主通气	无影响	足够	可能不足	通常不足
心血管功能	无影响	通常能保持	通常能保持	可能受损

二、镇静/麻醉的药物和方法

（一）水合氯醛

水合氯醛是小儿中深度镇静最常用的药物,对中枢神经系统的作用与苯巴比妥相似,具有镇静、催眠、抗惊厥的作用,作用原理主要是抑制脑干网状结构上行激动系统。一般灌肠后平均 20 分钟即可入睡,接近生理睡眠。吸收后在体内还原为三氯乙醇,对中枢神经系统抑制作用强,半衰期短,排泄快,醒后无后遗效应,不易产生蓄积中毒,停药后不反跳。

用法为口服 10%水合氯醛 50 mg/kg,起效时间为 15~30 分钟,达峰时间约 30 分钟,维持时间为 60~120 分钟,镇静成功率为 70%~90%。由于水合氯醛味道苦涩而辛辣,口服时多数患儿难以接受或口服后迅速呕吐,效果难以保证,还有导致窒息的危险,而且齿状线以上的黏膜和直肠黏膜下均有丰富的静脉丛,加之小儿肠壁薄、通透性强,所以,小儿最常用的就是直肠保留灌肠的方法。直肠给药后可直接迅速吸收入血,迅速起效,避免了口服给药难、服入药量不准确、患儿不易配合等缺点。治疗剂量的水合氯醛药效温和,药物不良反应小。大剂量使用水合氯醛(75 mg/kg 以上)可能造成呼吸抑制和心肌抑制,最大剂量不能超过 1 g/d。针对月龄小于 1 个月的早产儿、新生儿、重症先天性心脏病患儿,起始剂量需要酌情减至 20~40 mg/kg,以免出现呼吸抑制、心血管意外等。

(二) 苯巴比妥

苯巴比妥也是小儿镇静较常用的药物,常用静脉注射和肌内注射两种给药方式。静脉注射剂量为 1~2 mg/kg,给药后 3~5 分钟起效,作用维持时间 15~45 分钟,但可能引起呼吸抑制和低血压。肌内注射剂量为 2~6 mg/kg,给药后 10~15 分钟起效,作用维持时间 60~120 分钟。

(三) 咪达唑仑

咪达唑仑是最常用于麻醉或镇静的苯二氮䓬类药物,可采用静脉注射、鼻腔给药、口服给药三种方式。静脉注射推荐剂量为 0.1~0.3 mg/kg,起效时间为 2~3 分钟,维持时间为 45~60 分钟。鼻腔给药剂量为 0.5 mg/kg,起效时间为 5 分钟。口服给药安全有效剂量为 0.50~0.75 mg/kg,口服给药由于首过消除效应血药浓度并不稳定,不推荐首选使用。咪达唑仑可以单独作为小儿镇静的药物,也可以作为静脉全身麻醉的辅助用药。静脉注射咪达唑仑具有顺行性遗忘的优点,但与其他麻醉镇静类药物合用时可能出现苏醒时间过长、呼吸抑制等药物不良反应。

(四) 右美托咪定

右美托咪定是选择性 α_2 肾上腺素受体激动剂,具有镇静作用,其优点是一般不会引起呼吸抑制。右美托咪定可有效减少患儿的紧张、焦虑情绪,减少谵妄、麻醉后颤抖,减少术后躁动,改善围手术期疼痛,减少术后阿片类药用量。但右美托咪定可导致低血压和镇静时间延长。鼻腔给药比口腔给药更有效,鼻腔给药时可以使用特定的鼻腔给药装置喷鼻,也可以用注射器滴鼻,镇静成功率均能达到 80%以上。

单纯鼻内给予原液 0.01%右美托咪定 1.5~3.0 μg/kg 能达到 85%以上的镇静成功率。患儿鼻腔内给予右美托咪定 1 μg/kg 后起效时间为 25 分钟,镇静持续时间为 85 分钟。氯胺酮(1~2 mg/kg)与右美托咪定(2~3 μg/kg)联合鼻腔给药,可缩短镇静起效时间(起效时间短,11.5 分钟±5.7 分钟),减少因中途转醒所导致的镇静失败,提高镇静成功率(可达 95%以上),同时右美托咪定也可减少氯胺酮导致的高血压、心动过速、烦躁等并发症。

(五) 丙泊酚

丙泊酚是用于诱导和维持全身麻醉的短效静脉麻醉剂,是常用的静脉麻醉或镇静药之一,具有起效快、作用时间短、苏醒快、术后烦躁发生率低等特点。对镇痛要求不高的操作可以单纯使用丙泊酚静脉麻醉,对于镇痛要求较高的操作可以采用丙泊酚复合阿片类药麻醉。

小儿中深度镇静的使用剂量为 1 mg/kg,追加剂量为 0.5 mg/kg。静脉麻醉剂量为 2～3 mg/kg,维持剂量为 2～3 mg/(kg·h)。在使用过程中需注意可能出现短暂的呼吸抑制。丙泊酚用于小儿门诊 MRI 镇静,2.5～6 mg/kg 诱导 30 秒,3 mg/(kg·h)维持,小于 1 岁患儿用药量增加,输注 20 mL/kg 生理盐水不能减少诱导期低血压的发生。丙泊酚与右美托咪定复合应用可以降低单独使用丙泊酚引起的呼吸抑制的发生率。

（六）氯胺酮

氯胺酮具有很强的镇痛和镇静作用,可用于有明显疼痛刺激操作的麻醉、镇静。临床个体间差异大,小儿肌内注射按体重 2～5 mg/kg 给药,必要时追加 1/3～1/2 量。小剂量静脉注射（0.5～1 mg/kg）即可达到较好的镇静效果。1～2 mg/kg 静脉注射可以达到全身麻醉的效果,没有明显的呼吸抑制作用。静脉注射后起效时间为 1 分钟,完全苏醒时间为 50～110 分钟。其主要不良反应为气道分泌物增多,通常需要与阿托品、长托宁等抗胆碱类药物合用。

（七）阿片类药

阿片类药通常在有疼痛刺激情况下,作为镇静/麻醉的辅助用药使用。芬太尼、舒芬太尼是长效阿片类镇痛药,作用持续时间为 30～60 分钟。瑞芬太尼是超短效的阿片类镇痛药,起效快,清除半衰期为 10 分钟,停药后能迅速苏醒,可用于短小门诊手术的麻醉。阿片类药在使用剂量较大、推注速度过快时可能出现呼吸抑制和胸壁僵硬等并发症。

（八）吸入麻醉药

（1）七氟烷是小儿吸入麻醉的首选药物。其血气分配系数低,故利于麻醉诱导,麻醉深度和清醒速度更易于调控,肝肾副作用小,血流动力学稳定,镇痛效果好,具有一定的肌松作用,可单独用于有疼痛刺激操作的镇静/麻醉,但容易出现术后躁动。

（2）一氧化二氮常用于口腔科门诊治疗的镇静。其麻醉诱导与苏醒迅速,麻醉作用较弱,镇痛作用较强,对循环功能影响小。吸入浓度 30% 以上可达到满意的镇静效果。在使用过程中需注意出现弥散性缺氧的风险。有肠梗阻或阻塞性肺疾病的患儿禁用。

（九）区域阻滞麻醉

区域阻滞麻醉包括局部浸润、骶管麻醉、髂腹股沟神经阻滞、腹横肌平面阻滞、臂丛神经阻滞、腕管阻滞等。区域阻滞麻醉对呼吸循环的影响较小,通常与全身麻醉复合使用,既可以减少术中全身麻醉药物特别是阿片类药的使用,缩短术后苏醒时间,同时也可以提供良好的术后镇痛。推荐在超声或神经刺激仪引导下实施神经阻滞,可减少局麻药物的使用剂量,避免局麻药物中毒和减少神经损伤。区域阻滞可选择的麻醉药物包括利多卡因、罗哌卡因、布比卡因和左旋布比卡因,使用剂量见表32-3。对于门诊患儿,推荐使用作用时间较短的利多卡因或尽量低浓度的罗哌卡因和左旋布比卡因,避免长时间的运动阻滞。

表 32-3　局麻药物的推荐浓度和容量

	利多卡因浓度（容量）	罗哌卡因浓度（容量）	左旋布比卡因浓度（容量）	布比卡因浓度（容量）
骶管阻滞	1%（1 mL/kg）	0.15%～0.2%（1 mL/kg）	0.125%～0.2%（1 mL/kg）	0.2%（1 mL/kg）
神经阻滞*	0.5%～1%（0～0.4 mL/kg）	0.2%（0.1～0.4 mL/kg）	0.15%～0.25%（0.1～0.4 mL/kg）	0.15%～0.25%（0.1～0.4 mL/kg）
局部浸润	1%	0.2%～0.5%	0.2%～0.25%	0.2%～0.25%

*在超声引导精确定位下行髂腹下、髂腹股沟神经阻滞，局麻药物的容量可低至 0.075 mL/kg。

（十）气管插管全身麻醉

气管插管全身麻醉常用于操作时间长（2 小时以上），对呼吸循环干扰大的检查治疗。该方法对于长时间或特殊体位的手术和操作可以确保有效通气，对于头面部及口腔内手术操作，可以确保无分泌物或血液流到咽腔引起气道痉挛或窒息。但该麻醉方法可能引起气道损伤，出现声音嘶哑、延迟的喉头水肿等，建议常规拔管后行气道雾化治疗。

对于没有静脉通路的患儿可采用 6%七氟烷＋6 L/min O_2 吸入麻醉诱导；对于已有静脉通路的患儿可直接静脉注射丙泊酚 2～3 mg/kg 诱导，待患儿入睡后追加阿片类药和神经肌肉阻滞药（如舒芬太尼 0.3 μg/kg 和顺式阿曲库铵 0.2 mg/kg），待达到插管条件后根据手术方式选择经鼻或经口置入气管导管。术中采用 2%～3%七氟烷吸入和（或）丙泊酚 50～200 μg/(kg·min)静脉输注维持。术后拔管后常规雾化吸入布地奈德＋肾上腺素预防喉头水肿。

（十一）喉罩全身麻醉

喉罩全身麻醉适用于短时间（2 小时以内）手术的麻醉。以 6%七氟烷＋6 L/min O_2 吸入或丙泊酚 2～3 mg/kg 静脉注射诱导，待患儿入睡、下颌松弛后置入喉罩。术中以 2%～3%七氟烷＋2～3 L/min O_2 吸入维持和（或）丙泊酚 50～200 μg/(kg·min)静脉泵注维持。该麻醉方法能保持气道通畅，可进行辅助呼吸，可不使用肌松药，患儿苏醒快。放置不准确偶有术后咽喉痛和软组织损伤。使用过程中需注意喉罩漏气可能造成胃胀气而诱发呕吐。

三、麻醉中监护

在实施镇静/麻醉的过程中，需要对患儿进行持续的观察和监测。要全程观察患儿的皮肤颜色、唇色、呼吸情况，监测患儿生命体征。

（1）镇静/麻醉中的常规监测应包括心率、血压、脉搏血氧饱和度。

（2）实施全身麻醉的患儿以及存在心脏功能异常的患儿应常规监测心电图。

（3）实施气管插管全身麻醉的患儿还应常规监测呼气末二氧化碳。由于脉搏氧饱和度的监测存在滞后性，对于在行麻醉医生需要远离患儿的检查、操作时，建议常规监测呼气末二氧化碳，以便及时发现呼吸异常情况。

（4）有条件的情况下可行麻醉深度监测、呼气末麻醉气体浓度监测。

（5）对于心导管检查及其他持续时间较长、对血流动力学影响较大的检查或手术，需要进行有创动脉压监测和血气分析。

（6）小儿体温调节功能不全，体温易随环境温度而改变，如检查或手术时间长，应保持适当的环境温度,监测体温,采取电热毯或暖风机等保温措施,一旦体温下降,应予复温。

四、镇静/麻醉方式的选择

在选择手术室外镇静/麻醉方式时需要考虑到患儿的一般情况、手术或检查所需要的时间、操作检查对患儿的刺激,操作者的熟练程度等,针对不同的检查选择不同的镇静/麻醉方式,基本原则如下。

(一)无创无痛性检查

无创无痛性检查包括影像学检查、功能检查,要求患儿达到中度至深度镇静即可。可采用口服水合氯醛、静脉或肌内注射苯巴比妥、右美托咪定鼻腔给药等方法。镇静/麻醉过程中持续观察患儿的皮肤颜色、唇色、呼吸情况,间断监测心率、脉搏血氧饱和度、血压等生命体征。这一类别的镇静可由经过心肺复苏培训、气道管理培训及相应镇静培训的内科医生或护士来完成。

(二)轻度疼痛刺激的操作

轻度疼痛刺激的操作包括穿刺性检查、内镜检查、口腔科检查、门诊异物取出及门诊小手术等,需要患儿在深度镇静或在全身麻醉下完成。可采用丙泊酚静脉全身麻醉、局部麻醉复合静脉全身麻醉、七氟烷或一氧化二氮吸入麻醉、小剂量氯胺酮镇静/麻醉等方法。镇静/麻醉过程中持续监测患儿心率、脉搏血氧饱和度、血压,全身麻醉的患儿应持续监测心电图,有条件的情况下还应持续监测呼气末二氧化碳。

(三)影响较大的操作

有明显疼痛刺激持续时间长或对患儿呼吸循环影响较大的操作包括介入检查、治疗性心导管检查、口腔科补牙、部分门诊手术等,需要患儿在全身麻醉下才能完成。采用复合阿片类药或区域阻滞的全身麻醉,气管插管(喉罩)全身麻醉等方法。麻醉过程中应持续监测心率、脉搏血氧饱和度、血压、心电图和呼气末二氧化碳分压。

(四)颅内高压

疑有颅内高压的小儿慎用深度镇静,呼吸抑制所导致的 $PaCO_2$ 增高有可能加重颅内高压,在麻醉/深度镇静时应加强气道的管理和氧合情况的监测。

第五节 几种常见小儿手术室外操作的镇静/麻醉

一、影像学检查和功能检查的镇静/麻醉

这类检查包括心脏彩超、磁共振(MRI)检查、CT 检查、核医学检查(如 SPECT、PET)、听力检查、眼科检查、神经电生理检查等。其特点是检查本身对患儿的生命体征没有干扰,没有疼痛刺激,但可能存在听觉、触觉和视觉的刺激,因此,这类检查仅需要达到中度至深度镇静的程度即可满足检查的需要。通常选用的镇静方式为口服水合氯醛。当单纯使用水合氯醛镇静失败时可以采用咪达唑仑 $0.05 \sim 0.1$ mg/kg 静脉注射或右美托咪定鼻腔给药 $0.5 \sim 1$ μg/kg 进行补救。也有儿童医院首选右美托咪定联合氯胺酮鼻腔给药的方式予以镇静,若镇静失败

给予2%～3%七氟烷吸入补救。当使用补救方式后患儿仍不能达到理想的镇静状态而无法完成检查时，则需要在做好禁食准备以后采用丙泊酚静脉全身麻醉或镇静的方法。具体操作：缓慢静脉注射丙泊酚初始负荷剂量1～1.5 mg/kg(5%葡萄糖溶液稀释丙泊酚为0.33%)，待患儿睫毛反射消失、全身肌肉松弛、$SpO_2 > 95\%$即达到镇静要求。如果检查时间过长，可间断静脉追加丙泊酚1 mg/kg。给药和检查期间必须持续监测患儿的生命体征，备好吸氧装置。

MRI的患者监测：由于磁场作用，普通的监护仪均不能使用，需采用特殊的与磁场兼容的监测仪。如果没有此类监测仪，可以在不影响检查图像效果的情况下使用便携式无线经皮SpO_2监测仪，同时监测患者的心率及SpO_2，由护士或患者家属观察数据，或通过摄像监控系统同步传输到MRI室外监测屏上，便于麻醉医生监控。另一种监测的方法是进行$P_{ET}CO_2$监测，也就是采用延长的旁流式采样管进行PCO_2监测，这是判断通气是否恰当的有效方法，但是取样管过长使信号的传导有时间延误，需禁用主流式传感器。同时需注意所有接触患儿的监护设备没有磨损所致金属线的外露，否则会导致患儿灼伤。有条件者需监测患儿咽温或肛温，以免检查过程中中心体温升高过多。

二、胃肠镜检查

一般的胃镜检查和活检对镇痛要求不高，通常采用单纯丙泊酚静脉麻醉的方法即可满足要求。缓慢注射丙泊酚初始负荷剂量2～3 mg/kg，待患儿睫毛反射消失，全身肌肉松弛，呼吸平稳即可开始操作。如操作时间过长或刺激较大时可间断追加丙泊酚1～2 mg/kg，也可采用持续静脉泵注丙泊酚2～3 mg/(kg·h)进行维持。口咽部的表面麻醉可以减轻胃镜通过口咽部引起的呛咳。

肠镜检查操作时间较长，且肠管注气和牵拉可引起恶心、疼痛甚至肠痉挛等，其刺激较胃镜大。在注射丙泊酚的同时负荷小剂量芬太尼(1～2 μg/kg)或舒芬太尼(0.1～0.2 μg/kg)。也可以负荷小剂量右美托咪定1～1.5 μg/kg(静脉缓慢推注或鼻腔给药)。右美托咪定鼻腔给药复合丙泊酚静脉注射用于胃肠镜检查，比单独使用丙泊酚和丙泊酚复合芬太尼苏醒时间更快，丙泊酚使用量更少。

对于存在活动性消化道出血，反流误吸高风险的患儿以及行食管扩张术的患儿，由于操作过程对呼吸干扰较大，容易出现呼吸道并发症，建议采用气管插管全身麻醉的方法实施镇静/麻醉。

三、纤维支气管镜检查

纤维支气管镜检查过程中检查医生和麻醉医生共用气道，会增加麻醉医生气道管理的难度，并且增加患儿通气困难。纤维支气管镜的检查对气道黏膜刺激较大，麻醉镇静深度不够可能会造成患儿呛咳引起气道痉挛或喉痉挛。最理想的镇静状态是在检查过程中既要保持足够的镇静深度又不使患儿出现呼吸抑制。因此，表面麻醉复合全身麻醉是纤维支气管镜检查最佳的麻醉方式。

静脉缓慢注射丙泊酚1～2 mg/kg，待患儿入睡，睫毛反射消失后，使用利多卡因进行表面麻醉。充分表面麻醉后，置入纤维支气管镜进行检查。在检查过程中可根据麻醉深度间断给予丙泊酚1～2 mg/kg或静脉持续泵注丙泊酚2～3 mg/(kg·h)进行维持。检查过程中可以复合小剂量芬太尼或舒芬太尼抑制气道操作的刺激。

检查过程中应尽量维持患儿的自主呼吸，呼吸管理可以采用鼻导管吸氧或间断面罩吸氧，也可通过支气管镜进行高频通气。如检查时间较长，操作复杂可采用喉罩通气。

四、介入检查和治疗

小儿介入检查和治疗包括局部硬化、血管造影和经动脉血管栓塞治疗。

治疗体表血管瘤、淋巴管畸形等局部硬化操作时间短，对患者呼吸循环干扰较小，可采用单纯静脉麻醉或单纯吸入麻醉的方法。由于在穿刺和注药过程中存在疼痛刺激，可复合芬太尼 $1\sim2\ \mu g/kg$ 或舒芬太尼 $0.1\sim0.2\ \mu g/kg$ 静脉注射达到更好的镇痛效果。也可以采用复合区域阻滞或局部麻醉的方法，以提供较好的镇痛效果，减少全身麻醉药物的使用。

对于血管造影，以及针对视网膜母细胞瘤、动静脉畸形、KT 综合征和 KM 综合征的经动脉栓塞治疗等，由于手术操作时间长，可能对循环存在较大干扰，建议采用气管插管全身麻醉的方法。

心导管检查与治疗主要用于先天性心脏病患儿的诊断、检查和治疗。在心导管检查与治疗过程中需要将患儿的呼吸循环维持在相对稳定的状态来确保诊断的准确性（避免二氧化碳和 SpO_2 过高或过低造成检查结果的不准确），同时心导管检查与治疗对患儿的刺激较大，需要保持足够的麻醉深度避免患儿在检查过程中苏醒或出现体动，建议采用喉罩通气或气管插管全身麻醉的方法。

在心导管操作以及脑血管造影检查过程中，建议持续进行有创动脉压监测，间断进行血气分析。

呼吸病介入治疗，包括热消融（电凝、氩气刀、激光刀）、冷凝治疗、球囊扩张及安置气管支架等，由于手术操作时间长，需在气道内操作，需采用喉罩通气全身麻醉的方法。激光刀治疗时，需将吸入氧浓度降低至 40％以下，以防气道烧伤，具体可见《（支）气管镜诊疗镇静/麻醉的专家共识（2020 版）》。

五、口腔门诊检查或治疗

口腔门诊的检查和治疗常常由于患儿的焦虑恐惧、哭闹难以在清醒状态下完成。口腔操作邻近呼吸道，且口腔内冲洗液容易进入气道造成呛咳、气道痉挛等并发症，因此，口腔门诊操作的镇静/麻醉对麻醉医生提出了更高的挑战。在实施儿童镇静、镇痛下口腔门诊治疗前，根据儿童的身体状况制订相应的治疗方案。

儿童镇静、镇痛下口腔门诊治疗的常用方法包括口服药物镇静下口腔治疗、经鼻一氧化二氮吸入镇静下口腔治疗、深度镇静下口腔治疗以及全身麻醉下口腔治疗等几种类型。

舌系带延长术、唇部肿物切除术、拔牙等手术时间短、对患儿刺激小，采用全凭静脉深度镇静或全凭吸入麻醉联合完善的局部浸润麻醉即可达到满意的麻醉效果。以 6％七氟烷＋6 L/min O_2 吸入麻醉诱导，待患儿入睡后建立静脉通路（推荐），并对手术部位实施局部浸润麻醉。使用鼻导管/鼻腔通气管吸入 3％～4％七氟烷＋2 L/min O_2 维持麻醉/镇静深度，逸气阀设为 30 cmH_2O。

多发龋齿需要补牙以及复杂多生牙拔除等手术持续时间长、疼痛刺激较大且操作过程中冲洗液较多的口腔治疗，建议使用气管内插管全身麻醉的方法，既能维持足够的麻醉深度，又有利于术中气道管理。应选用加强型气管导管或塑形气管导管经鼻气管插管，为口腔科医生提供较好的术野条件。插管前鼻腔充分润滑及收缩鼻腔黏膜血管，避免鼻腔出血；拔管前应充分吸尽口腔内及鼻腔内的分泌物和冲洗液；拔管后常规雾化吸入布地奈德＋肾上腺素预防喉头水肿。

第六节　小儿手术室外镇静/麻醉常见问题及处理

小儿手术室外镇静/麻醉并发症的发生率为 4.8%～5.9%,且年龄越小的患儿(1 岁以下)以及 ASA 分级为Ⅲ级及Ⅲ级以上的患儿发生并发症尤其是严重并发症的概率越高。

一、呼吸道并发症

呼吸道并发症是小儿手术室外麻醉最常见的并发症,约占所有并发症的 50%,绝大多数可通过吸氧或面罩加压给氧得到缓解。其中呼吸抑制和呼吸道梗阻(舌后坠和气道痉挛)较为常见。

(一)呼吸抑制

大多数小儿手术室外麻醉会保留患儿自主呼吸,当镇静/麻醉较深时可能出现呼吸抑制,发现后应及时面罩给氧辅助通气直到呼吸恢复为止。如不能恢复,应进行气管插管控制呼吸或喉罩辅助通气。

(二)舌后坠

肥胖患儿、扁桃体肥大患儿以及麻醉较深的情况下,容易出现舌后坠,当出现舌后坠时可使患儿头部轻度后仰并托起下颌,如仍无改善可采用鼻口咽通气道甚至喉罩辅助通气。

(三)喉痉挛、支气管痉挛

当麻醉较浅时,检查操作刺激可能造成患儿出现气道痉挛,尤其在纤维支气管镜检查中更容易发生。当气道痉挛发生后应立即停止检查操作,面罩加压给氧,加深麻醉,如仍无缓解应及时给予神经肌肉阻滞剂行气管插管控制呼吸。

二、循环系统并发症

(一)心律失常

心律失常是心导管检查中最常见的并发症,多因导管或造影剂直接刺激心内膜所致。心律失常以室性期前收缩、室性或室上性心动过速及传导阻滞多见,通常不需要药物治疗,将导管前端退离右心室壁,暂停操作,常可恢复窦性心律。室性心动过速、多源性室性期前收缩、Ⅲ度房室传导阻滞,极易发展成心室颤动、心搏骤停,应立即停止操作,用利多卡因或阿托品、异丙肾上腺素等药物治疗。心动过缓可因导管刺激所致,但低氧血症、酸中毒、心排血量低也可以引起心动过缓,出现心动过缓时应查找原因。

(二)低血压

麻醉期间缺氧、失血、严重心律失常、麻醉处理不当等是低血压的常见原因。心导管检查时失血、抽血应做血氧测定,失血有时可导致低龄婴儿难以耐受的低血容量、低血压。肺动脉瓣狭窄行球囊扩张时,可出现一过性血压下降,麻醉期间应开放静脉通路,及时输液、输血,应用药物治疗,根据不同原因及时纠正低血压。

三、其他

(一) 苏醒期躁动

躁动是小儿麻醉后苏醒期常见的并发症,发生率约为 8.6%,尤其常见于单纯吸入麻醉的患儿。建议术中适当使用右美托咪定,以降低术后躁动的发生率。术后躁动一旦出现,不管有无疼痛,低剂量的芬太尼($2\ \mu g/kg$ 鼻腔给药或 $1\sim 2.5\ \mu g/kg$ 静脉注射)都可减轻躁动的程度和持续时间。术后复苏观察期间可使用约束带,避免患儿因躁动出现坠床的风险。疼痛是小儿手术室外麻醉的常见问题之一,也是术后躁动的原因之一。建议采用联合局麻药、非甾体抗炎药及阿片类镇痛药的多模式镇痛来管理术后疼痛。

(二) 恶心呕吐

恶心呕吐是小儿麻醉可能发生的并发症。建议术中常规预防性使用抑制呕吐药物,推荐药物为格拉司琼 $20\ \mu g/kg$ 静脉推注,如术后出现恶心呕吐应继续留院观察,直到症状缓解为止。

(三) 介入局部硬化手术

注射无水酒精后 $1\sim 30$ 分钟可出现急性肺动脉高压危象,可用面罩加压给氧控制呼吸,多巴胺 $0.1\ mg/kg$ 单次静脉推注,效果不理想者给予肾上腺素 $0.1\ \mu g/kg$ 静脉推注,3 分钟后可重复给予。

第七节 小儿手术室外镇静/麻醉后管理

小儿手术室外镇静/麻醉的患者多数为门诊患者,麻醉后直接离院回家,失去了医护人员的观察护理和及时救治的条件。因此,充分的镇静/麻醉后复苏、严格掌握离院指征以及对患儿家属的详尽指导至关重要。

一、镇静/麻醉后复苏

所有镇静/麻醉后的患儿都需要在复苏室观察 30 分钟以上,并由专人及时观察记录复苏情况,达到离室标准后方可离开(表 32-4)。未能达到复苏标准者应留在复苏室继续观察。门诊患儿如发生苏醒延迟,过敏或呼吸循环不稳定、严重麻醉并发症者应收入院继续观察治疗。

表 32-4 改良 Aldrete 评分

观察指标/评分	四肢活动度	呼吸状况	循 环	意 识	SpO_2
0 分	无法按指令活动四肢	呼吸暂停	血压波动幅度≥镇静/麻醉前 20%	无反应	辅助给氧,SpO_2 小于 90%
1 分	自主或按指令活动两个肢体	呼吸困难	血压波动幅度为镇静/麻醉前的 20%~50%	可唤醒	需辅助吸氧,$SpO_2 > 90\%$
2 分	自主或按指令活动四肢	深呼吸,可自主咳嗽	血压波动幅度≤镇静/麻醉前的 20%	完全清醒	吸空气,$SpO_2 > 92\%$

当改良 Aldrete 评分≥9 分或改良 Aldrete 评分不低于镇静前评分时,患儿可离开复苏室。

二、离院标准

镇静/麻醉后直接回家的患儿必须确认其呼吸循环稳定，无明显疼痛及恶心呕吐，手术区域无明显出血，且有家属陪同的情况下方可离院。除此之外，根据不同的麻醉方法还要达到以下标准方可离开医院。

（一）中、深度镇静患儿的离院标准

单独使用水合氯醛镇静的患儿自最后一次用药时间起，需在医院观察 1 小时以上方可离院。

复合使用其他麻醉/镇静药物镇静的患儿需达到改良 Aldrete 评分≥9 分并观察 1 小时以上方可离院。

（二）全身麻醉后离院标准

（1）非气管插管全身麻醉的患儿苏醒后 1 小时以上，经医生评估改良 Aldrete 评分为 10 分或不低于镇静前评分且进食后无恶心呕吐方可离院。

（2）气管插管（包括喉罩）的患儿需在拔管后 4 小时以上完成雾化，经医生评估改良 Aldrete 评分为 10 分或不低于镇静前评分且进食后无恶心呕吐后可离院。

（三）区域阻滞患儿的离院标准

除了以上全身麻醉后标准外，实施区域阻滞的患儿还应达到以下标准方可离院。

（1）下肢感觉正常，肌力及本体感觉恢复。

（2）交感神经功能恢复，包括肛周感觉恢复、足底反射正常及拇指本体感觉恢复。

三、镇静/麻醉后注意事项

即使患儿已经达到离院标准，但是药物的残留作用可能依然存在，约半数患儿在术后 1～2 天依然存在观察力、判断力、肌张力等方面的问题，所以必须向家属说明以下注意事项。

（1）患儿在麻醉后 24 小时内必须有专人看护，下地行走需要预防跌倒。

（2）进食的顺序遵从清水-流质食物-固体食物的顺序，逐渐加量，以不出现腹胀、恶心呕吐为原则。

（3）如有伤口疼痛可遵医嘱服用少许非甾体抗炎药。

（4）有任何不适请及时回院就诊或于当地医院就诊。

（5）请家属记录紧急情况下的求助电话，提供医院 24 小时值班电话。

（6）有条件的医院可以设立一个专门的岗位提供术后 48 小时的电话随访。

（李娜）

附录
婴幼儿麻醉实用指导
（手术中的常规）

一、复苏

氧 气	纯 氧 通 气
肾上腺素	低血压：1 μg/kg 静脉注射。心脏停搏：10 μg/kg 静脉注射。必要时 3～5 分钟重复使用
阿托品	交感性心动过缓：10～20 μg/kg 静脉注射。最大剂量：儿童 0.4 mg；少年 1 mg
碳酸氢钠	依据血气分析结果判断：1～2 mEq/kg 静脉注射
氯化钙	10～20 mg/kg 静脉注射
葡萄糖酸钙	30～60 mg/kg 静脉注射
三磷腺苷	50～100 μg/kg 静脉注射（最大剂量 6 mg），二次剂量 200 μg/kg 静脉注射（最大剂量 12 mg）
利多卡因	首剂：1 mg/kg 静脉注射；随后持续给药：20～50 μg/(kg·min)（泵注）
胺碘酮	室颤或室性心动过速：5 mg/kg 静脉注射；最大剂量 300 mg
普鲁卡因	5～15 mg/kg 静脉注射（30～60 分钟）；持续泵注：20～80 μg/(kg·min)
硫酸镁	尖端扭转型室性心动过速：25～50 mg/kg 静脉注射（最大剂量 2 g）

二、血管活性药（所有药物依据有创动脉压监测，泵注给药）

多巴胺	1～20 μg/(kg·min)；至有效
多巴酚丁胺	1～20 μg/(kg·min)；至有效
肾上腺素	0.1～1 μg/(kg·min)；至有效
异丙肾上腺素	0.1～1 μg/(kg·min)；至有效
去甲肾上腺素	0.1～1 μg/(kg·min)；至有效
苯肾上腺素	0.1～1 μg/(kg·min)；至有效
米力农	负荷量：25～75 μg/kg，5～10 缓慢静脉注射。维持：0.25～1 μg/(kg·min)
硝普钠	1～10 μg/(kg·min)；至有效；注意避免氰化物中毒

续表

硝酸甘油	1～10 μg/(kg·min);至有效
前列腺E	0. 05 ～ 0. 1 μg/(kg · min)(注意发生呼吸暂停,气管插管时,剂量＞0.05 μg/(kg·min))
普鲁卡因	5～15 mg/kg 静脉注射(30～60 分钟内)。持续泵注:20～80 μg/(kg·min)。心电监测:注意低血压和 QT 间期延长
硫酸镁	尖端扭转型室性心动过速:25～50 mg/kg 静脉注射(最大剂量 2 g)

三、电除颤

电复律	室性、室上性心动过速:同步除颤 0.5 J/kg。重复:2 J/kg
电除颤	室颤、室性心动过速:非同步除颤 2 J/kg。重复:4 J/kg

过敏反应(找出并去除过敏原)

氧 气	纯 氧 通 气
肾上腺素	低血压/支气管痉挛:1 μg/kg 静脉注射;每 3～5 分钟重复使用一次;必要时持续输注
扩容	20 mL/kg 平衡液,必要时重复使用
苯肾上腺率素	对肾上腺素不敏感时:0.1 μg/(kg·min)静脉注射;至有效
氢化可的松	2～3 mg/kg 静脉注射
苯海拉明	1～2 mg/kg 静脉注射
雷尼替丁	1.5 mg/kg 静脉注射

四、高钾血症的治疗

氯化钙	5～10 mg/kg 静脉注射;重复使用至正常窦性心律
葡萄糖酸钙	15～30 mg/kg 静脉注射;重复使用至正常窦性心律
舒喘宁	吸入
高通气	—
葡萄糖＋胰岛素	30～60 分钟输注葡萄糖 0.5～1 g/kg、胰岛素 0.1 U/kg
降钾树脂	1 g/kg 每 4 小时一次(达 40 g)

五、气管导管(内径 mm)

	无 气 囊	有 气 囊
早产儿(1500 g 以下)	2.5	—
足月新生儿	3	—
1 岁	4	3～3.5

	无 气 囊	有 气 囊
2 岁	5	4～4.5
2 岁以上	年龄/4＋4	比无气囊小 0.5～1.0;气囊内压为 20～40 cmH₂O

六、气管导管顶端到牙齿的距离

早产儿(小于 1000 g)	6～7 cm
早产儿(小于 2000 g)	7～9 cm
足月新生儿	9～10 cm
1 岁	10～11 cm
2 岁	11～12 cm
16 岁	12～18 cm
大于 20 岁	20～21 cm

七、麻醉诱导

	静脉注射	肌内注射	直肠
丙泊酚	2～3 mg/kg,必要时 50～300 μg/(kg·min)	—	—
氯胺酮	1～2 mg/kg	3～12 mg/kg	4～8 mg/kg
依托咪酯	0.2～0.3 mg/kg	—	—
硫喷妥钠	4～6 mg/kg	—	20～30 mg/kg
美索比妥	1～3 mg/kg	—	20～30 mg/kg

主要参考文献

Zhuyao Cankao Wenxian

[1] Bloom S L,McIntire D D,Kelly M A,et al. Lack of effect of walking on laborand delivery[J]. N Engl J Med,1998,339:76-79.

[2] Bricker L,Lavender T. Parenteral opioids for labor pain relief:A systematic review[J]. Am J Obstet Gynecol,2002,186:S94-109.

[3] Bucklin B A,Hawkins J L,Anderson J R,et al. Obstetric anesthesia workforce survey:twenty-year update. Anesthesiology,2005,103:645-653.

[4] D'Angelo R. New Techniques for labor analgesia:PCEA and CSE[J]. Clin Obstet Gynecol,2003,46:623-632.

[5] D'Onofrio P,Novelli A M,Mecacci F,et al. The efficacy and safety of continuous intravenous administration of remifentanil for birth pain relief: An open study of 205 parturients[J]. Anesth. Analg,2009,109:1922-1924.

[6] Halpern S H,Carvalho B. Patient-controlled epidural analgesia for labor [J]. Anesth Analg,2009,108:921-929.

[7] Halpern S H,Leighton B L,Ohlsson A,et al. Effect of epidural vs parenteral opioid analgesia on the progress of labor:a meta-analysis[J]. JAMA,1998,280:2105-2110.

[8] 黄宇光,邓小明,姚尚龙,等. 现代麻醉学[M]. 北京:人民卫生出版社,2014.

[9] Carvalho B,Lemmens H J,Ting V,et al. Postoperative subcutaneous instillation of low-dose ketorolac but not hydromorphone reduces wound exudate concentrations of interleukin-6 and interleukin-10 and improves analgesia following cesarean delivery[J]. J Pain,2013,14(1):48-56.

[10] Kesavan R,Rajan S,Kumar L. Effect and Safety of Labor Epidural Analgesia with Intermittent Boluses of 0.1% Bupivacaine with Fentanyl on Fetal and Maternal Outcomes and Wellbeing[J]. Anesth Essays Res,2018,12(4):769-773.

[11] Yang Z,Liu L,Mu J,et al. Local injection of dexamethasone helping to prevent lower back pain after epidural delivery analgesia[J]. Exp Ther Med,2018,16(4):3389-3394.

[12] Yousefshahi F，Davari-Tanha F，Najafi A，et al. Effects of Intrathecal Opioids Use in Cesarean Section on Breastfeeding and Newborns' Weight Gaining[J]. J Family Reprod Health,2016,10(4):176-183.

[13] Staker J J，Liu D，Church D，et al. A triple-blind，placebo-controlled randomised trial of the ilioinguinal-transversus abdominis plane(I-TAP) nerve block for elective caesarean section[J]. Anaesthesia,2018,73(5): 594-602.

[14] Abdallah F W，Halpern S H，Margarido C B. Transversus abdominis plane block for postoperative analgesia after Caesarean delivery performed under spina anaesthesia? A systematic review and meta-analysis [J]. Br J Anaesth,2012,109(5):679-687.

[15] Akkaya A，Yildiz I，Tekelioglu U Y，et al. Dexamethasone added to levobupivacaine in ultrasound-guided tranversus abdominis plain block increased the duration of postoperative analgesia after caesarean section:a randomized,double blind,controlled trial[J]. Eur Rev Med Pharmacol Sci, 2014,18(5):717-722.

[16] Lalmand M，Wilwerth M，Fils J F，et al. Continuous Ropivacaine Subfascial Wound Infusion Compared With Intrathecal Morphine for Postcesarean Analgesia:A Prospective,Randomized Controlled Double-Blind Study[J]. Anesth Aanalg,2017,125(3):907-912.

[17] Brownma Lindheimer M D，De Swiet M，et al. The Classification And Diagnosis Of The Hypertensive Disorders Of Pregnancy:Statement From The International Socien，For The Study Of Hypertension In Pregnancy (ISSHP)[J]. Hvpertens Pregnancy,2001,20:IX-XTV.

[18] Kuklina E V，Ayala C，Callaghan W M. Hypertensive Disorders And Severe Obstetric Morbidity In The United States[J]. Ohstet Gynecol, 2009,113:1229-306.

[19] Bateman B T，Bansil P，Hernandez-Diaz S，et al. Prevalence，Trends，And Outcomes Of Chronic Hypertension:A Nationwide Sample Of Delivery Admissions[J]. Am J Obster Gynecol,2012,206:134 El-8.

[20] Buchhinder A，Sihaibm，Caritis S，et al. Adverse Perinatal Outcomes Are Significantly Higher In Severe Gestational Hypertension Than In Mild Preeclampsia[J]. Am J Obstet Gynecol,2002,186:66-71.

[21] Sibai B M，Lindheimer M，Hauth J，et al. Risk Factors For Preeclampsia， Abruptdo Placentae，And Adverse Neonatal Outcomes Among Women With Chronic Hypertension. National Institute Ot Child Health And Human Development Network Of Maternal-Fetal Medicine Units[J]. N Engl J Xmed,1998,39:667-671.

[22] Giannubilo S R，Dell Uomo B，Tranquilli A L. Perinatal Outcomes，Blood Pressure Patterns And Risk Assessment Of Superimposed Preeclampsia In

Mild Chronic Hypertensive Pregnancy[J]. Eur J Obstet Gynecol Reprod Biol,2006,126:63-67.

[23] Sibai B,Dekker G,Kupferminc M. Pre-Eclampsia[J]. Lancet 2005,365: 785-99.

[24] Redman C W,Sargent I L. Latest Advances In Understanding Pre-Eclampsia[J]. Science,2005;308:1592-4.

[25] Steegers E A,Von Dadelszen P,Duvekot J J,et al. Preeclampsia[J]. Lancet,2010,376:631-44.

[26] Brosens I,Robertson W B,Dixon H G. The Physiological Response Of The Vessels Of The Placental Bed To Normal Pregjiancy [J]. J Pathol Bacteriol,1967,93:569-79.

[27] Keogh R J,Harris L K,Freeman A,et al. Fetal-Derived Trophoblast Use The Apoptotic Cytokine Tumor Necrosis Factor-Alpha-Related Apoptosis-Inducing Ligand To Induce Smooth Muscle Cell Death[J]. Circ Res,2007, 100:834-41.

[28] Powe Cet Levine R J,Karumanchi S A. Preeclampsia,A Disease Of The Maternal Endothelium: The Role Of Antiangiogenic Factors And Implications For Later Cardiovascular Disease[J]. Circulation,2011,123: 2856-69.